U0203594

宫腔镜学及图谱

AN ATLAS OF HYSTEROSCOPY

（第3版）

（3rd Edition）

夏恩兰◎主编

Editor Xia Enlan

河南科学技术出版社

·郑州·

内 容 提 要

本书共分十六章，系统介绍宫腔镜技术的发展史、宫腔镜的设备和器械、宫腔镜应用解剖及组织学、膨宫介质及灌流系统、手术的麻醉等；重点阐述宫腔镜诊断和宫腔镜手术在妇科疾病中的应用，以及宫腔镜与腹腔镜联合手术、超声监控下的宫腔镜手术；并对宫腔镜手术的技术培训和未来发展趋势做了精辟的论述。书后还附有宫腔镜检查报告单、宫腔镜中心病房医嘱常规、宫腔镜手术前签字单、宫腔镜电切术操作手册，有助于读者结合实际情况规范宫腔镜检查、诊断和手术治疗。

本书注重理论与实际相结合，科学、严谨。书中的700余幅彩色图片清晰地再现了各类典型病例，便于读者理解和掌握，可供医学院校的师生和各级医疗单位的临床妇科医护人员学习和参考。

图书在版编目（CIP）数据

宫腔镜学及图谱/夏恩兰主编.—3版.—郑州：河南科学
技术出版社，2016.5（2024.4重印）
ISBN 978-7-5349-8096-1

Ⅰ.①宫… Ⅱ.①夏… Ⅲ.①子宫疾病－内窥镜检－图谱
Ⅳ.①R711.740.4-64

中国版本图书馆CIP数据核字（2016）第077682号

出版发行：河南科学技术出版社
　　　　地址：郑州市郑东新区祥盛街27号　　邮编：450016
　　　　电话：（0371）65737028　　65788627
　　　　网址：www.hnstp.cn
策划编辑：马艳茹
责任编辑：马艳茹　邓　为
责任校对：柯　姣
封面设计：张　伟
版式设计：孙　嵩
责任印制：朱　飞
印　　刷：河南瑞之光印刷股份有限公司
经　　销：全国新华书店
开　　本：787mm×1 092mm　1/16　印张：34.25　字数：660千字
版　　次：2016年5月第3版　2024年4月第7次印刷
定　　价：398.00元

作者简介

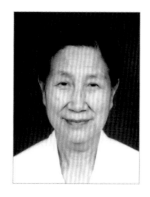

夏恩兰教授，1955年毕业于西北医学院，从事妇产科临床、教学、科研工作50余年。现任首都医科大学妇产科教授，硕士研究生导师，首都医科大学附属复兴医院宫腔镜诊治中心主任，北京国际宫腔镜培训中心主任，美国妇科腹腔镜医师协会会员，国际妇科内镜协会终身会员，《中华妇产科杂志》《中国实用妇科与产科杂志》《实用妇产科杂志》《国外医学：妇产科学分册》等杂志编委。获卫生部、北京市科委、北京市卫生局及西城区政府等各级科技进步奖22项，于1992年开始享受政府特殊津贴。在她的推动下，"宫腔镜技术"2000年被列为我国卫生部十年百项推广项目和2001年、2003年的重点推广项目。《宫腔镜的临床应用与基础研究》获2004年度国家科技进步二等奖。

夏恩兰教授是我国妇科内镜医学——宫腔镜诊治医学的奠基人与开拓者。于1990年在我国率先引进并开展了宫腔镜电切术。1993年创建了国内第一家宫腔镜诊治中心，继续进行临床实践与科学研究。20余年来共做宫腔镜诊断20 000余人次，宫腔镜电切术8 000余人次，腹腔镜手术3 000余例，宫腹腔镜联合手术1 000余例。夏教授技术操作极为娴熟，形成了独特的风格，被国内外同行誉为"夏氏刀法"，手术成功率居国际先进水平。曾多次赴美国、法国、德国、日本、荷兰、瑞士等国家和香港、台湾等地区进行交流、讲学。举办北京·国际宫腔镜学术研讨会12期，各地学习班90期，培养来自澳大利亚、菲律宾等国家和国内进修医生400余名。

夏教授医德高尚，医术精湛。她孜孜不倦，致力于普及宫腔镜手术，提高我国在国际妇产科学界的地位，更多地解除患者疾苦。

《宫腔镜学及图谱》作者（以姓氏拼音为序）

蔡捍东　首都医科大学附属复兴医院　麻醉科，主任医师

段　华　首都医科大学附属北京妇产医院　主任医师，教授

冯力民　首都医科大学附属天坛医院　妇产科主任，教授

何百江　奥林巴斯（北京）销售服务有限公司

黄晓武　首都医科大学附属复兴医院　副主任医师

李云飞　首都医科大学附属复兴医院　住院医师

林保良　日本川崎市立川崎医病院产妇人科医局

刘学刚　原北京奥林巴斯株式会社　北京事务所内镜市场部外科经理

刘玉环　首都医科大学附属复兴医院　副主任医师

马　宁　首都医科大学附属复兴医院　副主任医师

彭雪冰　首都医科大学附属复兴医院　副主任医师

宋冬梅　首都医科大学附属复兴医院　副主任医师

夏恩兰　首都医科大学附属复兴医院　宫腔镜诊治中心主任，教授

于　丹　首都医科大学附属复兴医院　主治医师

于利群　首都医科大学附属复兴医院　手术室护师，护士长

张　丹　首都医科大学附属复兴医院　中心B超室主任，教授

张　军　首都医科大学附属安贞医院　副主任医师

张　萌　奥林巴斯（北京）销售服务有限公司

郑　杰　首都医科大学附属复兴医院　主治医师

RAFAEL F. VALLE
　　　　Professor
　　　　Department of Obstetrics and Gynecology,
　　　　Northwestern University Medical School
　　　　Chicago
　　　　USA

第三版　序

　　2008年第2版《宫腔镜学及图谱》出版，至今已经6年了。在此期间宫腔镜的临床应用进展快速。宫腔镜检查和定位活检是现代诊断宫腔内病变的金标准，宫腔镜手术创伤比值小，效价比值高，疗效有不可替代性等理念得到普遍认可，被誉为现代微创手术成功的典范，成为妇科常用的四大基本手术（宫腔镜、腹腔镜、开腹、阴式）之一。6年来发表的有关宫腔镜文稿，检索："清华同方数据库"共7 925篇，Medline1 520篇。足见宫腔镜领域的学术之活跃，应用之广泛。今就撰写第3版《宫腔镜学及图谱》之际，参考近些年来国内外的基础研究和临床应用进展，结合我中心自己的实践经验，进行了增添和修改。希望对学习、掌握和开展宫腔镜技术及教学有所裨益。

　　全书共十六章，66万余字，收录760帧照片。修改的内容为第二章第四节宫腔镜的清洁、消毒和保养。第2版介绍的是宫腔镜器械消毒方法，包括抑菌和灭菌方法。第3版介绍的是宫腔镜器械灭菌方法，抑菌方法已经淘汰。新增内容包括：①子宫畸形的新分类：2013年欧洲人类生殖和胚胎学会（European Society of Human Reproduction and Embryology，ESHRE）和欧洲妇科内镜学会（European Society for Gynaecological Endoscopy，ESGE）联合发布的新女性生殖系统发育异常的分类方法。此分类方法简单易记，实用性强，得到许多临床医师的肯定。②罕见畸形子宫的矫形手术：包括斜隔子宫、完全双角子宫、单角子宫和"T"型子宫。宫腔镜子宫壁切开术（Transcervical uterine incision，TCUI）是切除位于子宫侧壁过多的肌肉组织，或切开一侧或两侧壁肥厚的肌层，改善子宫形态，扩展宫腔面积，减轻宫内压，改善子宫内膜血流，以利于受精卵着床及防止流产，改善生殖预后。宫腹腔镜联合完全双角子宫融合术是在腹腔镜监护下，用宫腔电切镜切开子宫内隔板和子宫底，达浆膜层，形成人工穿孔，然后在腹腔镜下横向切开宫底全层，再将创面纵向缝合，使宫腔形态正常，增加生育机会。这些合并不孕的畸形子宫在首都医科大学附属复兴医院宫腔镜诊治中心矫形后，均有生育健康婴儿者。③子宫腺肌病诊治的进展：包括宫腔镜的镜下所见，有可能早期诊断此症；囊性子宫腺肌病的宫腔镜手术治疗替代子宫体或部分子宫切除，为患者赢得生育机会；间苯三酚窄带成像宫腔镜、左炔诺孕酮宫内缓释系统（Levonorgestrel releasing intrauterine system，LNG-IUS，商品名曼月乐）与GnRH-a和宫腔镜子宫内膜电切术（TCRE）联合应用治疗子宫腺肌病，可巩固GnRH-a及TCRE的疗效，满足患者保留子宫的愿望。④弥漫性子宫肌瘤病的经宫颈切除子宫肌瘤切除术，术后2~3个月子宫内膜修复，月经改善率为93.5%，复发率为32.3%，有生育者。⑤经宫颈宫腔粘连切除术(TCRA)术后再粘连的预防：对术后的激素治疗、宫内球囊放置、人类羊膜宫腔植入、官腔内透明质酸钠凝胶注入、预防性抗生素的应用及宫腔镜二探等辅助治疗方法进行了探讨。⑥窄带成像(narrow band imaging, NBI)宫腔镜：利用血红蛋白对特定波长光的吸收特性，增强黏膜浅层血管的对比度，更好地显现黏膜的细微结构，以利于识别黏膜的不典型病变，用于宫腔镜，可以早期发现子宫黏膜病变，定位活检，提高子宫内膜癌前病变和子宫内膜癌的发现率。⑦间苯三酚宫颈预处理：间苯三酚为亲肌性非阿托品非罂粟碱类纯平滑肌解痉药，应用于宫腔镜检查及手术，有止痛和松弛宫颈的效果。⑧静脉空气栓塞可导致气体进入左心的反向栓塞：2008年Rademaker等用实例首次报道栓塞的气体经过房室间隔缺损、未闭的卵圆孔、肺动静脉畸形或动静脉瘘由右心进入左心，从而形成致命的反向栓塞。

感谢在编辑此书过程中，帮助我们的本院科研处李菁、钟勤处长和支持我们的前日本Olympus销售服务有限公司外科部刘学刚先生、何百江先生和现任张震女士；感谢我科全体同仁、进修医生、研究生们的通力合作！

由于水平有限，错误和不足之处，还望读者指正和原谅！

夏恩兰

2015年8月31日

第二版　前　言

　　20世纪70年代手术治疗的整体观念逐渐萌生，以患者的生理状态、社会活动和精神面貌作为综合指标，成为评价手术预后的重要指标和研究内容，随着高新技术的介入，微创观念和微创外科逐步形成和升温。作为微创外科的重要组成部分，宫腔镜的发展改变着传统妇科疾病的诊断和治疗格局，它不仅能为患者带来创伤小、术中出血少、并发症少、费用低、住院时间短、术后恢复迅速等微创治疗的所有好处，还能保留子宫，改善生殖预后，游刃有余地解决诸如幼女阴道内异物、宫颈/宫腔病变、子宫斜隔、阴道斜隔等即使开放手术也很棘手的难题。正因为宫腔镜技术在诊断宫内病变，功能失调性子宫出血，黏膜下肌瘤、中隔畸形、内膜息肉、宫腔粘连，异物取出等几乎所有宫腔内良性疾病治疗上都可以替代传统开放手术，甚至超越开放手术，宫腔镜技术已成为妇科发展史上具有里程碑意义的革命性事件。宫腔镜技术与生俱来的微创性也给医生提供了开拓新领域的绝好平台，职业生涯也随之延长，并变得更加富有意义。

　　近十几年来我国在此领域飞速发展，与国际先进水平的差距不断缩小，理念和技术也都取得了长足进步，受此大好形势的鼓舞和河南科学技术出版社的督促，5年前与国内外宫腔镜专家同道撰写出版的《宫腔镜学及图谱》，得到读者的厚爱。

　　光阴荏苒，日月如梭，转眼间5年过去了。在这5年间，宫腔镜技术又有许多发展。首先是器械的改进，一体化宫腔镜结合了软、硬镜的双重优势，可进一步减轻患者的痛苦，提高治疗效果，使医生更直观地感受了器械的进步对技术发展和临床医疗的推动作用。阴道内镜的应用使有创的宫腔镜检查转变为无创。宫腔镜在不孕症诊治中的应用价值日益受到重视，宫腔镜手术治疗宫内异常的生殖预后明显优于传统手术已达成共识。等离子双极电切镜于2006年在我国问世，双极电切用生理盐水灌流，不易发生低钠血症，较单极安全。严重宫腔粘连切除术后二探，预防再次粘连及多次手术，恢复正常宫腔形态的方法被广为接受，术后妊娠率可达28.7%～53.6%。随着宫腔镜手术的广泛应用和经验的积累，宫腔镜手术已经是安全、微创、易学，手术预后极好，并发症极少的手术，并发症发生的顺位发生了变化，假道和子宫穿孔上升为第一位。气体栓塞是最危险的并发症，严加防范，可以预防。第二代子宫内膜去除术较第一代单极电切术简单、快速，满意率和减少出血的效果相似，但第一代电切术的并发症在第二代手术均可发生。仅就本书再版之际，将以上进展详述于相关篇章中，以飨读者。

谨以此书献给我的启蒙老师林元英教授和鼓励支持我的宋鸿钊、周苏文、李自新、刘宗堂教授。并向为此书采集图像、提供设备和技术支持的日本奥林巴斯公司刘学刚、何百江、李继红、刘雅安、张萌等同志致以最诚挚的谢意。

不足之处，敬请读者原谅。

夏恩兰

2008年12月20日

第一版　序

　　这是一本精美的书，一本珍贵的图册，一颗辛勤劳动的结晶。作为医学专著，我们更看重经过长期实践、积累和总结大量资料，并有科学分析和学术观点的论述；对于应用技术性很强的临床医学，特别是实验技术和操作技术，其推广则更有意义。而对于后者，阐述之明了、表达之清晰、立论之公允，实难能可贵。

　　不过，当我拜读了夏恩兰教授主编的《宫腔镜学及图谱》后，为之感到震动和振奋！因为，这正是我们所期望的那种技术专业书。本书的编著者都是富有经验的宫腔镜技术专家，特别是夏教授领导的宫腔镜诊治中心，在宫腔镜手术方面经验丰富、成绩斐然。更可贵的是，该中心常年不断地招收进修生、研究生，培养了大批的专业技术人才，是当之无愧的培训中心和专家摇篮。

　　宫腔镜和腹腔镜作为妇科内镜的主要工具和技术源，其诊断和治疗得到了广泛的拓展，有良好的发展前景。但要想应用好，首先是掌握适应证、禁忌证，而后是技术与技巧，又要时刻避免并发症。技术的规范化和施术者的培训是技术前进不可缺一的"双轨道"，它们平行而平衡。内镜涉及的操作配件、能源，以及空间、视觉的限制，也为手术增加了新的问题，成了"双刃剑"——微创也可以变成巨创。这些都可以在本书中，领会其要旨，悟出其道理。所以，有人常把这类书称之为"Cook Book"，恐怕不尽言矣，其实即便是烹饪，原料、程序所描绘的文字，到了不同的人手里，可能连味道都会大相径庭，其中的手艺、火候会起多大作用！又何况宫腔镜技术之复杂，人与病的因人而异，不可能完全按图索骥，要靠自己的悟性、灵性、经验和属于自己的技巧。在某种意义上来说，参阅别人的书，学习他人的经验，增长自己的本领，也是"内行看门道，外行看热闹""师傅领进门，修行在个人"。

　　我们进入了一个信息"爆炸"、技术飞跃的时代，我们几乎每天都要跑着步才能跟上时代前进的车轮。我们抛弃了很多传统的观念（不一定都是错的），我们追逐着许多新的梦想（也不一定都是美妙的）。我们更需要冷静与思索，包括总结、分析、演绎我们日常的工作积累，像夏教授及其他编著者们所奉献的书籍。

　　夏教授是我们尊敬的长辈，遵命于她，我写下了如许文字，权作有幸学习的一点体会，不敢为序，是为序。

中国妇科内镜学组组长

中国医学科学院中国协和医科大学　**郎景和**

北京协和医院妇产科教授

2002年仲秋

第一版　前　言

宫腔镜诊断和宫腔镜手术等新技术的应用，为临床开辟了一条经济、实用、简便的治疗宫腔内良性疾患的有效途径。宫腔镜检查是现代诊断宫腔内病变的金标准，正在逐渐替代盲视的诊断性刮宫；宫腔镜手术已成为功能失调性子宫出血的首选外科治疗方法，也是治疗子宫纵隔的标准术式和治疗子宫内膜息肉的金标准。大量的随访研究证实了宫腔镜电切术治疗宫腔内良性病变的有效性。由于宫腔镜手术的内在创伤比值最小，效价比最高，被誉为微创外科手术成功的典范。在我国，近几年来宫腔镜诊断和治疗的临床应用日益普及，使宫腔镜技术得到更广泛的应用。

追溯宫腔镜技术在我国研发的历史，已故妇产科专家，原上海市第一人民医院妇产科教授林元英博士是在我国倡导研制宫腔镜的第一人。我有幸于1964～1965年在该院进修，聆听林教授的教导，他当时带领我们和医疗仪器厂合作研制了宫腔镜，并对离体子宫进行宫腔观察。林教授缜密的思维、严谨的作风、不懈的追求，给我留下了极为深刻的印象。在他的精神鼓舞下，我继承了老师的遗志，自1990年开始专门从事宫腔镜的技术引进、临床应用和基础研究，积累了大量的图像资料。如今宫腔镜技术已经是成熟技术。为使此项技术能够在我国普及推广，造福广大妇女，卫生部将宫腔镜技术列为2001年的十年百项推广项目。鉴于目前相关的论著较少，更缺乏系统性的图谱专著，我们在河南科学技术出版社的大力支持下，特邀请国内外相关的知名专家、学者编写了本书。

谨以此书献给我的启蒙老师林元英教授和鼓励支持我的宋鸿钊、周苏文、李自新、刘宗堂教授，并向为本书采集图像、提供设备和技术支持的日本奥林巴斯株式会社北京事务所的刘学刚、何百江、李继红等各位致以最诚挚的谢意。

由于时间仓促，水平有限，若有疏漏之处，欢迎国内外同道们多提宝贵意见，以便择机修正。

2001年4月，美国芝加哥第十届国际妇科内镜协会向全世界妇科工作者提出"2025年大部分妇科手术将被内镜手术所替代"的目标，将激励和引导我们为发展我国的宫腔镜技术，实现与国际接轨而不懈努力。

夏恩兰

2002年6月

目录

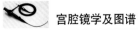

第一章
宫腔镜技术的发展史

宫腔镜的历史可以追溯到150年前，但是由于受生产力水平低下的影响，该技术的发展十分缓慢，直到进入20世纪以来，宫腔镜技术才逐渐完善起来，尤其是近20年来，手术宫腔镜的诞生，为某些妇科疾病的治疗带来了划时代的变革。宫腔镜技术的发展是许多革新者的贡献，他们经过多年的努力，为今天的妇产科医生创新了诊治手段。本章将描述几个不同的历史阶段，尤其是能将子宫腔展现在人们面前的几个重要阶段（表1-1）。

表1-1　宫腔镜发展的里程碑

年代	发明者	贡献
1807	Bozzini	第1例宫腔镜（日光源）
1869	Pantaleoni	第1例在人体做宫腔镜检查
1879	Nitze	远处照明的膀胱镜
1989	Clado	第1位设计宫腔镜器械
1907	David	第1例接触型宫腔镜
1914	Heineberg	宫腔灌流系统
1925	Rubin	CO_2膨宫
1926	Seymour	出、入水分置的宫腔镜
1927	Mikulicz-Radecki	活检功能，宫角电凝功能
1928	Gauss	借助于液面差膨宫
1934	Schroeder	测量宫腔内压力
1934~1943	Segond	灌流系统和活检
1936	Shack	临床验证
1942~1970	Norment	橡胶气囊，实用灌流系统，切割环，纤维视管
1952	Forestier	首先使用冷石英光源
1953~1978	Mohti和Mohri	纤维宫腔镜、输卵管镜
1957	Englund等	子宫造影、诊刮和宫腔镜对异常子宫出血的治疗评估
1962	Silander	内膜癌的研究
1965	Hopskin	发展了光导纤维系统
1968	Menken	聚乙烯吡咯烷酮行输卵管粘堵

续表

年代	发明者	贡献
1970	Edstrom和Fernstrom	32%葡聚糖膨宫
1970	Quinones等	输卵管插管镜
1972	Lindemann	设定安全的CO_2气体膨宫流速，应用子宫颈吸杯
1974	Edstrom	治疗用宫腔镜
1974	Parent等	接触型宫腔镜
1978	Sugimoto等	生理盐水膨宫
1978	Neuwirth	电切镜的使用
1980	Quinones-Guerrero	5%葡萄糖溶液膨宫
1980	Hamou	微型宫腔镜
1981	Goldrath等	激光子宫内膜去除术
1981	冯缵冲等	国内开展宫腔镜检查和治疗技术
1988	林保良	滚球电极子宫内膜去除术
1989	Magos等	经宫颈子宫内膜电切除术
1990	夏恩兰等	国内开展宫腔镜电切技术
1997	Glasser	宫腔镜汽化电极
1997	Bettocchi	应用阴道内镜
1999	Vilos	应用同轴双极电极
2005	Olympus公司	等离子双极电切镜
2005	Emanuel和Wamsteker	应用宫腔内粉碎器
2009	Papalampros等	微型电切镜

（一）第1例宫腔镜

发明宫腔镜的关键在于如何将器械置入宫腔，并利用外界光源见到宫腔内景象。

Philip Bozzini（1773—1809）第1个发明了一种器械，用它可以看到体内的中空器官。他设计的导光体是将外界光线经过一个孔道进行折射，这个孔道被一个垂直的凹面镜隔成两部分，光线由凹面镜折射进宫腔。他将这种器械做成不同类型，以适应人体不同的空腔器官，如口腔、鼻腔、外耳道、阴道、宫颈和子宫、输尿管和膀胱及直肠。尽管Bozzini 1804年在法兰克福的报纸上发表了这种器械的简要描述，直到1805年他才在德国报纸上宣告他完成了这一设计，使人们能够观察到体腔的内部，1807年有关这种器械正式、详尽的描述才得以发表。

Bozzini的发明饱受官僚和知识界的嫉妒，但今天我们公认他为内镜之父，在法兰克福大教堂的外墙上，Bozzini的墓志铭用拉丁文写着："纪念已故的Philip Bozzini医学博士，他，一个德国人，第1次看到人体中空脏器的内部。恶性发热使他离开了我们，但正因为他的贡献治愈了许多人。1809年4月4日夜晚，死神带走了他36岁的生命。他自己成为了一个牺牲品。他的忠实的朋友。"

法国人Antonin　J.Desormeaux　在1853年提交给法国医学会一个真正可操作的膀胱镜，它从一个中央孔洞进行观察，光线通过一面镜子折射入这个孔洞。光源是借助一盏松脂油灯，灯光进入观察道的一半时，再通过一个凹面镜折射到任何一个观察道，这一器械可透过固定在镜体末端的玻璃窗观察到充满尿液的膀胱。其他操作器械可从侧道进入。12年后都柏林人Cruise改进了Desormeaux的内镜，他用带有少量不溶性樟脑的汽油灯代替松脂油灯，并增加了一个玻璃烟囱来容纳水蒸气。1869年Pantaleoni为一位绝经后异常子宫出血的患者进行了宫腔镜检查。他曾师从Cruise学习了如何使用内镜。他发现这位患者宫底部有一息肉样组织，即在宫腔镜直视下进行了硝酸银烧灼。

随着Pantaleoni首次进行宫腔镜检查和治疗，许多医生也开始使用这一新的技术。但是，光线传导不良、宫腔内出血妨碍视野、宫腔不能适度膨胀等阻碍了宫腔镜的应用和推广。

1879年Nitze发明了膀胱镜。它是用白金丝做成的白炽灯进行照明，用循环水对白炽灯进行冷却。因为膀胱壁薄且腔内无血液，所以这种内镜很适于膀胱检查。

（二）接触型宫腔镜和现代接触型宫腔镜

1907年David　第1个发明了不用膨宫液的接触型宫腔镜。它可以直接观察内膜的表面，由于感染可通过灌流液传播，所以接触型宫腔镜在避免感染方面有长足的进步，常用于检查绝经后和流产后的患者。

以后许多学者对David的接触型宫腔镜放大倍数进行了改进，包括Palmer(1942)、Norment (1947)、Marleschki (1966)、Parent (1974)和Hamou(1980)等。尽管接触型宫腔镜越来越简单化，但它不能很准确和全面地评估整个宫腔情况，因此仅适用于宫颈内膜检查或全景式宫腔镜检查后对病理可疑处的检查。目前它仍仅适用于子宫内膜血管的观察。

在20世纪中叶，当医生正困惑选择哪种方式最好时，Parent和同事们（1974）报道了一种新方法，它是将David和Marleschki的接触型宫腔镜进行改进，用一个玻璃柱放在一个金属鞘里，玻璃柱可折射外界的光进行宫腔内照明。为适应检查的需要这种宫腔镜被做成不同大小，外鞘分别为4 mm、6 mm或8 mm。这种检查似乎很简单和直接，但不能全面、准确地判定整个宫腔，而且不可能同时做其他操作，所以只能用作诊断。

全景式宫腔镜使接触型宫腔镜失去了原有的魅力，1983年Hamou改进了接触型宫腔镜，称之为阴道-宫腔镜。这种宫腔镜既可用作接触型，也可用作全景式，而且它的放大倍数为1～150倍不等。做全景式宫腔镜检查时，如果发现可疑的内膜，可同时改用接触型，将检查组织的物像放大80倍或150倍。目前这种方法用于内膜血管的观察，尤其是癌变部位血管的观察，但不列为常规检查。

（三）末端带球囊的宫腔镜

在Norment设计的基础上重新设计的末端带透明球囊的宫腔镜，用塑料或硅橡胶球囊代替了橡胶球囊，使之更薄、更透明、更不易破裂。1958年Wulfsohn和Bank（1960）等对这类宫腔镜进行了初次试验，尽管这种宫腔镜视野清楚，且避免了灌流液进入腹腔，但球囊压迫子宫内膜，使内膜上的组织扭曲、变位。另外，它也不可用于活检和切除组织。人们很快就认识到这种宫腔镜的局限性，并很快禁用，现代宫腔镜转向使用膨宫介质膨胀宫腔。

（四）液体灌流方式（原始的持续灌流系统）和膨宫液

同膀胱镜一样，观察宫腔需要膨宫介质将子宫腔膨胀。1914年Heineberg和1926年Seymour等分别为宫腔镜添加了注水孔和出水孔，为以后的持续灌流宫腔镜奠定了基础。1926年Seymour受支气管镜的启发，将宫腔镜改进为检查型和手术型，后者可用于切除黏膜下肌瘤和其他宫内病变。他曾经使用6 mm直径的支气管镜，在其末端连接一个吸引装置，持续吸引有助于宫腔的观察。他将支气管镜扩大到9 mm，可通过一个活检钳切除宫腔内组织，以后他又将镜鞘直径缩小至6 mm。这种镜子似乎很实用，但没有更多的临床报告予以证实。

1928年Gauss报道使用低黏度灌流液进行宫腔镜检查，宫腔图像非常清晰。Schroeder在Gauss基础上测试出宫腔内的最适压力，以获得最佳视野，且避免了灌流液从输卵管泄漏。他认为盛灌流液的容器可根据宫腔内压的改变而放置在不同的高度，而25～30 mmHg是最适压力，当压力超过55 mmHg时液体会自输卵管流入腹腔。他将宫腔镜电凝用于输卵管绝育。

1936年Shack力图确定宫腔镜的适应证，他认为宫腔镜的失败主要是由于视野不清。几乎同时，1934年Segond在法国也使用液体灌流。他们重新调整了注水孔和出水孔以获得最佳的膨宫效果，减少液体流入腹腔。光学视管的物镜片向前倾斜，容易看到子宫角和输卵管口，但宫腔内出血仍然是观察宫腔的一大障碍。

美国学者Norment发明用充满空气的袋子放入宫腔，进行宫腔内观察，避免了液体渗入腹腔，也解决了直接膨胀宫腔的问题。Norment设计的低黏度液体的持续灌流系统是现代持续灌流的宫腔检查镜和电切镜的模板。1957年Norment设计了用电切环的电切镜，可用于切除黏膜下肌瘤和息肉。18年后他最终定型了宫腔镜。

Friedrich-Carl Menken（1968）第1次应用高黏度的膨宫液——聚乙烯吡咯烷酮（PVP）。与低黏度膨宫液相比，它很少流入腹腔。但由于PVP不能被降解，且溶解后液体呈淡黄色，因此没有得到广泛的应用。

1970年Edstrom和Fernstrom用相对分子质量为70 000的葡聚糖膨胀宫腔，用量少，可大大减少液体渗入腹腔，高黏度的葡聚糖不与血液相混，因此不会因出血妨碍视野，且能保持宫腔内有一定的压力。

当研究者从事于电凝输卵管角绝育的研究时，Quinones-Guerrero（1972）和同事们开始使用低黏度膨宫介质行宫腔内电手术。他们采用Norment的设计，通过止血带或泵加压将液体注入宫腔。Sugimoto（1978）使用生理盐水等低黏度液体，用三通连接注射器，根据宫内压的需求加压。但是过量液体通过血管吸收的问题仍没能得到解决。

（五）CO_2气体膨宫

1925年Rubin发明用CO_2气体进行膨宫，Rubin的发明使他成为用CO_2行输卵管通气的鼻祖。尽管如此，多数医生仍愿使用低黏度的膨宫液。1927年Mikulicz-Radecki报道了液体灌流的宫腔镜诊断和治疗，如进行活检、切除宫腔组织、电凝输卵管间质部避孕等。

Lindemann 1971年报道了使用CO_2膨宫，正常宫腔CO_2膨宫的流速为$40\sim100$ mL/min，压力<200 mmHg。CO_2干净，视野清晰，可提供高清晰度的宫腔照片，所以Lindemann认为它是最好的膨宫介质。随着设备的改进，气体的流速、压力均自动控制，避免了过量的气体注入和过高压力带来的致命并发症。

（六）纤维宫腔镜的发明

1954年Basil I.Hirschowitz 第1个发明了纤维内镜，以后才将纤维镜运用于宫腔镜。纤维内镜也适用于末端为塑料气囊的宫腔镜，在羊膜外检查胚胎和胎儿的情况而无需膨宫介质（1968）。1975年Mohri首次使用带有光学视管的纤维宫腔镜，观察妊娠早期的胚胎。用微型化了的纤维镜观察输卵管，输卵管镜从此问世。1973年M.Hayashi也发明了类似的微型纤维内镜用于观察输卵管，成功地看到了输卵管管腔内部和早期受精卵运动的情况。

（七）持续灌流宫腔镜

各医疗器械公司都开始着手设计持续灌流系统，采纳了许多不同的设计方案，使低黏度液体灌流更简单。持续灌流系统也可用于$4\sim6$ mm外鞘的宫腔镜。另外，由于容器和维护方式的改进，宫腔镜检查及手术从手术室和医院移到门诊进行。随着光学视管的改进，$2\sim3$ mm的微型宫腔镜也可不用持续灌流系统。

持续灌流宫腔镜开始代替单向灌流宫腔镜，液体流速和宫腔压力都可进行控制，这些改进又带来了附加器械的问世，同时人们发明了不同的单极和双极。汽化电极可使组织碎片汽化。另外，双极允许使用带有离子的液体进行膨宫，避免了液体吸收引起的低钠血症。

（八）临床回顾

除了Norment、Mohri 和Palmer外，还有许多研究者沉迷于器械和技术，但很少有人专注如何使用这些技术。Englund等发表过很有价值的文章，对异常子宫出血进行了宫腔镜检查后，认为可以用宫腔镜下定点活检来代替盲目的诊断刮宫。他们报道了为165例妇女行宫腔镜检查的同时进行诊断性刮宫，其中21例事先做了子宫腔造影，诊断性刮宫前做宫腔镜检查的109例，诊断正确率为93%，宫腔镜检查在诊断上优于子宫腔造影。与宫腔镜相比，124例诊断性刮宫仅44例（35%）得到手术证实，大部分内膜、息肉和黏膜下肌瘤都被子宫造影漏诊。第2次诊断后再做宫腔镜检查的46例仍有5例与手术结果不符。

（九）其他革新

1976年Neuwirth用泌尿科的前列腺电切镜切除黏膜下肌瘤，而最初的电切镜没有采用持续灌流，所以不能很快清除肌瘤碎片。以后Iglesias和同事们将泌尿科电切镜的外鞘改为圆形，增加了持续灌流系统，这样手术视野干净且清晰，为宫腔内电外科手术开创了一个新的领域。

1981年Goldrath等对那些药物治疗无效的异常子宫出血患者行Nd-YAG激光子宫内膜去除术。这种治疗似乎很有效，尤其是对于那些有子宫切除禁忌的患者，并于1986年被美国食品和药品管理局（FDA）认可。但很快激光就被电外科手术所代替。1989年FDA正式批准使用宫腔电切镜。

20世纪80年代末新技术的产生也使器械相继得以改进。最重要的几大突破是：①手术宫腔镜和诊断宫腔镜均采用持续灌流系统，可有效地控制液体流速和宫腔压力。为宫腔镜电切术专门设置的液体膨宫泵可设定压力和流速，使手术在满意的膨宫和清晰的视野下进行，其液体回收器可精确计算出水和入水间的差值，能有效地预防TURP综合征。②器械微型化，可用作门诊检查和手术。成像技术也日新月异地向前发展。早在20世纪80年代初困扰医生的问题多数得以解决。集成电路晶片（couple charge device，CCD）的发明，解决了摄像机的微型化问题，可与目镜连接，将图像呈现在电视屏幕上，大大提高了图像的清晰度，缓解了术者通过目镜观察物相，进行操作时颈背部的疲劳感，明显地降低了医生的劳动强度。电视录像监视系统还可记录和再现术时情况，用于术后分析总结。③阴道内镜技术的应用。1997年Bettocchi等首次报道应用阴道内镜技术，在不放置窥器的情况下将宫腔镜置入阴道，借助生理盐水注入和膨胀阴道，清晰显示阴道壁和宫颈，并沿宫颈管进入宫腔，检查并治疗阴道、宫颈管和宫腔内的病变。阴道内镜在操作时不放置窥器、不扩张宫颈、不探测宫腔长度，对幼女或未婚女性可以保持处女膜的完整性，对幼女、未婚女性和绝经后老年女性可极大地减少阴道窥器对患者的损伤和疼痛，是近几年针对此类患者常用的检查和手术方法。④双极电切镜。2005年日本Olympus公司推出等离子双极电切镜，可以使用生理盐水灌流，极大程度地减少了TURP综合征的发生概率，不使用负极板，无灼伤人体的危险，使用SURGMASTER高频电流发生器，其高频能量将生理盐水转成含有高密度自由电粒子的电子等离子体，能够进行精密的组织切割，具有精确、干净的凝固效果，使操作更为简便。热传导的减小可降低凝固深度，从而减小组织炭化。不再需要承担常规单极高频切除的危险。运用双极技术只有极少的电流通过人体，与常规单极手术相比，明显提高了手术的安全性，是宫腔镜电切术的一大革新。⑤宫腔内粉碎器（intrauterine morcellator）。宫腔内粉碎器安放在9 mm的双极电切镜操作孔道内，手术时旋切器将息肉或肌瘤绞碎并吸出，手术时间及学习曲线均较常规电切术短，手术视野清晰，避免了为取出肌瘤碎屑而多次进出电切镜导致的空气栓塞，明显减少了体液超负荷、低钠血症、子宫穿孔等严重并发症的发生。2009年第二款宫内组织移除设备MyoSure应用于临床，其直径更小，切割速度更快，更便于门诊手术应用。⑥微型电切镜。2009年Papalampros等报道应用直径为5.3 mm的单极电切镜切除子宫内膜息肉和体积较小的0或Ⅰ型黏膜下肌瘤，取得很好的治疗效果。

追溯宫腔镜180年历史，许多早期的难题，如视野不清、无适当的灌流液、宫腔膨胀不良、镜体直径偏大等都逐渐得到解决。这一技术孕育了很久，才使我们今天得以顺利地行宫腔内操作。回顾宫腔镜历史，我们对先驱者深表尊敬，正是由于他们的革新，才使我们今天能有如此安全、简单和有效的宫腔镜技术。

（夏恩兰　于　丹）

参考文献

[1] Aguero O,Aure M,Lopez R.Hysteroscopy in pregnant patients:a new diagnostic tool.Am J Obstet Gynecol,1966,94:925—928.

[2] Bettocchi S, Selvaggi L.A vaginoscopic approach to reduce the pain of office hysteroscopy.J Am Assoc Gynecol Laparosc,1997,4:255—258.

[3] Burnett J E.Hysteroscopy controlled curettage for endometrial polyps.Obstet Gynecol,1964,24:621—625.

[4] Cohen M R,Dmowski W P.Modern hysteroscopy:diagnostic and therapeutic applications.Fertil Steril,1973,24:905—911.

[5] David C.Endoscopie de l'uterus apres l'avortement et dans les suites de couches normales et pathologiques.Soc Obst de Paris,1907,10:288—297.

[6] Desormeaux A J.De l'Endoscope et de ses application au diagnostic et au traitement des affections de l'urethre et de la vessie.Paris:Balliere,1865.

[7] Emanuel M H,Wamsteker K.The Intra Uterine Morcellator:a new hysteroscopic operating technique to removeintrauterine polyps and myomas.Journal of minimally invasive gynecology, 2005,12:62—66.

[8] Englund S,Ingelman-Sundberg A,Westin B.Hysteroscopy in diagnosis and treatment of uterine bleeding.Gynaecologia,1957,143:217—222.

[9] Glasser M H.Endometrial ablation and hysteroscopic myomectomy by electrosurgical vaporization. J Am Assoc Gynecol Laparosc,1997,4:369—374.

[10] Goldrath M H,Fuller T A,Segal S.Laser photovaporization of endometrium for the treatment of

menorrhagia.Am J Obstet Gynecol,1981,140:14—19.

[11] Gribb J J.Hysteroscopy:an aid in gynecologic diagnosis.Obstet Gynecol,1960,15:593—601.

[12] Hamou J E.Microhysteroscopy:a new procedure and its original applications in gynecology.J Reprod Med,1981,26:375.

[13] Harrison R M.The development of modern endoscopy.J Med Primatol,1976,5:73—81.

[14] Heineberg A.Uterine endoscopy:an aid to precision in the diagnosis of intrauterine disease:a preliminary report with the presentation of a new uteroscope.Surg Gynec Obstet,1914,18:513—515.

[15] Iglesias J J,Sporer A,Gellman A C,et al.New Iglesias resectoscope with continuous irrigation, simultaneous suction and low intravesical pressure.J.Urol,1975,114:929—933.

[16] Leidenheimer H.Office Gynecologic hysteroscopy.S Louisiana State M Soc,1969,121:319—321.

[17] Levine R U,Neuwirth R S.Evaluation of a method of hysteroscopy with the use of thirty percent dextran.Am J Obstet Gynecol,1972,113:696—703.

[18] Lindemann H J,Mohr J.CO_2 hysteroscopy:diagnosis and treatment.Am J Obstet Gynecol,1976,124: 129—133.

[19] Lindemann H J.Historical aspects of hysteroscopy.Fertil Steril,1973,24:230—242.

[20] Lindemann H J.Pneumometra für die hysteroskopie.Geburtsbilfe Frauenbeilkd,1973,33:18—23.

[21] Lindemann H J.The use of CO_2 in the uterine cavity for hysteroscopy.Int J Fertil,1972,17:221— 224.

[22] Lyon F A.Intrauterine visualization by means of a hysteroscope.Am J Obstet Gynecol,1964,90: 443—449.

[23] Marleschki V.Die moderne zervikoskopie und hysteroskopie.Zentralbl Gynaekol,1966,20:637.

[24] Menken F C.Endoscopy procedures and their combined application in gynecology.J Reprod Med,1974, 12:250.

[25] Mohri T,Mohri C,Yamadori F.Tubaloscope flexible glassfiber endoscope for intratubal observation. Endoscopy,1970,4:226—230.

[26] Neuwirth R S.A new technique for and additional experience with hysteroscopic resection of submucous fibroids.Am J Obstet Gynecol,1978,131:91—94.

[27] Nitze M.Über eine neue behandlungs-methode der hohlen des menslichen korpers.Med Press Wien, 1879,26:851.

[28] Norment W B,Apple E D.The diagnosis of submucosal myomas and polyps of the uterus.South Med Surg, 1941,103:373—375.

[29] Norment W B,Sikes CH.Photographing tumors of the uterine canal in patients.JAMA,1956,160: 1 014—1 017.

[30] Norment W B.A method of study of the uterine canal.South Surgeon,1947,13:885—889.

[31] Norment W B.A study of the uterine canal by direct observation and uterogram.Am J Surg,1943, 60:56—62.

[32] Norment W B.Diagnosis of tumors of the uterine canal.North Carolina Medical Journal,1951,12: 607—610.

[33] Norment W B.Hysteroscope in diagnosis of pathological conditions of uterine canal.JAMA,1952,148: 917—921.

[34] Norment W B.Improved instruments for the diagnosis of pelvic lesions by the hysterogram and water hysteroscope.North Carolina Medical Journal,1949,10:646—649.

[35] Norment W B.The hysteroscope.Am J Obstet Gynecol,1956,71:426—432.

[36] Norment W B.Visualization and photography of the uterine canal.North Carolina Medical Journal, 1948,9:619—623.

[37] Palmer R.L'hysteroscopie cervicale.Rev Franc Gyn Obst,1942,403:88—92.

[38] Pantaleoni D.On endoscopic examination of the cavity of the womb.Med Press Cir,1869,8:26—27.

[39] Papalampros P,Gambadauro P,Papadopoulos N,et al.The mini—resectoscope:a new instrument for office hysteroscopic surgery. Acta Obstet Gynecol Scand. 2009,88:227—230.

[40] Parent B,Toubas C,Doerler B.L'hysteroskopie de contact.J Gyn Obst Biol Repr,1974,3:511—520.

[41] Quinones—Guerrero R,Alvarado—Duran A,Esperanza—Aguilar R.Histeroscopia:Reporte preliminar. Ginec Obstet Mex,1970,27:683—691.

[42] Rathert P,Lutzeyer W,Goddwin W E.Philipp Bozzini (1773—1809) and the Lichtleiter.Urology, 1974,3:113—118.

[43] Rubin I C.Uterine endoscopy.Endometroscopy with the aid of uterine insufflation.Am J Obstet Gynecol,1925,10:313—327.

[44] Schack L.Unsere Erfahrungen mit der Hysteroskopie.Zentralbl für Gynäk.1936,31:1810—1815.

[45] Schroeder C.Über den Ausbau und die Leistungen der Hysteroskopie.Arch für Gynäk (Berlin), 1934,156:407—419.

[46] Segond R.L'hysteroscopie.Bull Soc Obst Gyn,1934,23:709—711.

[47] Seymour H F.Endoscopy of the uterus.With a description of a hysteroscope.J Obstet Gynecol Brit Emp,1926,33:52—55.

[48] Siegler A M,Kemmann E.Hysteroscopy.Obstet Gynecol Surv,1975,30:567—588.

[49] Silander T.Hysteroscopy through a transparent rubber balloon.Surg Gynecol Obstet,1962,114:125—127.

[50] Sugimoto O.Hysteroscopic diagnosis of endometrial carcinoma.Am J Obstet Gynaecol,1975,121:105—113.

[51] Valle R F,Sciarra J J.Diagnostic and Operative Hysteroscopy.Minn Med,1974,57:892—896.

[52] Valle R F.A manual of clinical hysteroscopy.London:Parthenon Publishing Group,1998:11—14.

[53] Valle R F.Hysteroscopy.Obstet Gynecol Annu,1978,7:245—283.

[54] Wulfsohn N L.A hysteroscope.J Obstet Gynecol Brit Emp,1958,65:657—658.

第二章
宫腔镜的设备和器械

自1869年Pantaleoni应用原始宫腔镜借助烛光和凹面反射镜，在人类活体上检查了第1例绝经后阴道流血者发现宫颈息肉以来，其后100余年，不少学者致力于探索宫腔内奥秘的研究。但由于子宫的生理解剖特点和器械、光、电系统的缺陷，效果不够理想。直至20世纪70年代，随着纤维光学仪器、冷光源的出现及膨宫方法的改进，宫腔镜的研制和应用又重新受到重视并迅速发展。

20世纪90年代初，新颖的电视宫腔镜系统应用于临床。现代电视宫腔镜系统基本上由宫腔镜及器械（包括诊断用、治疗用和宫腔电切镜）、照明系统、膨宫及灌流系统、电视成像系统和动力系统（高频电烧、激光等）等几部分组成。"工欲善其事，必先利其器"，得心应手的光学视管、器械，明亮清晰的图像系统，良好的膨宫再加上安全方便的动力系统是顺利开展宫腔镜诊疗工作的前提和基础。

第一节　宫腔镜的设备

一、动力系统

动力系统又称能源系统，宫腔镜最常用的能源有高频电和激光两种，与宫腔镜下通过手控器械操作相比，其应用更拓宽了宫腔内手术的种类和范围。

（一）高频电流发生器

高频电流发生器提供切割组织和（或）电凝血管的电流。一般低频电流引起肌肉、神经刺激，高频电流不刺激肌肉、神经，不会引起心室纤颤，但可使组织升温、炭化、汽化产生凝固、切开。这种电流的频率通常达数百千赫。电流集中通过组织产生热能，使细胞水分蒸发；随着水分蒸发，组织阻抗进一步加大，产生热量增多，引起组织蛋白变性、干燥，产生凝固效应；温度进一步升高，组织产生炭化，引起弧光放电使组织汽化，产生切开效应。宫腔镜手术是在液体中进行的，阻抗较高，因此必须配置具有功率显示和回流电监测系统的大功率电流发生器。现代的电源发生器均备有报警系统，使用时安全可靠。但术前仍应认真检查高频电流发生器的连接部位，如电极板放置是否妥当、有无接触不良或电线脱落，以免灼伤患者。多功能高频电烧装置（图2-1-1）可依组织阻抗变化而由电脑控制进行输出的自动调节，而不必人为调节。这一技术确保电刀不论遇到何种组织，均能保持同样的切割和止血效果。输出功率数字量化显示，具有开机自检系统，自动待机系统，回路不良报警、输出过载报警、输出过时报警功能，报警时自动停止输出，确保了手术安全。因其能量衰减在液体环境下较在空气环境下更大，因此高频电烧装置专设有液体环境下的组织切割模式（面板显示URO），使其可确保在液体环境下具有同空气环境下一样的快速有效的切割。多功能高频电烧装置可以满足电外科手术几乎所有的需要。配合常规的单极电切镜及双极和单极手术器械，还可以在生理盐水中进行切割。

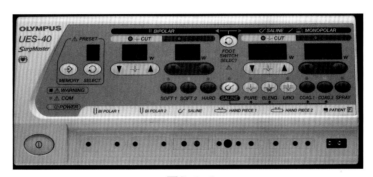

图2-1-1

多功能高频电烧装置

（二）Nd-YAG激光

Nd-YAG激光用于宫腔内治疗的激光为钕钇石榴石晶体（neodymium-yttrium aluminium garnet,Nd-YAG）激光，由于这种激光具有被紫色组织吸引的特性，接触组织时可产生凝固效应，使其下方及周围组织蛋白质变性、失活。这种效应非常适用于破坏子宫内膜，因而特别适合实施子宫内膜去除术。但这种激光是波长为1 064 mm的红外光谱，为不可见光，需要在He-Ne光的引导下才能达到需治疗的区域，比CO_2激光具有更大的功率、更强的穿透性和组织破坏能力。激光光纤通过宫腔镜上的手术孔道传递能量，激光进入宫腔后再通过液体介质传导作用于病变部位，而且激光在液体介质中不发生能量衰减。

通过激光光纤实施子宫内膜去除术以外的其他宫腔内手术时，必须避免使用"裸露"的光纤进行操作，以减少对组织的凝固深度。目前，一种新型的喷射光纤已经问世，这种激光可防止光束分散，在切割的同时对周围组织的凝固极为表浅，通过这种光束可进行子宫中隔及宫腔粘连分离术，切除有蒂黏膜下肌瘤。还有一种光纤在Nd-YAG的石英纤维前端镶嵌蓝宝石顶端，这种特殊的蓝宝石顶端在操作时需要在液体或气体介质中冷却。相比而言，做宫腔镜激光手术时用液体膨宫介质较气体介质更为安全，但使用的液体介质必须具有很强的冷却效应，安全只是相对而言，使用不当同样会出现灌流液吸收过量。如果采用能够制冷的气体或者CO_2，使用不当时，也有发生空气栓塞的可能。总之，对镶嵌蓝宝石顶端的激光光纤，必须进行高流速的液体或气体交换以冷却其顶端，进行热交换介质的流速大约需要1 L/min，在宫腔内决不能使用非制冷气体或通过空气冷却。

二、照明系统

由于宫腔内手术使用的光学视管外径较小，需要极强的光照才能使视野清晰。目前，内镜用光源是使用了隔热玻璃插件，这样虽然进入光缆的光线有很强的光亮度，但所含热量的成分很少，习惯上称之为"冷光"源。常用冷光源灯泡有卤素灯、金属卤素灯及氙灯。高色温光源产生高亮度，色彩还原真实，图像清晰。氙灯因其色温高接近自然光，灯泡的寿命长，更适用于内镜照明，是宫腔镜理想的光源。

（一）冷光源

1. 氙气冷光源（图2-1-2）：大功率300 W氙灯光源，备有手动及自动调光方式，保持最佳照明，并有高亮度模式使光量提高近2倍，同时装备有150 W卤素备用灯，以便当主灯熄灭时，自动转换到备用灯泡处，以便完成必要操作；当本光源通过调光电缆与摄像系统连接时，可自动调节亮度；使用前面板上的开关或摄像头上的遥控开关可将照明设置为待机模式；无论在何种亮度模式下关闭本光源时，使用亮度模式存储器可以在重新接通时使其仍处于相应模式。除宫腔镜外还可用于其他多种软性、硬性内镜，有灯泡使用情况记录表。防水面板设计简洁明快，便于清洁。光源亮度量化显示。

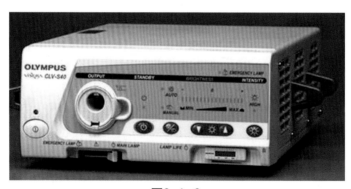

图2-1-2

氙气冷光源

2. 金属卤素光源（图2-1-3）：大功率金属卤素灯光源，亮度高，色温接近自然光；灯泡寿命长，消耗曲线平滑；多功能，除宫腔镜外还可用于其他多种软性、硬性内镜，可自动调光，也可手动调光；有备用灯（150 W卤素灯），保证安全。

3．卤素光源（图2-1-4）：大功率，250 W卤素，亮度高，色温好，多功能。调节亮度方便、直观，有备用灯泡（250 W）。

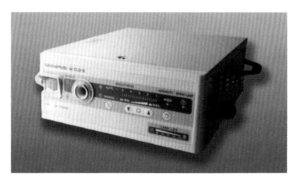

图2-1-3

金属卤素光源

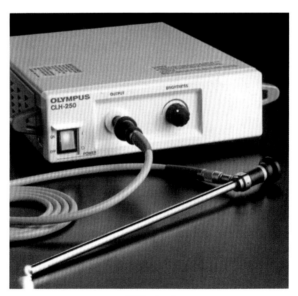

图2-1-4

卤素光源

（二）导光束

导光束（图2-1-5）也称光缆，由一捆两端可弯曲的光学纤维组成，具有高质量的光传送功能，光缆使内镜和光源相连接，是摄像成像系统的一部分。当光线经一个介质传到另一个介质时，在界面上可看到反射和折射现象。如果入射光线不折射到第2介质中，而是完全反射回原介质，称此现象为全反射，导光束就是应用具有全反射特性的光导纤维组成的。

为了达到纤维束全反射的目的，目前玻璃纤维均用燧石作核心纤维，其外涂以一层冕玻璃，称被覆层。被覆层解决了光的绝缘问题，因为燧石玻璃的折射率高于冕玻璃，因此照射在燧石玻璃内表面的光线全被反射到对侧内表面。冕玻璃作为被覆层，解决了所谓的绝缘问题，使光不至于泄漏，经过反复的全反射，光线由纤维的另一端射出。每根光导纤维直径10~25 μm，每根光缆含光导纤维万根以上，光导纤维有折断可能，其损坏可以在白天检查光缆时发现，损坏的纤维表现为黑点。为了延长光导纤维的寿命，建议：①轻拿轻放；②避免使光缆折成锐角；③手术完成后，光缆应妥善地从内镜上拆下来，并与光源连接直至冷却。

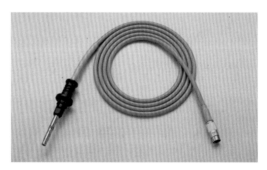

图2-1-5

导光束

三、膨宫及灌流系统

液体膨宫机为全自动高精度控制的液体膨宫机，它与其附件组成了"一体化膨宫监测系统"（图2-1-6）。可预设宫腔内压力、流量、液面落差，多种预设值存储，自动监测液体流失量，超过预设值报警，确保安全。在进行子宫内膜切除术时尤为重要。一般入水压力设定为80~100 mmHg，流速为200~400 mL/min。

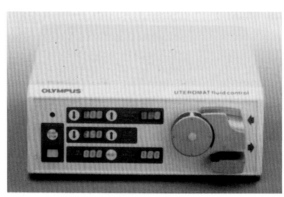

图2-1-6

一体化膨宫监测系统

四、电视成像系统

（一）成像系统

成像系统是将内镜图像经摄像头摄像，经图像处理器分析处理后，将图像显示于监视器上。包括CCD（电荷耦合器）摄像机、录像机及监视器等部件。摄像机的传感器能够把真正的物像转变为电子图像，显示在显示屏上。当前所有应用的摄像机都使用了CCD传感器。CCD传感器是不能识别色彩信号的，为了获取彩色图像，于是必须通过棱镜或颜色滤光片来实现色彩的显现。在中国，宫腔镜摄像机是PAL制信号。

目前应用的摄像机大多数有VIDEO、Y/C及RGB输出，高档者有SDI或HDMI输出。

摄像机的灵敏度，也称为最小照度，是CCD对环境光线的敏感程度，或者说是CCD正常成像时所需要的最暗光线。照度的单位是勒克斯（1x），数值越小，表示需要的光线越少，摄像头也越灵敏。2~3 1x属一般照度，现在医用内镜摄像机的最小照度已可以达到1.4 1x。勒克斯的值与摄像头的敏感性成反比。因此，10 1x的摄像头比15 1x的摄像头清晰，摄像机的勒克斯值越低，要得到满意图像需要的光线越低。

摄像机的清晰度以像素值表达，它决定传感器的精确度，并由组成图像的点数决定。图像拥有的像素量越大，图像的清晰度越好。因此，最早的15万像素的低分辨率摄像机在后来的几年里被高分辨率摄像机取代，这种高分辨率摄像机正常拥有40万~47万像素的CCD传感器。

摄像机的清晰度由摄像头水平扫描线的数量表示，数值越大，清晰度越高。现有CCD传感器的摄像机的图像可达到1080P以上。

摄像机产生的电视图像包含称之为"噪声"的东西。噪声在图像上以细颗粒的形式出现，尤其在暗区或红色区表现明显。摄像机噪声的量可以用信号/噪声比（S/N）衡量，用分贝（dB）表示。比率越高，图像的噪声越小。

一些摄像机装备有能够在弱光条件下显像的系统。这一系统通过自动增加摄像机的增益工作，从而提高图像的明亮度。但是有一个强光源要比摄像机自动增益功能好得多。

最后，摄像机一般装备有自动快门即摄像机能够调整快门速度以适应光线条件。这些快门速度通常在1/（30~10 000）s之间调节，允许摄像机在所有光线条件下应用。如果应用这样的摄像机，那么可调节的光源就没有必要用了。

摄像机的镜头大多数都有焦距20~40 mm的透镜，通常是110°视角，35 mm焦距。透镜允许得到全屏图像。某些摄像机有调焦功能，使图像更加放大，甚至在用小径镜或窄角镜时，仍能获得全屏图像。如35 mm透镜通常足够达到全屏图像。调焦的应用意味着光的高度消耗。因此，如果应用调焦的摄像机，就要求有更强的光源。手术宫腔镜通过录像监视器实施，高清晰度的摄像机可将宫腔内的图像还原在监视器上，助手及手术室其他工作人员都可通过监视器了解手术经过以便配合手术，而且也非常便于全体医生探讨和总结手术技巧。新型的宫腔内摄像系统能够使视野更为广泛，图像更加清晰，对病变组织的观察和辨认更为详细，同时术者也不必通过细小的光学视管观察宫腔，缓解了术者进行操作时颈背部的疲劳感，明显地降低了医生的劳动强度。

先进新型的3CCD摄像系统，分辨率大于1080P，保证了完美的图像质量。每个CCD按其颜色特性只会摄入RGB（红黄蓝）三原色的其中一种。这3种信号在摄像机内单独进行处理，以确保色彩还原平衡真实，如肉眼所视。世界首创免调焦摄像头，视野清晰，免去调焦烦恼。10 1x数字处理器使信噪比大于62 dB，清晰图像大幅地减轻视觉疲劳。世界首台CF电保护级别摄像头能够减少电泄漏。

（二）监视器

在观察系统中，监视器是一个重要的组成部分。应按摄像系统的分辨率选择监视器，但关键是能够反映所用摄像机的质量，监视器的水平扫描线的数量至少必须与摄像机提供的线的数量相等，最好是监视器分辨率大于摄像系统分辨率。监视器的大小要求是非常主观的，尺寸大小和清晰度是两个不同的概念，可依个人偏好选择34~49 cm（14~20 in）的监视器。一般认为，一架44 cm（18 in）对角线的监视器可做高质量手术。

摄像机是外科医生的眼睛。因此，应配置最好的摄像设备。

（三）高清数字摄像系统

高清数字摄像系统（图2-1-7）是新型数字摄像系统，具有很高的信噪比，而且分辨率高达1080P、色彩还原真实。标准摄像头具有直型和弯型（图2-1-8A、B），分别用于宫腔镜、腹腔镜，可选配各种适配器（图2-1-9A、B），应用于不同内镜。为了适应现代微创外科的灭菌要求，更开发出可高温高压灭菌的摄像头（图2-1-10）。高分辨率摄像头为47万像素，确保画面清晰自然。具有"2×"双倍感光度功能，并新添加了自动测光功能，在各种条

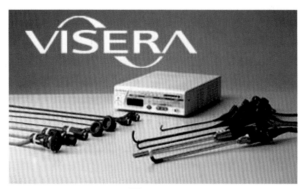

图2-1-7

OTV—S7数字摄像系统

件下确保画面亮度适合。具有宽景深显示功能，使远景和近景均清晰明亮。两种调光方式，即电子快门调光和调光电缆调光，能确保图像始终保持最佳亮度。具有三级轮廓强调及白平衡功能。可按使用者的习惯，调整色彩配比。对不同光源适应性极强，可根据选配的光源设定相应参数。防水面板设计，简洁明了，易于操作，便于清洁。摄像头安全防水，可浸泡熏蒸消毒。具有专业用红、绿、蓝（RGB）输出，同时具备Y/C（S-视频）、视频等多路输出，并集成数字图像捕捉系统（图2-1-11）进行数码记录。此外，除标准摄像头外，还专门为接宫腔镜设计开发了轻型摄像头，直接光学视管，摄像头仅重45 g。

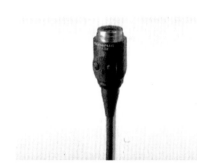

图2-1-8A

标准摄像头（直型）

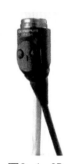

图2-1-8B

标准摄像头（弯型）

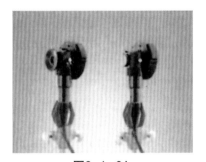

图2-1-9A

适配器（放大率0.8倍）

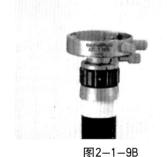

图2-1-9B

适配器（放大率1.2倍）

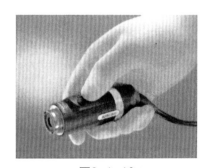

图2-1-10

耐高温高压摄像头

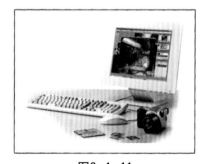

图2-1-11

数字图像捕捉系统

（四）其他应用系统

随着技术不断提高，各种应用系统不断出现，如声控摄像系统（图2-1-12）及集各种仪器于一体的现代化微创手术室设置（图2-1-13）。

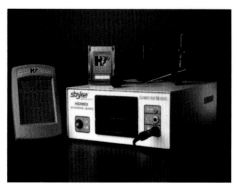

图2-1-12

声控系统主机

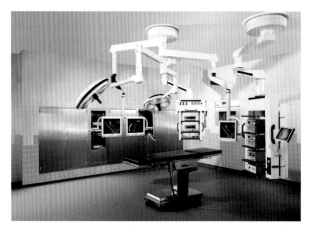

图2-1-13

现代化微创手术室

（刘学刚）

参考文献

[1] 彭宇. 医学内窥镜图像的横纹消除算法仿真. 计算机仿真, 2013, 30:417-420.

[2] 夏恩兰. 宫腔镜技术的近年进展. 中国实用妇科与产科杂志, 2000, 16:180-182.

[3] Baggish M S. Establishment of a hysteroscopy program. In: Baggish MS, Barbot J, Valle RF. (eds). Diagnostic and operative hysteroscopy. 2nd edition. St. Louis. Mosby Inc, 1999, 387-390.

第二节　宫腔镜检查、治疗的器械

诊断性宫腔镜由其构造可分为纤维宫腔镜及硬性宫腔镜两种。

（一）纤维宫腔镜

纤维镜的镜体是软性，影像及光源全由玻璃纤维束来传导，因此影像扩大时呈现网状的图像，与硬性镜相比，此点是纤维镜的不足之处。但因用玻璃纤维的关系，镜身可做得很细，镜头的前端左右两侧装置钢线，由另一端的操纵杆调节控制镜头的方向。子宫在解剖学上常呈前屈或后屈位，纤维镜比起硬性镜更容易插入宫腔内，观察两侧输卵管口也较容易。此乃纤维宫腔镜优于硬性宫腔镜之处。纤维宫腔镜与硬性宫腔镜的比较见表2-2-1。

表2-2-1　纤维宫腔镜与硬性宫腔镜的比较

指标	纤维宫腔镜	硬性宫腔镜
图像	较差	鲜明
图像放大	可（需通过摄像头调节）	可（需通过摄像头调节）
操作	稍困难	简单
宫腔内置入	简单	有时困难
强制性到达目的物	稍困难	可能
观察输卵管口	简单	有时困难
使用时间	短	长
价格	较贵	便宜
子宫穿孔	很少	随时有可能
操作者的姿势	舒适	不适

从功能上纤维宫腔镜可分为以下两种。

1．诊断性纤维宫腔镜：

（1）全软性纤维宫腔镜：插入部外径有3.1 mm，早期的纤维宫腔镜都是利用气管纤维镜或尿道纤维镜等来完成子宫腔的检查。因为镜体为全软性，常会遇到镜体无法插入子宫腔内的问题，此镜经改良增加镜体的硬度使镜子可以容易地插入宫腔内。另外的特点是装上林氏持续灌流外套管时，能经常保持清澈明亮的视野。

（2）软硬性诊断性纤维宫腔镜（图2-2-1）：镜体的前段是软性，中段是硬性，后段也是软性。因为设有硬性中段的关系，在宫腔内的操作或做宫腔内强制插入时，较全软性纤维宫腔镜容易。

（3）无导光束诊断性纤维镜：是全软性诊断用纤维宫腔镜的一种，特征是宫腔镜同光源一体化，在宫腔镜本体上装有小电灯泡光源及1次可持续使用1 h的干电池。因无漫长的导光束及沉重冷光源，宫腔镜整套变得很轻便，便于携带。

（4）诊断性电子宫腔镜(video-hysteroscope)：纤维镜的整个镜体是

全软性，用纤维束来导光，并由装设在镜子前端的超小型CCD把影像转变成RGB电子信号后经由电线传到处理器来处理信号的子宫镜。拥有两个优点：一是因为不用纤维传导影像的关系影像画面同硬性镜一样非常精细漂亮、并且不会有因纤维镜断裂时在画面上形成黑点的欠点；另外的优点是镜子先端可以上下弯曲拥有纤维镜本来的优点。插入部外径3.8 mm（图2-2-2）。

1997年，日本学者林保良研制的持续灌流外套管（图2-2-3）改变了纤维宫腔镜的历史，使纤维宫腔镜进入持续灌流系统的时代。林氏更于2011年开发新型息肉套圈器使在门诊利用诊断性纤维宫腔镜发现的子宫内膜息肉当场可以去除。林氏持续灌流外套管有软性和硬性两种，其功能如下。

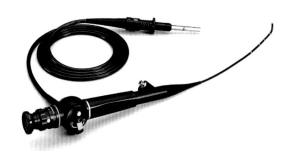

图2-2-1

软硬性诊断性纤维宫腔镜

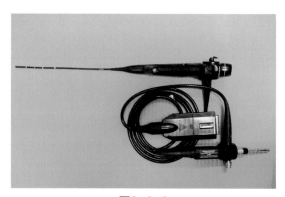

图2-2-2

诊断性电子宫腔镜

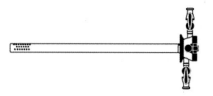

图2-2-3

持续灌流外套管

1）持续灌流的作用：子宫内膜容易出血，置入宫腔镜时，镜体前端接触宫颈管或体部内膜引起出血，会导致膨宫液血染混浊，妨碍宫腔镜的观察。因此，一般如有异常子宫出血或月经未净时，不做宫腔镜检查。为了解决此问题，在做宫腔镜检查时，需要经常更换宫腔内血染的膨宫液。将持续灌流外套管套在纤维宫腔镜的插入管外面，于是通过入水口流入宫腔内的膨宫液进入子宫底后，会沿着宫腔的上下、左右侧向宫颈的方向流动，于是膨宫液从宫腔镜与外套管的空隙流出体外。

2）增加纤维镜镜身的硬度：用硬质的持续灌流外套管，使纤维镜转变成硬性镜，可强制插入宫腔内，并强制抵达宫腔内的目的物。如插入遇阻，也可在外套管的保护和引导下，只送进纤维镜观察宫腔。

3）容易把持纤维宫腔镜的功用：持续灌流外套管上装有可供把持用的手柄，便于把持纤维镜。

（5）诊断性纤维宫腔镜用息肉套圈器：在门诊用诊断性纤维宫腔镜发现的子宫内膜息肉，传统的治疗方法是诊断性刮宫，但刮宫时需要扩宫和麻醉，另外的方法是更换为治疗用宫腔镜来处置，但因手术镜变粗，也常需要扩宫和麻醉。在诊断性纤维宫腔镜发现子宫内膜息肉的同时把息肉拿出来是宫腔镜术者常年的梦想。2011年开发的林氏息肉套圈器系统，使在门诊用诊断性纤维宫腔镜检查发现子宫内膜息肉时，不需扩宫或麻醉，在宫腔镜直视下即可以除去（图2-2-4A、B）。

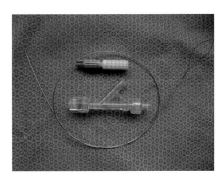

图2-2-4A

林氏套圈器系统

图2-2-4B

从宫腔镜伸出来的套圈

2. 治疗性纤维宫腔镜：镜体上设有操作孔道，可插入活检钳做直视下活检，或以异物钳取出宫腔内异物或节育器等。治疗用纤维宫腔镜有以下两种。

（1）软性治疗性纤维宫腔镜（图2-2-5）：前端外径4.9 mm，视野角120°，尖端可上下弯曲100°，操作孔道直径2.2 mm。

（2）软硬性治疗性纤维宫腔镜（图2-2-6）：镜体的前段是软性，中段是硬性，后段是半硬性。除拥有上述软性治疗性宫腔镜的功能之外，中段的硬性部可用来把持镜体、并能做左右180°的镜轴回旋。后段的半硬性部能做

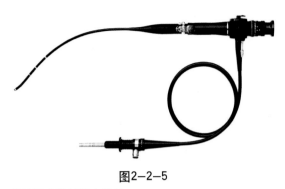

图2-2-5

软性治疗性纤维宫腔镜

45°范围内的各方向弯曲及自由固定。操作者可利用这些功能，在轻松的姿势下，将微型器械插入操作孔道进行治疗。

通常用于治疗性宫腔镜的软性钳的直径为1.8 mm，常用的有两种。①活检钳：在宫腔镜直视下采取宫腔内组织做病理学检查。因为钳口小，所采取的标本非常小，常不能做满意的病理检查。②异物钳：用来取出子宫腔内的异物或取出宫内节育器，因为钳子太小，只能夹持节育器的尾丝，而难以夹节育器。

这些传统的软性钳很小，所能做的工作量也很小。日本林氏研制的林氏软性钳，包括活检钳（图2-2-7）、异物钳和剪刀，其体积较大，使用时不经过宫腔镜上的操作孔，而是把钳子固定在镜头的前面。林氏软性钳的使用提高了治疗性宫腔镜的治疗能力。

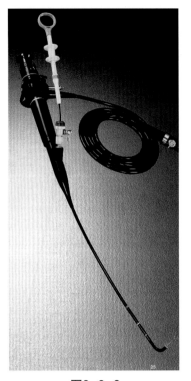

图2-2-6

软硬性治疗性纤维宫腔镜

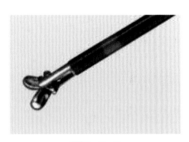

图2-2-7

活检钳

（二）硬性宫腔镜

此类宫腔镜的外观是硬性，由外鞘、内鞘及镜体本身构成。镜体则由传导影像的镜片及传送光源的光导纤维系统组成。硬性宫腔镜的使用比较容易，适于初学者操作，但是必须随时小心子宫穿孔的可能性。硬性宫腔镜从功能上分为以下两种。

1. 诊断性硬性宫腔镜：镜体的外径有2~4 mm数种，其配合使用的外鞘直径为3~5 mm，专用于宫腔检查。在门诊使用时，不需要麻醉，不必扩张宫颈管，不用把持钳夹持宫颈。视野方向有30°斜面的宫腔镜最适合观察宫腔。外鞘直径5.5 mm的持续灌流宫腔镜需做宫颈管扩张。

2. 治疗性硬性宫腔镜（图2-2-8）：4.5 mm持续灌流治疗性硬性宫腔

镜由30°3 mm光学视管和管鞘等组成。4.5 mm外径硬性宫腔镜，不用扩宫就可以进行检查，30°广角镜可同时观察两个输卵管口，通过旋转镜体，可观察整个宫腔。双阀门双管鞘设计保证持续灌流顺畅，视野始终清晰。在此基础上再配一个6.5 mm的外鞘及治疗器械就是标准的6.5 mm治疗性宫腔镜。外鞘上设有2.2 mm的操作孔道，插入钳子就可做治疗。8 mm持续灌流治疗性硬性宫腔镜由30°4 mm光学视管、管鞘、工作插入部及治疗器械组成。其视野更清晰，有抬起台，灌流量更大，具有2.2 mm操作孔道。钳子从形态上可分硬性、半硬性及软性3种，宫腔内的治疗以半硬性钳子最适用。钳子从用途上可分活检钳、异物钳、剪刀等，也有把活检钳固定在外鞘上的宫腔镜，或在宫腔镜上设有特殊弯曲装置（albaranbridge），用来调节插入软性钳的方向。此操作需在麻醉下进行。

3．微型宫腔镜（图2-2-9）：在微创手术中，软性宫腔镜能很好地满足患者的舒适需求，新型1.9 mm微型光学视管系统融合了软、硬性宫腔镜的双重优势：患者舒适度（纤细外径）提高，容易清洁（可高温高压灭菌），可有效治疗（5Fr或7Fr器械管道）。

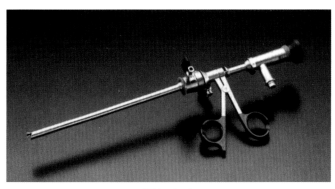

图2-2-8

治疗性硬性宫腔镜

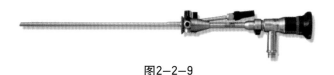

图2-2-9

微型宫腔镜

4．Hamou宫腔镜：为宫腔镜中装有放大镜片，除了可看到通常的物像以外，还可把物像放大20倍、60倍，甚至放大到150倍的接触型显微宫腔镜。其缺点是镜体太重，做接触型显微宫腔镜的诊断时需要具有宫腔病理学的特殊知识。

（三）一体化宫腔镜

随着宫腔镜技术的不断发展，宫腔镜所用到的器械也在不断进步，趋于完善。在微创手术中，软性宫腔镜可以很好地满足患者的舒适需求，但却在治疗方面略有欠缺。现在，一体化宫腔镜（图2-2-10）结合了软性宫腔镜和硬性宫腔镜的双重优势：纤细的外径使患者舒适度大大提高，简单的消毒方式使其更容易清洁，器械管道满足有效的治疗。

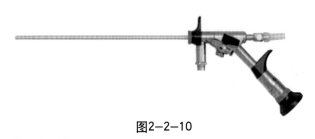

图2-2-10

一体化宫腔镜

（林保良）

参考文献

[1] 林保良，宫本向彦，友松守彦，他．Flexible hysteroscopeの開發 および临床应用，日产婦雜誌，1987，39：649-654．

[2] 林保良，石川光也，小宫山瑞香，他．ヒステロフアイバ-スコ-プの用软性外套管の開發．日产婦内視镜誌，1997，13：169-172．

[3] 林保良，友松守彦，栗林靖，他．新しい处置用ヒステロフアイバ-スコ-プの開發およびその临床应用．日产婦雜誌，1988，40：1733-1739．

[4] 林保良，宫本尚彦，友松守彦，他：新しい婦人用レゼクトスコ-プのスコ-プの開一经颈管的切除術（TCR）および子官内膜破坏（EA）への应用 日产婦内視镜学会誌，1988，4：56-61．

[5] Murman RJ，Norris HJ．Endometrial carcinoma．In Blaustein's pathology of the female genital tract.3rd ed，New York．Springer-verlap，1987，338-339．

[6] 谷泽修，三宅侃，杉木修．子官体癌术前诊断に对する子官镜檢查再評價．日产婦雜誌，1991，43：622-626．

[7] Lin B L，Iwata Y Y，Valle R，et al．Clinical applications of Lin's forceps in flexible hysteroscopy．J Am Assoc Gynecol Laparosc，1994，1：383-387．

[8] Lin BL，Iida M，Yabuno A，Higuchi TY，Murakoshi Y，Iwata SK，Zhao Y．Removal of Endometrial polyps through a small caliber diagnostic flexible hysterosocpe using a Lin polyp snare system Gynecol Minim Invasive Thera．2013，2：18-21．

第三节 宫腔镜手术的器械

宫腔镜手术的先驱者们，如英国的Magos、日本的林保良、中国的夏恩兰等，在开始做宫腔镜电切术时，都是用泌尿外科的前列腺电切镜或膀胱电切镜，直到1992年专门用于妇科的宫腔电切镜才问世。

（一）宫腔电切镜

妇科宫腔电切镜（图2-3-1）起源于泌尿外科电切镜，是在这种电切镜的基础上改装了外鞘的形状及大小，并附加持续灌流系统，以适应宫腔内的操作特点。宫腔电切镜全长30~35 cm，工作长度18~19.5 cm，超长电切镜的工作长度有22 cm、26.5 cm者，用于增大的子宫。宫腔电切镜的外径有21Fr（7 mm）、24Fr（8 mm）、25Fr、26Fr、27Fr（9 mm）和28Fr等不同规格。

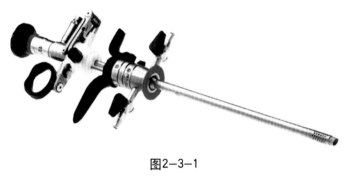

图2-3-1

宫腔电切镜

1．光学视管（图2-3-2）：为全景式，外径3 mm或4 mm，景深30~35 mm。物镜端有前视角0°、12°、30°等不同规格，视野70°~120°，一般常用12°和30°视角者，便于观察子宫角和宫腔侧壁。21Fr/24Fr的电切镜用3 mm的光学视管，其他均用4 mm的光学视管。目镜端有绝缘托，以连接教学镜、照相机、摄像机或适配器。

2．操作手架（图2-3-3）：是一个带有弹性的手控机械装置，可控制电极操作，手架上有插入光学视管和作用电极的孔道，还有转换开关连接高频电源发生器。由于光学视管带有前倾视角，因而在安装时光源的插口朝上，电极方向朝下，也有电极方向朝上或侧方者。手指拉动扳机时电极可前后活动。宫腔电切镜选用被动弹回装置，电极的静止位置在鞘内，手拉动扳机时电极头出鞘，然后借弹簧的力量回到鞘内，在电极头返回鞘内时进行切割。电极在宫腔镜视野内移动30~40 mm，注意只有手术部位完全在视线之内，电极头正在返回镜鞘途中时，电流始可通过。目前奥林巴斯等厂家拥有视野完整电切专用摄像头。

3．镜鞘（图2-3-4）：是两个同心圆形鞘，以插入操作手架等部件。内鞘在外鞘内旋转，不易损伤宫颈。

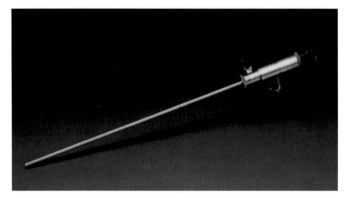

图2-3-2

光学视管

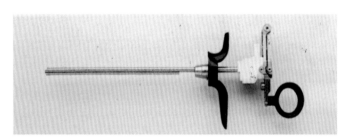

图2-3-3

操作手架

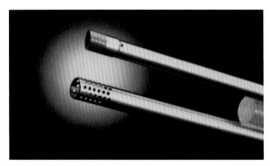

图2-3-4

镜鞘

（1）外鞘：直径为8～9 mm，前端附有筛状小孔供液体流出，末端有出水接口。

（2）内鞘：前端喙部镶有斜状陶瓷绝缘装置，末端有入水接口。其斜状陶瓷绝缘装置先端设计使光学视管的有效灌流及耐用性大大增加，且可以防止漏电。奥林巴斯公司的专利宫腔电切镜内鞘有1个ABS（防堵塞系统）孔

（图2-3-5），在灌流孔被组织堵塞时仍能保证一定的灌流量，使手术顺利进行。

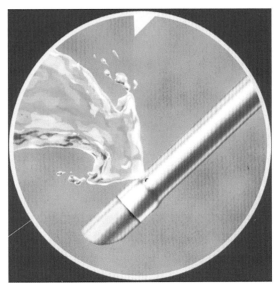

图2-3-5

ABS（防堵塞系统）

内鞘插入外鞘后，灌流液由内鞘前端流入宫腔并使之膨胀，然后经外鞘前端的筛孔流入内外鞘之间的腔隙，内外鞘之间的腔隙很小，这种设计是为了减少入水的阻力和略微提高出水的阻力。连续灌流的电切镜可使低黏度膨宫介质连续大量迅速流过，保持了宫内压和适度的膨宫，视野清晰，增加了能见度。间断灌流者只有一个镜鞘，可在使用高黏度膨宫介质时应用。

4.闭孔器：是镜鞘的内芯，头部呈椭圆形，可闭塞电切镜喙部的窗孔，并适合宫腔外口形状，便于插入。

（二）作用电极

单极电极，功率为70～100 W。分为以下几种。

（1）环形电极（wireloop electrode）：又名切割电极（cutting loop）（图2-3-6，图2-3-7），有开放型（U形）和关闭型（O形）两类和0°、12°、30°之分。12°的开放型环形电极呈垂直状，一般宽6.2 mm，深4.1 mm，主要用于切除子宫内膜、切削和切除肌瘤及息肉。0°开放型环形电极适于切开子宫中隔，分割大的肌瘤，便于夹出。21Fr电切镜用关闭型环形电极（图2-3-8），这种小的环形电极非常适合切除小息肉，松解宫腔粘连，切除子宫中隔及取出宫内异物等。

（2）针状电极（needle electrode）（图2-3-9）：适于划开子宫内膜和肌层，开窗切除壁间肌瘤。

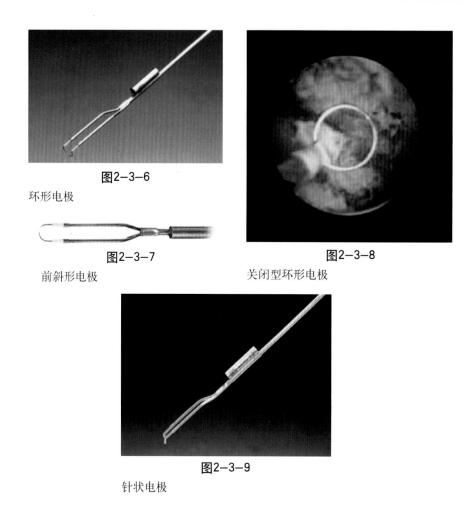

图2-3-6

环形电极

图2-3-7

前斜形电极

图2-3-8

关闭型环形电极

图2-3-9

针状电极

（3）滚球电极（roller ball electrode）（图2-3-10）：有直径2 mm、3 mm，可循轴转动，电流比较集中，主要用于电凝止血或去除子宫内膜。

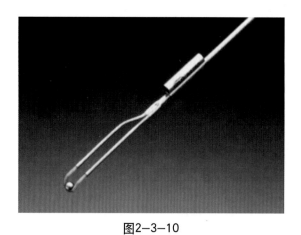

图2-3-10

滚球电极

（4）滚棒/滚筒电极（roller bar/roller barrel electrode，图2-3-11）：有2 mm、3 mm、5 mm不同规格，可循轴滚动，较滚球电极接触面宽，更适于去除子宫内膜及电凝止血。

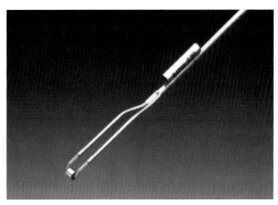

图2-3-11

滚筒电极

（5）汽化电极（vaporizing electrode, vaportrode，图2-3-12）：汽化电极呈沟槽状，与以上电极不同，其使用的电流功率为200 W，可汽化子宫内膜和小的宫腔内肌瘤。

（6）带状电极（band loop，图2-3-13）：形似开放型环形电极，但较宽，使用纯切割电流，功率为200 W，兼有环形电极和汽化电极的优点，可去除子宫内膜和其他组织；切割创面不出血，并可留下组织做病理学检查。

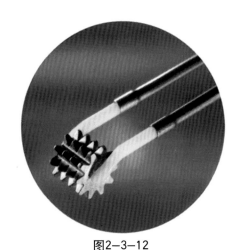

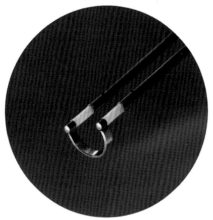

图2-3-12

汽化电极

图2-3-13

带状电极

（三）辅助器械及设备

辅助器械及设备有导尿管、阴道窥器或重锤、阴道牵开器、宫颈把持钳、宫颈扩张器、肌瘤抓钳、息肉钳、卵圆钳、刮匙、吸宫头、吸引管、吸宫车等。复杂的手术需用B超和（或）腹腔镜监护。

（四）生理盐水宫腔电切镜

生理盐水宫腔电切镜（图2-3-14）是在生理盐水中经宫颈电切（transcervical resection in saline, TCRis），配有专用的多功能高频电发生器Surgmaster（图2-3-15），Surgmaster高频电烧装置具有核心的Saline切割模式，与TCRis配合，可进行生理盐水下等离子电切。与常规单极手术相比，Surgmaster使用高频能量，将生理盐水转成含有高密度自由电粒子的电子等离子体，能够进行精密的组织切割。另外，热传导的减小可降低凝固深度，从而减小组织炭化，不再需要承担常规单极高频切除的危险。

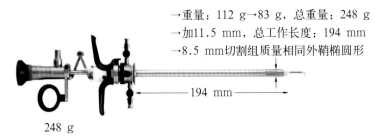

→重量：112 g→83 g，总重量：248 g
→加11.5 mm，总工作长度：194 mm
→8.5 mm切割组质量相同外鞘椭圆形

248 g

图2-3-14

等离子双极电切镜［又名生理盐水电切镜（TCRis）］

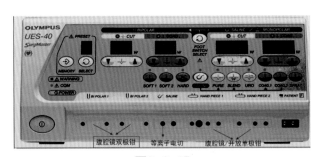

图2-3-15

多功能高频电发生器

TCRis在临床运用上具有以下特点：

· 盐水中切割，无TURP综合征，可以切除超大组织；

· 双极电流，只流经患者身体局部，无灼伤危险；

· 心脏起搏器安全；

· 避免闭孔神经反射；

· 精确切除肿瘤（使用小号电切环），尤其是海藻样漂浮的肿瘤；

·无组织黏附，无须清理，切割更加顺畅；

·组织热损伤深度小，无炭化，利于病理检查；

·创面干净，组织识别更加准确；

·双极电流，精确凝血，且更加可靠；

·糖尿病患者首选。

（刘学刚）

参考文献

[1] 夏恩兰. 宫腔镜技术的近年进展. 中国实用妇科与产科杂志, 2000,16:180—182.

[2] Glasser MH. Endometrial ablation and hysteroscopic myomectomy by electrosurgical vaporization. J Am Assoc Gynecol Laparosc, 1997,4:369—374.

[3] Magos AL, Baumann R, Turnbull AC. Transcervical resection of the endometrium in women with menorrhagia. Brit Med J, 1989,298:1209—1212.

[4] Pantaleoni D.On endoscopic examination of the cavity of the womb.Med Press Cir,1869, 8:26—27.

第四节 宫腔镜的清洁、消毒和保养

随着微型机械、电子、光学仪器的不断发展和改进，宫腔镜器械设备亦在日益更新，品种繁多。由于这些器械设备精密，功能复杂，故正确地进行清洁、消毒和保养，不仅能保证宫腔镜检查和手术成功，亦是避免发生潜在并发症的关键。

（一）宫腔镜器械清洗及检查

清洗镜体及附件等器械应牢记：轻柔是一个重要环节。

1. 手术结束后将器械置于清洗液中，切忌碰撞及叠压。然后将所有器械全面拆卸开，用清水及专用毛刷清洗，有条件者用清洗枪洗净所有管腔中的血液和黏液积垢。对于内镜外部的清洗，可应用细软刷子刷洗镜端部及头端，特别是宫腔镜的镜片要清洗干净，不能有残留血迹，以保持镜片的清晰。镜片不清晰时可用乙醇和乙醚配制成混合液（95%乙醇 7 mL+乙醚 3 mL）予以擦拭清洁。擦拭镜片时，宜用镜头纸或软纱布。

2. 将清洗后的镜体及附件置于带流动水的漂洗槽内，用流动水冲洗管腔至少10 s。用流动水冲洗镜体外表面、各个部件及附件。用压力气枪或注射器向各管腔注气，排出管腔内水分。拭干镜体表面及附件的水分，以保持孔道内干燥。

3. 各种宫腔镜手术器械，如剪刀、活检钳、异物钳、抓钳等，使用完毕都必须清洁干净，每个关节均需展开，用棉签或宫腔镜专用清洁剂清洗套管的内部，用长细刷子或棉签清洗器械上的小孔、凹槽，钳子的开合部分需用专用软质小刷清洗。器械清洗后应进行常规仔细检查，如镜片有无裂开，密封端有无水滴渗入造成镜片模糊，钳齿是否咬合不佳，绝缘部分有无磨损，光镜有无断裂，橡皮垫圈有无断裂、破损等。器械检查完毕后将其擦干，并置于专用盒内备用（图2-4-1）。

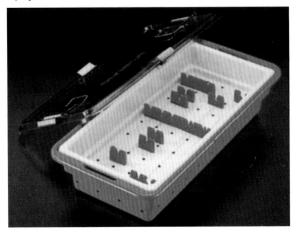

图2-4-1

器械储存专用盒

器械清洗和检查是关系到手术成败的重要因素之一，因此应设有专人负责。

（二）宫腔镜器械灭菌方法选择

宫腔镜光学视管及附件是精密和昂贵的光学仪器，包括透镜柱状体系统、光导纤维导光系统。器械消毒灭菌前先将镜鞘各阀门打开，导光束盘好，上、下水管盘好，不要打折，保持管腔通畅并使用专用消毒灭菌盒（图2-4-2）。目前推荐用以下消毒灭菌法，根据情况可任选其中的一种。

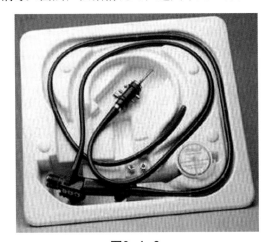

图2-4-2

软镜消毒灭菌器械盒

1. 高温高压灭菌法：是临床首选的灭菌法、最可靠的灭菌法。建议使用 2.3 bar（1 bar=10^5 Pa=101.325 kPa，1 kPa=7.5 mmHg）、134 ℃消毒5 min（图2-4-3）。

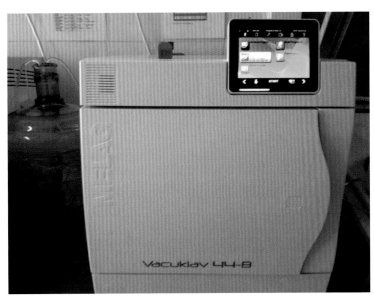

图2-4-3

高温高压灭菌器

2. 低温灭菌法：

（1）等离子灭菌器：等离子是物质在大自然中除了固态、液态、气态之外的第4种形态。它是气体状态的物质在强电场作用下电离而产生的。过氧化氢（H_2O_2）作为介质，H_2O_2等离子体中含有氢氧自由基—HO、过羟自由基—HO$_2$、激发态H_2O_2、活性氧原子O、活化氢原子H等活性成分，这些活性离子及丰富的紫外线具有很高的热动能，从而极大地提高了与微生物蛋白质和核酸物质的作用效能，可在极短的时间内使微生物死亡，达到对器械灭菌的目的。

低温等离子过氧化氢灭菌系统是基于上述等离子的固有特性，在低温（60 ℃以下）和真空状态下，通过高频电场作用，使灭菌容器舱内形成均匀的等离子场，等离子体在形成过程中产生的大量紫外线，可直接破坏微生物的基因物质，紫外线固有的光解作用打破了微生物分子的化学键，最后生成挥发性的化合物。通过等离子体的蚀刻作用，等离子中活性物质与微生物体内的氮氢质和核酸发生化学反应，能够摧毁微生物和扰乱微生物的生存功能。

过氧化氢使用后无毒害物质残留，不需通风和排水，是目前应用较广的低温灭菌方法（图2-4-4）。

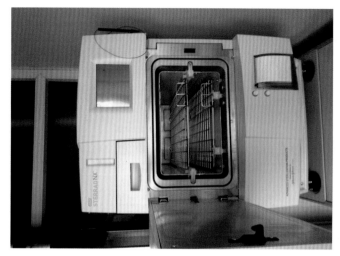

图2-4-4

等离子灭菌器

（2）环氧乙烷气体灭菌器：环氧乙烷杀灭各种微生物的机制主要是烷基化作用。它可以与蛋白质上的游离羧基（—COOH）、氨基（—NH₂）、硫氢基和羟基被烷基化，使蛋白质的正常的生化反应和新陈代谢受阻，导致微生物死亡。环氧乙烷经水解转化成乙二醇，乙二醇也具有一定杀菌作用。缺点消毒时间长，残留对环境及人体有损害（图2-4-5）。

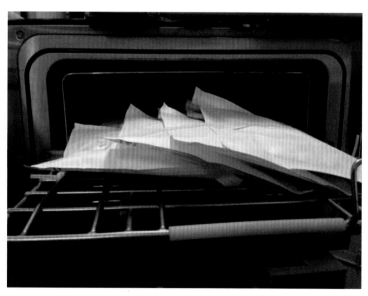

图2-4-5

环氧乙烷灭菌器

（3）STERIS低温快速灭菌器：应用过氧乙酸改变细胞内pH值损伤微生物及强大的氧化作用造成微生物死亡。消毒灭菌后物品上无残余毒性，分解产物对人体无害，但有腐蚀和漂白作用。消毒剂循环冲洗30 min，灭菌温度45°（图2-4-6A、B）。

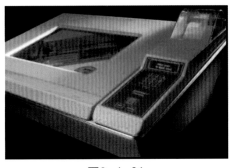

图2-4-6A　　　　　　　　　　　　　　图2-4-6B

低温快速内镜灭菌器　　　　　　　　　低温快速内镜灭菌器

3．导光束、适配器、附件等，可用75%乙醇纱布擦拭消毒两遍，或采用一次性无菌塑料套套装，达到隔离消毒目的，但接触处仍应乙醇擦拭消毒。

4．摄像头可用乙醇擦拭消毒或用一次性无菌塑料套套装。

（三）宫腔镜手术配合

1．电视监视系统、膨宫机、灌流液摆放在合适的位置，B超机摆放在对侧。接通电源后，机器处在正常状态，连接好摄像头、电源线、膨宫液管、电刀电缆线、负极板。加入灌流液，通常使用0.9%生理盐水或甘露醇。第1次使用镜子时，应将镜子与摄像头相接后，调节白平衡，以保证镜子的清晰度处在最佳状态。使用专用图文工作站输入患者的姓名、年龄、病史、手术名称。若使用单极设备，贴好负极板后，打开电刀开关，将电切调至80 W，电凝调至60 W。若使用双极设备，打开电刀开关，调至等离子电切模式。

2．将灭菌的光学视管、电切环、滚球、电切手柄、闭孔器，平摆在器械台上，安装好后，与摄像头、光缆线仔细连接，光学视管用无菌纱布自物镜向目镜方向擦拭，根据手术使用的前后顺序摆放器械台（图2-4-7）。

3．患者取截石位，用0.5%的碘伏消毒外阴后，臀部铺一治疗巾，铺无菌裤套、腹口。手术开始后，注意灌流液的保障，不能使灌流液走空，防止空气栓塞。同时记录出入量，入量超过出量过多，应提醒医生，预防TURP综合征。（图2-4-8，图2-4-9，图2-4-10）

（四）宫腔镜设备的保养

由于宫腔镜的品种较多，本节归纳其共性加以叙述，以使使用者掌握保养原则。

1．光学镜片类：在宫腔镜手术系统中有许多属于光学系统制品，如内镜镜

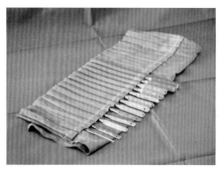

图2-4-7

全套宫颈扩张器（4~12号）

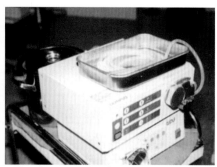

图2-4-8

已消毒的膨宫液管

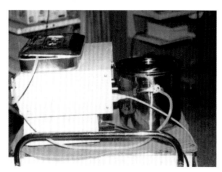

图2-4-9

灌流液与膨宫管的连接

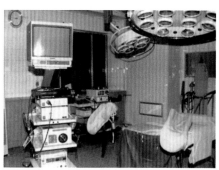

图2-4-10

宫腔镜设备的摆放

片、摄像系统，以及冷光源内装的聚光镜、滤色镜等。对这些制品表面绝对不要用手指去触摸或揩拭，而应用脱脂棉蘸上乙醇与乙醚混合液轻拭，忌用硬质布料揩拭，防止划痕损伤镜片。

2. 电子设备类：在内镜手术系统中的电子设备，包括冷光源、摄像成像系统、膨宫机、高频电刀等，由于各种设备的性能用途各异，因此必须按照说明书中所列要求进行维护保养，以下选择这些设备的共性加以叙述。

（1）设备使用的电源必须与说明书中规定的电源220 V、50 Hz相一致，并要求电源插座接地可靠。

（2）宫腔电切镜属高频电器，应每年定期检查，由专业人员监测其性能，以及电极板、脚踏功能是否正常。

（3）设备在运行中不允许搬移，更不允许在脱卸外罩的情况下运行。

（4）设备在停用后必须关掉总电源。

（五）术后收藏

1. 手术结束后，立即将电切器械浸泡在酶的溶液中30 min，使其溶化附着在腔镜内的血块及组织，洗净污染物、血迹。外鞘、电切手柄、用小毛刷刷洗腔内血块组织，每个关节用注射器反复冲洗，切割环、滚球上有烧焦的组织，可用软毛刷刷洗。

2. 用流动的水冲洗光学视管5 min，充分冲洗掉残存在镜体上的膨宫液，冲净污染物、血迹，用纱布擦干，注意保护目镜及物镜，避免摩擦和碰撞。光导端面目镜部用70%的乙醇棉棒擦拭，防止镜面损坏。

3. 经过流动水清洗后的宫腔镜及器械，用专用软布擦干，外壳吹干，并吹干残存在鞘内及关节内的水分，分别存放在盒内。镜子需放入保护鞘，再放置在盒内保存，并收藏在器械柜内由专人负责保管（图2-4-11，图2-4-12）。

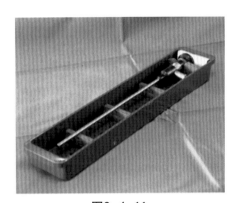

图2-4-11

宫腔镜收藏盒

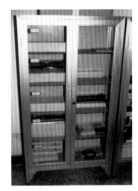

图2-4-12

宫腔镜器械收藏柜

4. 乙肝病毒表面抗原阳性的患者，需安排在一天中最后一例手术。手术结束后，宫腔镜及专用器械均用2%的戊二醛浸泡1 h，再按以上要求收藏。其他器械、敷料按澳抗阳性常规消毒。

综上所述，宫腔镜手术要在专用的、背光的手术间进行。手术间要比较大，能存放各种仪器设备。手术床的截石位要坚固，随时可调节各种角度。配合宫腔镜手术的护士，要经过专门训练，责任心要强，不但要有常规手术的配合经验，还要全面掌握宫腔镜器械的使用以及消毒保养的方法。要有对患者的爱心和对工作高度负责的精神，才能很好地完成宫腔镜手术的配合工作。

（全 岩 刘学刚）

参考文献

[1] 马伟，何静芳，沈伟，等. 台式环氧乙烷灭菌器对医疗器械灭菌效果的试验观察. 中国消毒学杂志，2013，30(1)：25-26.

[2] Laurey D，Luke J，Mayette B. Care and maintence of hysteroscopes and nursing procedures. In：Baggish MS，Barbot J，Valle RF. (eds). Diagnostic and operative hysteroscopy. 2nd edition. St. Louis. Mosby Inc，1999：147-154.

[3] Winer W.Role of the operating room nurse.In:Sutton C, Diamond MP. (eds). Endoscopic surgery for gynecologists.2nd edition.London:WB Saunders,1998. 38—40.

第三章
宫腔镜应用解剖及组织学

一、正常子宫解剖结构

子宫为一空腔器官，位于骨盆腔中央，呈倒置的梨形，分底、体、颈三部分。子宫体与子宫颈之间的狭窄部分为峡部，其上端为子宫颈内口，即解剖学内口；下端为子宫体内膜和子宫颈内膜的移行处，故为组织学内口。子宫的大小和形状，可因年龄和生育情况有所不同。正常成年未育妇女的子宫长7~8 cm，宽4~5 cm，厚2~3 cm。经产妇的子宫体积有所增加。子宫和子宫颈的比例也因年龄而变化，青春期子宫体和子宫颈等长，生育期子宫体长度约为子宫颈的两倍，老年的子宫体和子宫颈又相等。

1. 子宫体：子宫上部较宽，称子宫体，其上端隆突部分称宫底。中间的腔隙为子宫腔，上宽下窄，呈倒三角形，子宫体壁由三层组织构成。

（1）子宫内膜：覆盖子宫内腔，从青春期到更年期，子宫内膜受卵巢激素的影响，其色泽、厚度及皱褶随月经周期的变化而略有不同，且与膨宫程度有关，可呈苍白、棕黄、淡红、桃红、暗红色不等，有时伴有小出血灶，到分泌晚期厚度为5~6 mm。其表面2/3为功能层，月经时脱落排出体外，其下方1/3靠近肌层的内膜为基底层，无周期性脱落，月经后由此再生新的内膜。

（2）子宫肌层：为子宫壁最厚的一层，厚1~1.5 cm。由成束的平滑肌纤维组成，束间有少量结缔组织，内含未分化的间质细胞、巨噬细胞、成纤维细胞和肥大细胞等。肌层一般可分为四层。

1）黏膜下层：位于黏膜下，较薄，肌纤维大多纵行，间有少量环行和斜行肌纤维。在输卵管子宫部，形成一层明显的环形肌纤维。

2）血管层：位于黏膜下5~6 mm处，以环行肌纤维为主，间有少量斜行肌纤维，有较多的血管穿行其间，故名血管层。

3）血管下层：位于血管层下，肌纤维纵、横交错排列。

4）浆膜下层：位于浆膜下，为纵行肌纤维。

（3）子宫浆膜层：又称子宫外膜，除子宫体和底部有浆膜外，其余均为纤维膜。

2．子宫角及输卵管口：子宫底两侧为子宫角，与输卵管相通，此处肌壁较薄，为0.5～0.6 cm，未膨开时子宫角较深，呈漏斗状，完全膨开后，于其顶端可见输卵管开口，但不一定在顶端正中，有时略偏向内侧，输卵管口多呈圆形、椭圆形、月牙形，偶呈星状，膨宫不佳时呈一褐色的孔，偶可看到输卵管口收缩。

3．子宫颈：子宫的下部较窄，呈圆柱状，称子宫颈，其上端为子宫颈内口，呈圆形或椭圆形轮廓，边缘整齐或有轻度不规则。子宫颈的长度和宽度因人而异，一般成人子宫体与子宫颈的比例为2：1。

二、子宫内膜的周期性改变

1．月经期：月经周期的第1～5天。此时子宫内膜破碎不整，内膜腺体萎缩、水解，镜检时除能见到内膜被破坏外，还能看到腺体再生现象。

2．增生早期：月经周期的第6～7天。此时内膜较薄，仅为1～2 mm，腺体少而分散，腺体管腔亦小，上皮细胞呈低柱状，细胞核呈椭圆形，间质疏松，胞质较少。此期是进行宫腔镜检查和手术的最佳时间。

3．增生晚期：月经周期的第8～14天。内膜增厚达3～4 mm，腺体增多、弯曲，腺上皮细胞呈高柱状，细胞核呈长圆形，位于细胞中部，出现假复层结构，但无分泌现象，间质增生，有时可以见到螺旋小动脉。

4．分泌早期：月经周期第16～19天。此时内膜厚达5～6 mm，腺体进一步增生扩大，呈锯齿状，腺体上皮变成单层矮柱状细胞，细胞核下方出现空泡为其特征性改变。

5．分泌晚期：月经周期的第20～28天。此时内膜呈灰红或粉红色，水肿状，显微镜检查见腺体分泌旺盛，腺腔出现分泌物，上皮顶部不完整，间质水肿，间质细胞变成蜕膜样细胞。

（夏恩兰）

第四章
宫腔镜术前预处理用药及妇科常用药物
对子宫内膜的影响

一、宫腔镜手术术前用药

宫腔镜手术中，特别是液体膨宫时，内膜脱落碎屑容易堵塞切割镜外鞘筛孔，使灌流液回流受阻，加之术中出血，妨碍手术视野，不利于手术顺利进行。术前使用药物薄化子宫内膜，可以减少内膜血管，从而获得良好的视野，有利于手术顺利进行，并有助于缩短手术时间。最初，药物预处理主要用于宫腔镜子宫内膜去除术术前，2014年法国宫腔镜临床指南指出，药物预处理可获得良好的手术操作视野，但并不降低手术并发症发生率，宫腔镜手术前药物预处理并不作为常规应用。

目前，药物预处理主要用于黏膜下子宫肌瘤合并月经过多的患者，药物预处理引起闭经，有利于纠正贫血，此外，一些药物可以缩小子宫及肌瘤的体积，缩短手术时间。

常用的预处理药物及其作用机制如下：

（一）术前药物预处理的机制

临床进行子宫内膜药物预处理基本依据与子宫内膜异位症药物治疗相同，包括假孕疗法、假绝经疗法、药物去除卵巢法。

1. 假孕疗法（pseudo pregnancy therapy）：1953年Meigs首先观察到妊娠可以使异位子宫内膜病灶蜕膜化，继而液化、坏死、吸收。1956年Kistner开始用人工合成孕激素及雌激素联合治疗，使血清中激素水平达到类似于妊娠状态，称为假孕疗法，并在1958年首次报道其临床应用效果。

低剂量孕酮不抑制排卵，子宫内膜仍保持肥厚状态，用高剂量孕酮多数妇女子宫内膜发生萎缩性改变，但可有不规则出血。一般患者对孕酮耐受良好。临床上常用的合成孕激素，从其基础结构分为两大类：

（1）睾酮类衍生物：如炔诺酮（妇康片，norethisterone），5 mg口服，每日2次。临床上用于治疗功能性子宫出血（简称功血），宫腔镜下常表现为子宫内膜增厚、色发黄、絮样，有时为波浪样；内膜病理表现为高度分泌现象，甚至蜕膜样变。一般很少用于预处理。

（2）孕酮类衍生物：如甲孕酮（安宫黄体酮，medroxyprogesterone

acetate)，30~50 mg口服，每日1次。其可能的机制为抑制排卵而使内膜发育受到抑制，出现一个持续而不成熟的分泌反应，长期应用，分泌现象可越来越不明显，内膜萎缩，腺体减少，有时可消失，间质细胞呈梭形。另外，孕激素具有一定的抗雌激素的作用，通过促进17β-羟类固醇脱氢酶和磺基转移酶的活性，使雌二醇转化为硫酸雌酮。硫酸雌酮很快由细胞内排出。孕激素还通过抑制雌激素受体减少雌激素对靶细胞的生物效应，从而抑制子宫内膜的生长。其不良反应有月经异常、头痛、腹部不适、精神紧张、性欲减退等。

地诺孕素(dienogest)是一种混合型孕激素，它具有19-去甲睾丸酮衍生物和孕酮衍生物的双重性质，并且兼具独特的药效学和药动学性质。地诺孕素在结构上与传统19-去甲睾丸酮衍生物截然不同的是它具有17α-氰甲基基团的功效。有研究发现口服地诺孕素2 mg/d共2周，与GnRH-a类药物1~3支/28 d对比，认为薄化内膜效果相似，但该研究为小样本的研究，仍需临床进一步实践。

（3）口服避孕药：临床用于调整和减少月经量，有报道可减少到用药前的40%，以复方雌-孕激素短效口服避孕药为例，其中的孕酮有持续对抗雌激素的作用，宫腔镜下可见内膜较薄，光滑，色泽粉红或黄红。但多数患者的雌激素刺激不能完全被抑制，虽然其子宫内膜厚度比有排卵者薄，其厚度仍影响视线，手术时难以破坏基底层。连续应用可引起蜕膜样反应和无月经，成为假孕。但由于个体对此药反应不同，其作为术前用药的用途受限。而对于以雌激素占优势的长效避孕药，内膜可呈增生或增生过长状态，宫腔镜下见内膜较厚或厚薄不均，可见息肉样增生，波浪样，色粉红或黄红。一般不用于术前用药。

临床上也有一些应用口服避孕药成功进行宫腔镜手术前内膜预处理的报道：Grow等曾报道在早卵泡期应用口服避孕药，150 μg地索高诺酮（desogestrel）联合30 μg炔雌醇(ethinylestradiol)，用药18~20 d，超声监测内膜厚度为4.1 mm±1.6 mm，可以用于宫腔镜手术前内膜预处理。而Cicinelli等近年研究发现，月经第1天起口服地索高诺酮（desogestrel）联合雷洛昔芬（raloxifene）60 mg阴道给药，共10 d，对比口服达那唑200 mg，3次/d，共10 d，第11天超声检查内膜厚度，评估预处理效果，认为地索高诺酮联合雷洛昔芬预处理效果优于达那唑组，是一种快速、价廉、满意的宫腔镜手术术前预处理方法。

雷洛昔芬(raloxifene)是一种选择性雌激素受体调节剂，已知治疗作用是在骨骼和心血管系统发挥雌激素样效应，增加骨密度，抑制骨质流失；而在乳腺和子宫组织则呈现抗雌激素作用；地索高诺酮为第3代新型避孕药物，有可能替代目前使用左旋十八甲炔诺酮。

2. 假绝经疗法（pesudo-menpause therapy）：达那唑（danazol）是一种合成的17α-乙炔-睾丸酮衍生物，其化学名称为17α-孕甾-2,4-二烯-

20炔 [2，3d] 异噁唑−17醇。因它能阻断GnRH和FSH、LH的合成与释放，直接抑制卵巢甾体激素的合成，以及有可能与靶器官性激素受体相结合，从而使子宫内膜萎缩，导致患者短暂闭经，故人们将达那唑的治疗称假绝经疗法。

达那唑可抑制 GnRH和FSH、LH的合成与释放，还可以抑制胆固醇裂解酶，3b−去氧类固醇脱氢酶，并可抑制E_{1s}向非结合雌激素的转化等，从而产生低雌激素环境，阻止子宫内膜生长，有研究认为它还有直接抑制子宫内膜生长的作用。200 mg，每日2次，共3个月，即可将增生过长子宫内膜转化为萎缩或增生期子宫内膜。Read和Sharp术前用达那唑200 mg，每日3次，共6周，服药后子宫内膜平均厚度为1.2 mm，而未用药组平均子宫内膜厚度增生期为3 mm，分泌期为7 mm。宫腔镜下内膜呈萎缩状态或轻度增生状态，类似绝经期萎缩内膜，白色或粉红色，一般双侧输卵管开口清晰可见。

长时间服用达那唑影响肝功能，服药2～4周会出现SGPT升高，一般停药后可迅速下降，2～4周恢复正常，胆红素，酸性磷酸酶一般无异常变化。另外服药期间还有皮脂增多、声音变粗、多毛、乳房增大或缩小潮热多汗等不良反应。有研究对比阴道放置达那唑400 mg/d与口服达那唑600 mg/d，用药30 d， 阴道上药组内膜薄化优于口服药物组，且不良反应小。

3. 药物性卵巢切除（medical oophorectomy）：GnRH−a类药物，与GnRH结构相似，可竞争垂体GnRH受体，当垂体GnRH受体被GnRH−a全部占满和耗尽后，对垂体将产生降调作用，即垂体分泌的促性腺激素减少，从而导致卵巢分泌的性激素明显下降，类似手术切除卵巢，称为药物性卵巢切除。常用药物有醋酸亮丙瑞林（leuprorelin acetate，商品名Enantone，抑那通）；Buserelin、Nafarelin和戈舍瑞林（goserelin）曲普瑞林（triprelin）。

GnRH−a类药物仅在首次给药初期，一过性地促进FSH、LH及雌激素的分泌。此后因垂体、卵巢的反应性降低而抑制FSH、LH及雌激素的分泌。以戈舍瑞林为例，使用3.6 mg缓释剂一次，FSH、LH水平在14 d内降低到基础值以下并持续被抑制达5周以上，在健康妇女及良性妇科疾病的患者中，雌激素水平可降至近似于绝经期妇女或手术去势后水平。黄体期末给注射戈舍瑞林3.6 mg，4周后注射第二针，5～6周时手术，在4～5周时雌激素水平已低至足以使内膜变薄似绝经期表现，子宫体积缩小，内膜总面积减少，宫腔镜下内膜类似绝经期内膜。

有学者对比达那唑、戈舍瑞林宫腔镜手术前预处理，认为戈舍瑞林预处理后，内膜薄化好，术中出血少，灌流液吸收量少，优于达那唑，两组手术前扩宫时间无差别。另有研究表明，内膜活检标本固定、切片，抗CD_{34}抗体标记内膜血管上皮细胞，对比子宫内膜绝经自然萎缩和达那唑、戈舍瑞林诱导内膜萎缩微血管密度，无显著性差异。

大于5 cm或壁间肌瘤或继发贫血者，应用GnRH-a类药物缩小肌瘤，减少血供，控制出血，改善贫血状态（图见第九章第三节图9-3-7），有助于长期出血而致的贫血患者提高血红蛋白。据报道，用药后子宫体积可缩小30%～50%，肌瘤体积可缩小10%～60%，可降低手术难度、减少术中出血，有利于手术顺利进行，缩短手术时间，因而减少TURP综合征的发生，使更多的患者有机会通过宫腔镜手术治疗子宫肌瘤。用药时限为3～6个月。

Campo等认为，对于黏膜下肌瘤患者，除了重度贫血患者，应用GnRH-a类药物预处理，并不能改善术后近期或长期效果，预处理后子宫缩小，宫颈缩窄，导致扩宫困难，手术时间较未用药组明显延长。临床实践证明，这一弊端可以通过术前宫颈放置海藻棒使宫颈软化而克服；多数学者认为GnRH-a类药物使得一些较大的肌瘤有机会通过宫腔镜手术完成。目前由于GnRH-a类药物价格较昂贵，限制了它的广泛临床应用。

GnRH-a类药物的不良反应为低雌激素性质，如潮热、阴道干燥、头痛、性欲下降等；这些症状在停药后都可缓解或消失。腰椎及股骨近端的骨质丢失也是GnRH-a的不良反应之一。在用药3个月以上时表现明显，有研究认为联合应用替勃龙（tibolone），可减轻低雌激素相关症状。

国外有GnRH-a 10.8 mg剂型，单剂注射，同时给予补充铁剂纠正贫血，12周后缩小肌瘤体积明显缩小，患者无骨密度降低的表现。

4. 其他抗雌、孕激素及抑制内膜生长的药物：内美通（gestrinone）为19-去甲睾酮衍生物，高度亲和孕激素受体，对抗孕激素和雌激素，抑制FSH、LH分泌，抑制排卵，内膜萎缩。1965年由Roussel-UCLAF首先完整合成，最早作为口服避孕药，现主要用于子宫内膜异位症的治疗。

实验室研究表明，每周10 mg内美通可以抑制排卵和随后的黄体期，受内美通影响后子宫内膜病理表现为排卵后分泌期的特征。它的治疗效果依赖于对雌激素受体、孕激素受体的高度亲和力。Mettler认为，内美通不能使异位子宫内膜病灶完全消失，但可以导致增生期或分泌期的停顿，超微结构表现为上皮内溶酶体变形，活力增高，数目增多，体积增大，内含不成形细胞碎片及脂质成分。这些表现与月经前内膜脂质体退变类似。用法为2.5 mg，每周2次，共4～6周。

内美通引起的不良反应少于达那唑，耐受性较好，主要不良反应为闭经、乳房减小、痤疮，但都是中等程度的，价格高于达那唑。

近年有报道应用选择性孕酮受体调节剂醋酸乌利司他作为宫腔镜手术前预处理药物，对比醋酸乌利司他(剂量为5 mg或10 mg)，每日口服，共3个月，每月1次的肌内注射醋酸亮丙瑞林(剂量为3.75 mg)，共3个月，在控制子宫肌瘤和子宫出血过多的患者的子宫出血方面，并不劣于每月1次的醋酸亮丙瑞林；每日5 mg和10 mg剂量的醋酸乌利司他引起闭经的中位时间为用药5～7 d，肌瘤最大径线缩小36%～42%，并且引起潮热的可能性显著减小，醋酸亮丙瑞林引起闭经中位时间为21 d，醋酸亮丙瑞林组肌瘤最大径线缩小53%。

多数学者认为理想的宫腔镜内膜切除术深度应包括子宫内膜及其下方2.5～3.0 mm的肌层，如术中对病变组织切除或去除过浅，不能有效破坏内膜功能层及其下方血供，术后容易复发。宫腔镜子宫内膜切除术术后最理想的效果是无月经，目前只达到50%～62%，术前应用戈舍瑞林，用药前后内膜平均厚度为3.7 mm/1.9 mm，平均厚度比值2.7，对于子宫内膜切除术，Kriplani 认为达那唑预处理对于改善预后并不必要，但尽管用药后内膜厚度与手术成功或失败不相关，但仍内膜肥厚表明内膜的活力，因此目前尚不能摒弃术前药物预处理。子宫内膜预处理的优点，在选择切割环大小时表现得最明显，26Fr的电切镜适合安装24Fr的切割环，切进的深度近4 mm，子宫内膜厚度小于2 mm时，基底层可一次切净，因此宫腔的每个部位都可只切一刀，操作容易而快捷，达到预期的效果。有人提出增生早期内膜最薄时手术，但对于月经周期紊乱的患者，无法估计内膜情况，这种方案不易把握。用药后子宫内膜萎缩变薄，术中膨宫液的吸收较未行预处理者少；因而减少手术并发症——TURP综合征，即大量膨宫液吸收入血循环，导致血容量过多及低血钠所引起的严重时危及生命的全身一系列症状。另有学者认为GnRH-a类药物预处理后，低雌激素状态可增强子宫内膜及大脑Na^+、K^+-ATP酶的活性，降低患者对低钠血症的易感性，防止脑损伤，并降低抗利尿激素水平，预防灌流液过度吸收，形成对抗低钠血症的保护性机制。

由于药物子宫内膜预处理存在一些潜在的问题，如诊断明确后，手术需在用药后的特定时间进行，患者支付较昂贵药费，且这些药物均有一定不良反应。负压吸宫对子宫内膜进行预处理，不受月经周期限制，不影响手术时机选择，对不愿接受药物治疗或急性大出血患者仍可施术，而且由于不需药物治疗，减轻了患者的经济负担，避免了药物对机体内分泌系统的干扰和影响，因此是一种快速、简单、有效、安全的内膜预处理方法，适用于各种宫腔镜手术。

Hugo等在1997年报道中提出药物预处理并不必要，而机械性预处理可使内膜变薄，并且不引起手术时出血量的增多而妨碍手术时的能见度，也不引起灌流液回吸收量的增加，且完成吸宫术仅需2 min或更少的时间，快速有效地减少内膜厚度，暴露基底层。负压吸宫薄化子宫内膜，通过组织学研究观察，无论在月经周期的任何时期，负压吸宫可去除几乎全部的内膜功能层，减少肥厚内膜对基底层的"屏障保护"作用。但有些学者认为术前吸宫会导致出血，若吸宫不全，仍可影响手术。对于初学者，最好应用药物内膜预处理。

二、三苯氧胺

三苯氧胺为三苯乙烯衍生物，又名他莫昔芬（TMX，tamoxifen），与靶细胞质内的雌激素受体结合，受体复合物进入细胞核，游离雌激素受体数目减少，竞争抑制内源性雌激素，同时受体复合物与ＤＮＡ结合，抑制雌激素受体的合成，使受体量下降，起到抗雌激素效应；临床上主要用于绝经后雌激素受体阳性的乳腺癌患者，进行辅助治疗和转移期的姑息治疗。

临床和实验研究发现，ＴＭＸ对骨骼、子宫内膜等又表现出弱雌激素样作用，其机制尚未完全阐明，可能与ＴＭＸ/雌激素受体复合物发挥持续、低度的雌激素活性所致。ＴＭＸ可刺激患者子宫内膜增生，其作用随着周围雌二醇的浓度的变化而表现不同，当雌二醇的浓度较低时，它表现出弱雌激素作用。随着雌二醇的浓度增加，抗雌激素作用表现得更为突出。而当雌二醇的浓度达到一定高的水平时，抑制作用则逆转，在此表现出对内膜生长的刺激作用，使内膜增生甚至癌变。另外，ＴＭＸ绝经期乳腺癌患者子宫内膜的增生性改变还具有时间性，长期暴露于ＴＭＸ下可使机体本身对ＴＭＸ的雌激素样作用和雌激素的敏感性增加。

有文献报道，绝经后妇女乳腺癌术后应用ＴＭＸ子宫内膜增生（厚度>8 mm）发生率为35.9%～84%，病理表现与普通增殖症相仿，而绝经后乳腺癌未用药者及普通女性群体仅为0～10%，子宫内膜息肉发生率为25%～51%，其发生率高于未用药者[(8%～36%)/（0～10%）]。

另有研究报道，绝经后乳腺癌患者，用药前检查无内膜病变者，应用ＴＭＸ后，随访60个月，30.4%的患者子宫内膜出现病理情况，多为简单增生，无非典型增生出现，因此建议对于绝经后乳腺癌患者，在应用ＴＭＸ前，应通过阴道超声评估子宫内膜，双层子宫内膜厚度>4 mm时，应行诊刮术或宫腔镜直视下取送活检，发现病变后，进行相应治疗，密切随访用药情况，应高度重视用药期间出现阴道出血者，对停药后出现阴道出血者亦不能忽视。

阿那曲唑（anastrozole）等芳香化酶抑制剂（AI），亦可防止乳腺癌复发，这类药物通过抑制雌激素合成所需的关键酶——芳香化酶，影响雌激素合成而发挥作用。Garuti G应用芳香化酶抑制剂治疗乳腺癌，发现子宫内膜病变发生率低，并可以逆转ＴＭＸ治疗引起的子宫内膜增厚。

ＴＭＸ引起的子宫内膜增殖症宫腔镜下表现为子宫内膜增厚水肿、凹凸不平，可见息肉样增生，内膜表面光滑柔软、富有弹性、腺体开口明显；有时可见大小不等的出血、坏死点。子宫内膜息肉（图4-1A～C）为椭圆形或舌形，表面光滑，多为白色、粉红色或紫红色，息肉表面有时可见细小的树枝状分布的血管，形态规则。子宫内膜癌表现为内膜糟脆，灰白色无光泽或色黄污秽，表面可见粗大、走行不规则的血管。应行定位活检。

三、氯底酚胺

氯底酚胺又名克罗米酚或舒经芬。为三对甲氧苯氯乙烯的衍生物，与三苯氧胺结构相似。与雌激素竞争受体，在下丘脑部位阻断了内源性雌激素的负反馈作用，使GnRH分泌增加，促使垂体分泌促性腺激素，启动或促使卵泡

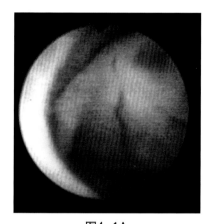

图4-1A
服三苯氧胺所致子宫内膜息肉

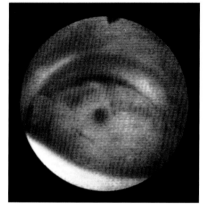

图4-1B
服三苯氧胺所致子宫内膜息肉

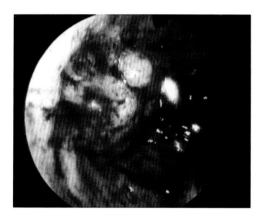

图4-1C
服三苯氧胺所致子宫内膜息肉

生长。卵泡成熟后，足量的雌激素通过对下丘脑的正反馈作用，促使FSH和LH呈峰状分泌而激发排卵。临床用于排卵功能障碍的不孕症妇女。但临床观察发现，应用氯底酚胺后排卵率高，而妊娠率却较低，这可能与氯底酚胺的其他作用有关。

对于子宫内膜，氯底酚胺不仅可竞争性结合子宫内膜靶细胞内雌激素受体，抑制雌激素的对子宫内膜的生理效应，使子宫内膜腺体发育不良；还可抑制雌激素或孕激素受体的诱导合成，影响子宫内膜腺体对循环血中孕激素浓度的正常反应，使腺体分泌功能及内膜蜕膜反应能力下降；并进一步影响子宫内膜的厚度。

在排卵期及分泌期进行宫腔镜检查，结合B超、病理学、免疫组化学等方法综合判断，了解药物对子宫内膜的影响，指导临床合理用药。宫腔镜下可见子宫内膜厚薄不均、局部水肿、分泌期腺体开口不清等非特异性变化。

四、左炔诺孕酮宫内缓释系统

左炔诺孕酮宫内缓释系统（Levonorgestrel releasing intrauterine system, LNG-IUS）是20世纪90年代上市的新型避孕系统，商品名为曼月乐，已在全球120多个国家被批准用于避孕，LNG-IUS是一种"T"型宫内节育器，主体为小的"8"字形塑料支架（长32 mm），纵臂管内载有长19 mm，内含总量为52 mg 左炔诺孕酮（Levonorgestrel, LNG）的储库（占重量的50%），外表面被覆聚二甲基硅氧烷膜，是调节LNG微量释放的关键部位。LNG-IUS置入宫腔后，以20 μg/24 h的恒定剂量释放LNG，子宫内膜的浓度非常高（470~1 500 ng/mL）相比，在子宫肌层浓度1.8~2.4 ng/mL，血浆中只有0.1~0.2 ng/mL，局部药物浓度是血循环药物浓度的上千倍。宫腔局部高浓度LNG抑制子宫内膜生长，使子宫内膜腺体萎缩，间质水肿和蜕膜样变，抑制子宫内膜增殖抗原Ki67的表达，引起子宫内膜腺体和间质细胞凋亡，长期作用引起子宫内膜薄化。放置1年后，光镜下见子宫内膜腺体数目减少，呈立方或扁平状，间质蜕膜样变，血管扩张。

LNG-IUS对卵巢功能影响小，出现的月经明显减少和闭经，主要是由于局部LNG对子宫内膜的直接抑制作用，而不是通过对卵巢排卵功能的抑制；当LNG宫内释放>50 μg/24 h，才能完全抑制排卵，影响卵巢激素；而当LNG释放量为20 μg/24 h 时，85%有排卵。由于LNG-IUS可长时间宫内释放LNG，其应用已从单纯地用于避孕，发展到尝试用于多种妇科疾病，如月经过多、子宫内膜异位症和子宫腺肌病、子宫内膜增生及子宫内膜非典型增生、子宫内膜保护等方面的临床应用，并取得很好的疗效。

评估LNG-IUS缓释系统对比口服醋酸炔诺酮治疗围绝经期女性单纯和复杂型子宫内膜增生疗效的RCT研究发现，治疗12个月，LNG-IUS缓释系统组子宫内膜的逆转率为88.1%，而口服药物组逆转率55.7%，有显著性差异。

有研究报道，应用GnRH-a类药物联合曼月乐治疗6个月，14例年轻、迫切生育的早期子宫内膜癌患者，8例患者子宫内膜逆转，4例患者疾病进展，2例有新发病灶，因此保守治疗前应与患者充分沟通，并给以密切随访。北京复兴医院对于年轻、迫切生育的子宫内膜非典型增生的患者，进行功能性子宫内膜切除术，仅切除功能层，即保留基底层，术后辅以高效孕激素治疗，亦尝试应用曼月乐辅助治疗，内膜病变逆转后（图4-2A~C），积极助孕治疗。

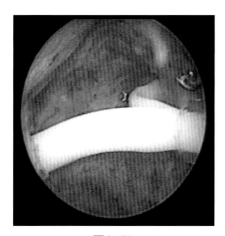

图4-2A

复杂性增生患者应用曼月乐3个月宫腔镜下图像，内膜病理：子宫内膜腺上皮扁平，间质蜕膜样变

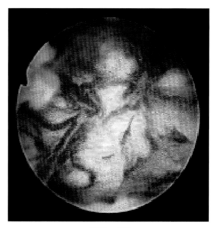

图4-2B

复杂性非典型增生宫腔镜下图像

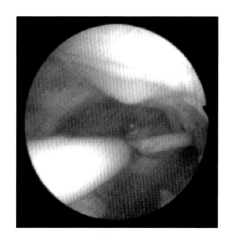

图4-2C

复杂性非典型增生患者，功能性子宫内膜切除术后应用GnRH-a类药物+曼月乐环3个月后宫腔镜下图像。病理：子宫内膜间质蜕膜样变

（黄晓武）

参考文献

[1] 关铮.现代宫腔镜诊断治疗学.北京:人民军医出版社,2001:130-137.

[2] 夏恩兰.妇科内镜学.北京:人民卫生出版社,2001:29-34.

[3] 冯力民,高婉丽,张华,等.他莫昔芬致子宫内膜病变的宫腔镜诊治.实用妇产科杂志,2005,21(7):399-401.

[4] 叶惠方,翁霞云,李亚里.妇产科医生进修必读.北京:人民军医出版社,1996:173-174.

[5] Bongers MY. Endometrial electrosurgical resection by hysteroscopy in 32 menorrhagic pativents: endometrial preparation with a GnRH agonist may have some effect on results. J Gynecol Surg, 1995, 11(2):65—70.

[6] Brooks PG, Serden MD, Scott P, et al. Hormonal inhibition of the endometrium for resectoscopic endometrial ablation. Am J Obstet Gynecol, 1991, 164:1601—1608.

[7] Brun JL, Chaballer F de, Marmie S. Results and factors influencing the outcome of 203 transcervical endometrial resection. J Gynecol Surg, 1997, 13:57—64.

[8] Colacurci N, de Franciscis P, Mollo A, et al. Preoperative GnRH analogue in hysteroscopic metroplasy. Panminerva Med, 1998, 40(1):41—44.

[9] Crosignani PG, Vercellini P, Meschia M, et al. GnRH agonists before surgery for uterine leiomyomas. A review. J Reprod Med, 1996, 41:415—421.

[10] Dequesna JG. Use of GnRH Agonist in Hysteroscopic Surgery. J Am Assoc Gynecol Laparosc, 1994, 1:S10.

[11] Dmowski WP. Endocrine properties and clinical appliction of danazol. Fertil Steril, 1979, 31:237—251.

[12] Donnez J, Gillerot S, Bourgonjon D, et al. Neodynium:YAG laser hysteroscopy in large submucous fibriods. Fertil steril, 1990, 54:999—1003.

[13] Donnez J, Nisolle M, Clerckx F, et al. Advanced endoscopic technique used in dysfunctional bleeding, fibriods and endometriosis, and the role of gonadotrophin-releasing agonist treatment. Br J Obstet Gynecol, 1994, 101:2—9.

[14] Erian J. Endometrial ablation in the treatment of menorrhagia. Br J Obstet Gynecol, 1994, 101 (supl 11):19—22.

[15] Fedele L, Bianchi S, Gruft L, et al. Danazol versus a gonadotropin-releasing hormone agonist as preoperative preparation for hysteroscopic metroplasty. Fertil Steril 1996, 65(1):186—188.

[16] Fílicor M, Flanigni C. GnRH agonists and antagonists. Current clinical status. Drugs, 1988, 35:63—82.

[17] Filicori M. Gonadotropin-releasing hormone agonists, a guide to use and selection. Drugs, 1994, 48:241—258.

[18] Fraser I, Fracog S, David L, et al. Depot goserelin and danazol pretreatment before rollerball endometrial ablation for menorrhagia. Obstet Gyneacol, 1996, 87:544—550.

[19] Garry R, Khair A, Mooney P, et al. A comparison of goserelin and danazol as endometrial thinning agents prior to endometrial laser ablation. Br J Obstet Gynaecol, 1996, 103:339—344.

[20] Gimpelson RJ, Kaigh J. Mechnical preparation of the endometrium prior to endometrial ablation. J Reprod Med, 1992, 37:691—694.

[21] Hickey M, Lau TM, Russell P, et al. Microvascular density in conditions of endometrial atrophy. Hum Reprod, 1996, 11(9):2009—2013.

[22] Howard GN, Douglas RP, Milim SJ, et al. Relationship of endometrial thickness with the menstrual timing of leuprolide acetate administration for preoperative preparation for hysteroscopic surgery. J Am Assoc Gynecol Laparoc, 1997, 4:191—194.

[23] Lefler HT, Sullivan GH, et al. Modified endometrial ablation electrocoagulation with vasopressin and suction curettage preparation. Obstet Gynecol, 1991, 77:949—953.

[24] Lumsden MA, West CP, Thomas Z, et al. Treatment with the gonadotropin releasing hormone-agonist goserelin before hysterectomy for uterine fibroids. Br J Obstet Gynaecol, 1994, 101:438—442.

[25] Maia H,Calmon LC,Margues D,et al.Endometrial resection after vacumm curettages.Gynaecol Endosc, 1997,6:353—357.

[26] Mettler L.Medicosurgical treatment of genital endometriosis focusing on gestagens and antigestagens together with surgical pelviscopy.Annals New York Academy of sciences,1990,27:341—366.

[27] Milton H,Goldrath.Use of danazol in hysteroscopic surgery for menorrhagia.J Repro Med,1990, 35:91—96.

[28] Rock JA,Truglia JA,Caplan RJ,et al.Zoladex (goserelin acetate implant) in the treatment of endometriosis: a randomized comparision with danazol.Obstet Gynecol,1993,82:198—205.

[29] Romer T,Schmidt T,Foth D.Pre-and postoperative hormonal treatment in patients with hysteroscopic surgery.Contib Gynecol Obstet,2000,20:1—12.

[30] Shaw RW.An open randomized comparative study of the effect of goserelin depot and danazol in the treatment of endometriosis.Fertil Steril,1992,58:265—272.

[31] Sutton C J G,Ewen SP.Thinning the endometrium prior to ablation: is it worthwhile? Br J Obstet Gynecol,1994,10:10—12.

[32] Tapanaien JS,Hovatta O.Pituitary down-regulation with goserelin for in vitro fertilisation.Br J Obstet Gynecol,1994,101:27—28.

[33] Tantini C,Tiso E,Ayub AV,et al.Preoperatory treatment with Triptorelin LA in hysteroscopic matroplastic. Acta Eur Fertil,1994,25(5):299—301.

[34] Taskin O,Buhur A,Birincioglu M,et al.Endometrial Na^+,K^+-ATPase pump function and vasopressin levels during hysteroscopic surgery in patients pretreated with GnRH agonist.J Am Assoc Gynecol Laparosc,1998,5:11—124.

[35] Vercellini P,Antonio P.Treatment with a gonadotrophin releasing hormone agonist before endometrial resection:a multicentre,randomised controlled trail.Br J Obstet Gynecol,1996,103: 562—568.

[36] Vercellini P,Trespidi L,Bramante T,et al.Gonadotropin releasing hormone agnoist treatment before hysteroscopic endometrial resection.Int J Gynecol Obstet,1994,45:235—239.

[37] Verellini P,Bocciolone L,Colombo Z,et al.Gonadotropin releasing hormone agonist treatment before hysterectomy for menorrhagia and uterine leiomyomas.Acta Obstet Gynecol Scand,1993,72:369—373.

[38] West CP,Lumsden MA,Baird DT.Goserelin (Zoladex) in the treatment of firbroids.Br J Obstet Gynecol, 1992,99:27—30.

[39] Grow DR,Iromloo K.Oral contraceptives maintain a very thin endometrium before operative hysteroscopy.Fertil Steril,2006,Jan,85(1):204—207.

[40] Ducarme G,Davitian C,Zarrouk S,et al.Interest of auto-cross-linked hyaluronic acid gel in the prevention of intrauterine adhesions after hysteroscopic surgery:A case-control study.J Gynecol Obstet Biol Reprod (Paris),2006,35(7):691—695.

[41] Campo S,Campo V,Gambadauro P.Short-term and long-term results of resectoscopic myomectomy with and without pretreatment with GnRH analogs in premenopausal women.Acta Obstet Gynecol Scand,2005,84(8):756—760.

[42] Triolo O,De Vivo A,Benedetto V,et al.Gestrinone versus danazol as preoperative treatment for hysteroscopic surgery:a prospective,randomized evaluation.Fertil Steril,2006,85(4):1027—1031.

[43] Cicinelli E,Pinto V,Tinelli R,et al.Rapid endometrial preparation for hysteroscopic surgery with oral desogestrel plus vaginal raloxifene:a prospective,randomized pilot study.Fertil Steril,2007,

88(3):698—701.

[44] Kesim MD,Aydin Y,Atis A,et al.Mandiraci G.Long-term effects of the levonorgestrel-releasing intrauterine system on serum lipids and the endometrium in breast cancer patients taking tamoxifen. Climacteric,2008,Jun,11(3):252—257.

[45] Kriplani A,Manchanda R,Nath J.A randomized trial of danazol pretreatment prior to endometrial resection.Eur J Obstet Gynecol Reprod Biol,2002,Jun,10,103(1):68—71.

[47] Römer T,Schmidt T,Foth D.Pre—and postoperative hormonal treatment in patients with hysteroscopic surgery.Contrib Gynecol Obstet.2000,20:1—12.

[48] De Falco M,Staibano S,D'Armiento FP,et al.Preoperative treatment of uterine leiomyomas:clinical findings and expression of transforming growth factor-beta 3 and connective tissue growth factor. J Soc Gynecol Investig,2006,13(4):297—303.

[49] Kodama M1,Onoue M,Otsuka H,Efficacy of Dienogest in Thinning the Endometrium Before Hysteroscopic Surgery.Journal of Minimally Invasive Gynecology.2013,20(6): 790—795.

[50] Donnez J1,Tomaszewski J,Vázquez F,et al.Ulipristal acetate versus leuprolide acetate for uterine fibroids.N Engl J Med.2012,366(5):421—432.

[51] Abu Hashim H,Zayed A,Ghayaty E,El Rakhawy M.LNG—IUS treatment of non—atypical endometrial hyperplasia in perimenopausal women: a randomized controlled trial.Gynecol Oncology.2013,24(2): 128—134.

[52] Ian S.Fraser.Added health benefits of the levonorgestrel contraceptive intrauterine system and other hormonal contraceptive delivery systems.Contraception.2013,87(3): 273—279.

[53] Muneyyirci—Delale O,Richard—Davis G,Morris T,et al.Goserelin Acetate 10.8 mg Plus Iron Versus Iron Monotherapy Prior to Surgery in Premenopausal Women with Iron—Deficiency Anemia Due to Uterine Leiomyomas: Results from a Phase III,Randomized,Multicenter,Double—Blind,Controlled Trial Clinical Therapeutics.2007,29(8): 1682—1691.

[54] Muzii L1,Boni T,Bellati F,et al.GnRH analogue treatment before hysteroscopic resection of submucous myomas: a prospective,randomized,multicenter study.Fertil Steril.2010 ,94(4):1496—1499.

[55] Donnez J1,Tomaszewski J,Vázquez F,et al.Ulipristal acetate versus leuprolide acetate for uterine fibroids.N Engl J Med.2012,366(5):421—432.

[56] Minig L,Franchi D,Boveri S,et al.Progestin intrauterine device and GnRH analogue for uterus—sparing treatment of endometrial precancers and well—differentiated early endometrial carcinoma in young women.Ann Oncol.2011 Mar;22(3):643—649.

[57] Kodama M,Onoue M,Otsuka H,et al.Efficacy of Dienogest in Thinning the Endometrium Before Hysteroscopic Surgery.Journal of Minimally Invasive Gynecology.2013,20(6): 790—795.

[58] Florio P,Filippeschi M,Imperatore A,et al.The practicability and surgeons' subjective experiences with vaginal danazol before an operative hysteroscopy.Steroids, 2012,77(5): 528—533.

[59] Deffieux X,Gauthier T,Menager N,et al.Hysteroscopy: guidelines for clinical practice from the French College of Gynaecologists and Obstetricians.European Journal of Obstetrics & Gynecology and Reproductive Biology.2014,178:114—122.

第五章
宫腔镜手术中高频电的应用 及其对组织的热效应

1924年，Wyeth首次发现大功率高频电流衰减波（damped wave）具有切开组织的能力，进而开发出高频衰减波电刀，并由Anderson等应用在外科手术中。1928年Bovieh和Cushing又开发出高频非衰减波（undamped wave）切开电刀，从而奠定了高频电在外科治疗领域的应用基础。近年来，高频电以其安全、高效、操作简便和易于控制等诸多优点，在宫腔镜手术中得到了广泛应用和较快发展。

一、宫腔镜电手术的电路组成与电流种类

（一）宫腔镜电手术的电路组成

高频电手术（electrosurgery）是在设定电压下，使一定强度的电流通过作用电极进入生物组织产生电热效应，并引起预期的组织破坏，达到治疗目的。如图5-1所示，在宫腔镜手术的高频电路系统中，人体组织的一部分处于两个高频电极中间，一个高频作用电极和一个返回电极（负极板）。在手术操作中，高频电流将沿着图5-1箭头方向流经组织。由于作用电极与人体组织的接触面积极小，电流密度相对较高，而返回电极与人体的接触面积较大，电流密度相对较低。人体

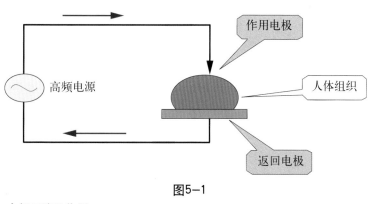

图5-1

电极回路及作用

组织温度的变化与电流密度的平方成正比。所以，当高频电流通过时，作用电极处的人体组织温度上升很快，而负极板电极所产生的热量很少，可以忽略不计。由此，实现了在封闭的高频电路环境中，作用电极对人体组织的电切、电凝、电灼或其他高频电手术仅限于和作用电极接触的区域，保证高频电手术的顺利进行。

电烙与电手术不同。电烙是将金属导体进行电加热，然后作用于组织，通过热能的物理传递，产生热破坏效应，通常这种被加热的金属导体与生物组织之间的热效应温度只能达到60～90 ℃，因而只能用于凝固组织。电手术则是在设定电压下，使一定强度的高频电流通过作用电极进入生物组织产生电热效应，其电热温度可达100～500 ℃及以上，从而对病变组织进行预期的破坏和治疗。

（二）宫腔镜电手术中的电流类型

宫腔镜电手术中常用的高频电流类型主要为切割电流及凝固电流。

1. 切割电流：在电手术中使电流连续输出并对生物组织产生切割效应的高频电流，称为切割电流（cutting current）。切割电流的波形特征为一连续性无衰减波（undamped waves），如果用图形表示（图5-2），可以看出在一定电压作用下，其电流以极高的频率在正负电极间摆动。由于电流的连续输出，切割电流相对具有较高的平均能量，而且在电流输出过程中不发生电能的衰减。当这种连续、不衰减的高频电流通过微小的作用电极（宫腔镜手术的切割电极）作用于生物组织时，将在局部组织产生极高的电流密度，使局部组织迅速升温，致使细胞内物质汽化、细胞破裂，产生切割效应。在切割过程中，一方面因细胞高温破裂而驱散细胞内的热量，防止了高温部位热量向邻近细胞组织的传递和渗透，产生"自冷却效应"。另一方面因切割面下方的组织细胞被高温炭化，组织电阻增加，限制了电热效应在深层组织的传导。

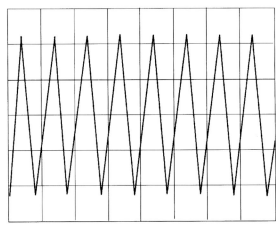

图5-2

切割电流波形（连续性无衰减波）

2．凝固电流：与切割电流相对应，改变电流的连续输出形式并对生物组织产生凝固效应的高频电流，称为凝固电流（coagulating current），其波形特征为间歇性的脉冲衰减波（damped waves，图5-3），在电流的输出过程中发生电能的衰减，正是由于凝固电流中电能的衰减，在相同电压下，组织产热量较非衰减电流明显减少。在电手术中，凝固电流的作用包括干燥凝固（dessication）和电灼（fulguration）。当凝固电流通过滚球电极与组织相接触产生凝固效应时，由于接触面积大于切割电流，因而通过接触面的电流密度小于切割电流，因此，在较高的输出电压下，可引起较大范围的组织热损伤。随着与作用电极距离的加大，组织热效应的温度传导逐渐下降，当温度超过45 ℃时，组织细胞的热损伤与电极作用时间密切相关。

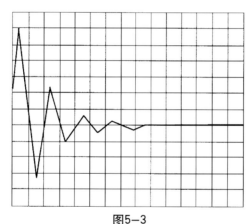

图5-3

凝固电流波形（脉冲衰减波）

3．混合电流：切割及凝固电流的波形特征不同，其组织电热效应也不同。因此，在进行组织切割时，如果辅以一定的凝固电流，往往可收到较好的临床效果。这种混合电流通常表现为衰减波与非衰减波结合的波形（blended waves，图5-4）。

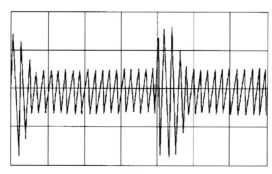

图5-4

切割与凝固电流混合波形

二、宫腔镜手术电热效应及对组织的影响

（一）组织细胞受电热作用后的改变

1. 电热效应对蛋白质的影响：蛋白质分子质量高，组成与结构十分复杂，维持分子空间构象的次级键（非共价键）键能比较低，从而使其分子结构不稳定，很容易受物理和化学因素的影响，破坏其空间构象，使其理化性质发生改变，稳定性下降并失去生物学功能。导致蛋白质的变性。高温可使蛋白质分子的次级键断裂而变性，一般温度在60 ℃时，蛋白质变性。一般活性细胞在600 ℃持续1 s即可产生蛋白质变性而死亡。

2. 电热效应对酶的影响：酶是由活性细胞产生的一种具有催化性能的蛋白质。在生物体内新陈代谢过程中，每一步化学反应几乎都是由一定的酶来促成的，酶是生物催化剂，酶促反应和一般化学反应相同，随着温度的增高反应速度加快，但是酶又是蛋白质，温度过高酶蛋白变性，温度达60 ℃时，酶活性明显降低，80 ℃时，酶活性完全丧失。

（二）电热效应对子宫组织的影响

关于宫腔镜手术中组织的热损伤问题，一直是妇科内镜医生们关注的焦点之一。但是由于该研究涉及的相关因素较为复杂，尤其活体组织中的标本不易获得，因而限制了对这一问题的深入了解。学者们在对离体子宫标本及少量活体子宫的研究中，得出了以下结论：子宫内膜损伤深度与电极功率无关，电流波形不同组织热损伤深度存在差异，电极作用时间也与组织损伤有关。Indman等对活体子宫的电热效应研究发现，当切割与凝固电流为19 W、59 W和28 W、57 W时引起的子宫肌层热损伤深度分别为1.5 mm、2.7 mm和6.1 mm、1.8 mm。由此可见，即使在不同功率下切割电流与凝固电流对组织产生的热损伤深度不同。

首都医科大学附属复兴医院宫腔镜诊治中心围绕宫腔镜手术中电热效应对组织的影响进行了临床和实验室研究，在离体子宫研究的基础上，选择不同的电流波形，设置不同的电极功率及作用时间，在宫腔镜下分别对子宫内膜及肌层组织实施电切或电凝手术，将术后得到的组织标本，采用组织病理学、组织化学方法处理，分析观察电极功率、作用时间、切割和凝固厚度及组织热损伤深度等诸因素之间的相互关系，研究子宫组织受电热作用后的组织病理学改变及电热损伤深度，并通过电子显微镜观察，从亚细胞水平探讨受电热影响细胞的超微结构改变，进而寻找合适的手术功率设置及在此功率下的组织热损伤深度、范围，探讨宫腔镜手术中电热效应对组织影响的作用规律和相关机制，为宫腔镜手术的临床治疗和提高手术的安全性、有效性提供参考依据。

1. 电流波形对子宫组织的热损伤：我们在研究中分别设置了各种不同的电极功率、电极作用时间作用于子宫内膜组织，结果发现相同电极功率和作用时间下，切割电流下方的组织热损伤深度小于凝固电流（$P < 0.05$）。

2. 电极功率和作用时间对子宫组织的热损伤：研究发现，无论对离体子

宫或在宫腔镜手术中：①设定功率和作用时间下，切割电流下方的组织热损伤深度与电极功率、作用时间无相关性（$P > 0.05$）。②凝固电流下方的热损伤深度在离体子宫时与电极功率无关、与作用时间成正相关。③宫腔镜手术中，凝固电流对组织的热损伤深度与电极功率、作用时间有显著相关性（$P < 0.001$），作用电极下方的组织热损伤深度与电极功率呈负相关，与电极作用时间呈正相关。

不同输出功率的作用电极对子宫组织的热损伤深度见表5-1和表5-2。

表5-1　离体子宫组织的热损伤及实际破坏深度（mm, $\bar{x} \pm s$）

类别	功率（W）	总例数	子宫内膜去除深度	热损伤深度		实际破坏深度	
				作用3～5 s	作用6～8 s	平均	最大
切割	60	8	2.422±0.106	0.328±0.130	0.516±0.102	3.109±0.126	3.790
	80	10	2.986±0.341	0.375±0.144	0.310±0.082	3.824±0.233	4.262
	100	10	3.325±0.084	0.402±0.121	0.325±0.221	3.819±0.611	4.412
凝固	30	8	0.084±0.013	2.643±0.416	3.290±0.422	3.325±0.240	3.948
	60	10	0.132±0.066	2.763±0.162	3.512±0.625	3.610±0.401	4.195
	80	10	0.863±0.147	1.963±0.312	3.020±0.160	3.284±0.138	4.212
	100	8	0.746±0.211	2.041±0.511	2.294±0.242	3.016±0.326	3.884

注：表中平均和最大破坏深度取6～8 s组值。

表5-2　在体子宫组织的热损伤及实际破坏深度（mm, $\bar{x} \pm s$）

类别	功率（W）	总例数	子宫内膜去除深度	热损伤深度		实际破坏深度	
				作用3～5 s	作用6～8 s	平均	最大
切割	60	10	2.047±0.045	0.324±0.125	1.075±0.233	3.081±0.302	3.632
	80	14	2.683±0.216	0.351±0.142	0.536±0.146	3.605±0.423	3.993
	100	12	2.465±0.243	0.447±0.156	0.532±0.186	3.249±0.526	3.920
凝固	30	10	0.035±0.007	2.609±0.516	3.474±0.444	3.546±0.520	4.160
	60	13	0.101±0.014	2.533±0.310	3.118±0.537	3.277±0.534	3.788
	80	10	0.362±0.087	1.354±0.318	2.144±0.606	2.514±0.665	3.537
	100	8	0.519±0.239	1.454±0.551	2.106±0.384	2.696±0.485	3.338

注：表中平均和最大破坏深度取6～8 s组值。

3．电极功率设置：关于宫腔镜电切术中电极功率的设置，尚无统一标准，电极功率设置从30～160 W不等，切割功率大于凝固功率。根据电热损伤机制和临床治疗效果的要求，应该以最小的输出功率达到预期的治疗目的。首都医科大学附属复兴医院宫腔镜诊治中心的临床实验研究发现，切割电流对子宫组织的热损伤深度与电极功率和作用时间无关（$P > 0.05$），当切割电流的最小输出功率为60 W时，虽可达到破坏子宫内膜全层目的，但在手术操作中有时出现电切环与子宫内膜的黏附现象，在做较长时间切割时，影响切割的速度和深度；而增加电极功率至80～100 W时，无论电极作用时间长短，少有这种现象发生，因此认为是合适的切割功率。凝固电流对组织的热损伤深度与电极功率及作用时间密切相关，其相关性可用回归方程表达为 $Y = 2.666 - 0.021$（W）$+ 0.723$（t）（$P < 0.001$），即热损伤深度与功率呈负相

关，与电极作用时间呈正相关。在临床研究中，我们在设定的四种凝固电极功率下分别作用于子宫内膜，发现在相同时间内，组织热损伤深度随功率的增加而减少，在相同功率下，随作用时间的延长而增加，因而30～60 W为合适的凝固功率。在临床手术操作中，当子宫内膜较厚或在子宫肌壁较厚部位，可采用低功率的作用电极，并延长作用时间，使其产生较深的组织热损伤效应。但在容易发生穿孔的部位，如宫角、宫底部、肌壁较薄处，应尽量缩短电极作用时间，以免发生穿孔甚至损伤邻近脏器。

（三）电热损伤的组织病理学改变

1. 光镜：光镜观察，切割与凝固电流导致组织热损伤的病理学改变由表及里出现由凝固性和部分性平滑肌坏死层构成的热损伤带。这种热损伤带在凝固电极下方，深于切割电极。

（1）HE（伊红）染色：凝固性坏死层表现为组织结构破坏，细胞结构消失，形成一片无结构的嗜酸性粉红色物质，该层在电凝组较厚，而在电切组较薄，其间夹杂有蓝色坏死细胞核碎片。部分坏死层的特点，是无结构的坏死细胞群与正常细胞同存，有些细胞虽有正常结构，但胞浆嗜酸性增加，空泡形成，胞膜消失，胞核固缩、核碎裂及溶解等（图5-5A、B）。

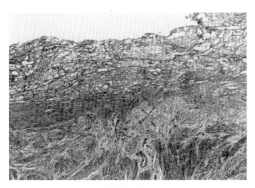

图5-5A

HE染色

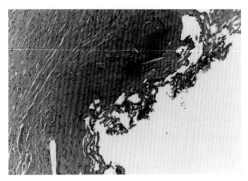

图5-5B

HE染色

以上病变电凝组较电切组更为明显，不同功率及时间下，切割电流造成的组织损伤差别不大，而电凝组电极功率越小、作用时间越长，组织热损伤程度越明显。

（2）NADH-d（尼克酰胺腺嘌呤核苷酸-黄递酶）染色：电极作用下方，组织热损伤层的表面边缘呈黄褐色，其下方可见一较厚的无色组织带，最下方正常的子宫平滑肌细胞及血管壁平滑肌细胞着深蓝色，在无色组织带和正常深蓝色组织带之间，可见一较薄的浅蓝色染色区，为组织损伤的移行区；损伤组织的无色层在电凝时明显厚于电切，且因功率不同、时间不同，其厚度也不同，凝固时的热损伤以30 W时为最厚，100 W时为最薄；电切时以80 W时为最厚，60 W时为最薄（图5-6A、B）。

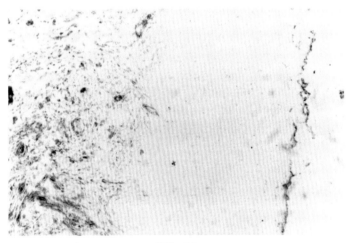

图5-6A

NADH-d染色

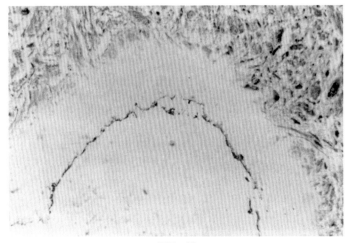

图5-6B

NADH-d染色

（3）Masson's染色：其中凝固性坏死层呈橘红色（坏死的平滑肌），加有蓝色（肌细胞间胶原纤维）无细胞结构物质，其下方的部分平滑肌坏死层为橘红色变性坏死的平滑肌纤维与浅蓝色胶原纤维相混杂，最下方为粉红色的平滑肌纤维束及束间深蓝色胶原纤维（图5-7A、B）。

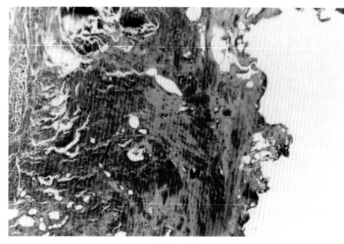

图5-7A

Masson's染色

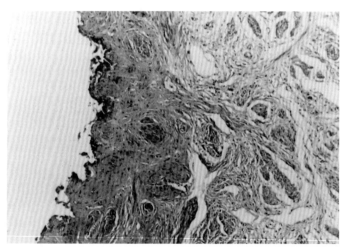

图5-7B

Masson's染色

2．电镜观察：

（1）热损伤组织结构破坏，正常细胞形态消失，形成无一定形态结构的碎片。

（2）坏死与正常移行区细胞出现多种超微结构异常，细胞核的改变主要表现在核固缩、核碎裂、核溶解、异染色质边聚等，而在细胞质内则出现空泡形成、线粒体肿胀、内质网扩张及脱颗粒等（图5-8A、B）。

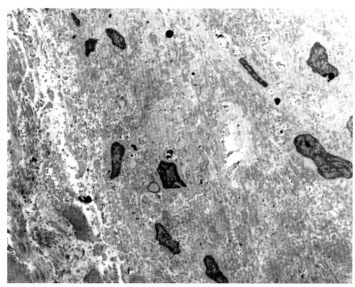

图5-8A

坏死与正常移行区

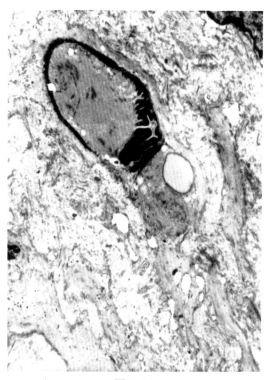

图5-8B

坏死与正常移行区

三、宫腔镜电手术在临床的应用

Gaillard等比较了高频电手术的术后效果，不仅与激光手术无差别，同时由于电能经济、价廉、设备简单、操作方便，并且术中可获得丰富的病理学检查标本等，使高频电成为目前优越的治疗性能源而被临床广泛应用。

（一）切割电流在宫腔镜手术中的应用

妇科内镜手术中，切割电流的应用极为普遍。近年来，宫腔镜下电切子宫内膜治疗异常子宫出血已基本取代激光子宫内膜去除术。切割电流能够切除子宫内膜全层及其下方表浅的肌层组织，有效防止内膜的再生。切割的同时，辅以一定的凝固电流，可有效地凝固切割部位下方的血管达到止血的目的。一些学者认为切割电流的临床效应优于凝固电流，切割电流可直达子宫肌层，不仅能确保子宫内膜腺体的切除和破坏，同时能有效防止其增生，而且，术前子宫内膜不需做激素预处理，既可减少治疗费用，也可避免药物的不良反应。术中切除的子宫内膜组织几乎全部送检。一些作者报道了切除标本中发现了术前未诊断出的子宫内膜病变，包括子宫内膜灶状非典型增生和灶状子宫内膜癌变，减少了子宫内膜癌前病变及子宫内膜癌的漏诊率。另外，对子宫黏膜下肌瘤及子宫内膜息肉可连续切割，不需中途更换器械。

由于子宫是一个血供十分丰富的器官，宫腔比较狭小，宫底部及双侧宫角部具有特殊的组织解剖特点，因而给切割电流在宫内的操作带来了困难。此外，切割电流不能直接使血管凝固。因此，临床上常常使用以切割电流为主，混合一定成分的凝固电流，既可保证对宫腔内良性病变及子宫内膜的有效切割，又可凝固切割部位下方血管达到止血目的。

（二）凝固电流在宫腔镜手术中的应用

凝固电流亦是宫腔镜手术中不可缺少的电能作用形式。由于其热渗透能力强，组织破坏范围广，止血效果好，同时操作相对简单，技术难度小，因电凝效应而产生的子宫内膜去除术又为宫腔镜下治疗月经过多增添了新的途径，其治疗效果与激光子宫内膜去除术的满意率基本相同，但术后闭经率不如激光高。一方面凝固电流的组织穿透能力不如激光强，另一方面凝固电流对子宫内膜的破坏影响因素较多，诸如电极功率设置、电流形状、电极压力、作用时间以及子宫内膜预处理情况等。因而，凝固电流的组织热损伤深度不如切割电极直观和易于评价。

电灼，作为凝固电流的一种特殊作用形式，临床上主要用于较大面积的止血。该种电极利用凝固电流中较高输出电压产生火花放电的同时，部分电能以光的形式消耗，故而不会产生像凝固电流同样深的组织热效应。宫腔镜手术中，火花电凝的应用极少。

（三）高频电汽化在宫腔镜手术中的应用

利用汽化的原理破坏子宫内膜及宫内良性病变在手术宫腔镜中并不鲜见，但是，以高频电能作为汽化能源在手术宫腔镜中则刚刚起步。自20世纪

80年代以来，妇科内镜手术大多利用激光汽化破坏病变组织。一些学者在激光汽化与高频电切子宫内膜的对比性研究中，发现激光与电切的临床效果没有差别。但是由于激光设备复杂、能源昂贵、不能获得供组织病理学检查的标本等，以后逐渐被高频电能产生的切割及凝固技术取代。与切割、凝固电流相比，汽化电流的操作相对简单、容易，不仅能切除宫内较大赘生物，同时可避免多次中断手术取出宫内组织碎屑。且电能价廉、设备简单，因而仍不失为一种较好的治疗方法。

高频电汽化的原理与激光相似，只是能源不同而已。汽化电流是一种具有较高电能输出的不衰减电流。其功率设置远远超过切割及凝固电流。宫腔镜手术中使用的汽化电极是一种柱形电极，其上有间距相等的沟槽。这种结构能够扩大电极与组织间的接触面积，因而可加大电极作用的破坏范围。当电极工作时输出极强的电流在电极接触部位的组织内产生较高的电流密度，其电热效应使组织内温度达到汽化温度（≥100 ℃）。Glasser等最近报道利用高频电流汽化子宫内膜，组织汽化深度可达3～4 mm，临床观察汽化面下方及周围组织的凝固范围1～3 mm，由此得出汽化与电切深度相似的结论。但是，对于宫角部及较大血管处，仍用滚球电极凝固，以免造成子宫穿孔及术中大出血。另外，由于术中不能获得组织标本，须与切割及凝固电流同用，才能得到满意效果。

（四）高频电双极系统在宫腔镜手术中的应用

单、双极电路系统在临床治疗中的主要区别在于电流循环回路中，经过人体全身或部分组织的不同而已。双极电路的最大优点是不需用回路电极板，活动电极与回路电极相互比邻，电流只能通过二者之间的组织，因而其电热效应相对局限。双极电路系统在腹腔镜中的应用颇多，效果满意，术中及术后的并发症极低。用双极电凝系统治疗子宫肌瘤及盆腔子宫内膜异位病灶，不仅对邻近组织损伤小，而且凝固止血效果好，极少造成邻近器官的意外电热损伤。

传统的双极电路不能产生切割作用，但双极电针（bipolar needle electrode）的问世，使得内镜外科医生们能够在双极电路中对病变组织进行有效的切割和凝固。双极电针的结构如图5-9所示。其针状电极位于回路电极的顶端，活动电极长约3 mm，电流通过活动电极作用于组织，经过回路电极完成循环。

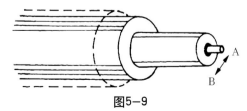

图5-9

双极电针的结构　A.作用电极；B.回路电极

Isaacson等的动物实验研究发现：在相同电源输出功率下，单、双极系统对组织作用效果相同；通过组织学评价二者造成的热损伤程度无差别。由于双极系统必须在电解质溶液中工作，因而可避免目前所用的非离子膨宫介质造成的低钠血症等并发症。目前宫腔镜双极汽化系统已经应用于临床，当作用电极工作时，通过膨宫介质中的电解质离子形成回路，回路电极不接触人体组织，因而提高了手术的安全性，具有较好的临床应用前景。

（段　华）

参考文献

[1] 段华,夏恩兰,梁延杰.宫腔镜子宫内膜去除术中电热效应对组织的影响.中华妇产科杂志，1999,34:479—481.

[2] 段华, 夏恩兰.高频电在宫腔镜手术中的应用及研究进展.中国内镜杂志，2000,6:18—20.

[3] 施永鹏, 冯赞冲.采用新能源治疗宫腔内疾病.首届全国妇科内镜学术研讨会，2001:11.

[4] 龚志锦, 詹溶洲.病理组织制片和染色技术.上海：上海科学技术出版社,1994:343—353.

[5] 凌启波.实用病理特殊染色和组化技术.广州：广东高等教育出版社,1989:1—32.

[6] 刘风军.医用电子仪器原理、构造与维修.北京：中国医药科技出版社,1997:14—25,339—349.

[7] 南登崑.医疗器械的原理与维修.上海：上海科学技术出版社,1985:2—15.

[8] Brill AI.What is the role of hysteroscopy in the management of abnormal uterine bleeding? Clin Obstet Gynecol,1995,38:319—345.

[9] Brooks PG.Resectoscopic myoma vaporizer.J Reprod Med,1995,40:791—795.

[10] Daniell JF,Kurtz BR,Ke RW.Hysteroscopic endometrial ablation using the rollerball electrode.Obstet Gynecol,1992,80:329—332.

[11] Glasser MH.Endometrial ablation and hysteroscopic myomectomy by electrosurgical vaporization.J Am Assoc Gynecol Laparosc,1997,4:369—374.

[12] Goldfarb HA.Bipolar laparoscopic needles for myomacoagulation.J Am Assoc Gynecol Laparosc,1995,2:175—179.

[13] Holm Nielsen P,Nyland MH,Istre O,et al.Acute tissue effects during transcervical endometrial resection.Gynecol Obstet Invest,1993,36:119—123.

[14] Indman P,Brown W.Uterine surface changes caused by electrosurgical endometrial coagulation.J Reprod Med,1992,37:667—670.

[15] Indman PD,Soderstrom RM.Depth of Endometrial Coagulation with the Urologic Resectoscope.J Reprod Med,1990,35:633—635.

[16] Kaplan SA,Te AE.Transurethral electrovaporization of the prostate.A novel method for treating men with benign prostatic hyperplasia.Urology,1995,45:566—572.

[17] Power settings.Fertil Steril,1993,60:647—651.

[18] Loffer FD.Removal of large symptomatic intrauterine growths by the hysteroscopic resectoscope.Obstet Gynecol,1990,76:836—840.

[19] Lsaacson K,Nardella P.Development and use of a bipolar resectoscope in endometrial electrosurgery.J Am Assoc Gynecol Laparosc,1997,4:385—391.

[20] Luciano AA,Soderstrom RM,Martin DC.Essential principles of electrosurgery in operative laparoscopy. J Am Assoc Gynecol Laparosc,1994,1:189—195.

[21] Luciano AA.Power Sources.Obstet Gynecol Clin North Am,1995,22:423—443.

[22] Neuwirth RS,Amin HK.Excision of submucous fibroids with hysteroscopic control.Am J Obstet Gynecol,1976,126:95—99.

[23] Neuwirth RS.Hysteroscopic submucous myomectomy.Obstet Gynecol Clin North Am,1995,22:541—558.

[24] Onbargi LC,Hayden R,Valle R,et al.Effects of power and electrical current density variations in an in vitro endometrial ablation model.Obstet Gynecol,1993,82:912—918.

[25] Pittrof R,Darwish DH,Shabib G.Nearfatal uterine perforation during transcervical endometrial resection.Lancet,1991,338:197—198.

[26] Serden SP,Brooks PG.Treatment of abnormal uterine bleeding with the gynecologic resectoscope. J Reprod Med,1991,36:697—699.

[27] Soderstrom RM.Electricity inside the uterus.Clin Obstet Gynecol,1992,35:262—269.

[28] Townsend DE,Richart RM,Paskowitz RA,et al."Rollerball" coagulation of the endometrium.Obstet Gyencol,1990,76:310—313.

[29] Tucker RD,Kramolowsky EV,Platz CE.In vivo effect of five french bipolar and monopolar electrosurgical probes on the porcine bladder.J Urol Res,1990,18:291—294.

[30] Valle RF.Hysteroscopic treatment of partial and complete uterine septum.Int J Fertil Menopausal Stud,1996,41:310—315.

[31] Wortman M,Daggett A.Hysteroscopic endomyometrial resection:A new technique for the treatment of menorrhagia.Obstet Gynecol,1994,83:295—298.

第六章
宫腔镜的膨宫介质

宫腔镜检查和手术是诊疗功能性子宫出血及其他腔内良性病变的有效手段。宫腔的充分膨胀和清澈无血是检查和治疗的重要条件，不论是诊断性还是手术性宫腔镜都需要适宜的膨宫介质。最常用的膨宫介质包括二氧化碳（CO_2）气体、低黏度液体（如甘氨酸、葡萄糖、甘露醇或山梨醇、生理盐水）、高黏度液体（如右旋糖酐-70）。高黏度液体因其存在严重的过敏反应，已严禁使用。宫腔镜电切手术是在持续灌流状态下，将电切镜经宫颈置入宫腔，电切子宫内膜及内膜下2~3 mm子宫肌层，达到子宫内膜不能再生的目的。此手术极类似于经尿道前列腺切割手术，大量液体膨宫介质（灌流液）可以从术中开放的静脉吸收入血，而且子宫不同于膀胱，是一个有一定厚度和潜在腔隙的器官，需要很高的膨宫压力。另外，子宫壁比膀胱壁具有更丰富的血液供给，因此宫腔镜手术中灌流液吸收更强于前列腺切割手术，故同样会产生经尿道电切前列腺（transurethral resection of prostate，TURP）综合征，导致低钠血症的发生，如不及时正确纠正，会进一步引起心血管系统损害、严重的神经、精神异常，甚至发生死亡，是内镜电切手术严重的并发症。

宫腔镜手术中，一方面电切子宫内膜及子宫肌层的同时，子宫血管被切断，具有一定压力的灌流液自开放的血管进入体内；另一方面灌流液可自输卵管进入腹腔，由腹膜将液体吸收，但后者吸收作用似乎很微小。在许多国家宫腔镜手术同时依靠腹腔镜进行监护，宫腔镜术后经腹腔镜吸取由输卵管进入腹腔的灌流液或术中结扎双侧输卵管并不能预防灌流液吸收引起的并发症，除非宫腔镜手术并发子宫穿孔使灌流液大量进入腹腔，导致腹膜吸收，引起电解质改变，但Istre等认为明显的腹膜吸收可以发生在术后4 h。宫腔镜手术同时采用B超监护，可观察术中灌流液经输卵管开口溢入腹腔，在后穹隆聚集及消失情况，首都医科大学附属复兴医院宫腔镜诊治中心经过多年临床观察，认为经腹腔吸收的液量极少。

20世纪50年代灌流液吸收引起的危害首次被关注，Creevy报道了第1例经尿道前列腺切割的患者因无菌蒸馏水灌流吸收导致的溶血反应。为预防这一并发症，Creevy提出使用"无毒性、不溶血的灌流液"这一概念。理想的灌流液的其他特征包括等渗性、高清晰度、灌流液吸收引起的血浆及细胞外液的增加是暂时的且尽可能减少。另外，灌流液也不应该在手术器械上产生结晶现象。

（一）二氧化碳膨宫

二氧化碳（CO_2）是一种无色气体，它使用简便，如果有适当的气体膨宫机，其安全性就有所保障。Linderman和Mohr报道了1 200余例使用CO_2膨宫行宫腔镜检查无并发症发生。气体膨宫机可持续注气，预设压力后，气体流速可自动调整到最适程度。如果压力增大，流速自动降低，避免了压力过高引起的并发症。CO_2膨宫最大流速为100 mL/min，最大宫腔压力为200 mmHg；最适宜的流速为40～60 mL/min，最适压力为40～80 mmHg。

腹腔镜的气腹机禁用于宫腔镜，气腹机是以"L/min"提供腹腔压力，远远高于宫腔镜膨宫的流速（mL/min）。CO_2膨宫并发症的产生主要是由于气体膨宫机使用不当造成输卵管破裂、输卵管积水和纵隔破裂，心律不齐和心搏骤停也有报道，可能是由于大量吸收CO_2造成的。但动物实验模型证实其安全范围很广泛，大量的CO_2进入腹主动脉几乎不会导致心血管的并发症，但是内镜医生仍应牢记使用最低流速达到最适的膨宫效果。

在1991年美国妇科腹腔镜医师协会的调查中宫腔镜术中CO_2栓塞发生率为0.1‰。尽管未详尽描述这些病例，但栓塞和死亡均发生在CO_2冷却的Nd:YAG激光的手术中。CO_2用于冷却激光头时其流速可与气腹机相比500～1 000 mL/min。CO_2栓塞造成严重的心血管损害和死亡使FDA已严禁使用CO_2冷却的激光用于宫腔镜手术。

CO_2是理想的宫腔镜检查的膨宫介质。CO_2膨宫可使患者在局麻下完成检查。Jong等报道了152例门诊宫腔镜检查使用1%利多卡因宫颈阻滞麻醉。尽管有些患者极度紧张，包括未产妇和曾行宫颈锥切的患者，其中多数都认为这种检查可以接受，且90%的人认为其不适程度低于痛经。

大量病例证实CO_2膨宫视野清晰，无需扩宫，宫腔镜直接由宫颈进入宫腔，持续CO_2灌流，气体由膨宫机注入宫腔镜的注气孔。使用适当的宫颈吸杯或把持钳可防止气体泄漏。

黄体期进行宫腔镜检查并且小心操作可提高视野的清晰度，降低出血以及黏液对视野的妨碍。因为CO_2有较低的折射率，所以视野清，但其放大率较液体膨宫介质低，而且CO_2气泡可与血液混合形成泡沫影响视野，还会使内膜碎片在宫腔内漂浮影响病理取材。对于多产妇和宫颈锥切的患者，气体反流可影响术者观察，这时最好选用其他膨宫介质进行检查。

（二）高黏度膨宫介质——右旋糖酐-70（Hyskon）

Hyskon是32%右旋糖酐-70与10%葡萄糖混合液。右旋糖酐是细菌聚合糖发酵的产物。右旋糖酐-70中右旋糖酐平均分子质量为70 ku，属于中分子右旋糖酐，为一种胶体溶液。20世纪40年代发明的右旋糖酐最初用于扩容，通过其胶体渗透压吸收血管外的水分而扩充血容量。作为膨宫介质，Hyskon优点在于与血液不相融。右旋糖酐代谢决定于它的分子质量。若分子质量<50 ku的低分子右旋糖酐可从肾脏滤过，仅微量被吸收；中分子右旋糖酐需要逐渐分解为低分子右旋糖酐后由肾脏排出；大分子右旋糖酐可由网状内皮系统代谢。

近些年来有许多关于Hyskon在血管内吸收可引起过敏性休克和非心源性水肿的报道，甚至有报道使用Hyskon即刻出现过敏性休克。免疫学认为首次与抗原接触产生抗体后，再次与致敏原相遇会产生过敏反应。Hyskon的致敏原可能是糖，而且与细菌抗原有交叉反应，如链球菌、肺炎球菌和沙门杆菌。尽管此类过敏性休克发生率极低，仅为0.1‰，但Ahmed等报道在半年之内他们所在医院就出现3例。这3例患者Hyskon用量均<100 mL，术后对右旋糖酐过敏反应，皮试均阴性，而且对过敏性反应的危险性过敏体质的患者比正常人并不增高。因此，使用右旋糖酐时，无法预测过敏性反应的发生。

Hyskon吸收引起的肺水肿多数报道认为与右旋糖酐作用于肺血管有关，这类直接毒性反应也发生在使用其他分子质量的右旋糖酐中。

继发于Hyskon吸收的肺水肿最可能的致病原是血容量的增高。右旋糖酐在临床上一直作为血浆代用品起扩容作用，但高分子右旋糖酐禁用于扩容，因为其代谢缓慢，右旋糖酐可明显提高血浆胶体渗透压，胶体渗透压的增高又进一步促进血容量的增高，导致体液和电解质自组织间隙进入细胞内。每克右旋糖酐-70可以携带20~27 mL的水进入血液循环，所以仅吸收100 mL的Hyskon即可导致血容量扩大860 mL。因此，Hyskon吸收入血可扩容于10倍的Hyskon吸收量（例如100 mL Hyskon吸收入血可导致血容量扩张100 mL+ 860 mL组织液入血循环）。但对于Hyskon的吸收量，发表过的文献均未做详细阐述。Hyskon吸收入血血容量将成倍增高，如吸收350 mL的Hyskon可扩容3.5 L。

不同于低黏度灌流液，Hyskon不会引起水中毒，更确切地说，体液不平衡是继发于半衰期可达几天的胶体渗透原——右旋糖酐的吸收入血。过量的右旋糖酐-70的吸收可导致体液和电解质入血，因此，右旋糖酐是通过改变胶体渗透压而导致体液超负荷。

（三）低黏度灌流液

发生TURP综合征时患者可出现心动过缓、高血压，随之出现低血压、恶心、呕吐、头痛、视力障碍、兴奋、精神紊乱和昏睡。这些症状均起因于稀释性低钠血症和血浆渗透压的降低。如果不及时诊治，可导致癫痫、昏迷、虚脱，甚至死亡。宫腔镜术中使用低黏度的灌流液，包括甘氨酸、糖类如甘露醇和山梨醇也易产生TURP综合征，据报道其发病率最高达50%，最低达5%。

1. 甘氨酸吸收的并发症的研究：甘氨酸（$CH_2 \cdot NH_2 \cdot COOH$）是一种溶于水的单氨酸，常用浓度为1.5%，属低渗非电解质溶液，其渗透压为200 mOsm/L。经血管吸收后引起的水中毒表现为高血容量和低钠血症。这些并发症在TURP手术中发生率高达2%。

在宫腔镜手术中当大的子宫血管被切断时，具有一定压力的膨宫液——

甘氨酸可经静脉血管快速吸收入血。随着液体进入，循环系统血钠水平降低。正常情况下，钠离子和其他阳离子对血浆渗透压起决定作用。血钠的迅速降低通常导致血浆渗透压的快速降低，但甘氨酸分子的最初吸收有助于血浆渗透压的维持。然而，甘氨酸不能长久地维持在血管内，其分子吸收入血后半衰期为85 min。手术时间越长、组织切除范围越广，吸收越多，最终结果导致游离水的增加。如果这种游离水不能快速代谢，低渗性低钠血症就会发生。由于抗利尿激素对宫腔镜手术产生不利影响，所以手术过程中很少使用利尿剂。另外，由于女性激素对钠－钾三磷酸腺苷的影响，女性患者更易发生低钠血症，例如在几种不同的组织中，黄体激素可抑制这种Na^+－K^+ ATP酶。

低钠血症的危害性在于不可避免地导致脑损伤，因为水分子可以自由通过细胞膜，快速建立起血管内、细胞内和细胞外的渗透压平衡。在细胞内外，水很容易从低渗处（高含水量）到高渗处（低含水量），使细胞内外渗透压达到平衡。水分子也能自由通过脑屏障，且动物实验和人体观察均证实低钠血症最易致害的是大脑屏障，因此，血管内游离水的快速增加可导致渗透压降低和水进入脑细胞。脑水肿时，脑组织可以因颅腔所限而受到损伤。增加的颅内压可降低血流速，造成组织缺氧。颅内压增加5%即可导致脑疝的发生，增加10%就可以威胁生命。

低钠血症可能是TURP综合征的独立因素。Na^+可以影响心脏平滑肌和骨骼肌的代谢、神经冲动的发放、细胞膜电位和细胞膜通透性。实验动物模型证实了低钠血症对中枢神经系统的损害。在这一研究中实验动物在正常渗透压下造成严重的低钠血症，动物一直处于昏睡、抽动和昏迷状态。作者认为低钠血症而非低渗透压是其发病的主要因素。

除低渗透压和低钠血症外，甘氨酸引起的另一并发症由甘氨酸的代谢产物引起。甘氨酸在肝脏内经转甲基酶催化氧化去氨基，在肾脏内形成乙醛酸和氨，乙醛酸进一步代谢成草酸，在尿液中形成草酸结晶。在泌尿科手术中有许多关于使用甘氨酸后引起高氨血症性脑病的报道。如果低钠血症和低渗透压不能解释患者出现的中枢神经系统症状，应考虑氨中毒的可能，而且术前合并肝脏疾患者高血氨症发生率并不增高。在严重的氨中毒中，可以用L－精氨酸来刺激氨代谢产物进入尿素循环。

甘氨酸吸收也可影响视敏度。一项前瞻性研究显示18例行TURP手术患者中4例出现一过性视敏度降低，这可能继发于甘氨酸对神经传导介质的影响，在视网膜神经节和水平细胞上，甘氨酸形成神经传导介质的抑制剂。相反，无症状组的血氨水平却明显增高，这可能是由于无症状组甘氨酸代谢速度快。有些学者已经证实人体代谢甘氨酸产生氨基酸的速度具有明显的个体差异。

还有学者报道使用甘氨酸作为膨宫介质可引起明显的凝血功能改变，主要是血小板、纤维蛋白原、红细胞结合率的降低，部分凝血活酶时间、凝血酶原时间延长，纤维蛋白降解产物的出现，以及短暂血氧饱和度下降和高碳酸血症，但其原因不清。甘氨酸多年来被认为是一种安全、无毒的灌流液，但近来文献多持否定态度。

2．山梨醇和甘露醇吸收的并发症研究：山梨醇和甘露醇也可用于ＴＵＲＰ和宫腔镜手术灌流。最常用的Cytal溶液包含2.7％山梨醇和0.54％甘露醇，也有使用更高浓度的报道。但高浓度的山梨醇和甘露醇在电切时高热作用下可熔化成焦糖，故临床很少使用。山梨醇和甘露醇是六碳同分异构体。山梨醇在肝脏中代谢成果糖和葡萄糖。甘露醇本身无活性，只有6％～10％被吸收代谢掉，其余的被肾脏滤过并以原型排泄于尿液中，因此甘露醇可起到渗透利尿作用，理论上有助于降低体液超负荷和继发的低钠血症。但半衰期长，肾功能正常者甘露醇在血浆中半衰期为15 min，对体液平衡和心功能恢复不利，当患者合并肾病时，可因排泄受阻而进一步延长半衰期。首都医科大学附属复兴医院宫腔镜诊治中心也曾用等渗的5％甘露醇进行宫腔镜手术灌流，发现其优点为进入循环的甘露醇有利尿作用，能减轻体液超负荷的不良反应；缺点为凡接触过的部位在液体干燥后即形成一层粉末，其利尿和脱水作用同时也可引起术后低血压。

3．5％葡萄糖灌流液的安全性研究：许多学者多年的研究认为理想的灌流液要求无菌、无毒，能维持机体渗透压，透明性好，不与血液融合，保证术野清晰，不导电，黏度低，容易制备，相对便宜，且代谢产物极少而无害。近些年来持续灌流下行宫腔电切术最新进展是使用低黏度膨宫液，但按以上标准衡量，目前国外常用的灌流液都不是完全理想的。首都医科大学附属复兴医院宫腔镜诊治中心自1990年起一直采用5％葡萄糖为膨宫液，发现：

（1）血钠水平逐渐降低，术后1 h为最低点，术后4 h开始恢复，所有变化均在正常值范围内，临床症状无低钠血症的表现。

（2）血钾水平逐渐降低，术后1 h为最低点，术后4 h开始恢复，24 h恢复正常，所有变化均在正常值范围内，无低钾血症的改变。

（3）血氯水平逐渐降低，术后1 h为最低点，术后4 h开始恢复至正常。

（4）血糖水平明显升高，术后1 h为最高点，术后4 h即恢复至术前水平。

（5）血浆渗透压水平逐渐降低，术后1 h为最低点，4 h开始恢复。

5％葡萄糖能否应用于宫腔镜手术灌流的焦点在于血糖改变对人体的影响。我们认为血糖于术后明显升高，与灌流液的吸收高度相关。若患者不合并糖尿病，则一过性血糖增高不会产生明显的生理变化。我们发现术终血糖开始增高，术后1 h达到高峰，术后4 h恢复至术前水平，其恢复速度比钾、钠、氯快。有些学者怀疑血糖增高会引起高渗、脱水，甚而加重低钠血症，导致中枢神经系统症状。但葡萄糖的分子质量大，其具有的渗透压有限。若血糖增高10 mmol/L（180 mg％），渗透压增加10 mOsm/L；若血糖增高20 mmol/L（360 mg％），渗透压增加20 mOsm/L。本研究血糖最高值为469 mEq/L，理论上渗透压应增加26 mOsm/L。动物实验证实，血浆渗透压>350 mOsm/L，可出现不安、易激惹；375~400 mOsm/L，有眼球震颤、共济失调、肢体颤抖，>400 mOsm/L，有惊跳、强直性肢体痉挛；>435 mOsm/L时无一生存。所以即使血浆渗透压由于血糖增高而增加了26 mOsm/L，也不会产生明显的病理生理改变，且临床观察此患者无任何不适主诉。动物实验也证实5%葡萄糖组血糖明显增高，而5%甘露醇组虽无血糖增高却出现高死亡率，所以高血糖并不是实验动物致死原因。如果说血糖一过性增高，能导致血浆渗透压的一过性增高，引起细胞内水向细胞外移动，这也是有些学者认为葡萄糖灌流液可加重低钠血症的理论根据。但我们认为这又恰恰部分抵消了细胞外低渗状态，使细胞外水有向细胞内移动的趋势，所以一过性血糖增高不但不会加重低钠血症的反应，而且还能缓解细胞内肿胀，降低低钠血症反应的出现。当然，对于糖尿病患者及老年患者，由于胰岛功能减退，不宜使用5%葡萄糖进行手术灌流。

有些研究认为5%葡萄糖是非电解质溶液，渗透压为278 mOsm/L，接近于血浆的张力（280~320 mOsm/L），故称为等张液，注入血液后不影响红细胞内的张力，红细胞既不膨胀也不皱缩，保持它原来的完整性。但葡萄糖在体内不久就被氧化成CO_2和H_2O，同时供给了热量，或以糖原的形式储存于肝细胞内，失掉了原有的张力。因此，5%葡萄糖液表面上虽是等张液，但由于它在体内维持的张力短，故可作无张力的溶液看待。血糖在术后4 h恢复至术前水平，故其高代谢速度不会引起体内病理生理改变。

宫腔镜术中采用超声双相对比法全程监视手术过程，即充盈膀胱及向子宫腔内注入灌流液，术中子宫内壁在高频电热作用下形成强回声光带，这一特有的声像图改变是超声监视腔内电切术的有效指征，同时也发现部分患者，灌流液渗入肌壁呈云雾状强回声，形成特殊超声影像（图6-1）。对这一现象进行统计学分析，根据其他学者研究认为灌流液吸收>900 mL，可出现不良影响，故我们也以此为标准。结果提示B超有渗液者，灌流液吸收量明显增加。目前尚未见此类报道，可能与子宫腺肌病有关。灌流液入肌壁呈云雾状强回声，可能是基底层子宫内膜直接向子宫肌层扩展，引起子宫肌纤维的反应性增生。如果肌壁内有腺管与宫腔相通，则B超下可见灌流液向病灶部位渗入及子

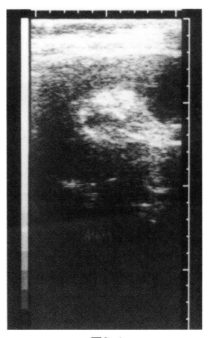

图6-1
B超下灌流液渗入肌壁呈云雾状强回声

宫前壁气体聚积，形成特殊超声影像。这也是灌流液吸收的另一不可忽视的途径，但仍需进一步研究证实。

（四）TURP综合征的病因及临床表现

1. TURP综合征的病因：TURP综合征是经尿道电切术中最严重的并发症。它是由于大量灌流液吸收到血循环，导致血容量过多及低钠血症引起的全身一系列症状。尽管很少发生，但一旦出现可以导致15%～40%的死亡率。早在1946年Greevy等指出，他们在做经尿道电切术时，以蒸馏水作为灌流液，由于切除创面上的静脉开放，灌流液由此进入体内，促使循环量在短时间内迅速增加，大量红细胞破坏，形成大量血红蛋白，引起肾功能损害。以后有不少学者进行了实验研究，将血红蛋白注入动物的血液中，结果证明，大量血红蛋白进入血液循环，不会引起肾功能损害。在人体中一次注入50 g血红蛋白，30 h后完全排出体外，对肾功能无任何损害。1955年Hagstrom首次命名了经尿道电切前列腺综合征，并描述了典型的临床症状，明确指出产生综合征的真正原因是血钠突然下降。经过20多年的临床实践和研究，在理论上对TURP综合征的发生机制有了比较清楚的了解。其中，Guy等用大量的动物实验及临床观察证实在使用甘氨酸灌流时TURP综合征出现的原因，既不是高血氨症，也不是低渗透压血症，而是低钠血症。TURP综合征的临床表现为继发于低钠血症的心动过缓、高血压，随之出现低血压、恶心、呕吐、头痛、视力障碍、兴奋、精神紊乱和昏睡。如果不及时诊治，可发生脑水肿、脑疝，导致癫痫、昏迷、虚脱甚至死亡。这些症状均起因于稀释性低钠血症和高血容量，也有人提出低渗透压也是此综合征的起因之一。

为验证一过性高血糖不会加重低钠血症，首都医科大学附属复兴医院宫腔镜诊治中心设计了一个动物实验，结果如下：

（1）5%葡萄糖、5%甘露醇及平衡液三组Wista鼠血钠均有所降低，甘露醇组降低最明显。

（2）三组血钾均有所增高，甘露醇组最明显。

（3）三组血氯均有所增高，甘露醇组最明显。

（4）三组血糖均有不同增高，葡萄糖组增高最明显。

（5）三组血浆渗透压均有所降低，甘露醇组降低最明显。

（6）动物存活状况：1 h内5%甘露醇组2只死亡，2 h时4只死亡；24 h内5%葡萄糖组1只死亡，甘露醇组14只死亡。

近些年来持续灌流下行宫腔镜手术越来越提倡使用低黏度的膨宫液。国外最常使用1.5%甘氨酸、Cytal溶液及5%甘露醇。在国内现无1.5%甘氨酸和Cytal溶液，故采用5%甘露醇与5%葡萄糖进行对照研究。

对于低黏度灌流液的研究，1.5%甘氨酸不仅易产生TURP综合征，而且其代谢产物使体内血氨水平增高，导致一系列的神经、精神症状及一过性视敏度下降越来越引起宫腔镜医生的关注。而5%甘露醇作为灌流液应用于宫腔镜电切手术，其研究深度明显低于1.5%甘氨酸。虽然甘露醇引起的水中毒和低钠血症的并发症类似于1.5%甘氨酸，但由于甘露醇本身无活性，只有6%～10%被吸收代谢掉，其余的被肾脏滤过并以原型排泄于尿液中，所以甘露醇可起到渗透利尿作用，理论上有助于降低体液的超负荷和继发的低钠血症的危险。因此Arieff认为等渗甘露醇最适宜电切手术灌流，因为它不导电，仅少量在体内代谢，不会引起低渗透压的改变。但本研究动物实验证实5%甘露醇吸收引起的低钠、低钾、低氯、低渗透压的程度均明显高于5%葡萄糖组。从动物行为的恢复及生存率上看，也与5%葡萄糖组具有显著差异。同时本实验结果也显示出仅5%葡萄糖组血糖明显增高，故证实了血糖的增高并不加重低钠血症的反应，不增加动物的死亡率。故首都医科大学附属复兴医院宫腔镜诊治中心认为不论是从生化改变，还是从经济角度和容易制备上讲，以及临床观察证实，宫腔镜电切手术应用5%葡萄糖灌流均优于5%甘露醇。

宫腔内手术治疗子宫疾患已经成为妇科手术的趋势，在许多发达国家使全子宫切除这一手术大幅度降低。以往功能性子宫出血的患者20%需行全子宫切除，而宫腔镜手术可以使80%～90%的功血患者得到治愈或有效减少阴道不规律出血。另外，对于子宫中隔、黏膜下肌瘤及内突的壁间肌瘤也不再需要开腹手术而达到治疗的目的，因此避免了开腹手术引起的近期及远期并发症。这种手术并发症少、手术时间及住院时间短、术后恢复快。由于高黏度膨宫液可产生严重的并发症如过敏样反应、非心源性水肿和凝血功能障碍。目前趋于使用并发症少的低黏度的膨宫液，国外最多使用的膨宫液是1.5%甘氨酸，但其出现的低钠血症越来越引起人们的重视。近年来，也不断有1.5%甘氨酸大量吸收可引起高血氨症及死亡的报道。

对于5%葡萄糖用于宫腔镜电切手术灌流，Lin报道13例子宫黏膜下肌瘤应用5%葡萄糖灌流行宫腔镜电切手术，但未探讨其安全性。Sandra等于1989年用4例患者实验性地应用5%葡萄糖灌流进行了4例宫腔镜电切手术，结果发现4例手术患者均出现高血糖症，其中2例合并严重的低钠血症，故认为高血糖可加重低钠血症的反应。但我们分析认为Sandra在手术中使用灌流压力高达150～250 mmHg是患者低钠血症反应加重的不可避免的原因。因为宫腔镜电切手术经多年研究有些学者认为灌流压力60 mmHg为佳，但Quinones研究认为宫腔压力需升至100～110 mmHg方可窥视双侧输卵管开口，不过，多数学者公认最高也不应超过100 mmHg，甚至有些学者认为如果灌流压力<100 mmHg，灌流液吸收引起的并发症很少发生。

我们使用5%葡萄糖作为灌流液行各类腔内手术，合并症包括肾衰竭、肾脏置换术、心力衰竭、心脏瓣膜置换术及血液病等，均未出现TURP综合征。Amratage认为如果灌流液吸收超过1 000 mL，应该停止宫腔镜电切手术。而本研究中灌流液吸收最多者为1 520 mL，临床观察及生化监测均未发生低钠血症。通过对血浆电解质、血糖及血浆渗透压进行测定，并与5%甘露醇进行对照研究，进一步证实5%葡萄糖为膨宫液在妇科腔内手术中是安全、经济的，值得推广。当然为了避免过量液体吸收还应尽量缩短手术时间，控制灌流压力。术中若出现子宫肌壁有液体渗入，更应注意灌流液的吸收，密切监视电解质平衡。另外，在术后也要密切观察，防止术后电解质紊乱的发生。

2. TURP综合征临床表现：TURP综合征的临床表现为稀释性低钠血症和急性高血容量血症，主要表现为心率加快、血压增高；血压降低、恶心、呕吐、头痛、视物模糊、躁动；呼吸困难、肺水肿；心律不齐、心率减慢、CVP增高、心力衰竭及溶血。进而呼吸更困难、组织产生过多乳酸引起代谢性酸中毒；心衰恶化成休克，严重者室性心律失常、神志混乱、昏睡、死亡。

（五）TURP综合征的相关治疗

生命体征监护；低钠血症治疗；抗心衰治疗；肺水肿治疗；脑水肿治疗；纠正电解质及酸碱平衡紊乱。

1. 低钠血症治疗：治疗低钠血症的措施是强力利尿、补钠。

强力利尿注意事项：注意剂量，可测定血红蛋白含量及尿相对密度，也可测定中心静脉压决定利尿剂使用量；注意血清电解质，防止低钾。

（1）补钠量计算：

$$所需补钠量=(血钠正常值-测得血钠值)×52\%×千克体重$$

式中，52%指人的体液总量占体重的比率。

（2）补钠要点：

1）忌快速、高浓度静脉补钠。

2）低钠血症的急性期，以每小时提高1~2 mEq/L速度补充钠离子即可缓解症状。

3）24 h内血浆渗透压的增高不能超过12 mOsm/L。

4）动态监测血电解质和排尿量。

5）通常不必使用高盐溶液纠正低钠血症，补充生理盐水极为有效。

6）一般先给1/3或1/2的量，使细胞外液的渗透压升高，细胞内的水分向细胞外转移，细胞功能恢复，观察30 min，根据神志、精神状况、血压、心肺功能及血钠水平，酌情输入剩余的高渗盐水。

7）补钠量能够维持血钠水平在130 mEq/L（轻度低钠）。

有些作者认为体液超负荷最好的治疗是限制水入量和自发利尿，尤其在患者无明显症状时。在严重的低钠血症患者中这种治疗可能是不恰当的，可以导致病情迅速恶化。Arieff报道了15例健康妇女择期手术中出现低钠血症，其中8例无预兆地出现癫痫发作伴呼吸抑制。因为这些严重的症状发作前常常无预兆性，所以应及时进行治疗，但什么是正确的治疗仍然有所争议。所有研究都认为应纠正血钠水平，但纠正速度一直是争论焦点。快速纠正可以导致一种难治的脑损伤——脑桥中央髓鞘溶解症（central pontine myelinolysis，CPM），即低钠血症纠正后，其症状首先改善，几天后，患者的神经系统状况出现恶化，新的临床症状完全不同于由于低钠血症引起的原发症状，甚至可以导致死亡。Adamas等首次定义并描述了CPM这一疾患。

随着CPM的进展，患者可能出现轻瘫、不语症、假延髓瘫痪、行为改变和运动障碍。尽管症状发生可能出现在术后4 h，但CT和MRI可有助于病变的早期诊断。尸解显示脑桥和脑桥外髓鞘破坏。为更准确地描述这一病变，Arieff建议冠以"大脑脱髓鞘疾病"。动物实验证实过速纠正慢性低钠血症可以导致大脑脱髓鞘病变，逐步纠正可以预防这一疾患。

快速纠正低钠血症引起的大脑脱髓鞘病变是继发于渗透压改变的脑组织的相应病变。脑可以相对抵抗渗透性肿胀，因为颅内压增高，脑组织可以将液体排入脑脊液中，这种排泄水和避免渗透性水肿的能力是时间依赖性的。在低钠血症的患者中，随着组织间压力的增高，水被渗透性地排入脑脊液中。几乎同时，钠和水通过细胞外通道强迫进入脑脊液，液体于是进入中枢神经系统。脑的继发病变发生在细胞水平。不像其他组织，脑细胞在低渗状态排出细胞内溶质。细胞内K$^+$在3~4 h随着水从细胞内到细胞外，这种反应在24 h内达到高峰。几天后，可出现胞浆有机溶质的丢失（过去称为"自发渗透"），包括牛磺酸、磷酸肌酸和谷氨酸等。

这种对低钠血症和低渗透压的适应可以解释在快速纠正低钠血症时脑的变化。脑组织为了减少肿胀，以降低细胞内溶质含量的方法达到与血浆渗透压的平衡。如果血浆渗透压快速增高，脑组织将出现脱水，因为渗透压快速增高可以导致水从脑细胞进入血浆，引起脑脱水。

血浆渗透压不能快速纠正，因为细胞内自发渗透和K$^+$释放将持续几天。而且，这些离子重新进入细胞内比排出更缓慢。CPM被认为是由于低钠血症的快速纠正造成脑细胞"皱缩"引起。因此，CPM也称为"渗透性大脑脱髓鞘综合征"。

另外，值得注意的是急性低钠血症的死亡率比慢性高得多。血钠水平为 120 mmol/L时，急性低钠血症可导致死亡，而慢性者否。若低钠状态持续48 h，即可确认为慢性。在48 h内，脑细胞可以通过释放溶质使低渗状态得以平衡。在急性状态下，快速提高血钠水平很少造成损害，因为脑细胞未出现"皱缩"。动物实验表明，低钠血症在24 h内快速提高血清钠含量是可行的，不会造成脑细胞"皱缩"和大脑脱髓鞘病变。但低钠血症3 d后同样治疗可以导致脑细胞"皱缩"、大脑脱髓鞘和死亡。

宫腔镜手术造成的低钠血症为急性过程，术中、术后应密切监护、及时诊断、预先治疗，单纯限制液体入量和等待自发利尿是不可取的。快速提高血钠水平往往矫枉过正，一旦使用利尿剂常导致高钠血症。血浆渗透压的微量提高可抵消脑水肿的危害。假设血钠浓度已降至120 mmol/L，如果提高到126 mmol/L或132 mmol/L（提高5%~10%）就可以有效地减轻脑水肿。

最初的几小时血钠可以每小时从1 mmol/L增加到2 mmol/L，在第一个24 h内血钠浓度增高应<12 mmol/L。如果在术后24~48 h低钠血症未被诊断，以后的治疗需密切注意以防CPM的发生，如果灌流液经腹膜大量吸收，低钠血症的一系列症状，包括脑水肿可以延迟发生。

在慢性低钠血症治疗中为预防CPM的发展，一些学者认为在治疗的48 h内，血钠水平的提高<25 mmol/L。同样，另一些学者认为血钠的纠正速度不超过每小时12 mmol/L。在治疗上，无需冒矫枉过正的风险追求正常血钠水平，只需达到轻度低钠血症的水平即可。目前每小时纠正速度仍在争议中。早期的报道认为应缓慢纠正血钠水平，且纠正速度每小时<0.6 mmol/L。另外一些报道认为每小时纠正的速度并不重要，但是，过度缓慢纠正大脑状态也可导致死亡。

在急性低钠血症治疗中，有许多不同的方法，通常包括静脉滴注生理盐水、3%~5%氯化钠和强力利尿。浓度超过5%的高渗盐水严禁使用，因为可能使已经超负荷的体液情况进一步恶化。有些学者提倡使用呋塞米或甘露醇替代利尿剂，其中甘露醇为首选，因为它是渗透利尿，使Na^+在尿液中极少量地被丢失。但是如同高渗盐水一样，甘露醇是有效的血管内渗透剂，因此同样可引起血容量的不必要增高。因为这个原因，也有人提倡使用呋塞米。静脉滴注速尿的几分钟后利尿作用即可奏效。正常肾功能的患者，20 mg足以达到利尿效果，肾功能不全的患者，可能需要大剂量的呋塞米。治疗时应准确计算尿量和尿钠含量、维持适当血容量。

2．急性心衰的治疗：患者取半坐位，除使用利尿剂外，还需使用洋地黄制剂。原理：增强心肌收缩力，以增加心输出量、减慢心率；周围血管收缩和肝静脉收缩，减少静脉回流。用量：毛花苷C，0.4 mg静脉缓慢注射；洋地黄化的制剂，1.0~1.2 mg静脉缓慢注射。

3．肺水肿治疗：

（1）低氧血症治疗：鼻导管吸氧，流量6 L/min；神志不清者，面罩给氧；上述治疗无效，PO_2在50 mmHg 以下，气管插管；开始时间歇正压呼吸，仍无效，使用呼吸末正压呼吸，以提高功能残气量，有效阻止呼气时肺泡萎陷；除泡剂应用：鼻导管吸氧时，75%~95%乙醇放入滤过瓶内，与氧气一起吸入，面罩给氧时用20%~30%的乙醇。

（2）关于吗啡：心衰和其他原因肺水肿时可采用吗啡，但TURP造成的肺水肿不宜使用，因吗啡促使抗利尿激素释放，使排尿减少，加重水中毒。

4．脑水肿治疗：

（1）高浓度尿素——渗透性利尿剂：血管内液的渗透压高于组织渗透压，水分从脑组织中进入血管内。

（2）皮质类固醇激素——地塞米松：稳定细胞膜，减少毛细血管通透性，减轻脑水肿。

5．纠正电解质失衡：

（1）低血钾：大量使用利尿剂，造成低血钾，心律失常，测血钾，心电监护。

（2）代谢性酸中毒：测pH值，静脉滴注4%NaHCO₃。

（六）TURP综合征——预防措施

临床上有许多有效的方法预防灌流液的过量吸收。首先不论何种灌流液术中均要密切监测灌流液的吸收，必须精确测量出、入量。手术中应使用双管道手术镜（即出水、入水管分开），它可以有效排出聚积在宫腔的液体，也可以用负压吸引协助液体排出。如果术中不合并腹腔镜监护，非全麻下手术有助于并发症的观察，例如恶心、呕吐、精神状态改变可提示低钠血症，泡沫样痰可提示肺水肿。另外，低温灌流液可刺激血管收缩，降低灌流液的吸收。若行宫腔镜子宫肌瘤电切术，术前用GnRH激动剂可缩小肌瘤体积，降低血流，有助于降低手术时间和灌流液的用量。最后，尽管手术时间和灌流液的吸收及低钠血症密切相关，许多学者认为在过量灌流液吸收威胁手术安全时应终止手术，择期二次手术。

1．高黏度灌流液并发症的预防：高黏度灌流液Hyskon的灌流压力应不超过150 mmHg，入量>500 mL，即可产生肺水肿，所以应限制吸收量<300 mL。吸收300 mL就能使血容量增加2 900 mL，因此应用Hyskon灌流时，手术时间应<45 min。

2．低黏度灌流液并发症的预防：使用低黏度灌流液，如甘氨酸和甘露醇类溶液，很容易错误低估液体吸收量，因为灌流液常常从宫颈漏出，漏出的液体常常漏计或过多计算。故需要精确的监测手段。为了密切监测体液平衡，许多学者建议在灌流液中添加乙醇，测定呼吸中乙醇含量推算灌流液的吸收量。

TURP综合征中灌流液吸收与组织切除多少、手术时间长短和灌流液的压力有关。在宫腔镜手术中，灌流液的吸收与宫腔内压力有关，宫腔压力应限于不妨碍手术视野清晰度为佳。Mclucas认为应限于60 cmH₂O（44 mmHg）。Istre等认为只要压力<100 mmHg，即可视为安全。另外，一些学者认为宫腔最大压力应与患者血压相匹配。同样的灌流液压力会产生不同的宫腔压力，这点也非常重要。Vulgaropulos等发现若术中一直开放排水管，宫腔压力可持续处于低水平。相反，若排水管关闭，灌流液液面落差为2.44 m（8 ft）和4.27 m（14 ft）时，宫腔内压分别为230 mmHg和280 mmHg，但作者认为这种压力不会导致灌流液吸收，因为在这种压力下仅维持30～60 s，而且作者未详述在这些压力下做了什么手术操作。有些作者建议排出管通畅和宫腔压力维持在60～75 mmHg，有助于预防灌流液的吸收，尤其在手术范围较大时更应注意。

使用低黏度灌流液时，若吸收>500 mL，术者应密切注意肺脏和电解质状态。灌流液吸收应用入量和出量精确测定。有学者报道吸收<500 mL甘氨酸灌流液时，血钠浓度平均下降2.5 mEq/L（0～10 mEq/L），吸收>500 mL，血钠平均下降8 mEq/L（0～25 mEq/L）。在这项研究中，2例患者分别吸收2 300 mL和2 700 mL，血钠下降分别为16 mEq/L和25 mEq/L。

（七）液体膨宫装置

为了持续监测灌流液的入量和吸收量，奥林巴斯公司设计、制造了液体膨宫装置。它的工作原理是低黏度的灌流液通过一个旋转的泵经过电切镜进入宫腔，泵的压力和流速均可预先设定。从宫腔流出的液体被收集在一个有刻度的容器里。灌流液的入量与出量的差值就是吸收量。这些数值均被显示在监视器屏幕上。如果吸收量超过某个标准值（通常是1 L），膨宫泵就会发出警报，提醒术者尽快结束手术。

膨宫泵的压力范围为0～150 mmHg，流速为0～450 mL/min。我们的经验是压力设定为100 mmHg，宫腔内平均压力为70～75 mmHg，流速设定为200～250 mL/min。如果膨宫效果不好，导致术野不清，可根据血压将压力设定为≤患者动脉收缩压。低压力、高流速是宫腔镜电切手术安全性的保障。

（冯力民）

参考文献

[1] 冯力民,夏恩兰,张玫,等.宫腔镜电切手术应用5％葡萄糖灌流液的安全性研究.中华妇产科杂志,1996,31:302－304.

[2] 冯力民,夏恩兰,张玫,等.应用宫腔镜电切手术诊断子宫腺肌症.中华妇产科杂志,1998,33:435－436.

[3] 冯力民,夏恩兰.宫腔镜诊治宫腔内病变的几个焦点问题.中国妇产科临床杂志,2004,5(3):163－165.

[4] 黄燕清,黄婉,区霞晖,等.宫腔镜电切术治疗子宫黏膜下肌瘤及发生TURP综合征分析.中国妇幼保健,2006,21(7):998－1000.

[5] 江正辉.临床水、电解质及酸碱平衡.重庆:重庆出版社,1992:56.

[6] 秦晓涛,卢一平.经尿道前列腺电切综合征.华西医学,2000,15(1):118－119.

[7] 陶仲为.低钠性低渗性血症.医师进修杂志,2000,23(7):54－57.

[8] 夏恩兰,Felix Wong,李自新.妇科内镜学.北京:人民卫生出版社,2001:220－222.

[9] 夏恩兰,张玫,段惠兰,等.宫腔镜电切术140例分析.中国实用妇科与产科杂志,1994(增刊):135－136.

[10] 夏恩兰.宫腔镜并发症防治的现代观点.国际妇产科学杂志,2008,35(5):387－390.

[11] 夏恩兰.宫腔镜临床应用进展.中国实用妇科与产科杂志,2006,22(1):18－23.

[12] 徐桂波.低渗血症与充血性心力衰竭预后的关系.临床荟萃,2000,15(2):77－78.

[13] 叶应妩,王毓三.全国临床检验操作规程.南京:东南大学出版社,1991:168－169.

[14] 张奇,赵世波,陈小冰.慢性肺心病急性期并发中重度低钠血症治疗35例.山西医科大学学报,2000,31(3):224－225.

[15] Adamas RD,Victor M,Mancall EL.Central pontine myelinolysis.Brain,1979,102:361—185.

[16] Ahmed N,Falcone T,Tulandi T,et al.Anaphylactic reaction because of intrauterine 32% dextran-70 instillation.Fertil Steril,1991,55:1014—1016.

[17] Amratage RJ,Farquharson RG.Endometrial resection.Br J Hosp Med,1995,53:90—93.

[18] Arieff AI,Ayus JC.Treatment of symptomatic hyponatremia:neither haste nor waste.Crit Care Med,1991,19:748—751.

[19] Baba T,Shibaba Y,Ogata K,et al.Isotonic hyponatremia and cerebralspinal fluid during and after transurethral resection of prostate.J Anesth,1995,9:135—141.

[20] Boe EI, Woie K, Hordnes K, et al. Transcervical endometrial resection: long—term results of 390 procedures. Acta Obstetricia & Gynecologica Scandinavica, 2006, 85 (1): 82—87.

[21] Brooks PG.Complications of operative hysteroscopy:how safe is it? Clin Obstet Gynecol,1992,35:256—261.

[22] Coldenberg M,Zolti M,Seidman BS,et al.Transient blood oxygen desaturation,hypercapnia,and coagulopathy after operative hysteroscopy with glycine used as the distending medium.Am J Obstet Gynecol,1994,170:25—29.

[23] Craig AW,Robert SS,Kaylen MS,et al.Complications associated with the absorption of hysterscopic fluid media.Fertil Steril,1993,60:745—756.

[24] Creevy CD.Hemolytic reactions during transurethral prostatic resection.J Urol,1947,58:125—131.

[25] De Jong P,Doel F,Falconer A.Outpatient diagnostic hysteroscopy.Br J Obstet Gynaecol,1990,97:299—303.

[26] Duleba AJ. Review of major complications related to devices used to treat abnormal uterine bleeding. J Am Assoc Gynecol Laparosc, 2004, 11: S72.

[27] Loffer FD.Complications of hysteroscopy-their cause,prevention,and correction.J Am Assoc Gynecol Laparosc,1995,3:11—26.

[28] Foul CG.Absorption of irrigation fluid during transcervical resection of endometrium.Brit Med J,1990,300:748—752.

[29] Garry R.Hysteroscopic alternatives to hysterectomy.Br J Obstet Gynecol,1990,97:199—207.

[30] Garry R.Safety of hysteroscopic surgery.Lancet,1990,336:1013—1014.

[31] Guy TB,Kevin RL,Ruben FG. The physiologic basis of the TUR syndrome. J Surg Res,1989,46:135—141.

[32] Hagstrom RS.Studies on the fluid absorption from the bladder during transurethral prostatic resection.J Urol,1955,73:852—853.

[33] Hahn RG,Anderson T,Sikk M.Eye symptoms,visual evoked protentials and EEG during intravenous infusion of glycine.Anta Anaethsinal Scand,1995,39:214—219.

[34] Hahn RG,Shemais H,Essen P,et al.Glycine 1% versus glycine 1.5% as irrigating fluid during transurthral resection of the prostate.Urol,1997,79:394—400.

[35] Hahn RG.Irrigating fluid in endoscopic surgery.Br J Urol,1997,79:669—680.

[36] Hahn RG.Prevention of TUR syndrome by deception of trace ethanol in the expired breath.Anesthesiology,1990,45:581—583.

[37] Istre O,Skajaa K,Schjoensby AP,et al.Changes in serum electrolytes after transcervical resection of endometrium and submucous fibroids with use of glycine 1.5% for uterine irrigation.Obstet Gynecol,1992,80:218—222.

[38] Jedeikin R,Olsfanger D.Disseminated intravascular coagulopathy and adult respiratory distress

syndrome:life-threatening complications of hysteroscopy.Am J Obstet Gynecol,1990,162:44—45.

[39] Joel O,Robert GH.Simulated intraperitoneal absorption of irrigating fluid.Acta Obstet Gynecol Scand,1995,74:707—713.

[40] Joseph M,Dermot K,Sorin JB.Dilutional hyponatremia during endoscopic curettage:the "Femal TURP Syndrome" ? Anesth Analg,1994,78:1180—1181.

[41] Kaijser Jeroen, Roelofs Henny JM, Breimer Liesbeth TM, et al. Excessive fluid overload with severe hyponatremia, cardiac failure, and cerebral edema complicating hysteroscopic myomectomy: A Case Report And Review Of The Literature. Journal of pelvic medicine & surgery, 2007, 13 (6): 367— 373.

[42] Kirwan PH,Nakepace P,Layward E.Hyperammonaemia after transcervical resection of the endometrium. Br J Obstet Gynecol,1993,100:600—604.

[43] Lin BL.Transcervical resection of submucous myoma.Nippon-Sanka-Fujinka-Gakkai-Zasshi,1986,38: 1647—1652.

[44] Lindemann HJ,Mohr J.CO_2 hysteroscopy:diagnosis and treatment.Am J Obstet Gynecol,1976,12: 129—133.

[45] Magos AL,Baumann R,Lockwood GM,et al.Experience with the first 250 endometrial resections for menorrhagia.Lancet,1991,337:1074—1076.

[46] Maner P,Holl D.Transcervical endometrial resection for abnormal uterine bleeding.Aust N Z J Obstet Gynecol,1990,30:357—360.

[47] McLucas B.Intrauterine applications of the resectoscope.Surg Gynecol Obstet,1991,172:425—431.

[48] McSwiney M,Hargreaves M.Transcervical endometrial resection syndrome.Anaesthesia,1995,50:254—258.

[49] Mizutani AR,Parker J,Katz,et al.Visual disturbances,serum glycine level,and transurethral resection of the prostate.J Urol,1990,144:697—699.

[50] Molnar BG,Broadbent JAM,Magos AL.Fluid overload risk score for endometrial resection.Gynaecol Endosc, 1992,1:133—138.

[51] Morrison,Donna M.RN,CNOR.Management of hysteroscopic surgery complication.ARON J,1999,69 (1):193—194.

[52] Olsson J,Nisson A,Hahn RG.Symptoms of the irrigant.J Urol,1995,154:123—128.

[53] Quinones RG.Hysteroscopy with a new fluid technique.In:Siegler AM,Lindemann HJ.Hysteroscopy. Principals and practise.Philadelphia:Lippincott,1984:41—42.

[54] Sandra AC,Gary DH,Eldon DS,et al.Hyperglycemia and hyponatremia during operative hysteroscopy with 5% dextrose in water distention.Fertil Steril,1989,51:341—343.

[55] Schafer M, Von Ungern—Sternberg BS, Wight E, et al. Isotonic fluid absorption during hysteroscopy resulting in severe hyperchloremic acidosis. Anesthesiology, 2005, 103(1): 203—204.

[56] Schlumbrecht M, Balgobin S, Word L. Pyometra after thermal endometrial ablation. Obstetrics & Gynecology, 2007, 110 (2, Part 2) (Supplement): 538—540.

[57] Shveiky D, Rojansky N, Revel A, et al. Complications of hysteroscopic surgery: Beyond the learning curver. J Minim Invasive Gynecol. 2007, 14 (2): 218—222.

[58] Singer M,Patel M,Webb AR,et al.Management of the transurethral prostate resection syndrome:time for reappraisal.Crit Care Med,1990,18:1479—1480.

[59] Stern RH.The management of symptomatic hyponatremia.Semin Nephrol,1990,10:503—514.

[60] Stern RH.The treatment of hyponatremia:first,do no harm.Am J Med,1990,88:557—560.

[61] Vulgaropoulos SP,Haley LC,Hulga JF.Intrauterine pressure and fluid absorption during continuous flow hysteroscopy.Am J Obstet Gynecol,1992,167:386—391.

[62] Zhang W,Ekengren J,Hahn RG,et al.Large-sized bladders reduces intravesical pressure and fluid absorption during TURP using the supra-pubic trocar.Urol Int,1996,56:28—32.

第七章

宫腔镜手术的麻醉

宫腔镜手术是20世纪90年代发展起来的治疗妇科疾病的一门新的技术。它集光纤、光电、微型摄像和图像分析与显像于一体。这些高科技设备应用于临床时，因技术特别，术中可能引发不良反应及严重并发症。因此，麻醉人员必须全面了解相关知识，并应有处理和预防术中意外及并发症的应急治疗技能。

一、麻醉前评估

虽然宫腔镜手术麻醉与其他手术麻醉术前评估大同小异，但大宗流行病学研究表明，术前准备不充分是术后并发症和死亡的主要原因之一。"只有小手术没有小麻醉"告诫人们应谨慎小心实施麻醉，更重要的是重视术前评估。麻醉医师进行术前病情评估时应从以下几方面实施。

（一）**术前访视患者并参加术前讨论**

麻醉前1~3 d深入病房访视患者或参加术前讨论，条件较好的医院应开设麻醉门诊进行麻醉前评估，建立患者的安全感和信任感，消除患者因恐惧紧张心理带来的心身方面的损害，同时应了解手术部位、方式、范围和体位，以便确定麻醉方式和设备及药品的准备。术前叮嘱患者禁食水8~12 h，并应向患者及其家属交代有关麻醉的危险性，特别是麻醉意外的发生，可能危及患者生命，以取得患者家属的理解及书面签字。随着我国法制逐渐完善，有的医院已实行麻醉签字公证，有利于麻醉工作开展。

（二）**熟悉病史，系统体格检查**

熟悉患者病史，特别要了解现病史，是否当前并存内科疾患如心脏病、高血压、糖尿病、肝肾疾病、哮喘、贫血、血液病、凝血障碍性疾病，有无抗凝治疗，现是否治愈或是继续治疗，用何药物治疗，治疗反应如何，有无药物过敏史，这直接关系到麻醉的安全；重视过去史及家族史，曾接受过麻醉否、麻醉次数、麻醉方式及麻醉效果，以及家族中有无遗传性疾病、重症肌无力或恶性高热等，这直接关系到麻醉的效果及预后。因此，术前必须系统地检查全身状况，包括生命体征、心肺听诊、脊柱四肢及神经系统检查，以便确定麻醉方案。

（三）检验及查看必要的实验参数

1．常规检查血、尿常规：主要了解患者是否贫血，贫血程度及肾小管功能。

2．生化检查：重点了解肝功能、血浆蛋白及白／球比值、血钾、血钠、血糖浓度。有些内科治疗如强心、利尿、降糖可导致电解质紊乱。

3．心电图、胸透检查：了解心脏电生理活动、心肌供血及肺部情况。

4．其他特殊检查：有心肺疾患者必要时检查肺功能、心动超声图及血气分析。有血液病史及抗凝治疗患者必须做凝血功能检查。

（四）麻醉手术风险评估

麻醉医师术前应考虑患者是否在最佳身体状态下接收麻醉，此手术给患者健康带来的好处是否大于因并存疾病所致的麻醉手术风险。下列任何一项均可导致术中、术后并发症和增加死亡率的危险。

1．临床评估ASA（American Society of Anesthesiologists）超过Ⅲ级。

2．心衰、洋地黄治疗、电解质紊乱。

3．心脏危险指数Goldman评分＞25分。

4．肺部疾患及胸片证实的肺部异常。

5．肾衰竭或代谢性酸中毒。

6．心电图异常。

7．急性呼吸道感染。

8．严重贫血、低蛋白血症。

9．凝血功能障碍性血液病及不可逾越的抗凝治疗。

二、宫腔镜手术的麻醉方法与选择

宫腔镜手术刺激虽仅限于宫颈扩张及宫内操作，但由于支配子宫的内脏神经主要来自于$T_{10\sim12}$、$L_{1、2}$的交感神经等及$S_{2\sim4}$的副交感神经组成的盆神经丛，易导致全身反应类似如人流综合征（RAAS，即心动过缓、心律失常、血压下降、恶心呕吐、胸闷、面色苍白、大汗等征象）。因此，麻醉的方法及选择取决于以下几点。

1．诊断性宫腔镜或治疗性宫腔镜用光学纤维镜还是硬镜。

2．是非住院患者还是住院患者。

3．患者精神心理状态能否合作。

4．患者对麻醉的要求。

5．手术医师的要求及手术操作的熟练程度。

6．手术时间长短。

（一）表面麻醉

表面麻醉即用穿透性强、作用快的局麻药用于子宫颈管内或注射到宫腔内的表面麻醉方法。药物一般用0.5％～1％丁卡因或2％利多卡因，采用棉棒宫颈管填塞法或宫腔内注射法。虽然表面麻醉能缓解扩宫时疼痛和全身不良反应，但不能较好地缓解宫内操作时的神经反射症状，因为它不能安全阻断黏膜下层和肌层对压迫、牵拉及电切、电凝热效应的神经反射。但此法与安定镇痛麻醉复合可用于宫腔镜活检、检查及ＴＣＲＰ等创伤较小的局部手术麻醉。

（二）宫颈旁神经阻滞

宫颈旁神经阻滞分别于宫颈4、8、10点距宫口外缘0.5 cm处，进针约3 cm，各注射0.5~1 mL的2%利多卡因，能使92%的患者宫口松弛，且RAAS发生率明显降低。理论上高浓度、大容量宫旁阻滞效果较好，但存在注射痛及全身中毒反应，也不能安全消除宫底及宫体的神经反射。

（三）硬膜外麻醉及蛛网膜下隙阻滞

硬膜外麻醉分连续硬膜外麻醉和单次硬膜外麻醉，是目前使用较广泛且熟练的麻醉方法。可根据手术时间长短及术者技术熟练程度随意调控麻醉时间和麻醉平面。其优点在于：①穿刺成功后阻滞完善，可控性好。②减少应激反应，减少血压升高和心动过速的发生。③可改善胃肠蠕动，减少腹胀，因交感神经阻滞可致副交感神经张力增加。④术中保持患者清醒，能及时告知宫腔手术中可能发生的不良反应如ＴＵＲＰ综合征。⑤术后恶心、呕吐和嗜睡减少。⑥还可用于术后镇痛治疗。但也有其缺点，因麻醉操作技术要求较高，失败率也较高；麻醉起效时间较长，并有发生全脊麻之可能。特别在妇科手术麻醉中有部分患者凝血功能障碍，血流动力学不稳定或脊柱畸形应属麻醉禁忌。而蛛网膜下隙阻滞，虽操作简便，阻滞完善，但不适合非住院患者，且对血流动力学影响较大，特别是青壮年，术后头痛发生率较高，临床上较少应用。

（四）全身麻醉

宫腔镜手术操作只限于子宫腔内，且手术时间较短，无需全身麻醉。但随着人们生活质量及知识水平与认识水平的提高，越来越多的患者要求在安静、平稳、无痛状态下度过围手术期。一般选用静脉全身麻醉。麻醉药物应选择作用时间短、苏醒快、镇痛效果好、不良反应少的全麻药物。以往较多采用亚麻醉剂量的氯胺酮，其镇痛效果可达80%～90%，但也不能完全抑制RAAS（reaction artificial abortion syndrome，RAAS），且增加肌张能力而不易扩宫；呕吐，口腔、呼吸道分泌物较多，易导致上呼吸道梗阻及误吸，还可兴奋、躁动及做噩梦，造成患者心理伤害，目前亦较少应用。

1. 静脉全身麻醉：近几年来新的静脉全麻药的开发应用，临床麻醉医师在选择全身麻醉药物时可根据患者状况灵活掌握。目前较常用的有依托咪酯、异丙酚，而国外较多采用单剂量阿芬太尼和苏芬太尼等，这些药物不良反应相对较少，安全可靠，苏醒快，特别是阿芬太尼类，镇痛完善，镇痛与意识分离，术毕很少感觉疼痛，术中亦无任何记忆，作用时间短，但大剂量时均有一过性呼吸抑制，多数能自行缓解。

（1）依托咪酯（etomidate）：依托咪酯系咪唑类衍生物。临床应用0.1~0.3 mg/kg，7~14 min自然苏醒，无精神不良反应，但呕吐发生率较高，且有注射部位痛及体动，并有抑制肾上腺皮质功能。如与小剂量芬太尼合用，则镇痛完善，苏醒快，不良反应明显减少。

（2）异丙酚（propofol）：异丙酚具有起效快，作用时间短，恢复迅速而平稳，同时有一定的抗呕吐作用。常用剂量为2.5~3 mg/kg，能维持8~10 min。如首次剂量后再用3~4 mg/（kg·h）静脉滴注维持，可随意延长麻醉时间而不影响苏醒时间。但亦有一过性呼吸、循环抑制。因此，要求麻醉医师应具备辅助通气设备和技术条件。

（3）阿芬太尼（alfentanil）：与芬太尼作用比为8∶1，起效和作用维持时间是芬太尼的1/3，无蓄积，对心血管影响小，镇痛与意识分离，常用量30~50 μg/kg镇痛维持15~20 min。

（4）氯胺酮（ketamine）：有较强的镇痛作用，宫腔镜手术时常用剂量0.3~1.3 mg/kg，稀释后静脉注射，此亚麻醉剂量对呼吸影响小，苏醒快，但有肌紧张、呕吐、呼吸道分泌物增多、兴奋和做噩梦等缺点。

（5）瑞芬太尼（remifentanil）：瑞芬太尼是一种超短效阿片μ受体激动剂，具有起效快、作用时间短、无蓄积等特点，而广泛应用于临床。其特点：代谢清除快，$t_{1/2}$Keo*为3~4 min；通过非特异性血液及组织酯酶代谢，肝肾功能不全患者也可安全使用。而且镇痛效价为芬太尼的50~100倍，为阿芬太尼的20~50倍。常用剂量为静脉滴注0.25~1 μg/kg，止痛作用可维持3~10 min。大剂量或静脉滴注太快也可导致心动过缓、恶心呕吐和呼吸抑制。

（6）异丙酚-阿片类药靶控输注（target controlled infusion，TCI）：随着计算机技术的发展，1992年Kenny等研制出计算机辅助滴定静脉麻醉药，微机控制的输液泵，是以血浆或效应室的目标为调控指标，同时可以显示目标血药浓度、效应室药浓度、给药时间和累计剂量，并可限制最高剂量。目前异丙酚-阿片类药靶控输注已广泛应用于临床麻醉和镇痛。常用TCI输注系统有两种：Diprifusor和Fresenius base primea。它是可以同时进行镇痛-镇静药等双通道或多通道的靶控输注。当今常用异丙酚-瑞芬太尼靶控输注；异丙酚0.8 μg/L和瑞芬太尼0.2~2 μg/L，有较好的镇痛、镇静作用，也适合年老体弱及多并发症患者的检查和手术治疗。

2. 喉罩通气静脉全麻：喉罩(Laryngeal Mask Airway，LMA)是由英国医生Brain于1981年根据解剖成人咽喉结构所研制的一种人工气道。根据喉罩的发明先后时间和用途分为三类：第一代为普通喉罩（LMA）；第二代为插管喉罩（LMA-Fastrach，Intubating LMA，ILMA）；第三代为双管喉罩（ProSeal-LMA）。喉罩的优点：①使用方便、迅速、气道维持更容易。

---

*Keo为药物从效应室转至中央室的速度常数；$t_{1/2}$Keo为血浆与效应室间平衡半衰期。

②无需喉镜，与气管插管比较，初学人员放置LMA的难度小，成功率高。③对不需肌松的长时间手术，LMA取代了面罩的作用。④建立气道以便自主通气和控制通气。⑤LMA的位置即使不很理想，也多能维持气道通畅。⑥避免气管内黏膜损伤。⑦在浅麻醉状态下也能耐受，耐受LMA比气管内导管所需的麻醉药量也减少。⑧麻醉诱导和恢复期血液动力学稳定性提高，置管时眼内压增高程度减少，麻醉恢复期咳嗽减少，氧饱和度提高，成人手术后咽痛发生率也降低。

有许多腔镜手术如子宫黏膜下多发肌瘤、宫腔严重粘连、子宫内膜息肉、增生，先天性子宫阴道纵隔等，由于手术时间较长，为了确保有效通气，在静脉全麻的基础上插入喉罩，既能保证有效通气，降低反流误吸之可能，还能进行机械通气或吸入麻醉。但喉罩通气麻醉应严格掌握适应证，对于颌面、口咽畸形，腺样体增生，饱食肠梗阻等有反流、误吸可能性的患者，应属绝对禁忌证。

3. 吸入全身麻醉：部分宫腔镜手术可采用单纯吸入麻醉完成。麻醉药经呼吸道吸入一定浓度，以维持适当的麻醉深度。目前吸入的气体麻醉药为氧化亚氮，挥发性麻醉药为氟化类麻醉药，如恩氟烷、异氟烷、七氟醚、地氟醚等。由于氧化亚氮的麻醉性能弱，高浓度吸入时有发生缺氧的危险，因而难以单独用于维持麻醉。挥发性麻醉药（如七氟醚、地氟醚）的麻醉性能强，高浓度吸入可使患者意识、痛觉消失，能单独维持麻醉。但肌松作用并不满意，如盲目追求肌松，势必增加吸入浓度。吸入浓度越高，对生理的影响越严重。因此，临床上常将N_2O-O_2-挥发性麻醉药合用，N_2O的吸入浓度为50%～70%，挥发性麻醉药的吸入浓度可根据需要调节，需要肌肉松弛时可加用肌松药。肌松药不仅使肌肉松弛，还可增强麻醉作用，以减轻深麻醉时对生理的影响。使用氧化亚氮时，麻醉机的流量表必须精确。为避免发生缺氧，应监测吸入氧浓度或脉搏氧饱和度(SpO_2)，吸入氧浓度不低于30%为安全。挥发性麻醉药应采用专用蒸发器以控制其吸入浓度。有条件者可连续监测吸入麻醉药浓度，使麻醉深度更容易控制。

4. 有必要时应实施气管内插管全麻，以确保患者安全。

三、宫腔镜手术中监测

宫腔镜手术麻醉的特殊性在于麻醉医师应知晓宫腔镜手术可能发生不良反应（如TURP综合征）和手术操作的并发症，通过监测分析生理参数及其变化，能尽早发现问题，判断问题的严重性，提供早期诊断和识别病情转归依据，并为手术医师对并发症的进一步处理提供更好的麻醉支持和生理保障。

（一）常规监测

1. 心电图：特别是对老年人或患有先天或后天性心脏病患者，应常规监测。麻醉和手术中电切或电凝对心肌电生理亦有一定的影响，可尽早地了解有否心肌缺血、心律失常等节律变化。

2．血压：血压由心输出量、血容量和周身血管阻力所决定，特别是椎管内麻醉后，可致相对容量不足而导致低血压；而用液体膨宫时若手术时间长，灌注压高可出现高血容量性高血压。一旦出现高、低血压，麻醉医师应尽早查找原因，以便做出正确处理。

3．脉搏氧饱和度监测：能发觉低氧性缺氧和搏动性血流，并能连续了解肺内气体交换状态，如氧合血红蛋白饱和度和中心氧合状态。妇科患者有相当一部分行宫腔镜手术时均伴有贫血，如血红蛋白在5～6 g时，氧含量不足但氧饱和度满意；低血压时或心泵功能低下，搏动性血流降低，而氧饱和度可能正常。因此，对诊断贫血性缺氧和早期低血压时存在价值和意义。

4．心前区或食道内听诊：可以监测心音、呼吸频率和通气情况，但不能识别呼吸类型。如用气体膨宫时，易导致气体栓塞，通过此法可及早发现，当听诊发现呼吸音和心音有异常时应立即停止手术，及时处理。

（二）特殊监测：

1．电解质监测：主要是血钠浓度监测。由于98%的渗透压是由电解质提供的，而钠几乎占了一半。当血钠浓度<125 mmol/L，即感恶心不适；若低于110～120 mmol/L时，即感头痛乏力、反应迟钝；<110 mmol/L即可抽搐、昏迷。宫腔镜下子宫肌瘤切除时，若膨宫压大于100 cmH$_2$O大灌注流量或患者处于低血压状态时易发生稀释性低钠血症，为防治急性水中毒提供可靠依据。

2．血糖监测：宫腔镜手术膨宫介质有三种。目前常用5%葡萄糖，术中定时快速测定血糖浓度十分必要。一旦血糖异常升高，提示冲洗液或膨宫液吸收。

3．中心静脉压监测：如CVP增高，说明有效血容量增多，而且CVP的变化比血压变化早。因此，可作为稀释性低钠血症的先兆征象。但其敏感性非同监测PCWP，如根据PCWP的监测指导治疗会更安全。

4．无创性血管外肺水监测：任何原因引起毛细血管壁滤过变化和毛细血管内外静水压与胶体渗透压差变化，均可导致肺水肿，采用心阻抗血流图（ICG）监测胸腔液体指数（TFI）用以区分心源性或非心源性水肿。

四、宫腔镜术中并发症及防治

（一）并发症

以下并发症常由麻醉师首先发现。

1．机械性损伤：有统计宫腔镜检查与手术发生子宫穿孔约占2%，有生理和病理两方面原因，与子宫不良位置如前倾或后倾子宫、解剖异常、子宫萎缩或发育不全、宫腔粘连、宫颈狭窄，以及手术操作时膨宫不理想有关。子宫破裂可因宫颈穿孔及撕裂，子宫假道形成，可发生于扩宫或宫内操作过程中。如在电灼、电切、激光刀或使用锐利器械引起穿孔时，其破损部位不易自愈，若穿孔部位于子宫角及附件处，因血供丰富，可导致大出血及大量膨宫介质进入循环（气体或液体）会导致气栓等代谢和循环紊乱。因此，手术医师必须谨慎选择合适的患者接收宫腔镜手术，应熟练掌握和使用宫腔镜器械，配用膨宫泵可调的流量扩张宫腔，最大限度满足手术视野，有助于提高手术安全性。

2．出血：宫腔镜手术导致大出血较少见，除非子宫穿孔。但有些患者患有凝血功能障碍性疾病，或因心血管疾病长期服用非甾体抗风湿药物、抗凝治疗，尤其是阿司匹林，可导致大量失血。术前应治疗凝血功能障碍性疾病，有使用阿司匹林者应停用7～14 d后方可实施手术治疗，有文献报道应停用20 d以上方可手术治疗。

3．气体栓塞：多见于使用气体（CO_2）作为膨宫介质，有资料表明静脉破口与膨宫压力阶差>4 mmHg可引起90 mL/s的气流量，如呈气团样吸收[0.5 mL/（kg·min）]即可产生明显的症状。心功能欠佳者可导致死亡。主要表现为心电图、血气值异常、低血压、出现特征性心脏杂音——金属样杂音或水轮音。一旦发生可疑气体栓塞，应立即停止膨宫，改变手术体位于左侧卧位或头低位，提高静脉压，必要时经右心导管抽除气泡。

4．TURP综合征：宫腔镜手术的膨宫液体介质在加压下的过量吸收也可发生类同于前列腺切除综合征的急性水中毒。发生TURP综合征取决于膨宫液的种类、吸收量和速度。急性水中毒多为血管内吸收所致，即膨宫介质通过破损的小静脉或血窦直接入血；而膨宫液通过缺损的子宫内膜或经输卵管进入腹腔经血管外吸收，使低渗液进入血管外间隙，导致迟发性低钠血症。

膨宫液吸收量和速度取决于以下几点：①膨宫液静脉压：是决定吸收量的重要因素，即使静水压小于60 cmH_2O也能使膨宫液大量吸收，同等重要的还有压力持续时间。②手术时间：手术时间长短主要与血管内吸收量有关。一般认为手术时间不超过60 min，不会引起严重的TURP综合征，但也有报道在手术开始15 min后就发生急性水中毒。③被切除的瘤体大小及子宫内膜切除面积。④失血量：膨宫液吸收量与失血量呈正相关。因为失血多时所需灌洗液的流量也大。⑤宫颈口的松弛度和窥镜的下水开关的开启程度：引流不畅，宫腔内压增高，吸收量和速度亦快。

一般说来，血压增高、脉搏减慢和精神异常兴奋是急性水中毒3个早期征象。如果血浆胶体渗透压下降显著，能引起非心源性肺水肿，表现为呼吸急促、粉红色泡沫样痰、口唇发绀等低氧血症。如果血清钠浓度严重降低，能导致低电解质性心血管虚脱，表现为低血压、头痛、恶心呕吐、视觉模糊及意识障碍，如未及时治疗进而可致强直样抽搐和昏迷。

（二）防治

一旦发生TURP综合征，应立即停止手术，积极恢复正常血容量，减少静脉回心血量，密切监测血清钠浓度和血浆渗透压，排出过多的水分，纠正低钠血症。

1．呋塞米的应用：经血管内吸收的膨宫液占总吸收量的29%，这就使膨宫液中含有渗透性利尿物质不能很好地发挥其利尿作用，所以应常规给予呋塞米，合并有严重肺水肿时有必要强心治疗。

2．高渗盐溶液应用：使用3%～5%氯化钠溶液纠正异常血容量和低钠血症，同时有渗透性利尿作用，以减轻细胞内水肿。

3．若发生非心源性肺水肿，大量粉红色泡沫痰、发绀，应限制晶体液输入，适当输入胶体溶液，并用40%乙醇雾化吸氧。

4．术中尽量保持较低膨宫压力在60 cmH_2O左右，使用非溶血性等渗或低渗膨宫液，尽量缩短手术时间，是预防TURP综合征的主要措施。

（蔡捍东）

参考文献

[1] 刘先义,曹经山,郑利民,等.临床麻醉实施程序.北京:人民卫生出版社,2000:94—99.

[2] Burkhord G,Katharina H,Thomas S,et al.The effects of remifentanil and gadapentin on hyperalgesia in a new extended in flammatory skin painmodel in health volunteers.Anesthesia analgesia,2004,98:401—407.

[3] Jeffery LP.Complications of endoscopic and laparoscopic surgery.New York:Lipincott Raven,1997:23—241.

[4] Viviand X,Fabre G,Ortega D,et al.Target-controlled sedation analgesia using propofol and remifentanil in women undergoing late termination of pregnancy.Int J obstet anesth,2003,12:83—88.

[5] Wiebe ER.Comparison of the efficacy of different local anaesthetics and techniques of local anaesthesia in therapeutic abortions.Am J Obstet Gyneol,1992,167(1):131—134.

[6] Wiebe ER,Rauling M.Pain Control in abortion.In J Gynecol Obstet,1995,50(1):41—46.

第八章

宫腔镜诊断

用宫腔镜直接检视宫腔内病变，定位取材，比传统的诊断性刮宫（diagnostic dilatation and curettage, D&C）、子宫输卵管碘油造影（hysterosalpingography, HSG）以及B超检查更要直观、准确、可靠，能减少漏诊，明显提高了诊断准确率，被誉为现代诊断宫腔内病变的金标准。Dotto等将宫腔镜下的子宫内膜图像分为5类：正常、良性病变、低危子宫内膜增生、高危子宫内膜增生和子宫内膜癌。与内膜活检对照有高度的一致性。Clark等分析65篇文献，研究AUB宫腔镜诊断子宫内膜癌和子宫内膜增生的准确性，3.9%宫腔镜怀疑癌者中，有71.8%概率是癌；不怀疑癌者，有0.6%概率是癌，故认为宫腔镜诊断子宫内膜癌准确率高，但仅限于子宫内膜病变。Agostini等回顾分析宫腔镜电切组织块病理诊断子宫内膜非典型增生17例，发现1例子宫内膜腺癌，危险度为5.9%（1/17）。宫腔镜检查已成为一项新兴的、有价值的妇科诊断技术。微型器械与无创技术应用，使宫腔镜检查术由门诊走向了流动站。Nagele等认为门诊宫腔镜检查对大多数患者可行，查出宫腔内病变率高，还可同时做小的宫腔镜手术，正像20世纪的D&C一样，有可能成为21世纪的常规。

第一节　宫腔镜检查术

一、宫腔镜检查的适应证

对疑有任何形式的宫腔内病变或需要对宫腔内病变做出诊断及治疗者，均为宫腔镜检查的适应证。

1. 异常子宫出血（abnormal uterine bleeding, AUB）：包括生育期、围绝经期及绝经后出现的异常出血，例如月经过多、过频、经期延长、不规则出血，以及绝经前、后子宫出血，是宫腔镜检查的主要适应证，Nagele等报道其87%的指征为异常子宫出血。对于生育期妇女出现的异常出血，应首先排除不良妊娠，例如先兆流产、异位妊娠等。对于绝经前、后出现的异常出血，应警惕子宫内膜癌的可能性，实施宫腔镜检查时膨宫压力不宜过高，以免引起癌细胞向腹腔扩散的可能。

2．异常宫腔内声像学所见：包括B超、HSG、CT、MRI、超声子宫图（sonohysterography，SHSG）、水超声（saline infusion sonohysteroscopy，SIS）、彩色多普勒超声（television color doppler，TVCD）等。各种异常声像学所见均为间接检查结果，宫腔镜检查可以对宫腔内病变进行确认、评估、定位，对可疑之处还可定位活检进行组织细胞学检查。对不育症（不育、习惯流产）患者观察宫腔及输卵管开口的解剖学形态，是否存在子宫畸形、宫腔粘连、黏膜下肌瘤等。观察子宫内膜的发育情况，是否存在内膜增生或内膜息肉。对可疑处定位活检。

3．不育症：可发现不育症的宫内因素，李氏回顾性分析该中心259例不育症患者的宫腔镜检查结果中，120例（46.33%）宫内有病变，包括子宫内膜息肉42例（35%）、子宫畸形37例（30.83%）、宫腔粘连23例（19.17%）、子宫内膜病变10例（8.33%）、宫内异物1例（0.83%）、黏膜下肌瘤6例（5%）。

4．三苯氧胺或HRT等激素治疗引起的生理或特殊改变：由于药物的雌激素效应，长期服用后可导致子宫内膜增生，息肉形成，严重者甚至出现内膜癌变，需要宫腔镜进行评估。

5．异常宫腔吸片细胞学检查所见或异常子宫内膜病理组织学检查所见：有时需宫腔镜为病变定位或取样送检。

6．继发痛经：常为黏膜下肌瘤、内膜息肉或宫腔粘连等宫内异常所引起，宫腔镜应为首选检查方法。

7．复杂的宫腔操作术后：术后6～8周进行，以便发现和分离早期的纤细、薄膜状粘连。

8．子宫内膜癌的分期：观察有无侵犯宫颈管的黏膜面。Garuti等报道宫腔镜检查预测子宫内膜癌宫颈浸润的敏感度为100%，特异性为87.3%。宫腔镜检查排除宫颈播散高度准确。

9．子宫肌瘤：为多发性子宫肌瘤选择手术方式时，需行宫腔镜检查，确定有无黏膜下肌瘤。

10．检查宫内节育器：观察节育器的位置是否正常，有无嵌顿等。

11．阴道异常排液：子宫内膜癌有时以阴道异常排液就诊，首都医科大学附属复兴医院宫腔镜诊治中心曾经治1例阴道排出无色透明液体2年，B超检查无异常所见，宫腔镜检查确诊为高分化子宫内膜腺癌。

二、宫腔镜检查的禁忌证

1．绝对禁忌证：一般均认为宫腔镜检查无绝对禁忌证。因宫腔镜检查的操作会使炎症扩散，因此可认为以下各点为绝对禁忌。应首先给予抗感染治疗，待炎症得到控制后方可实施宫腔镜检查。

（1）急性子宫内膜炎。

（2）急性附件炎。

（3）急性盆腔炎。

2．相对禁忌证：有学者认为以下亦非禁忌，而是在做宫腔镜检查时需要注意的事项。

（1）大量子宫出血：大量出血时宫腔镜的视野全部被血液所遮盖，不仅难以查出病变，而且会增加出血。

（2）妊娠：有可能引起流产。

（3）慢性盆腔炎：有可能使炎症扩散。

三、术前评估

宫腔镜检查前需对受术者进行全面的评估和准备，主要包括：检查指征的确认，患者有无高血压、糖尿病，能否耐受较长时间的截石位及膨宫带来的不适，宫颈的松弛程度，有无脏器损伤和感染的高危因素，有无可能同时治疗等，决定是否需要麻醉及麻醉的方式、选择和准备器械及是否需要应用预防性抗生素等。

1．病史：详细询问患者一般健康状况及既往史，注意有无严重心、肺、肝、肾等重要脏器疾患，有无出血倾向及糖尿病史，对于月经不规律者，术前尤其注意必须排除妊娠的可能性。

2．查体：常规测量血压、脉搏和体温，检查心肺功能，注意有无盆腔炎症及急性阴道炎，对于合并炎症者应首先给予治疗，待炎症得到控制后再实施宫腔镜检查。

3．化验检查：化验血、尿常规，对于尿糖阳性者，应测量空腹血糖，便于选择膨宫液。阴道分泌物检查，包括清洁度、霉菌、滴虫等，必要时取宫颈分泌物进行衣原体、支原体及淋球菌检查。常规进行宫颈细胞学检查，肝、肾功能和乙型肝炎表面抗原等多种指标的检查。

4．心理咨询：仔细讲解宫腔镜检查的过程和宫腔镜诊断的必要性，以取得患者的理解与配合，可取得观察结果满意和手术顺利完成的效果，甚至减少了对麻醉需求。有医生总结道：医生的语言是最好的药物，无创技术是最好的麻醉，可见心理咨询的重要性。

四、宫腔镜检查术的膨宫系统

正常情况下，子宫腔的前后壁基本上处于紧密贴敷在一起的状态．注入膨宫介质，人为地扩张子宫腔后，才能观察到子宫腔内的景象。

（一）液体膨宫

1．膨宫装置：可用下口瓶或输液瓶连接注水管，靠液面落差膨宫，或用自动液体膨宫机膨宫，后者可设定压力和流速，使宫腔持续保持扩展状态。膨宫压力限定在100 mmHg以下，如无自动膨宫机，可靠液面落差的压力膨宫，压力不足可用加压带或用三通管加压。

2．膨宫介质：子宫腔的充分膨胀和清澈无血的视野是宫腔镜检查和手术的重要条件。液体膨宫介质不但可使子宫腔扩张，而且可冲洗物镜片，排除血液、黏液、子宫内浮游物等对物镜片的污染，保持清晰的视野。

（1）生理盐水：其折射指数为1.37，为等渗液体，易于冲去宫内组织碎片和血块，但黏稠度差，易与血液混合，妨碍视线。

　　（2）5%葡萄糖液：黏稠度较高，视野较清晰，但使用时器械、手套表面发黏，产生不适感。

　　（3）Hyskon液：为高黏稠度膨宫液，是32%右旋糖酐–70与10%葡萄糖的混合液。优点为黏度大，用量少，不易与血液、黏液相混融，尤其适用于子宫出血患者。缺点为价格昂贵、清洗困难。用毕须用热水浸泡器械，以免积垢于管壁或镜面，并易损坏器械。此外，还有发生过敏的报道。

　　（二）气体膨宫

　　1. 膨宫装置：用自动CO_2膨宫机，可根据检查需要，控制和调节CO_2的灌注压力和流量。当初使用CO_2膨宫时，曾发生过气体栓塞死亡的病例，CO_2注入器（图8–1–1）的问世使CO_2膨宫的安全性极大提高，现在欧美大多以CO_2膨宫。CO_2膨宫的流量为30~80 mL/min或压力在100 mmHg以下。CO_2宫腔镜检查时，如宫腔内有出血，物镜片被血液污染，且无法清除，常无法观察，为其缺点。

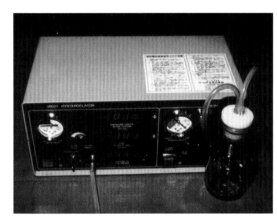

图8–1–1

CO_2注入器

　　2. 膨宫气体：理想的气体膨宫介质应为溶解度高、易于吸收并且无不良反应的非易燃易爆者。CO_2为人体内的天然气体，进入机体后迅速吸收，因气体溶解度高，进入血液后不易引起气体栓塞，对器械基本无任何损伤作用，膨宫效果好，无过敏反应。CO_2的折射指数为1.00，与其他介质比较视野相对较大，清晰度高，是较为理想的膨宫气体。缺点为：①需专用充气装置，不如液体膨宫简便。②可引起宫内气泡或黏液分泌增多。③使用不当有危险，若灌注压过高，增加CO_2进入血管的机会，有发生酸中毒、心律不齐、心力衰竭、气体栓塞的潜在危险，严重者危及生命。

　　CO_2是一种极好的膨宫介质，尤其在诊断性宫腔镜或不需要实施宫腔内操作时，气体介质膨宫视野尤为清晰可辨。但是在实施宫腔镜手术时，气体介质并不十分理想，特别在出血的情况下，组织烧灼后产生的烟雾或气泡使视野变得模糊不清，影响实施操作，因此，宫腔镜手术中极少应用气体膨宫介质。CO_2膨宫和液体膨宫的比较见表8-1-1。

表8-1-1　CO_2膨宫与液体膨宫的比较

项目	CO_2	液体
图像的清晰度	较好	好
视野角	广	较窄
宫腔镜下胚物移植或输卵管内人工授精	适用	不适用
有出血时检查	困难	容易
直视下插入宫腔	困难	容易
病变处的血管观察	困难	容易
气泡形成致观察困难	常容易有	无
对物镜片的污染	常有	少
宫腔后壁肌瘤或息肉的观察	困难	容易
检查后疼痛	较强	少
CO_2注入器	必要	不必要
CO_2气体栓塞	可能	不可能
地面污染	无	常有

五、宫腔镜检查时间的选择

除特殊情况外，一般以月经净后5 d内为宜，此时子宫内膜为增生早期，内膜薄，黏液少，不易出血，管腔内病变容易暴露，观察满意。对不规则出血的患者在止血后任何时间都可检查。在子宫出血期有必要检查时，可酌情给予抗生素后进行。

六、宫腔镜检查的麻醉及镇痛

为减少术中反应，可于术前给止痛剂、镇静剂，或肌内注射阿托品。宫颈管松弛或用软镜者可不用麻醉，常用的镇痛及麻醉方法如下。

1．消炎痛栓：检查前20 min将消炎痛栓50~100 mg塞入肛门深处。消炎痛能抑制前列腺素的合成和释放，消除对痛觉的增敏作用，故有良好的镇痛效果。其血浆半衰期为20 min，故镇痛持续时间不长，适用于宫腔小操作，术后可迅速离院。

2．凯扶兰：于检查前30 min口服凯扶兰25~50 mg。

3．宫颈旁神经阻滞麻醉：于两侧宫颈旁各注入1%普鲁卡因5~10 mL或0.5%利多卡因5~10 mL，回抽无血后，方可注药。

4．宫颈管黏膜表面麻醉：用长棉签浸2%利多卡因溶液插入宫颈管，上达内口水平，保留1 min。

5．子宫内膜喷淋麻醉：将1%利多卡因5 mL或0.25%布比卡因8 mL，通过特制的管腔喷注器喷注于子宫内膜表面，5 min后检查。

6．静脉麻醉：静脉注入异丙酚或氯胺酮等。

七、宫腔镜检查的操作方法

（一）检查前的准备

1．受术者于术前排空膀胱，内诊确定子宫的位置及大小。如需与B超联合检查，亦可保持膀胱适度充盈。

2．取截石位，以0.25%或0.5%碘伏常规消毒外阴阴道，宫腔黏液多且不易去除者，可以2 mL注射器吸出，以免妨碍宫腔镜的视野。

3．置镜前务必排空注水管和鞘套与光学视管间的空气，液体膨宫的压力为13～15 kPa，流速为200～300 mL/min；CO_2膨宫压力为60～80 mmHg（约10 kPa），流速为20～30 mL/min。

4．尽量应用无创技术操作，包括不放窥器、不夹持宫颈、不扩张宫颈，不探宫腔及低压膨宫等。

（二）操作方法

1．纤维宫腔镜：

（1）拨动操纵杆使物镜端的镜头上下移动，在膨宫液的冲注引导于直视下从子宫颈外口插入纤维镜尖端，全面地观察宫颈管（图8-1-2A、B）。接着继续将纤维镜插进宫腔，转动镜体或拨动操纵杆，调整尖端的方向，按顺序观察宫腔的前壁、左侧子宫角、左输卵管口、后壁、右侧子宫角、右输卵管口，而后子宫底。检查完毕，在退出镜子时再度详细观察宫颈管，因此处难以膨胀，易出现诊断错误。

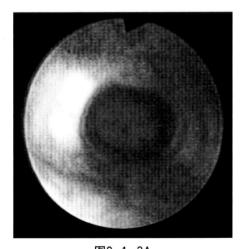

图8-1-2A

纤维软镜观察宫颈管

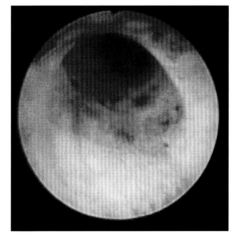

图8-1-2B

纤维软镜观察宫颈管

（2）如将镜体向前推入宫腔遇阻时，可以加大膨宫液的压力，使纤维镜的尖端沿着水流方向推进，若还不成功，则用子宫探针探寻插入方向及用宫颈把持钳固定宫颈。如果宫腔探针可插入宫颈管，但镜下见到子宫颈内口狭窄时，可用宫颈扩张器稍微加以扩张。切勿勉强用力硬把纤维镜往前推进，否则可能折断镜体内的玻璃导光纤维而损伤影像，在画面上出现小黑点（图8-1-3）。

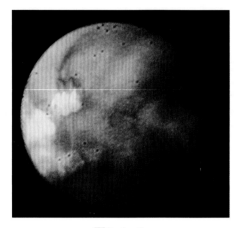

图8-1-3

纤维软镜光导纤维折断。画面上出现小黑点（患者绝经后取环失败，纤维软镜下见残环嵌顿于右侧宫壁）

2．硬性宫腔镜：

（1）主要用于对诊断性纤维镜所发现的宫腔内病变需要做更详细的观察，以及宫腔较大、宫内病变较大或较复杂时。

（2）现代硬性宫腔镜的光学视管均为12°～30°的斜视镜片，故镜体由宫颈推入时，需一边转动，一边观察，镜体插入宫腔内以后，需回转镜轴柄，将斜视镜片对准目标物进行观察，例如物镜已达子宫底部，斜视镜片对向左侧，可观察到左侧子宫角和输卵管口，继续顺时针方向转动镜轴柄90°，斜视镜片对向和观察的是子宫后壁，余类推，观察顺序与纤维镜同。

（3）外鞘径线较大，除长期子宫出血或宫腔内有较大的占位病变，其宫颈管较松弛者外，常需做宫颈扩张及麻醉，仍可用无创技术。

3．纤维宫腔镜与硬性宫腔镜检查的比较：Unfried等用评分法比较纤维宫腔镜和硬镜的患者图像质量和临床的可接受性。结果硬镜置入和检查时的不适明显大于纤维宫腔镜（平均1.7∶0.7，P =0.003，3.1∶1.2，P <0.001），但图像的质量远优于纤维宫腔镜（P <0.001），手术时间明显缩短（平均70∶120，P =0.003）。认为：纤维宫腔镜痛苦少，适合门诊应用；硬镜图像好，操作快速，成功率高，价格低。

4．无创技术：即检查时不放窥器、不夹持宫颈、不扩张宫颈管，使用微型器械，不探宫腔，低压膨宫，不需要麻醉，可在门诊诊室进行。如医生有丰富的镜下识别病变的经验，还可以继续进行治疗和手术。应用无创技术操作，外阴覆盖浸有灭菌生理盐水的消毒纱布垫，以防"膨宫"介质自外阴漏出的方法被命名为阴道内镜，其适应人群为幼女、未婚、未育、绝经妇女、阴道宫颈狭窄患者，所使用的器械为微型宫腔镜，Bettocchi报道其10年9 093例的经验，全部检查成功，满意率几乎100%。

八、宫腔镜B超联合检查

将宫腔镜和B超两项先进诊断技术联合应用，改变了宫腔镜单纯诊断宫内病变，B超单纯诊断子宫壁内外病变的限制，克服了单纯宫腔镜检查不了解黏膜下肌瘤与子宫肌壁间关系，单纯B超不能发现小于1～2 mm宫内占位性病变，不能为黏膜下肌瘤定位等缺点，使两者互补。通过一次检查，可以及时、全面、准确地了解患者子宫内、子宫壁及盆腔情况，为诊断提供可靠资料。扩大了宫腔镜和B超检查的适应证，为迅速而准确地诊断妇科疾患开辟了新的途径。

（一）宫腔镜B超联合检查的适应证

1．凡有宫腔镜检查指征者。

2．盆腔包块，欲了解其与子宫的关系者。

3．决定子宫肌瘤的手术方式。

（二）宫腔镜B超联合检查方法

1．适度充盈膀胱，至可显露宫底。

2．宫腔镜检查开始前，先做二维超声，探查子宫位置、子宫大小、子宫壁厚度、宫腔线位置、黏膜厚度、宫底有无凹陷、宫体有无畸形、有无子宫肌瘤，以及肌瘤的数目、位置和大小及附件情况等。

3．宫腔镜在B超引导下顺宫腔方向置入镜体。在宫腔镜检视宫腔情况的同时，用B超探头在耻骨联合上方做横向扫查与纵向扫查，以宫内的膨宫液和镜体为参照物，进行全方位的观察。输卵管通畅者，有时可看到水流自输卵管通过或自伞端溢出的图像。镜体后退时，注意膨宫前后的声像图变化，宫壁有无膨宫液渗入等。

（三）宫腔镜B超联合检查的异常所见

1．宫内病变：

（1）子宫畸形：膨宫液使子宫腔充分膨胀后，B超图像可显示子宫底部的轮廓有无凹陷，子宫底部的宫腔有无中隔及其长度、宽度、厚度等，分辨高的B超还可显示中隔内的肌层，准确提示子宫中隔的诊断。

（2）宫腔积血：宫腔镜只能发现宫腔粘连，但看不到粘连水平以上的宫腔内情况，联合检查可同时观察到因粘连造成其上方宫内积血的部位、范围及单房或多房等情况。

（3）宫内异物：如完全嵌入宫壁或被内膜覆盖的宫内节育器，联合检查可精确定位。

2．子宫壁和子宫外病变：

（1）壁间肌瘤：联合检查将宫腔镜所见子宫内形态改变结合B超提示壁间肌瘤的位置、大小及内突程度，为内突型壁间肌瘤精确定位。

（2）子宫腺肌病：联合检查时，若子宫腺肌病的异位腺体开口于宫腔，膨宫液可进入子宫壁，在声像图上显示为病变部位呈不均质的云雾状强回声。

（3）子宫浆膜下肌瘤和附件肿物：可清楚地观察其与子宫和宫腔的关系。

九、正常子宫的宫腔镜所见

（一）宫腔镜检查能看到的各种图像

宫腔镜检查能看到各种图像，除极明显者外，观察目标是否正常，仍需判断及病理组织学检查。

1．子宫内膜：可分为月经期、增生期、分泌期内膜，内膜发育不全，内膜增生。

2．隆起：息肉，内膜肥厚，息肉状、乳头状、结节状、半球形、球形等隆起（图8-1-4）。

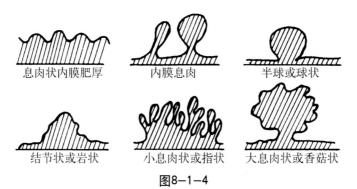

息肉状内膜肥厚 　内膜息肉 　半球或球状

结节状或岩状 　小息肉状或指状 　大息肉状或香菇状

图8-1-4

子宫内膜隆起（本图由高岛英世博士善意提供）

3．子宫内膜腺管开口：点状、轮状、管状（图8-1-5）。

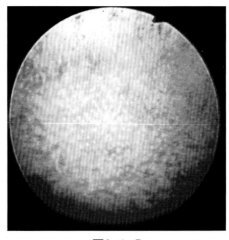

图8-1-5

子宫内膜腺管开口

4．表面：平滑、粗糙、凹凸不平。

5．透明度：透明、半透明、不透明。

6．颜色：白色、灰白色、黄白色、褐色、淡红色、红色。

7．质地：硬、软、脆弱。

8．坏死：点状、斑状、片状。

9．正常血管或良性血管：可分为毛细血管网、细血管、树枝状血管、压平状血管等（图8-1-6）。正常内膜常可见到毛细血管网，有时也可见到细血管，其他形状如柳枝的树枝状血管也属于良性血管。黏膜下肌瘤则可见到压平状的宽幅血管。

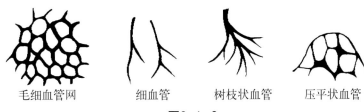

| 毛细血管网 | 细血管 | 树枝状血管 | 压平状血管 |

图8-1-6

正常血管或良性血管（本图由高岛英世博士善意提供）

10．异形血管：主要是血管扩张及走向不规则（图8-1-7）。后者指血管呈现部分狭窄，走行断续或中断，突然弯曲，蛇行或闪电形盘曲等。以上所见加上血管怒张常见于恶性肿瘤。此外，乳头状子宫内膜腺癌的最大特征是在其长或短的乳头状突起中可透见中心血管。

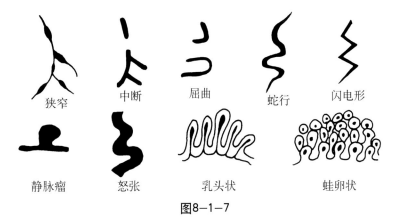

| 狭窄 | 中断 | 屈曲 | 蛇行 | 闪电形 |
| 静脉瘤 | 怒张 | 乳头状 | 蛙卵状 |

图8-1-7

异形血管（本图由高岛英世博士善意提供）

（二）宫腔镜所见的正常宫腔形态

1．子宫颈管：正常子宫颈管（图8-1-8）为圆形或椭圆形的管筒，其形状可随膨宫程度变化，黏膜淡红色、泛白或红色，纵横皱褶较多，明显异于宫腔内膜，偶见典型的棕榈状皱襞。宫颈内口多呈圆形或椭圆形，边缘整齐、平滑，偶有轻度不规则者。明显前屈或后屈者，内口偏向前后侧。宫颈管黏膜较宫腔的黏膜略显苍白，多种宫腔内操作如流产、刮宫、放（取）IUD及D&C等容易造成损伤、引起宫颈管粘连。

2. 宫腔：膨宫良好时子宫底被展平（图8-1-9），但有时略呈弧形，向宫腔内凸出，使两侧子宫角显得较深，子宫内膜的色泽、厚度、皱褶等均随着月经周期变化而略有不同（图8-1-10A～D）。

3. 子宫内膜：其形态随患者年龄及月经周期变化而不同。

（1）生育期子宫内膜。

（2）修复期子宫内膜：一般指月经第5～6天，整个宫腔被新生上皮所覆盖，厚0.5～0.9 mm，内膜平滑，呈黄红色，血管纹极少，可有散在的出血斑，腺管开口不明显（图8-1-11）。

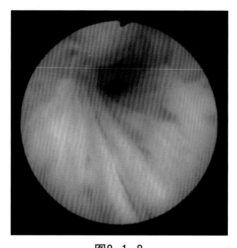

图8-1-8

正常子宫颈管

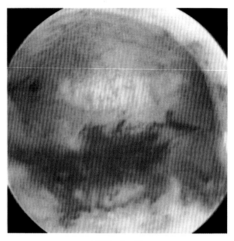

图8-1-9

膨宫良好时子宫底被展平

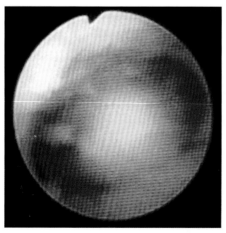

图8-1-10A

正常宫腔形态

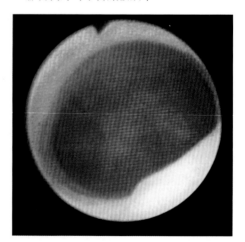

图8-1-10B

正常宫腔形态

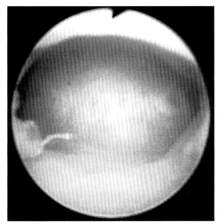

图8-1-10C　　　　　　　　　　　图8-1-10D

正常宫腔形态　　　　　　　　正常宫腔形态（CO_2膨宫）

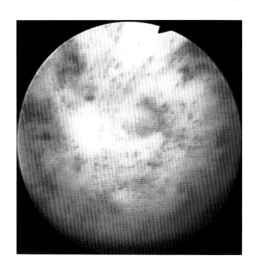

图8-1-11

修复期子宫内膜

（3）增生早、中期子宫内膜：厚2~5 mm，内膜渐变成赤红色，皱褶增多，凹凸不平。腺管开口较清晰，均等分布，像草莓状（图8-1-12A、B）。

（4）增生晚期和分泌早期子宫内膜：指排卵前后2~3 d，内膜肥厚加上水肿变化，呈淡黄红色、半透明息肉状突起，可透见上皮下血管、腺管开口变得不清楚，波浪状起伏，腺管开口凹陷尤为明显（图8-1-13A~C）。

（5）分泌期子宫内膜：内膜肥厚到7~8 mm，起伏不平，由于间质水肿，内膜呈黄白色或黄红色半透明的半球形或息肉状突起，毛细血管网清晰，白色点状的腺管开口变得不明显甚至几乎难辨（图8-1-14A、B）。

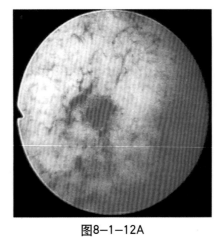

图8-1-12A

增生早期子宫内膜

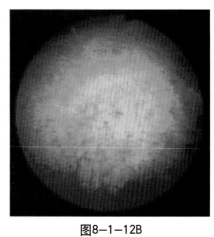

图8-1-12B

增生中期子宫内膜

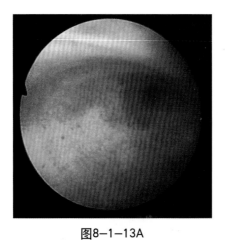

图8-1-13A

月经第12天子宫内膜

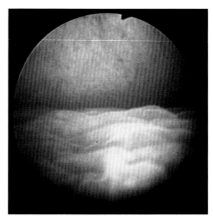

图8-1-13B

分泌早期子宫内膜

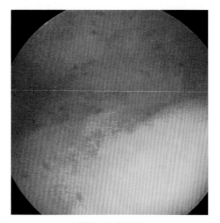

图8-1-13C

分泌早期子宫内膜

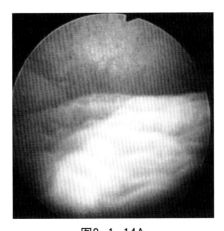

图8-1-14A	图8-1-14B
分泌期子宫内膜	分泌期子宫内膜

（6）月经前期子宫内膜：内膜间质水肿消退，内膜重趋变薄，表面细微皱襞增多，可伴有散在红色斑块的内膜下小血肿，内膜较脆易出血（图8-1-15）。

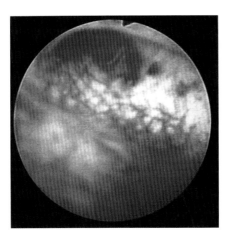

图8-1-15

月经第27天子宫内膜

（7）月经期子宫内膜：子宫内膜剥脱，伴有点状出血斑和苔样苍白的剥离面，可见毛糙的血管及腺体残端（图8-1-16A、B）。

（8）绝经期子宫内膜：呈萎缩状，内膜变薄、平滑、黄白色不透明、常可见到溢血斑（图8-1-17）。

4.子宫角和输卵管口：子宫角在宫腔尚未展开时呈较深且暗的漏斗状（图8-1-18A、B），完全展开后于其顶端或顶端内侧可见输卵管口（图8-1-19A～D）。输卵管口多呈圆形或椭圆形（图8-1-20），偶呈星状或月

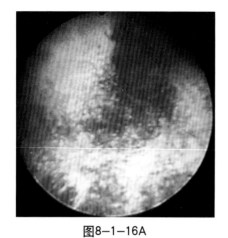

图8-1-16A

月经第1天子宫内膜

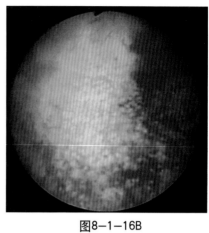

图8-1-16B

月经第1天子宫内膜

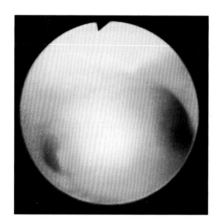

图8-1-17

绝经期子宫内膜

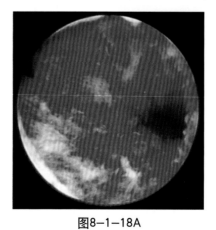

图8-1-18A

宫腔镜下左侧子宫角

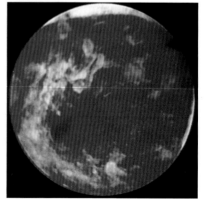

图8-1-18B

宫腔镜下右侧子宫角

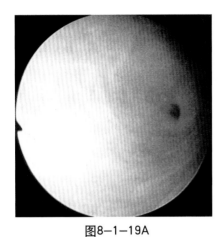

图8-1-19A

宫腔镜下输卵管开口

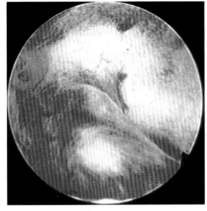

图8-1-19B

宫腔镜下输卵管开口

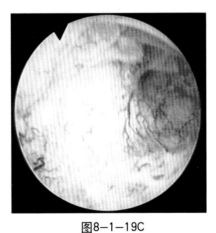

图8-1-19C

宫腔镜下输卵管开口

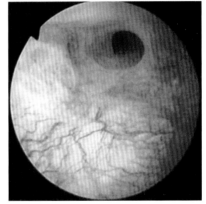

图8-1-19D

宫腔镜下输卵管开口（可见输卵管间质部）

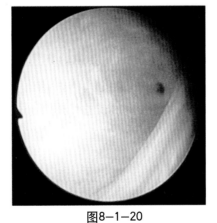

图8-1-20

宫腔镜下输卵管开口呈椭圆形

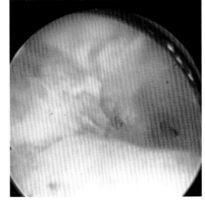

图8-1-21

宫腔镜下输卵管口半张开

牙状。有时可见到收缩呈缝隙状（图8-1-21）。输卵管通畅时可能看到膨宫液向输卵管开口内流动。

5. 宫腔镜检查宫腔内其他所见：

（1）出血：血片、血丝和血块可附着在子宫内膜表面或悬浮于宫腔内，色泽因出血时间长短而异，有鲜红、暗红、紫红、紫黑色不等，可随膨宫液的流动而移位。内膜下的出血点或出血斑可散在或融合成片，呈红色或暗红色出血灶，其表面有子宫内膜覆盖，故不随膨宫液的流动而移位。若小静脉或毛细血管活动出血，可看到血液由出血灶缓缓流出。小动脉出血呈波动状。若出血多，即与膨宫液融合成红色一片，以致视野模糊不清。

（2）黏液：呈白色絮状，随膨宫液飘动、变形，有时亦可附着于子宫内膜表面，与内膜碎片难以鉴别。

（3）内膜碎片：部分附着于子宫壁，部分垂落于宫腔内，色苍白或淡红，在膨宫液中形态较黏液强直，可抖动但不移位。

（4）气泡：连接管内未排净的气体进入宫腔，呈微泡聚集于子宫前壁或底部。

十、异常宫腔镜检查所见

（一）黏膜下肌瘤

黏膜下肌瘤外观呈圆形或椭圆形，表面白色平滑，且有光泽，可见到较粗的树枝状血管或走行规则的血管网（图8-1-22A、B）。其表面的内膜肥厚时，常难以与子宫内膜息肉相鉴别，此时如将宫腔镜前端刺入肌瘤内，可见其后面白色的肌瘤结节。注意观察肌瘤根蒂部的粗细及肌瘤向宫腔内突出程度。

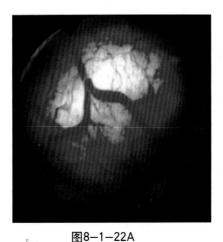

图8-1-22A

子宫黏膜下肌瘤

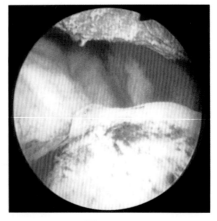

图8-1-22B

子宫腔内多发肌瘤

荷兰国际宫腔镜培训学校按肌瘤与子宫肌层的关系将黏膜下肌瘤分为三种类型，为临床常用分类方法，详见第九章第3节。

1. 0型黏膜下肌瘤：肌瘤有蒂，未向肌层扩展，典型的宫腔镜图像是圆形或类圆形包块，突出于宫腔内（图8-1-22C）。

2. Ⅰ型黏膜下肌瘤：肌瘤无蒂，向肌层扩展<50%，典型的宫腔镜图像是半球形隆起，子宫壁与肌瘤之间成锐角（图8-1-22D）。

3. Ⅱ型黏膜下肌瘤：肌瘤无蒂，向肌层扩展>50%，宫腔镜下可为半球形或弧形隆起，子宫壁与肌瘤之间成钝角（图8-1-22E）。

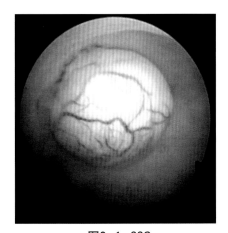

图8-1-22C

子宫黏膜下肌瘤（0型）

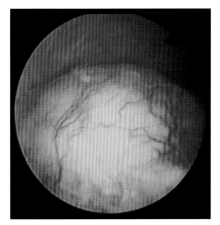

图8-1-22D

子宫黏膜下肌瘤（Ⅰ型）

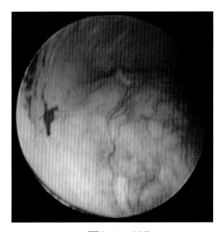

图8-1-22E

子宫黏膜下肌瘤（Ⅱ型）

（二）宫腔粘连

宫腔粘连是宫腔内前后粘连在一起的组织，一般在宫腔的中央或边缘部较多（图8-1-23A、B）。可分内膜性粘连、纤维肌性粘连和结缔组织性粘连三种。内膜性粘连的表面与周围的子宫内膜外观相似，用宫腔镜容易分离开（图8-1-23C）。纤维肌性粘连呈淡红色或黄白色，呈网格或壁架状，有子宫内膜盖覆，因此表面光滑，质地坚韧，不易分离，且容易发生子宫穿孔（图8-1-23D）。结缔组织性粘连是一种瘢痕组织，表面呈灰白色，无子宫内膜盖覆，较粗糙（图8-1-23E）。如位于宫腔中央，常需与子宫中隔鉴别。宫腔广泛的粘连宫腔镜无法做出全面判断，常需要子宫输卵管造影辅助。

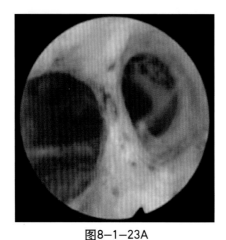

图8-1-23A

宫腔粘连（中央型）

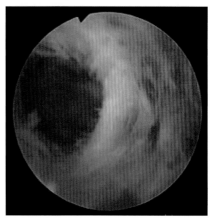

图8-1-23B

宫腔粘连（边缘型）

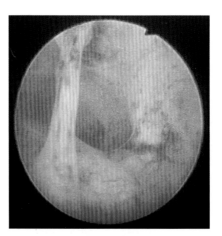

图8-1-23C

宫腔内膜性粘连

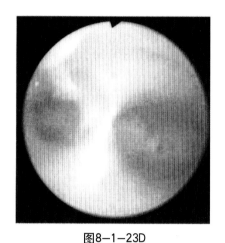

图8-1-23D

宫腔纤维肌性粘连

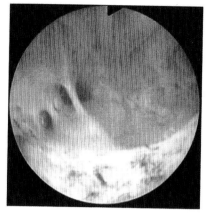

图8-1-23E

宫腔结缔组织性粘连

（三）先天性子宫发育异常

先天性子宫发育异常包括双子宫、单角子宫、双角子宫、弓形子宫、鞍状子宫、中隔子宫、斜隔子宫、幼稚子宫、"T"型子宫等畸形。

1. 中隔子宫（Septate Uterus）：中隔子宫是两侧副中肾管融合过程中宫腔之间的中隔吸收障碍，形成中隔。中隔子宫分为完全中隔子宫和不完全中隔子宫。宫腔镜检查可见宫腔内宫底至宫腔中线的隔板组织。若子宫中隔的隔板末端达到宫颈内口或宫颈管内，从宫底至宫颈内口将宫腔完全分隔为两部分者称为子宫完全中隔（图8-1-24A）；若隔板末端未达到宫颈内口水平，从宫底至宫腔仅将宫腔部分隔开者为子宫不全中隔（图8-1-24B、C）。

2. 双角子宫（Bicornuate uterus）：双角子宫为副中肾管的中部未完全融合，宫腔上部及宫底呈分叉状双角的异常形态。双角子宫分为不全双角子宫和完全双角子宫，具体判定标准尚有争议。宫腔镜下观察宫底有不同程度的内陷，宫腔中央的隔板与子宫中隔相似，隔板下缘可达宫腔上段、中段、下段，宫颈内口水平，甚至是宫颈管内（图8-1-24D）。

3. 单角子宫（Unicornuate uterus）：单角子宫为两侧副中肾管发育不对称，一侧副中肾管发育正常，而另一侧完全未发育或未形成管道。宫腔镜下观察单角子宫腔狭长，仅见一侧输卵管开口，与残角子宫可无交通（图8-1-24E）。

4. 斜隔子宫（Robert uterus）：1970年Robert首次报道，并以Robert命名。是在胚胎发育期，两侧副中肾管发育会合过程中中隔吸收障碍，在子宫腔内的隔板不在正中，而是偏于宫腔一侧，将该侧宫腔完全封闭，使之成为与阴道或对侧宫腔不相通的盲腔。宫腔镜下可见单侧狭长宫腔及同侧输卵管开口（图8-1-24F）。

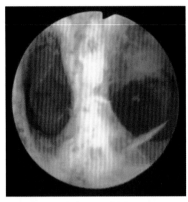

图8-1-24A

子宫完全中隔。中隔末端窄长，达
宫颈内口水平

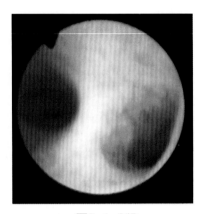

图8-1-24B

子宫不完全中隔

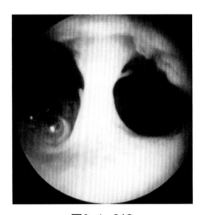

图8-1-24C

子宫不完全中隔

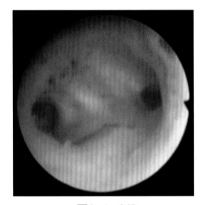

图8-1-24D

双角子宫宫腔镜图像。宫腔内可见
短、宽的隔板

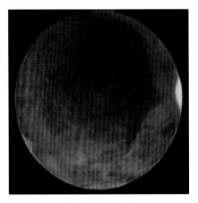

图8-1-24E

左侧单角子宫。宫腔镜下见狭长子
宫腔，于宫腔顶端见输卵管开口

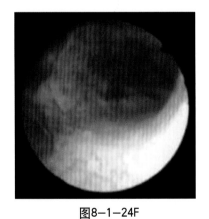

图8-1-24F

左侧斜隔子宫。镜体进入左侧宫腔，
宫腔单角状，左侧输卵管开口可见

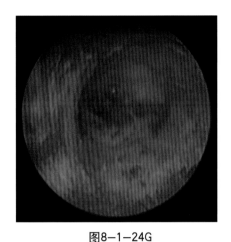

图8-1-24G

"T"型子宫。宫腔上段狭窄，中下段侧壁内聚，宫腔缩窄，宫腔呈筒形

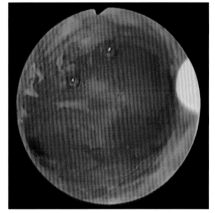

图8-1-24H

弓形子宫。宫腔镜下见宫底宽厚、内突，无明确隔板

5．"T"型子宫（T-shaped uterus）："T"型子宫为患者胎儿期在宫内受己烯雌酚暴露或其他有害因素的影响引起的子宫肌层形成收缩带样发育异常。宫腔镜下观察整个宫腔呈"T"型改变，宫腔上段狭窄，底部呈弓形，宫底正中与两侧壁的最近距离不足2 cm，而子宫腔中下段侧壁肌肉肥厚，宫腔呈筒形（图8-1-24G）。

6．弓形子宫（Arcuate uterus）：为两侧副中肾管会合后，宫腔内隔板未完全吸收，致宫底部肌层增厚、内突，但未形成明确隔板的异常宫腔形态。宫腔镜下观察可见宫底宽厚、内突，但无明确隔板（图8-1-24H）。

7．鞍状子宫（saddle form uterus）：为副中肾管的中部未完全融合，在宫底部浆肌层形成轻度凹陷、宫腔内宫底内突的异常形态。与弓形子宫相似，在三维彩色超声下测量，以两侧输卵管开口的连结线为底线，宫底内突中点与此连接线的垂直距离为0.5～1.5 cm。

（四）宫腔内异物

有宫内节育器（intrauterine device，IUD）、断裂的宫颈扩张棒、中期引产残留的胎骨、胚物或剖宫产时遗留的丝线等。按各种异物的外观特征，一般不难诊断。偶有因异物过小，宫腔内出血、黏液、内膜碎片或某些病灶的掩盖而发生误诊或漏诊者。

1．宫内节育器：宫腔检查镜可观察宫腔内节育器的位置和完整性。正常位置的节育器应位于宫腔正中，大小适宜，有双臂者位于双侧宫角处。宫腔镜检查可发现宫腔内游离或下移的节育器、取环失败部分残留的节育器、嵌顿于子宫肌壁或宫内占位表面的节育器等（图8-1-25A～H）。

2．宫腔内胚物：宫腔镜检查可观察宫内妊娠囊，发现过期流产、不全流产、粘连胎盘、植入胎盘等胚物存留在宫腔内。宫腔镜检查配合组织病理

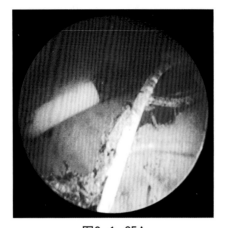

图8-1-25A

"T"型铜宫内节育器及尾丝

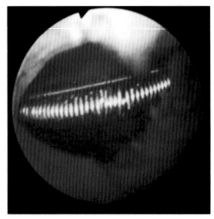

图8-1-25B

宫内节育器（金属单环）

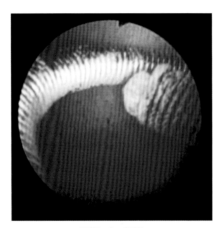

图8-1-25C

金属塑铜250宫内节育器

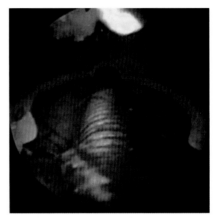

图8-1-25D

宫内节育器（母体乐）

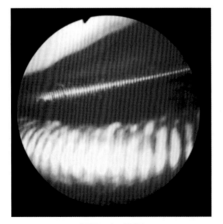

图8-1-25E

宫内节育器（太田）

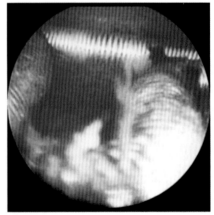

图8-1-25F

"Y"型宫内节育器

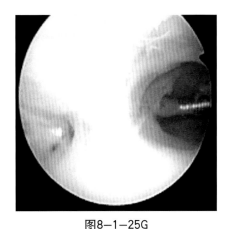

图8-1-25G

宫腔金属圆环节育器嵌顿于宫腔纵向粘
连带内

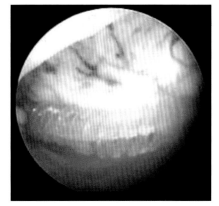

图8-1-25H

宫腔内金属圆环节育器嵌顿于宫腔前壁
子宫肌瘤表面

学检查可以诊断。宫腔镜检查宫腔内妊娠囊为不规则团块组织，表面血管丰
富，色暗红，有时可见胎芽，甚至胎儿（图8-1-26A）。当一侧宫角妊娠
时，妊娠侧宫角膨大，充满不规则妊娠物，团块状或球形（图8-1-26B）。
残留胚物组织通常为外形不规则的暗红色组织，形态也可为结节状或絮
状，表面也可呈白色、黄色或棕黄色（图8-1-26C、D）。此外，宫腔镜
还可发现剖宫产切口部位妊娠，宫腔镜下可见妊娠组织附着于子宫下段前
壁瘢痕内，可突向宫腔。妊娠组织表面可为白色、淡黄色或暗红色（图
8-1-26E）。当宫腔镜检查时子宫腔形态正常，而妊娠组织位于宫颈管内，
表面为白色、淡黄色或暗红色者，为宫颈妊娠（图8-1-26F）。

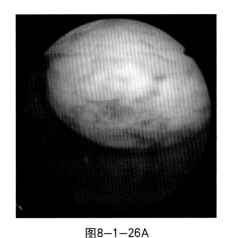

图8-1-26A

宫腔内胚物组织（妊娠44 d）。宫腔镜
下见宫腔前壁团块组织，表面血管丰富

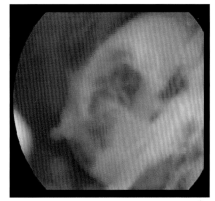

图8-1-26B

左宫角妊娠。宫腔内左宫角处见不规则
妊娠物，直径约1.5 cm

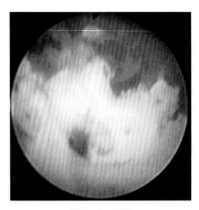

图8-1-26C

人流术后半年，宫腔镜下胚物残留

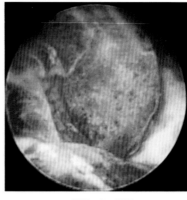

图8-1-26D

停经2个月，早孕药流失败，吸宫2次失败，宫腔镜下见出血、孕囊及蜕膜组织

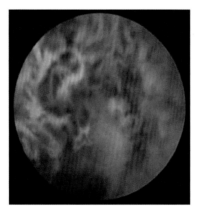

图8-1-26E

剖宫产切口部位妊娠。宫腔下段前壁不规则妊娠组织突向宫腔，表面暗红色

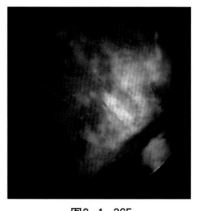

图8-1-26F

宫颈妊娠宫颈图像。宫颈管内见不规则妊娠组织，表面暗红色

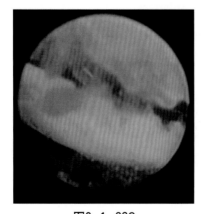

图8-1-26G

宫腔内胎骨残留。宫腔镜下可见宫腔骨状组织，外形扁片状，色黄白，质硬

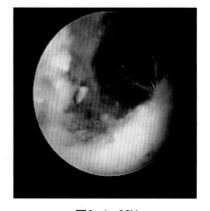

图8-1-26H

子宫内膜骨化。宫腔镜下见宫腔散在沙砾状小结节，质硬，色苍白

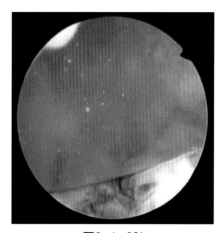

图8-1-26I

宫腔内海藻棒。呈半透明杆状，浅棕色

3．宫腔内胎骨残留或子宫内膜骨化：胎骨残留宫腔镜检查可见宫腔骨状组织，外形杆状、扁片状或形态不规则，色黄白，质硬（图8-1-26G）。子宫内膜骨化宫腔镜下见宫腔局部散在沙砾状质硬组织，其大小、色泽、形状各异，直径最大可及1～2 cm（图8-1-26H）。

4．其他异物残留：宫腔镜检查还可发现断折在宫颈管和宫腔内的宫颈扩张棒或海藻棒，或于宫颈内口水平子宫前壁见既往剖宫产手术残留的丝线头或丝线结，可有炎性组织粘连包裹（图8-1-26I）。

（五）子宫内膜息肉

子宫内膜息肉是从子宫内膜表面突出的良性结节，由内膜、腺体及其间质组成，一般含有部分纤维性组织。外表呈现细长的圆锥形或卵圆形，表面平滑，常有血管，可为单发或多发，有大有小，大的可脱出于宫口外，小的小到显微镜才可见到，有时呈现球形，需与黏膜下肌瘤相鉴别（图8-1-27A、B）。子宫内膜息肉的腺体可呈现非活动性，有时也可呈现增生性或分泌性。另外也可见到种种的化生或增生变化。有时从子宫内膜息肉可发生癌或其他种类的恶性肿瘤。据Kurman报道，子宫内膜息肉可分为增生型、萎缩型、功能型、子宫内膜与颈管混合型、腺肌瘤型、异型息肉样腺肌瘤型等6种。高岛英世分为以下4种，临床较实用。

1．增生型息肉：多见于40～50岁的患者。息肉的腺体增生较多，表面平滑，无异形血管，可见散在的腺管开口（图8-1-28A）。对孕激素无反应，其前端常发红、出血。

2．功能型息肉：内膜腺体呈现与月经周期相同的变化，因此颜色及状态与周围的内膜相同，在增生期内膜呈淡红色或灰白色，可见到多数的腺管开口，分泌期则呈水肿状，颜色变成淡黄色或灰白色，腺管开口不清楚，可透见皮下血管（图8-1-28B）。

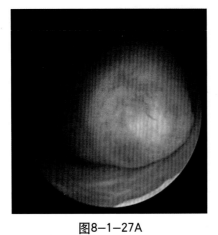

图8-1-27A

子宫内膜息肉

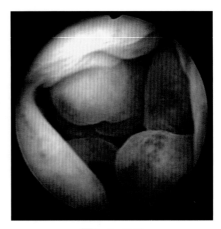

图8-1-27B

子宫内膜多发息肉

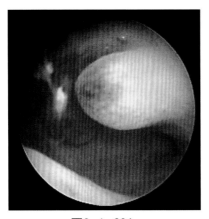

图8-1-28A

子宫内膜增生型息肉

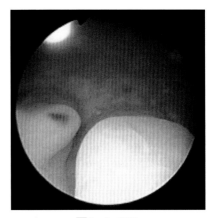

图8-1-28B

子宫内膜功能型息肉

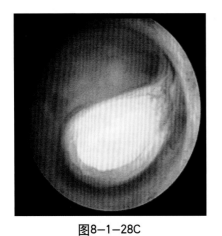

图8-1-28C

子宫内膜萎缩型息肉

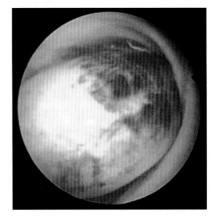

图8-1-28D

子宫内膜腺瘤型息肉

3．萎缩型息肉：绝经以后增生型或功能型息肉退化，与周围的内膜呈现相似变化。组织学上的特征是腺上皮萎缩，腺管扩张，间质纤维化。宫腔镜可见到淡红白色、表面光滑的息肉，血管扩张不明显，但有时也可见到散在分布的半透明小囊泡及呈树枝状的扩张血管（图8-1-28C）。

4．腺瘤型息肉：表面是子宫内膜、内部则是肌纤维的团块同子宫内膜混在一起，是子宫内膜异位的一种。外表与黏膜下肌瘤相同、常须做病理切片才能鉴别诊断（图8-1-28D）。

（六）子宫内膜增生

子宫内膜增生（图8-1-29A～D）指无异形细胞的子宫内膜腺体过度增生，腺体增生有时为局限性（图8-1-30A～C），有时为弥漫性（图8-1-31A～C）。子宫内膜增生可分为以下两种。

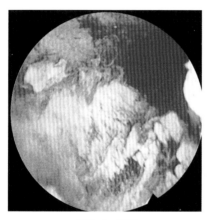

图8-1-29A

子宫内膜增生，可见内膜灰白色，呈细小毛糙样不规则突起

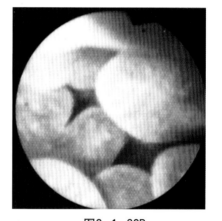

图8-1-29B

子宫内膜复合性增生，外观呈黄白色或红色不透明的息肉状或苔状突起

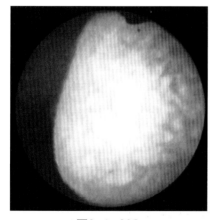

图8-1-29C

子宫内膜复合性增生，表面可见到大小不等、分布不均的腺管开口

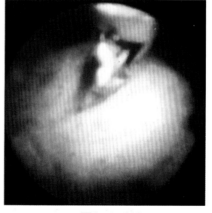

图8-1-29D

子宫内膜复合性增生，活检钳取材送检

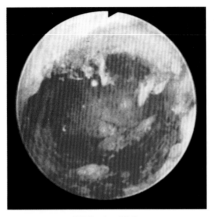

图8-1-30A

子宫内膜腺体局限性增生（远观）

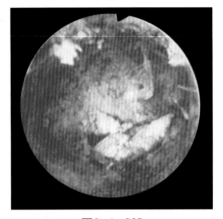

图8-1-30B

子宫内膜腺体局限性增生（近观）

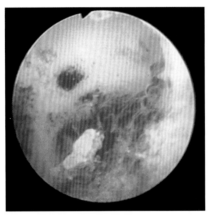

图8-1-30C

分泌期子宫内膜及后壁腺体局限性增生

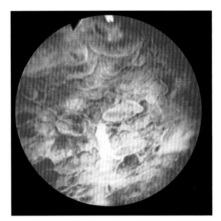

图8-1-31A

子宫内膜腺体弥漫性增生

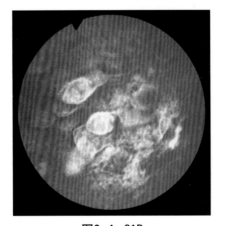

图8-1-31B

子宫内膜腺体弥漫性增生

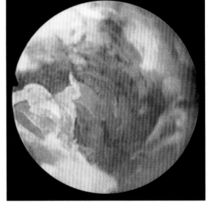

图8-1-31C

子宫内膜腺体弥漫性增生

1. 单纯增生：相当于旧分类的囊腺型子宫内膜增生，通常有腺体扩张及内膜间质的增生而呈现轻度的不规则形态。在宫腔镜下可见到多发性小的息肉或单发性比较大的息肉，也可呈现苔状的隆起。表面平滑不透明，有时可见到小圆形透亮的囊泡，呈现从赤红到灰白的种种颜色，表面的血管较细小，走行规则（图8-1-32A～D）。

2. 复合性增生：相当于旧分类的腺瘤型子宫内膜增生，有明显的腺体增生，腺管的极性消失，排列不规则。外观呈现黄白色或红色不透明的息肉状或苔状突起，表面可见到异形血管及大小不等，分布不均的腺管开口（图8-1-33A～I）。

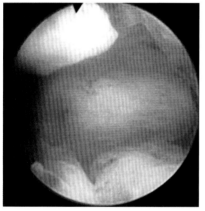

图8-1-32A

子宫内膜息肉样增生，可见宫腔前后壁息肉苔状隆起

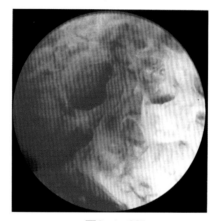

图8-1-32B

子宫内膜单纯性增生，表面血管细小，走行规则

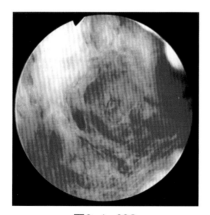

图8-1-32C

子宫内膜单纯性增生，表面光滑不透明，可见细小走行规则的血管

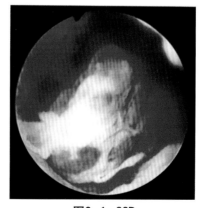

图8-1-32D

子宫内膜单纯性增生，内膜呈不规则息肉状隆起

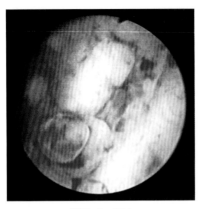

图8-1-33A

子宫内膜复合性增生，可见不规则的息肉及苔状突起，血管粗大、走行紊乱

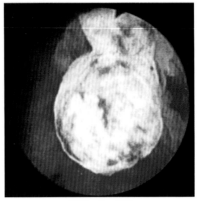

图8-1-33B

子宫内膜复合性增生，呈白色不透明的息肉状突起

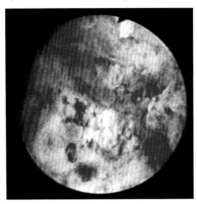

图8-1-33C

灶状复合性增生，可见异形血管及出血点

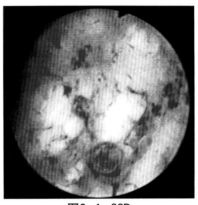

图8-1-33D

灶状复合性增生，可见粗大、紊乱的血管

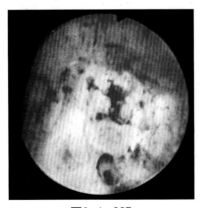

图8-1-33E

灶状复合性增生，可见异形血管

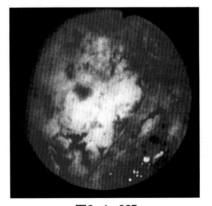

图8-1-33F

灶状复合性增生，可见异形血管及出血点

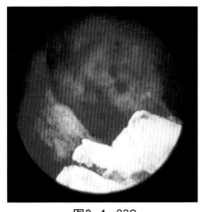

图8-1-33G

灶状复合性增生，后壁内膜局灶不规则突起，表面黄白色

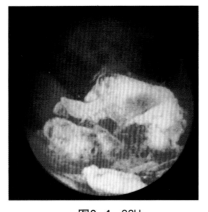

图8-1-33H

灶状复合性增生，表面毛糙，形态不规则，血管稍粗

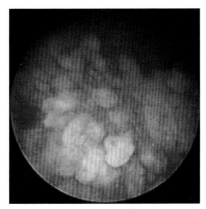

图8-1-33I

灶状复合性增生，后壁多个息肉状或苔状突起，表面可见异形血管

（七）子宫内膜不典型增生

子宫内膜不典型增生指包含有异形细胞的子宫内膜腺体过度增生。在宫腔镜下可见到息肉状或苔状的突起，表面不透明、呈黄白色或灰白色，有异形血管（图8-1-34A～D）。只靠宫腔镜检查常难与子宫内膜癌鉴别。

（八）子宫内膜癌

子宫内膜癌（图8-1-35，图8-1-36A～D）依病变形态和范围可分为局限性及弥漫性。从发育的方向可分内生型和外生型，外生型的病变向宫腔内发展，发生率较高，常有特殊的外形，多可在宫腔镜下做出诊断，但是内生型的诊断就比较困难。宫腔镜下所见有乳头状隆起、结节状隆起及息肉状隆起3种，3种病变可单独出现，也可以混合形态出现。当病变发展时癌灶可由

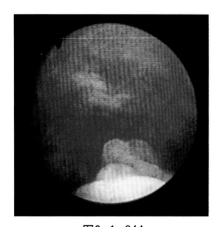

图8-1-34A

子宫内膜不典型增生，可见后壁苔状突起，色灰白

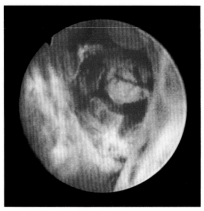

图8-1-34B

子宫内膜不典型增生，可见异形血管

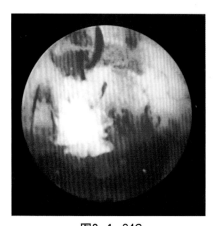

图8-1-34C

子宫内膜不典型增生，镜下见异形血管及出血

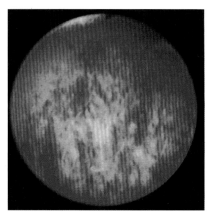

图8-1-34D

子宫内膜不典型增生，后壁局部内膜充血，血管增粗，走行紊乱

局限性蔓延成弥漫性，且可发生广泛的坏死、发炎及溃疡，可借以推测肌层浸润的深度。

1. 宫腔镜所见：

（1）结节性隆起（图8-1-37，图8-1-38）最常见，外观呈凸凹不平的结节状隆起，呈不透明的黄白色或灰白色，表面血管怒张呈不规则的蛇行，常可见到白色点状或小斑状坏死。

（2）乳头状隆起（图8-1-39）：由拥有中心血管的半透明绒毛状突起群构成，绒毛状突起有长有短，是高分化腺癌的特殊所见，常伴有白色点状坏死。

（3）息肉状隆起：有大有小（图8-1-40A～C），呈卵形或球形隆起，基底部有细也有粗，表面看不到血管或偶见扩张不整的血管。

局限型　　　　　　　　　　　　弥漫型

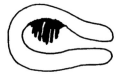　　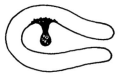　　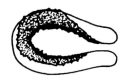

乳头状隆起　　　　　　　　　息肉状隆起　　　　　　　　　内生型

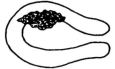　　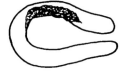　　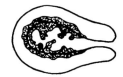

广泛的坏死、感染及溃疡　　　　　　　　　　外生型

图8-1-35

子宫内膜癌

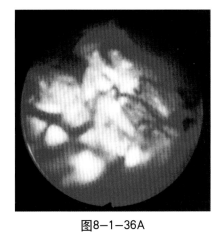

图8-1-36A

子宫内膜癌

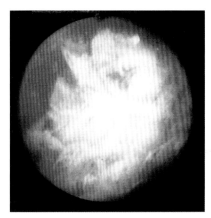

图8-1-36B

子宫内膜癌

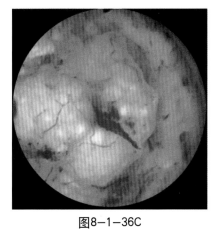

图8-1-36C

子宫内膜癌

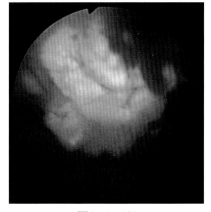

图8-1-36D

子宫内膜癌

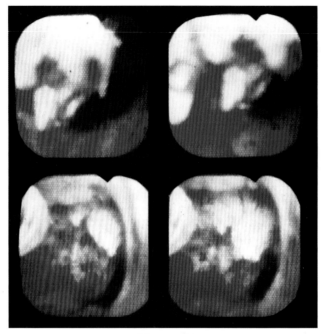

图8-1-37

子宫内膜癌结节性隆起

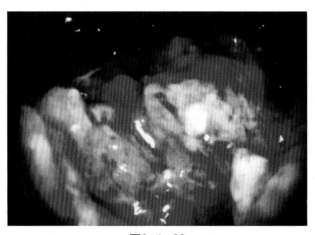

图8-1-38

子宫内膜癌结节性隆起

（4）坏死及溃疡：呈白点状或斑状的坏死组织。反复的发炎、化脓及坏死时造成不整洁、粗糙的溃疡状外观。

（5）宫颈管内浸润：侵犯宫颈的癌组织与宫腔内的癌灶有连续关系时可判定是癌的浸润，属子宫内膜癌Ⅱ期。如宫颈管内的病变为单发就较难判定。此外，常有子宫内膜癌组织从宫腔内垂到宫颈管内，此病变并非浸润，必须加以区别。

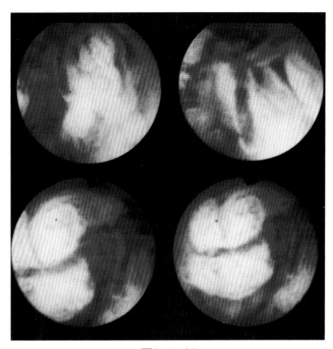

图8-1-39

子宫内膜癌乳头状隆起

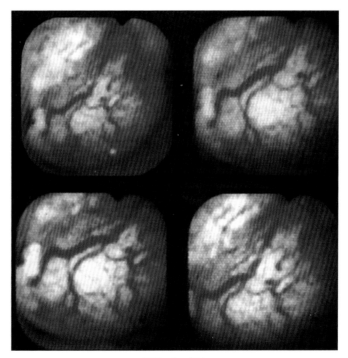

图8-1-40A

子宫内膜癌大息肉状隆起

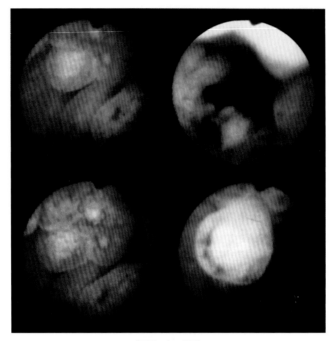

图8-1-40B

子宫内膜癌小息肉状隆起

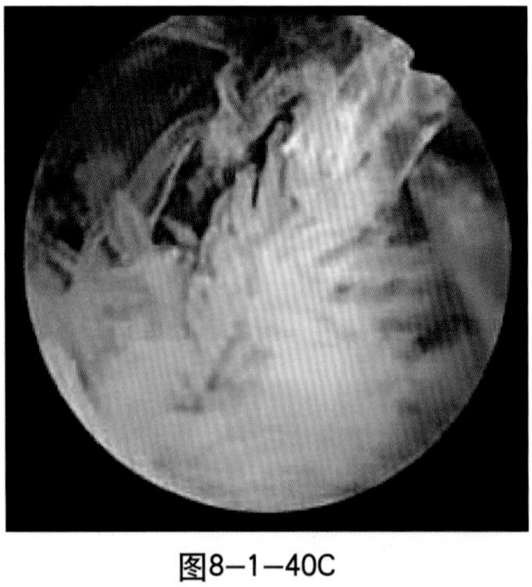

图8-1-40C

弥漫性息肉型子宫内膜腺癌

2. 宫腔镜诊断要点：有以下所见时可能为子宫内膜癌，一定要做活检送病理组织学检查。

（1）具有中心血管的半透明绒毛状突起群，很可能为高分化子宫内膜腺癌。

（2）有异形血管，特别是不整的扩张血管（图8-1-41）。

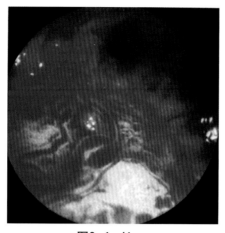

图8-1-41

癌瘤表面有粗大紊乱的血管

（3）结节状隆起或息肉隆起，质地脆弱。

（4）有白点状或斑状的坏死组织。

3．宫腔镜检查时的注意事项：做宫腔镜检查是否会引起癌的腹膜腔转移，一直是宫腔镜医师所担心的问题。日本曾做过大规模的调查，结论是宫腔镜检查与5年生存率无关。但即使是这样，做宫腔镜时也必须尽量降低膨宫压力，且尽量避免加压。此外，有时为了取得大量标本做病理切片检查而用电切镜取材，但在高压灌流液下癌细胞有经血管造成肺转移的可能，故有人认为应视为绝对禁忌。

4．宫腔镜检查的实用性：

（1）有时从隆起的特殊外观可镜下判定是子宫内膜癌。

（2）有些病变可推测其病理组织类型或组织分化程度。

（3）确定病变的位置而做直视下活检，即使是微小病变也可正确诊断，避免盲目诊刮。

（4）判断宫颈管内有无癌浸润，为子宫内膜癌分期。

（九）宫腔炎症

1．急性子宫内膜炎：属宫腔镜检查的禁忌证，Cravello曾报道其镜下可见黏膜出血水肿，被覆异常黏液。

2．慢性非特异性子宫内膜炎：多见于绝经后妇女，内膜充血呈绛红或火红色。Cravello报道似"草莓"样，中间有小白点。上皮下血管网密集增多，表面有轻微皱褶（图8-1-42A～C）。异物、癌症等宫内病变周围的子宫内膜多伴有慢性炎症，呈现充血（图8-1-43A～C）、水肿、渗出，甚至坏死。

3．子宫积脓：宫腔表面覆盖一层稠厚、棕黄或黄绿色的脓痂，洗去后可

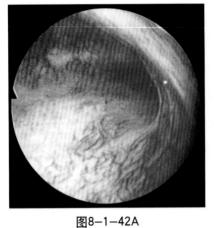

图8-1-42A

子宫内膜炎

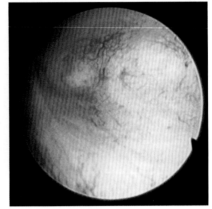

图8-1-42B

子宫内膜炎

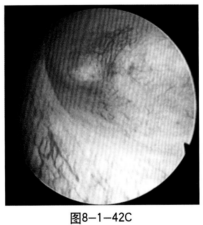

图8-1-42C

子宫内膜炎

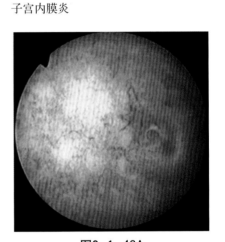

图8-1-43A

子宫内膜充血

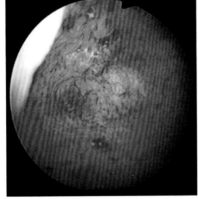

图8-1-43B

子宫内膜充血

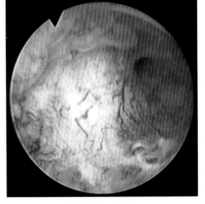

图8-1-43C

子宫内膜充血

显露其下的表面粗糙、颗粒状暗红或棕红色发炎的内膜，常合并其他子宫内器质性病变，如子宫内膜癌。

4．子宫内膜结核：宫腔狭窄，不规则，腔内充满黄白色或灰黄色杂乱、质脆的息肉状赘生物，双侧子宫角被封闭（图8-1-44）。晚期病例宫腔严重变形、粘连、瘢痕组织坚硬，难以扩张和分离。

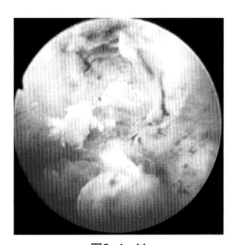

图8-1-44

子宫内膜结核宫腔狭窄

5．肉芽肿性子宫内膜炎：Colgan等研究了EA术后子宫内膜修复过程，19例中15例为DUB，4例因TCRE发现子宫内膜非典型增生而立即行EA术。组织学标本取自术后1～48个月的子宫，术后3个月以内的6例均可见子宫肌层坏死，6例中5例有红色异物小体、肉芽肿样反应、肌层坏死和热损伤。除1例外，5例均有不同程度的急性炎症，其余13例为治疗后3～16个月，标本中不再显示肌层坏死，但12例中5例查到持久的肉芽肿样反应，异物小体或两者均有，多数（9/12）有明显的子宫内膜瘢痕，认为宫腔镜子宫内膜去除术后的反应为肉芽肿性子宫内膜炎。首都医科大学附属复兴医院宫腔镜诊治中心用刮宫治愈过1例术后肉芽肿性子宫内膜炎。

（十）子宫腺肌病

宫腔黏膜面可见到异位腺体开口，呈点状憩室，小积血腔呈紫蓝色腺管开口或隐藏在黏膜下的紫蓝色点。有时宫腔内还可见增粗的薄壁血管和粘连、瘢痕等变化（图8-1-45A～C）。

十一、宫腔镜检查后取子宫内膜做组织病理学检查的原则

目前趋于遵循以下四项原则：

1．正常宫腔所见，尤其绝经妇女，可不取材送检。

2．一般病变，可吸宫或随机刮取子宫内膜送检。

3．明显的局灶病变，应镜下活检或定位取材送检（图8-1-46）。

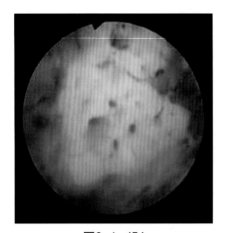

图8-1-45A

子宫腺肌病宫腔黏膜面异位腺体开口

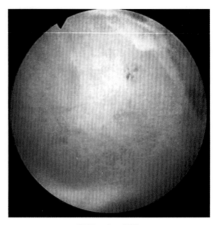

图8-1-45B

子宫腺肌病宫腔黏膜下异位灶

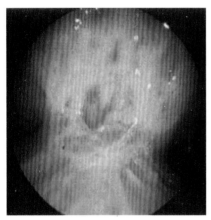

图8-1-45C

子宫腺肌病宫腔内粘连、瘢痕

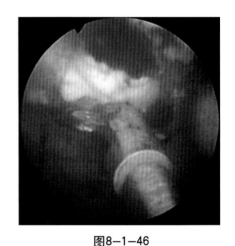

图8-1-46

活检钳定位取材送检

4．明显的弥漫性病变，用环形电极切除全部内膜的功能层送检。Garuti等报道，对内膜厚、外形不平坦、有宫腔变形和视线不清者进行取样活检。

十二、宫腔镜检查失败的原因及对策

宫腔镜检查有时不成功，van Trotsenburg 等报道317例绝经前妇女因AUB行门诊宫腔镜检查，305例（96.2%）成功，自从常规应用利多卡因喷雾，成功率提高到98.9%；Nagele等报道门诊宫腔镜检查的成功率为96.4%；Unfried等报道纤维宫腔镜检查的成功率为87.5%，硬镜的成功率为100%。失败的原因如下：

1．宫腔镜插入困难：如因宫颈狭窄，可在B超引导下用Hegar扩宫器扩张。如子宫屈度太大，扩宫亦有困难，可更换纤维宫腔镜。

2．宫腔内有气泡：连接管或镜鞘内未排净的气体进入宫腔，呈微泡聚集

于子宫前壁或底部。可设法将子宫调整为后位，或快速前后移动镜体，将气泡赶出，但有时很难奏效。因气泡均聚积于子宫前壁近底部，故宫腔镜检查时应抢先观察该部位。

3. 宫腔内有凝血块或出血：出血多者可放入宫腔一硬质导尿管，快速注入生理盐水将血块冲出，然后快速置镜检查；出血较多者亦可加大膨宫液的压力和（或）流速，将血块及血液冲出。如宫口较松，可在镜体旁放一硬质导尿管，以加速膨宫液的循环，保持视野清晰。有报道于宫腔喷注肾上腺素以减少出血者。

4. 视野不清：多因宫口太松、膨宫液外漏、子宫膨胀不全所致，可更换大号宫腔镜，钳闭宫颈外口，加大膨宫液的压力和流速。个别情况，镜片上沾有污物，用0.5%碘伏或95%乙醇擦拭即可解决。

5. 宫腔内病变：为子宫内膜增生、畸形或粘连，可影响全景和（或）输卵管开口的观察。与B超联合检查能有所帮助。

6. 快速注入多量液体，使子宫内膜水肿，影响观察效果。

7. 患者精神紧张，需麻醉。

十三、宫腔镜检查后处理

检查时，患者可诉下腹隐痛，如用CO_2膨宫，能产生轻微肩痛，大多于1 h后缓解。术后数日可有微热，术后1周内少量出血。故术后禁止性生活2周，必要时给抗生素预防感染，并针对原发病进行处理。

十四、宫腔镜检查的并发症及其防治

宫腔镜检查安全、可靠，并发症相对较少，并且多可预防。

1. 损伤：

（1）产生原因及症状：在扩宫和插入宫腔镜镜鞘时，易发生宫颈撕裂、子宫穿孔等，多与操作粗暴有关。患者阴道出血增多，甚至出现腹痛等症状，但亦有无症状者。一旦镜鞘套进入宫颈内口，则发生穿孔机会减少。膨宫压力过高时，可引起输卵管破裂。

（2）防治措施：

1）B超介入：在B超下置镜可减少或防止因置镜方向错误所引起的损伤。

2）警惕易发生子宫穿孔的高危因素，如子宫屈度过大、疑有癌瘤、结核，患者为哺乳期、绝经后妇女等。可于检查前4 h放入宫颈扩张棒或米索前列醇200 μg，使宫颈软化，防止损伤。

3）使用自动膨宫控制装置：持续膨宫压力一般设置在100 mmHg以下，以避免因压力过高发生输卵管破裂。

4）如有出血增多和（或）腹痛时，应用B超全面扫查盆腔，注意子宫周围有无游离液体，并仔细观察镜下图像，是否为宫腔内所见，以确定或除外子宫穿孔及假道形成。图8-1-47A～G所示为宫腔镜检查时物镜端进入右侧阔韧带的图像。

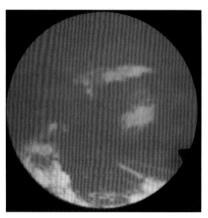

图8-1-47A

硬性宫腔镜检查自子宫峡部左侧穿孔，
4.5 mm硬性宫腔镜置入后，见腔内弥
漫渗血。误入的宫腔实为左侧宫旁与阔
韧带之间

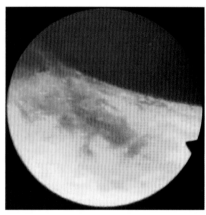

图8-1-47B

硬性宫腔镜检查自子宫峡部左侧穿孔，
加大膨宫液流速，冲出血液，见宫腔内
后壁为淡黄色脂肪组织

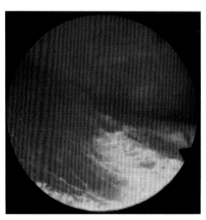

图8-1-47C

硬性宫腔镜检查自子宫峡部左侧穿孔，
上抬镜体，见该部上方出血，前方组织
分离

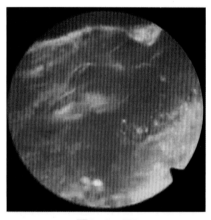

图8-1-47D

硬性宫腔镜检查自子宫峡部左侧穿孔，
膨宫液冲洗后血液减少，创底清晰可见

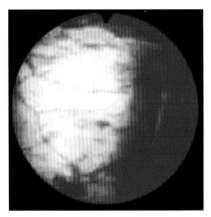

图8-1-47E

硬性宫腔镜检查自子宫峡部左侧穿孔，
冲净腔内右侧，见黄色脂肪组织

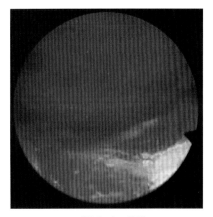

图8-1-47F

硬性宫腔镜检查自子宫峡部左侧穿孔，
镜体后退，腔面血染

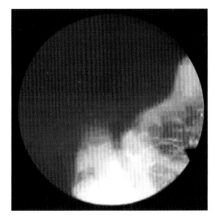

图8-1-47G

硬性宫腔镜检查自子宫峡部左侧穿孔，
镜体后退，见腔内血染。左下方受镜体
压迫无明显出血，呈淡黄色

2．出血：一般宫腔镜检查后可有少量出血，多在1周内干净，未见因镜检而发生严重出血者。出血较多时可对症处理。

3．感染：极少见，Franklin报道发生率为0.2%，且多与器械消毒不当有关，偶发病例均有慢性盆腔炎史，故于术前应详细询问病史，盆腔检查时注意有无触痛和增厚，术时和术后酌情给予抗生素。Bracco等研究诊断性宫腔镜的感染问题，用5 mm宫腔镜，CO_2膨宫，不扩宫，10%povidone-iodine消毒宫颈管，术后20 d随访253例，其中35例宫颈管查出病原菌，其阳性率随年龄增加而减少；2例发展成盆腔感染（0.79%），这2例宫颈管均检出支原体病原菌。结论为，35岁以下、有不育和盆腔疼痛症状者，是宫腔镜检查术后感染的高危人群。Meae的资料提示术前存在输卵管炎的患者行宫腔镜诊断可引起严重的盆腔感染。首都医科大学附属复兴医院宫腔镜诊治中心宫腔镜检查术后曾发生4例严重术后感染，其经过见表8-1-2。其中例1术前即有盆腔炎，检查引起了盆腔炎急性发作，应于术前和术后给予抗生素。例2～4均为纤维宫腔镜检查，当时用75%乙醇消毒，后改为灭菌王浸泡消毒软镜。

表8-1-2　4例宫腔镜检查术后感染发病及治疗情况

序号	临床诊断	检查镜种类	临床表现	治疗经过
1	功血，PID史	硬性宫腔镜（灭菌王浸泡消毒）	术后3 d发热，右附件包块	保守治疗无效，开腹切除右附件，病理示右输卵管慢性炎症伴微小化脓灶，右卵巢巧克力囊肿
2	功血	纤维宫腔镜（75%乙醇消毒）	术后2 d高热，下腹部压痛，反跳痛，阴道分泌物增多	支持疗法，加强抗生素治疗
3	功血，腺肌瘤	纤维宫腔镜（75%乙醇消毒）	术后2 d高热，下腹痛，子宫增大，压痛明显	保守治疗无效，开腹切除子宫体，病理示子宫腺肌瘤，宫壁有局灶性化脓灶
4	功血，腺肌瘤	纤维宫腔镜（75%乙醇消毒）	术后2 d高热，下腹痛，子宫增大，压痛明显	保守治疗无效，开腹切除子宫体，病理示子宫腺肌瘤，宫壁有局灶性化脓灶

4．心脑综合征：扩张宫颈和膨胀宫腔导致迷走神经张力增加，表现出与人工流产时相同的心脑综合征症状；很少见，可对症处理。

5．过敏反应：个别人对右旋糖酐过敏，引起皮疹、哮喘等症状。不能应用Hyskon液及羧甲基纤维素钠。

6．气体栓塞和气腹：液体膨宫时注水管内空气未排净及CO_2膨宫时，均可能引起空气或CO_2气体栓塞，表现为气急、胸闷、呛咳等，应立即停止操作，以防发生生命危险。气腹乃因CO_2逸入过多，引起腹胀、肩痛，CO_2吸收后即消失。

十五、宫腔镜诊断的经验与评价

由于宫腔镜能直接检视子宫内景，对大多数子宫内疾病可迅速做出精确的诊断。有人估计对有指征的患者做宫腔镜检查，可使经其他传统方法检出的子宫内异常率从28.9%提高到70%，其中不少患者经宫腔镜检查发现的异常，如果应用其他传统方法则无法诊断。

1．宫腔镜与HSG比较：造影时宫腔内的小血块、黏液、内膜碎片及造影剂不足等，均可造成X线的假阳性征象。此外技术操作因素、造影剂的选择及读片解释差异皆可引起误诊。据统计HSG发现异常者，仅43%～68%得到宫腔镜证实。数篇报道比较了异常HSG与宫腔镜检查证实情况（表

8-1-3）。因宫腔镜仅能窥视子宫内表面，不能了解子宫壁和输卵管内情况，故宫腔镜检查不能完全代替HSG。

表8-1-3　异常HSG与宫腔镜检查证实情况

年代	作者	异常HSG例数	宫腔镜证实（%）
1956	Norment	50	60
1957	Englund 等	21	52
1970	Guerrero 等	41	65
1973	Neuwirth & Levine	10	60
1973	Porto	76	5
1974	Porto	134	70

2．宫腔镜与D&C比较：D&C为盲视手术，仅凭术者的感觉和经验进行，易发生漏诊，如宫腔内病变中，特别是质地柔软的息肉，常刮不到，局限性病灶不能定位，可能遗漏。曾有统计报道即使有经验的妇科医生，刮宫后内膜残留率亦高达20%～25%，宫腔镜检查则可以弥补诊刮之不足。Gebauer等报道83例PMB（40例），超声提示子宫内膜异常（37例）和两者兼有（6例）的宫腔镜检查和单纯刮宫的结果。宫腔镜检查发现子宫内膜息肉51例，而单纯刮宫仅发现22例（43%）。Epstein等研究TVS内膜厚≥5 mm的绝经妇女，宫腔镜手术或子宫切除发现80%有宫腔内病变，其中98%宫腔镜见占位病变，87%的占位病变D&C部分或全部未刮到，D&C漏诊58%的子宫内膜息肉，50%的子宫内膜过度增生，60%的复杂和非典型子宫内膜增生，11%的子宫内膜癌。Brooks报道扩刮术诊断子宫出血有10%～15%的假阴性，以黏膜下肌瘤的漏诊率高；我国罗氏资料刮宫时约有35%的区域根本未被触到，故认为在内镜时代，扩刮术将不再起重要作用，Seamark甚至宣布了它的死亡。在西方发达国家宫腔镜检查已有取代盲目诊断刮宫的趋势。但也应认识到宫腔镜不是全能的，单纯宫腔镜检查也有漏诊，例如，受激素影响的内膜及非典型增生的内膜，可能由于这些变化尚未引起达到肉眼可辨认的程度。因此，宫腔镜必须结合病理检查才能使诊断更加完善。

3．宫腔镜与B超检查比较：B超提示子宫肌瘤时，如宫腔线不明显，则难以确定属黏膜下型或壁间型肌瘤，并难以定位为何壁何侧；宫腔线明显增厚时，不能排除子宫内膜息肉，宫腔镜检查则可一目了然地解决上述问题。Granberg认为阴道超声检查是诊断子宫内膜及子宫内异常的有效方法，可作为评估异常子宫出血患者的常规第一步检查，对于超声图像异常或不能确定时，或超声图像正常而患者持续有症状时，必须应用宫腔镜检查，同时进一步行镜下活检，以排除或显示病理情况。Paschopoulos等比较宫腔镜与TVS诊断ＡＵＢ妇女宫腔内病变的准确性。397例经组织学结果对照。宫腔镜的敏感度、特异性、阳性预测值和阴性预测值各为92%、95%、18.4和0.08；TVS为67%、87%、5.15和0.38，认为宫腔镜发现宫腔内病变比TVS快速，耐受性好，更为准确。Deckardt等比较1 286例围绝经期和绝经后出血妇女TVS、宫腔镜和诊断性刮宫（D&C）的检查结果，29例（2.26%）组织学诊断子宫内膜癌，其中2例（7.14%）子宫内膜厚度≤5 mm，10例（34.5%）子宫内膜癌宫腔镜误诊。因此围绝经期和绝经后妇女的子宫内膜癌均不能以单一的TVS或宫腔镜诊断来排除。

4. 宫腔镜与TVCD比较：Bidzinski等研究33例子宫内膜癌单纯放射治疗彩色多普勒和宫腔镜判断子宫内膜的用途。宫腔镜高度有用，敏感度为69%，特异性为91%。CDF敏感度为69%，特异性为75%。子宫内膜缺乏血流信号与无子宫恶性病理相关。CDF的脉搏指数和阻抗指数与子宫内膜的组织学状态无关。

5. 宫腔镜与SHSG或SIS比较：Rogerson等前瞻双盲与宫腔镜比较研究子宫声学造影（SHSG）诊断宫内病变的准确性，认为患者对两种检查的耐受性好，SHSG失败率高，但比宫腔镜的疼痛评分低。De Kroon等前瞻研究SHSG 180例，失败12例（5.6%），不能诊断22例（10.3%），认为SHSG可替代84%的宫腔镜检查，仅在SHSG失败和（或）不能诊断时再做宫腔镜检查。Descargues等比较SHSG和宫腔检查AUB的结果，SHSG的阳性预测值为89%，阴性预测值为100%，但有13%宫颈插管困难，使其使用受限。Krample等研究88例TVS及SHSG检查和宫腔镜及组织活检诊断AUB的准确性，结果宫腔镜及组织活检的宫腔内病变检出率为100%，SHSG为94.1%，而TVS只有23.5%；大约75%的子宫内膜增生没有哪一种方法能够准确诊断，即使TVS和SHSG探及的子宫内膜病变也需在宫腔镜下直接活检。

6. 宫腔镜与MRI比较：Dueholm等的研究结果提示在排除宫腔异常方面MRI和宫腔镜的有效性相等，略高于TVS。MRI和TVS易漏诊子宫内膜异常，不及宫腔镜检查。Dykes等报道MRI诊断严重宫腔粘连与宫腔镜的发现相同。

十六、微创诊断性宫腔镜

继微型宫腔镜问世之后，日本奥林巴斯公司又于2001年推出了1.9 mm光学视管、3.0 mm外鞘的微创诊断性宫腔镜。器械的微型化带动了无创技术，使得宫腔镜检查可以安全地在门诊进行。纤维宫腔镜在众多可供选择的宫腔镜中独树一帜，其目镜端外径有3.1 mm、3.6 mm和4.9 mm等不同规格，检查时除极个别的绝经期妇女及因粘连导致宫颈管极度狭窄者外，一般均不需扩宫和麻醉，其尖端可向两侧弯曲90°～120°角，便于显示子宫角和输卵管口，较硬镜的检查盲区少，因其管径细，尖端又可弯曲，便于通过幼女或未婚成年女性的处女膜，进入阴道，窥视宫颈，有时还可通过宫颈管进入宫腔，进行宫腔检查（图8-1-48，图8-1-49），首都医科大学附属复兴医院宫腔镜诊治中心还将纤维软镜用于检查阴道壁的囊肿，曾为一未婚女性检查阴道壁已破溃的囊肿，镜体自囊肿的破口处进入，观察囊内结构并取囊壁组织送检，经病理学检查诊断为苗勒管囊肿。HYF-1T型纤维宫腔镜的插入管外径4.9 mm，带有操作孔道的4.5 mm外径硬镜亦可用于取出幼女的阴道内异物。纤维宫腔镜视野相对较小，宫腔过宽时，方向不易掌握，故不适于检查宫腔大、宫内病变大或复杂的病例。Burke用4.7 mmHYF-P纤维宫腔镜，经宫颈置入输卵管导管疏通输卵管，同时做腹腔镜检查，治疗120例双侧输卵管间质部阻塞；术后96例通畅，48例妊娠，其中2例为宫外孕，12例再次阻塞，这12例中8例再次插管疏通，2例正常妊娠。唯一的并发症是1例的一侧子宫角插管穿孔。说明宫腔镜插管治疗输卵管间质部阻塞有效。Lin等报道33例早孕期取出宫内节育器的经验，宫颈管看不到宫内节育器时，用纤维宫腔镜取出，未扩张宫颈，无麻醉，30例在宫腔内找到宫内节育器，取出28例，另3例未找到宫内节育器，随访到分娩，出生24个健康婴儿，另6例取出宫内节育器后1~2周做了刮宫，余失访。Ross用纤维宫腔镜完成尿道膀胱结肠检查225例，发现13例慢性尿道炎，18例有严重泌尿系症状患者中3例查出间质性膀胱炎和黏膜溃疡，194例检查张力性尿失禁患者咳嗽时膀胱颈的稳定性下降，17例有括约肌功能失调。

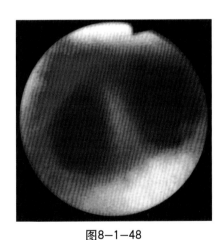

图8-1-48

纤维宫腔镜下子宫中隔

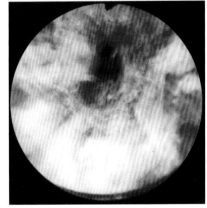

图8-1-49

纤维宫腔镜下宫腔粘连

十七、窄带成像宫腔镜

窄带成像(narrow band imaging，NBI)是一种新型的光学图像增强技术，1999年由日本国立癌症中心医院和日本东京奥林巴斯医学部联合研发，它利用血红蛋白对特定波长光的吸收特性，来增强黏膜浅层血管的对比度，更好地显现黏膜的细微结构，以利于识别黏膜的不典型病变，达到早期发现病变的目的。

（一）NBI成像原理

传统内镜使用氙灯作为照明光，被称为"白光"，其光谱由红、绿、蓝三原色组成，波长范围400～700 nm。在NBI系统中，通过滤光器将白光光波进行过滤，仅留下血红蛋白极易吸收的中心波长为415 nm的蓝光和540 nm的绿光。血红蛋白吸收波长415 nm的蓝光达到第一吸收峰，吸收540 nm的绿光达第二吸收峰，因此，含血红蛋白较多的血管吸收蓝、绿光后颜色变深，而周围黏膜呈现相对明亮的颜色，突出了血管的对比度。此外，光波具有穿透能力与波长成正比的特性，黏膜表层毛细血管主要吸收蓝光，表现为蓝色，而黏膜深层及黏膜下层血管吸收绿光，表现为绿色，从而使黏膜内血管的分布状况一目了然。

（二）NBI的临床应用

Folkman率先研究发现肿瘤的发生和发展依赖于血管发生，生成血管的强度对恶性肿瘤的诊断有预兆性作用。2001年Sano等首次报道了NBI技术在胃肠道内镜的应用，通过显示病变区域的异常血管推测病变的范围和程度，从而协助胃肠镜诊断消化系统肿瘤及癌前病变，并提高活检准确率。目前窄带成像技术较多应用于诊断消化系统疾病，另外在耳鼻喉、呼吸及泌尿系统疾病诊治中的应用也逐步开展起来，在妇产科领域的应用研究相对较少。2007年Farrugia等首先把窄带成像技术应用于妇科腹腔镜手术，近年来主要研究应用于腹腔镜下盆腔子宫内膜异位病灶切除及卵巢癌腹膜转移病灶切除方面。2009年Surico等首先把NBI技术应用于宫腔镜诊断子宫内膜病变，认为NBI可以清楚地显示毛细血管结构，通过观察不规则及粗大血管诊断子宫内膜病变。2010年Fujii等报道了NBI技术应用于阴道镜，可提高宫颈原位腺癌及腺癌的诊断率。

（三）宫腔病变NBI镜下特点

1. 正常增殖期子宫内膜：子宫内膜平坦，颜色均匀，无异常血管网（图8-1-50A、B）。

2. 子宫内膜息肉：新生物伴血管轴或源于蒂部的纵向树枝状分支血管（图8-1-51A、B）。

3. 绝经后萎缩息肉：新生物伴血管轴及不规则血管网（图8-1-52A、B）。

4. 子宫肌瘤：白色新生物表面见粗大主干血管及其发出的分支血管（图8-1-53A、B）。

5. 慢性子宫内膜炎：子宫内膜散在不均蓝色瘀点，表面或上皮下血管网扩张，或散在微小乳头病灶伴血管轴（图8-1-54A、B）。

6. 低风险子宫内膜增生（单纯性增生及复合性增生）：子宫内膜增厚不平，可见黏膜下血管网（图8-1-55）。

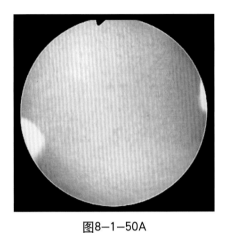

图8-1-50A

白光正常增生期子宫内膜

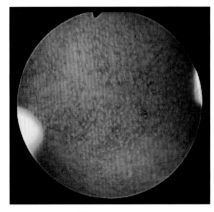

图8-1-50B

NBI正常增生期子宫内膜

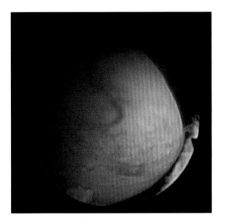

图8-1-51A

NBI子宫内膜息肉轴状血管

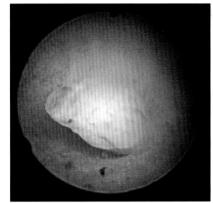

图8-1-51B

NBI子宫内膜息肉分支血管

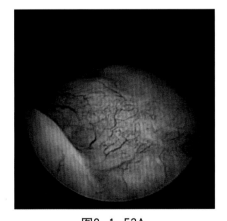

图8-1-52A

NBI绝经后子宫内膜息肉血管网

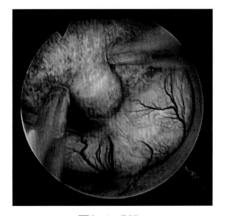

图8-1-52B

NBI绝经后子宫内膜息肉由蒂部发出的血管

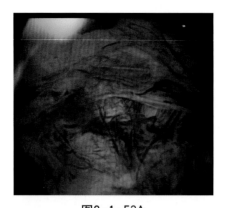

图8-1-53A

NBI子宫肌瘤粗大血管

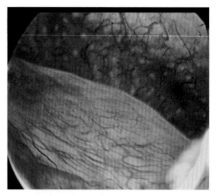

图8-1-53B

NBI子宫肌瘤表面规律分支血管

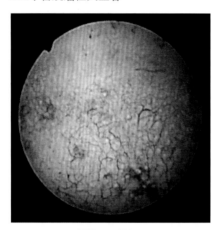

图8-1-54A

NBI慢性子宫内膜炎扩张网状血管及散在出血点

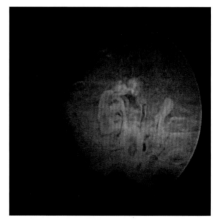

图8-1-54B

NBI慢性子宫内膜炎微小息肉

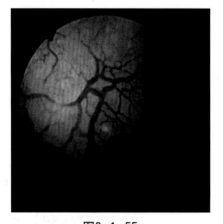

图8-1-55

NBI子宫内膜单纯性增生网状血管

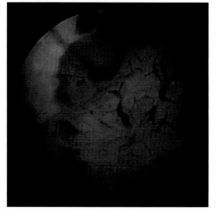

图8-1-56

NBI子宫内膜复合性非典型增生,血管粗细不一,分布紊乱

7．高风险子宫内膜增生（非典型增生）：子宫内膜增厚，表面凹凸不平或呈息肉样增生，血管增多，可见粗细不一及分支混乱的血管（图8-1-56）。

8．子宫内膜癌：新生物呈息肉样、脑回样或菜花样改变，血管明显增多，且分布混乱、管径粗细不均、形态卷曲盘绕（图8-1-57A～C）。

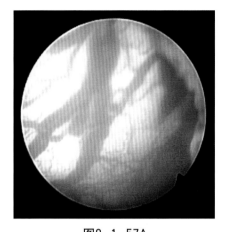

图8-1-57A

NBI子宫内膜腺癌血管粗细不均，分布紊乱

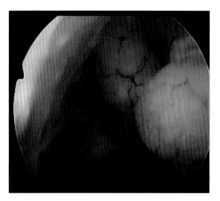

图8-1-57B

NBI息肉状子宫内膜癌

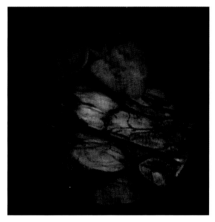

图8-1-57C

NBI子宫内膜腺肉瘤

（四）NBI宫腔镜的临床应用

子宫内膜增生及子宫内膜癌是妇科临床较常见疾病，子宫内膜癌及癌前病变的早期诊断及治疗对预后有较大的影响，Trimble等报道先前被活检病理确诊为子宫内膜非典型增生的患者中，子宫内膜癌的患病率高达42.6%。所以准确的定点活检是提高诊断率的关键，宫腔镜是诊断宫腔内病变的最

佳技术，可以直视宫腔内病变，有利于定点活检病灶。然而，传统的白光宫腔镜诊断子宫内膜增生及子宫内膜癌的敏感度仅分别为56.3%和80%。窄带成像技术的特点为我们提供了早期发现内膜病变的可能。2009年Surico等最早将NBI技术应用于宫腔镜，对绝经后异常子宫出血患者进行NBI宫腔镜检查，发现NBI使微血管结构清晰可见，能够帮助手术医生识别出即使非常小的、微血管排列密集、紊乱的可疑病灶。提示NBI能够提高识别子宫内膜癌和子宫内膜增生的准确率，可以作为早期发现子宫内膜病变的有效附加方法。2010年Surico等前瞻性对比研究了209例因异常子宫出血就诊的患者，每例均行白光及NBI宫腔镜检查，同时分别行子宫内膜定点活检，结果显示传统白光宫腔镜对子宫内膜癌诊断的敏感性及特异性分别是84.21%和99.47%，对子宫内膜增生诊断的敏感性及特异性分别是64.86%和98.77%；而使用NBI宫腔镜后这一数字分别是94.74%、98.36%和78.38%、98.88%，NBI明显提高了诊断的敏感性。Cicinelli等报道了395例诊断性宫腔镜，发现NBI宫腔镜提高了白光宫腔镜做出异常诊断的特异性（0.93∶0.78)和阴性预测值（0.92∶0.81）。NBI宫腔镜对正常子宫内膜诊断的准确性高于白光宫腔镜，而两者对子宫内膜息肉及肌瘤诊断的准确性都很高（95.3%～100%）。NBI宫腔镜提高了白光宫腔镜对慢性子宫内膜炎(0.88∶0.70)、低风险子宫内膜增生(0.88∶0.70)及高风险子宫内膜增生(0.60∶0.40)诊断的敏感性。同时提高了子宫内膜炎(0.95∶0.69)和高风险子宫内膜增生(0.75∶0.40)的阳性预测值，降低了子宫内膜癌的假阴性值。Tinelli等报道了NBI宫腔镜应用于801例门诊患者的一个多中心研究，其中NBI宫腔镜和白光宫腔镜对低风险不典型增生诊断敏感性分别是82%和56%，对高风险不典型增生诊断敏感性分别是60%和20%，对内膜癌诊断的敏感性分别是93%和81%，表明NBI宫腔镜可降低内膜严重病变的漏诊率，从而提高癌前病变及恶性肿瘤的诊断水平。另外，NBI也可用于软式宫腔镜，对子宫内膜不典型增生及内膜癌的诊断率也高于白光宫腔镜。2011年Ercan等报道了NBI用于诊断不育的原因，对使用辅助生殖技术行体外受精-胚胎移植失败的患者行宫腔镜检查，在白光宫腔镜检查内膜无炎症的8例患者中，使用NBI宫腔镜后3例患者诊断为子宫内膜炎。所以在不明原因的不孕不育患者中使用NBI宫腔镜检查也很有必要。

虽然NBI技术在宫腔镜诊断上的应用时间不长，但研究发现其能够提高子宫内膜癌及癌前病变早期诊断的敏感性，因此有望成为宫腔镜诊断中的一种常用技术。

十八、宫腔镜检查是否会引起癌细胞播散

宫腔镜检查是否会引起癌细胞播散，这一直是学者们最为关心和有争议的问题。曾有数例报道可疑液体膨宫和灌流的宫腔镜术引起了子宫内膜癌细胞播散至腹腔。Obermair等研究宫腔镜检查后D&C和单纯D&C术后患者腹腔细胞学检查阳性的发生率，多中心回顾分析1996～1997年113例子宫内膜癌

Ⅰa、Ⅰb患者，待开腹时得到腹腔阳性细胞，阳性细胞的定义为恶性或可疑恶性细胞，结果113例中10例（9%）腹腔细胞阳性或可疑，其存在与宫腔镜操作史有关（$P<0.04$），但与肌层浸润无关（$P=0.57$），与组织类型无关（$P=1.00$），与分期无关（$r=0.16$，$P=0.10$），与D&C和开腹的时间间隔亦无关（$r=0.04$，$P=0.66$）。Kuzel等与Kobilkova的研究结果一致，即子宫内膜癌宫腔镜检查及活检术细胞学检查无恶化，刮宫后肿瘤细胞会出现后穹隆。此有限资料有力地支持液体膨宫和灌流的宫腔镜术会引起子宫内膜癌细胞播散。但是否引起癌细胞的种植和转移，尚无资料证明，还需要进一步随访。

（夏恩兰　于　丹）

参考文献

[1] 冯力民,夏恩兰,段惠兰,等.应用宫腔镜与B超联合诊断子宫疾病.中华妇产科杂志,1996,31：334-337.

[2] 谷泽 修,三宅 侃,杉木 修.子宫体癌术前诊断に对する子宫镜檢查再评价.日产妇志,1991,43：622-626.

[3] 李伟,夏恩兰.宫腔镜检查在不育症诊治中的应用价值.实用妇产科杂志,2008,24(1)：50-51.

[4] 林保良,宫本尚彦,友松守彦,他.Flexible hysteroscopeの开发　および临床应用.日产妇杂志,1987,39：649-654.

[5] 林保良,宫本尚彦,友松守彦,他.新しい妇人用レゼクトスコープのスコープの开发一经颈管の切除术（TCR）および子宫内膜破坏（EA）への应用.日产妇内视镜学会志,1988,4：56-61.

[6] 林保良,石川光也,小宫山瑞香,他.ヒステロファイバースコープの用软性外套管の开发.日产妇内视镜志,1997,13：169-172.

[7] 林保良,友松守彦,栗林靖,他.新しい处置用ヒステロファイバースコープの开发およびその临床应用.日产妇杂志,1988,40：1733-1739.

[8] 刘欣友,胡萌,陆萍.经阴道三维超声在不全纵隔子宫和弓形子宫鉴别中的诊断标准.临床超声医学杂志,2013,15(8)：580-581.

[9] 刘玉环,夏恩兰,张书巧.子宫中隔107例诊治分析.中国实用妇科与产科杂志,2002,18(9)：559-560.

[10] 罗启东,陈湘云.宫腔镜检查对绝经后子宫出血的诊断价值.中华妇产科杂志,1989,24：150-152.

[11] 夏恩兰,段惠兰,冯力民.纤维宫腔镜的临床应用.实用妇产科杂志,1998,14：106-107.

[12] 夏恩兰,冯力民,段惠兰,等.电视纤维宫腔镜与B超联合检查2441例分析.中国实用妇科与产科杂志,1998,14：31-33.

[13] 夏恩兰,刘玉环,黄晓武.宫腹腔镜联合完全双角子宫矫形术——附一例报告.中华临床医师杂志(电子版),2009,3（1）：135-139.

[14] 夏恩兰,彭雪冰,马宁.宫腔镜手术治疗单角子宫成功妊娠三例报告及文献复习.中华妇产科杂志,2013,45(9)：689-691.

[15] 夏恩兰,刘玉环,马宁,等.宫腔镜手术治疗T型子宫成功分娩三例报告及文献复习.中华妇产科杂志,2013,48(6):457—459.

[16] 夏恩兰.宫腔病变的微创诊治子宫腺肌病的宫腔镜诊治.山东医药,2012,52:7—8.

[17] 夏恩兰.伊达拉克与消炎痛栓在宫腔镜检查中的应用.中级医刊,1993,28:23.

[18] 张丹,刘剑飞,孟焱,等.介入超声在宫腔镜检查中的应用.中国医学影像学杂志,1996,4:159—161.

[19] 张丹,罗庆春,段华.腹部超声和宫腔镜检查绝经后子宫出血的诊断价值.中国医学影像学杂志,2000,8:30—31.

[20] Abramovici H, Faktor JH, Pascal B. Congenital uterine malformations as indication for cervieal suture (cerclage) in habitual abortion and premature delivery. Int J Fertil,1983,28:161—164.

[21] Acien P.Incidence of Mullerian defects in fertile and infertile women.Hum Reprod,1997,12:1372—1376.

[22] Airoldi J, Berghella V, Sehdev H, et al. Transvaginal ultrasonography of the cervix to predict preterm birth in women with uterine anomalies. Obstet Gynecol, 2005,106:553—556.

[23] Akar ME,Bayar D,Yildiz S,et al.Reproductive outcome of women with unicornuate uterus.Aust N Z J Obstet Gynaecol,2005,45:148—150.

[24] Alborzi S,Asadi N,Zolghadri J.Laparoscopic metroplasty in bicornuate and didelphic uteri.Fertil Steril,2009,92(1):352—355.

[25] Ali M.El Saman,Ahmed Y.Shahin,Ahmed Nasr,et al.Hybrid septate uterus,coexistence of bicornuate and septate varieties: A genuine report.Journal of Obstetrics and Gynaecology Research,2012,38(11):1308—1314.

[26] ASGE TECHNOLOGY COMMITTEE,Song LM,Adler DG,et al. Narrow band imaging and multiband imaging.Gastrointest Endosc,2008 ,67: 581—589.

[27] Aubriot FX,Chapron C.Diethylstilbestrol exposure in utero.Polemics about metroplasty.The pros. Gynecol Obstet Fertil.2007,35(9):826—831.

[28] Aupriot FX,Hamou J ,Dubuisson JB.Hysteroplasty for enlargement: apropos of the results.Gynecol Obestet Fertil.2001.29(12):888—893.

[29] Baggish MS,Barbot J,Valle R.F.Diagnositic and operative hysteroscopy.2nd edition.St Louis.Mosby Inc,1999,105—106.

[30] Barranger E,Gervaise A,Doumerc S,et al.Reproductive performance after hysteroscopic metroplasty in the hypoplastic uterues:a study of 29 cases.BJOG,2002,109(12):1331—1234.

[31] Behnia R,Holley HS,Milad M.Successful early intervention in air embolism during hysteroscopy.J Clin Anesth,1997,9:248—250.

[32] Bettocchi S,Nappi L,Ceci O,et al.Vaginoscopic approach in office hysteroscopy—ten years experience J Am Assoc Gynecol Laparosc,2004,11(3): 369.

[33] Bidzinski M,Sobiczewski P.Evaluation of the value of hysteroscopy or doppler ultrasonography for monitoring treatment effects of radiotherapy in patients with cervix carcinoma Ginekol Pol,2001,72(4):201—206.

[34] Blitz MJ,Appelbaum H.Torsion of Fallopian Tube Remnant Associated with Noncommunicating Rudimentary Horn in Adolescent Girl with Unicornuate Uterus.J Pediatr Adolesc Gynecol,2013,7.[Epub ahead of print]

[35] Bracco PL,Vassallo AM,Amentano G.Infectious complications of diagnostic hysteroscopy.Minerva Ginecol,1996,48:293—298.

[36] Braun P,Gran FV,Pons RM,et al.Is hysterosalpingography able to diagnose all uterine malformations correctly? A retrospective study.Eur J Radiol,2005,53(2):274—279.

[37] Brooks PG,Serden SP.Hysteroscopic finding after unsuccessful dilatation and curettage for abnormal

uterine bleeding.Am J Obstet Gynecol,1988,158:1354—1357.

[38] Brucker SY,Rall K,Campo R,et al.Treatment of congenital malformations.Semin Reprod Med, 2011,29(2): 101—112.

[39] Burke RK,Transcervical tubal catheterization utilizing flexible hysteroscopy is an effective method of treating cornual obstruction. A review of 120 cases.J Am Assoc Gynecol Laparosc,1994,1:S5.

[40] Capito C,Sarnacki S.Menstrual retention in a Robert's uterus.J Pediatr Adolesc Gynecol,2009,22(5): e104—106.

[41] Cicinelli E,Tinelli R,Colafiglio G,et al.Reliability of narrow—band imaging (NBI) hysteroscopy: a comparative study.Fertil Steril,2010,94: 2303—2307.

[42] Clark TJ,Voit D,Gupta JK,et al.Accuracy of hysteroscopy in the diagnosis of endometrial cancer and hyperplasia: a systematic quantitative review.JAMA,2002,288(13):1610—1621.

[43] Colgan TJ,Shah R,Leyland N.Post—hysteroscopic ablation reaction:a histopathologic study of the effects of electrosurgical ablation.Int J Gynecol Pathol,1999,18:325—331.

[44] Cravello L,Porcu G,D'Ercole C,et al.Identification and treatment of endometritis.Contracept Fertil Sex,1997,25(7—8):585—586.

[45] Dalal RJ,Pai HD,Palshetkar NP,et al.Hysteroscopic metroplasty in women with primary infertility and septate uterus: reproductive performance after surgery.J Reprod Med,2012,57(1—2):13—16.

[46] De Kroon CD,Jansen FW,Louwe LA,et al.Technology assessment of saline contrast hysterosonography. Am J Obstet Gynecol,2003,188(4):945—849.

[47] Descargues G,Lemercier E,David C,et al.Which initial tests should be performed to evaluate meno—metrorrhagias? A comparison of hysterography,transvaginal sonohysterography and hysteroscopy.J Gynecol Obstet Biol Reprod (Paris), 2001,30(1):59—64.

[48] Dotto JE,Lema B,Dotto JE Jr,et al.Classification of Microhysteroscopic Images and their Correlation with Histologic Diagnoses.J Am Assoc Gynecol Laparosc,2003,10(2):233—246.

[49] Dueholm M,Lundorf E,Hansen ES,et al.Evaluation of the uterine cavity with magnetic resonance imaging, transvaginal sonography,hysterosonographic examination,and diagnostic hysteroscopy.Fertil Steril,2001,76(2): 350—357.

[50] Dykes TA,Isler RJ,McLean AC.MR imaging of Asherman syndrome: total endometrial obliteration.J Comput Assist Tomogr,1991,15(5):858—860.

[51] Englund SE,Ingelman—Sundberg A,Westin B.Hysteroscopy in diagnosis and treatment of uterine bleeding. Gynecologia,1957,143:217—222.

[52] Engmann L,Schmidt D,Nulsen J,et al.An unusual anatomic variation of a unicornuate uterus with normal external uterine morphology.Fertil Steril,2004,82(4):950—953.

[53] Epstein E,Ramirez A,Skoog L,et al.Dilatation and curettage fails to detect most focal lesions in the uterine cavity in women with postmenopausal bleeding.Acta Obstet Gynecol Scand 2001 Dec,80(12): 1131—1136.

[54] Farrugia M,Nair M,Kontronis K.Narrow band imaging in endometriosis.J Minim Invasive Gynecol,2007,14: 393—394.

[55] Folkman J.Tumor angiogenesis.N Engl Med.1971,285: 1182—1186.

[56] Fujii T,Nakamura M,Kameyama K,et al.Digital colposcopy for the diagnosis of cervical adenocarcinoma using a narrow band imaging system.Int J Gynecol Cancer,2010,20: 605—610.

[57] Gabriel B,Fischer DC,Sergius G.Unruptured pregnancy in a non—communicating right fallopian tube associated with left unicornuate uterus: evidence for transperitoneal sperm and oocyte migration.Acta Obstet Gynecol Scand,2002,81(1):91—92.

[58] Garbin O,Ohl J,Bettahar-lebugle K,et al.Hysteroscopic in diethystilboestrol—exposed and hypoplastic uterus: a report on 24 cases,Hum Reprod,1998,13(10):2751—275.

[59] Garuti G,De Giorgi O,Sambruni I,et al.Prognostic significance of hysteroscopic imaging in endometrioid endometrial adenocarcinoma.Gynecol Oncol 2001, 81(3):408—413.

[60] Garuti G,Sambruni I,Colonnelli M,et al.Accuracy of hysteroscopy in predicting histopathology of endometrium in 1500 women.J Am Assoc Gynecol Laparosc,2001,8(2):207—213.

[61] Gebauer G,Hafner A,Siebzehnrubl E,et al.Role of hysteroscopy in detection and extraction of endometrial polyps: results of a prospective study.Am J Obstet Gynecol,2001,184(2):59—63.

[62] Gergolet MI,Campo R,Verdenik I,et al.No clinical relevance of the height of fundal indentation in subseptate or arcuate uterus: a prospective study.Reprod Biomed Online,2012,24(5):576—582.

[63] Giacomucci E,Bellavia E,Sandri F,et al.Term Delivery Rate after Hysteroscopic Metroplasty in Patients with Recurrent Spontaneous Abortion and T—Shaped,Arcuate and Septate Uterus.Gynecol Obstet Invest,2011,71(3):183—188.

[64] Gimes DA.Diagnostic dilatation and curettage: a reappraisal.Am J Obstet Gynecol,1982,142:1—6.

[65] Gimpelson RJ,Rappold HO.A comparative study between panoramic hysteroscopy with directed biopsies and dilation and curettage.Am J Obstet Gynecol,1988,158:489—492.

[66] Golan A,Langer R,Neuman M,et al.Obstetric outcome in women with congenital uterine malformations.J Reprod Med,1992,37(3):233—236.

[67] Granberg S, Wikland M,Karlsson B,et al.Endometrial thickness as measured by endovaginal ultrasonography for identifying endometrial abnormality.Am J Obstet Gynecol,1991,164:47—52.

[68] Grimbizis GF,Camus M,Tarlatzis BC,et al.Clinical implications of uterine malformations and hysteroscopic treatment results.Hum Reprod Update,2001,7:161—174.

[69] Guerrero RQ,Duran AA,Agular RE,et al.Histeroscopia (reporte preliminar).Gynecol Obstet Mex,1970,27:683—691.

[70] Gupta N,Mittal S,Dadhwall V,et al.A unique congenital mullerian anomaly: Robert's uterus.Archives of Gynecology and Obstetrics,2007,276(6):641—643.

[71] Handa Y,Hoshi N,Yamada H,et al.Tubal pregnancy in a unicornuate uterus with rudimentary horn: a case report.Fertil Steril,1999,72(2):354—356.

[72] Haydardedeoglu B,Simsek E,Kilicdag EB,et al.A case of unicornuate uterus with ipsilateral ovarian and renal agenesis.Fertil Steril,2006, 853:750.e1—750.e4.

[73] Heinonen PK,Pystynen PP.Primary infertility and uterine anomalies.Fertil Steril,1983,40(3):311—316.

[74] Hitoshi Mizuno,Kazuhiro Gono,Sakae Takehana,et al.Narrow Band Imaging Technique.Techniques in Gastrointestinal Endoscopy,2003,5:78—81.

[75] Jayasinghe Y,Rane A,Stalewski H,et al.The presentation and early diagnosis of the rudimentary uterine horn.Obstet Gynecol,2005,105(6):1456—1467.

[76] Katz Z,Ben—Arie A,Lurie S,et al.Beneficial effect of hysteroscopic metroplasty on the reproductive outcome in a'T—shaped' uterus.Gynecol Obstet Invest,1996,41(1):41—43.

[77] Kaufman RH.Structural changes of the genital tract associated with in utero exposure to diethylstilbestrol.Obstet Gynecol Annu,1982,11:187—202.

[78] Kobilkova J,Kuzel D,Toth D,et al.Aspiration cytology from the pouch of Douglas at hysteroscopy.Cytopathology,2001,12(1):44—47.

[79] Krample E,Bourne,Thurlen—Solbakken H,et al.Transvaginal ultrasonography,sonohysterography and operative hysteroscopy for the evaluation of abnormal uterine bleeding.Acta Obstet Gynecol Scand,2001,80:616—622.

[80] Kuzel D,Toth D,Kobilkova J,et al.Peritoneal washing cytology on fluid hysteroscopy and after curettage

in women with endometrial carcinoma.Acta Cytol,2001,45(6):931—935.

[81] Lasmar R.B,Barrozo PR,De Oliveira MA,et al.Validation of hysteroscopic view in cases of endometrial hyperplasia and cancer in patients with abnormal uterine bleeding.J Minim Invasive Gynecol,2006,13: 409—412.

[82] Liatsikos SA,Tsikouras P,Souftas V,et al Diagnosis and laparoscopic management of a rudimentary uterine horn in a teenage girl,presenting with haematometra and severe endometriosis: our experience and review of literature.Minim Invasive Ther Allied Technol,2010,19(4):241—247.

[83] Lin BL,Iwata Y,Lin KH,et al.Clinical applications of a new fujinon operating fiberoptic hysteroscope.J Gynecol Surg,1990,6:81—87.

[84] Lin BL,Iwata YY,Valle R,et al.Clinical applications of Lin's forceps in flexible hysteroscopy.J Am Assoc Gynecol Laparosc,1994,1:383—387.

[85] Lin JC,Chen YO,Lin BL,et al.Outcome of removal of intrauterine devices with flexible hysteroscopy in early pregnancy.J Gynecol Surg,1993,9:195—200.

[86] Lin PC.Reproductive outcomes in women with uterine anomalies.J Womens Health (Larchmt),2004,13(1): 33—39.

[87] Lolis DE,Paschopoulos M,Makrydimas G,et al.Reproductive outcome after strassman metroplasty in women with a bicornuate uterus.J Reprod Med,2005,50(5):297—301.

[88] Markham SM,Waterhouse TB.Structural anomalies of the reproductive tract.Curr Opin Obstet Gynecol, 1992,4(6):867—783.

[89] Marty R,Valle RF.Eight year's experience performing procedures with flexible hysteroscopes.J Am Asso Gynecol Laparasc,1995,3:113—118.

[90] Meae J,Fox R.Severe pelvic infection following diagnostic hysteroscopy in women with pre—existing tubal disease.J Obstet Gynaecol,2005,25(3):317.

[91] Moutos DM,Damewood MD,Schlaff WD,et al.A comparison of the reproductive outcome between women with a unicornuate uterus and women with a didelphic uterus.Fertil Steril,1992,58(1):88—93.

[92] Mucowski SJ,Herndon CN,Rosen MP.The arcuate uterine anomaly: a critical appraisal of its diagnostic and clinical relevance.Obstet Gynecol Surv.2010 Jul,65(7):449—454.

[93] Murman RJ, Norris HJ.Endometrial carcinoma.In: Blaustein's pathology of the female genital tract. 3rd edition,New York: Springer—verlap,1987:338—339.

[94] Nagel TC,Malo JW.Hysteroscopic metroplasty in the diethylstilbestrol exposed uterus and simillar nonfusion anomalies: effects on subsequent reproductive performance: a preliminary report.Fertil steril,1993,59(3):502—506.

[95] Nagele F,O' Connor H,Davies A,et al.2500 Outpatient diagnostic hysteroscopies.Obstet Gynecol,1996,88(5): 900—901.

[96] Nakhal RS,Cutner AS,Hall—Craggs M,et al .Remnant functioning cervical tissue after laparoscopic removal of cavitated noncommunicating rudimentaryuterine horn.J Minim Invasive Gynecol.2012,19(6):768—771.

[97] Norment WB.The hysteroscope.Am J Obstet Gynecol,1972,119:696—703.

[98] Obermair A,Geramou M,Gucer F,et al.Does hysteroscopy facilitate tumor cell dissemination? Incidence of peritoneal cytology from patients with early stage endometrial carcinoma following dilatation and curettage (D&C) versus hysteroscopy and D & C.Cancer,2000,88:139—143.

[99] Paschopoulos ,Lolis ED,Alamanos Y,et al.Vaginoscopic hysteroscopy and transvaginal sonography in the evaluation of patients with abnormal uterine bleeding.J Am Assoc Gynecol Laparosc,2001,8(4):506—510.

[100] Pelosi MA 3rd,Pelosi MA.Laparoscopic—assisted transvaginal metroplasty for the treatment of bicornuate uterus: a case study.Fertil Steril,1996,65(4):886—890.

[101] Porto R.Hysteroscopie.Encycl Med Chir Paris Gynecol,1974,72:A10.

[102] Raju KS.Should outpatient hysteroscopy replace conventional diagnostic dilatation and curettage in

gynecologic practice.J Gynecol Surg,1992,8:225—230.

[103] Robert H.Asymmetrical bifidities with unilateral menstrual retention (apropos of l2 cases.Chirurgie,1970,96(11):796—799.

[104] Ross JW.Numerous indications for office flexible minihysteroscopy.J Am Assoc Gynecol Laparoscop,2000,7:221—226.

[105] Seamark CJ.The demise of the D&C.Acta Obstet Gynecol Scand,1997,76:65—68.

[106] Sentilhes L,Sergent F,Roman H,et al.Late complications of operative hysteroscopy: predicting patients at risk of uterine rupture during subsequent pregnancy.Eur J Obstet Gynecol Reprod Biol,2005,120(2):134—138.

[107] Singhal S,Agarwal U,Sharma D,et al.Pregnancy in asymmetric blind hemicavity of Robert's uterus—a previously unreported phenomenon.Eur J Obstet Gynecol Reprod Biol,2003,107(1):93—95.

[108] Sugaya S.Twin pregnancy after in vitro fertilization in a woman with a unicornuate uterus.Clin Exp Obstet Gynecol,2010,37(4):317—318.

[109] Surico D,Vigone A,Bonvini D,et al.Narrow—band imaging in diagnosis of endometrial cancer and hyperplasia: a new option? J Minim Invasive Gynecol,2010,17: 620—625.

[110] Surico D,Vigone A ,Leo L.Narrow band imaging in endometrial lesions.J Mini—Invasive Gynecol,2009,16(2):9—10.

[111] Tehraninejad,Ghaffari,Jahangiri,et al.Reproductive Outcome following Hysteroscopic Monopolar Metroplasty: An Analysis of 203 Cases.Int J Fertil Steril,2013,7(3): 175—180.

[112] Tinelli R,Surico D,Leo L,et al.Accuracy and efficacy of narrow—band imaging versus white light hysteroscopy for the diagnosis of endometrial cancer and hyperplasia: a multicenter controlled study.Menopause,2011,18: 1026—1029.

[113] Trimble CL,Kauderer J,Zaino R,et al.Concurrent endometrial carcinoma in women with a biopsy diagnosis of atypical endometrial hyperplasia: a Gynecologic Oncology Group study.Cancer,2006,106: 812—819.

[114] Unfried G,Wieser F,Albrecht A,et al.Flexible versus rigid endoscopes for outpatient hysteroscopy: a prospective randomized clinical trial.Hum Reprod,2001,16(1):168—171.

[115] Valle RF.Office Hysteroscopy (panoramic hysteroscopy).In: Baggish M,Barbot J Valle RF.(eds).Diagnostic and operative hysteroscopy.2nd edition.St Louis.Mosby Inc,1999,181—182.

[116] van Trotsenburg M,Wieser F,Nagele F.Diagnostic hysteroscopy for the investigation of abnormal uterine bleeding in premenopausal patients.Contrib Gynecol Obstet,2000,20:21—26.

[117] Velemir L,Gallot D,Jardon K,et al.Uterine rupture at 26 weeks after metroplasty for uterine enlargement in diethylstilbestrol—exposed uterus: a case report.Eur J Obstet Gynecol Reprod Biol,2008,138(2):243—244.

[118] Wamsteker K,Blok SD.Diagnostic Hysteroscopy: Technique and documentation.In: Sutton C,Diamond MP.(eds).Endoscopic Surgery for Gynecologists.2nd edition.London: Wb Saunders Company,1998,515—516.

[119] Zlopasa G,Skrablin S,Kalafati D,et al. Uterine nomalies and pregnancy outcome following resectoscope metroplasty. J Gynaecol Obstet,2007,98(2):129—133.

[120] Zorluc G,Yalcin H,Ugur M,et al. Reproductive outcome after metroplasty. Int J Gynecol Obstet,1996,55(1):45—48.

第二节　宫腔镜诊断在妇科疾病的应用

一、异常子宫出血

异常子宫出血（abnormal uterine bleeding，AUB）是最早也是最常见的宫腔镜检查适应证，Nagele等在门诊做2 500例宫腔镜检查，其87%的指征为异常子宫出血。回顾1869年Pantaleoni第1例成功的宫腔镜检查适应证即绝经期子宫出血，宫腔镜检查发现了子宫底部的子宫内膜息肉，并为之治愈。将近一个多世纪，因宫腔出血，宫腔镜检查时妨碍视野的问题得不到解决，延迟了宫腔镜技术的发展，所以直到最近，D&C及其稍后的HSG仍是检查月经过多的两个主要方法，如今经大量研究证实宫腔镜诊断是检查宫腔最准确和可信的方法。

通过直接观察出血的病变，宫腔镜不但极大地增进了医生对AUB的了解，而且先进的宫腔镜手术可对各种病变进行治疗，完全改变了以往的治疗程序。反复的刮宫和子宫切除术等古老的处理方式已不再采用，高频电或激光治疗宫腔内良性病变对大多数病例有长期疗效，形成了宫腔内良性病变的保守治疗方法。

（一）AUB在宫腔镜检查适应证中的地位

AUB是妇科门诊最常见的就诊主诉，多数宫内病变或早或晚会出现此警示症状，对于年轻妇女，由于其AUB常与妊娠有关，所以AUB作为宫腔镜的适应证有减少的趋势，在绝经期妇女，其AUB与生育问题的关系甚小，因此构成了宫腔镜检查的最强适应证。因医生们的研究领域不同，AUB行宫腔镜诊断的数目各异。

AUB是宫腔镜的主要适应证，1970年Porto报道500例中，48%为子宫出血，1977年Saiarra和Valle报道320例，49.6%为子宫出血，Hamou报道680例中，子宫出血占37.5%，Barbot的1组810例与妊娠无关的接触性宫腔镜中，以AUB为主诉者占64.8%，其最近的1组1 500例宫腔镜检查中，AUB占52.1%，基本上两例宫腔镜检查中有1例是因为AUB。

（二）与子宫出血有关的宫腔镜检查技术

在无子宫出血的情况下，宫腔镜检查非常简捷，可以做得十分正规；然而有出血时，无论是急诊还是药疗无效的出血，都需要较高的技术。其困难程度各有不同，取决于：①出血量。②所使用器械的性能。③应用的技术。④医生的经验。

1. CO_2膨宫：用CO_2作膨宫介质时，宫腔有血可导致气泡形成，使视线模糊，甚至妨碍对整个视野的观察，解决的办法是用有注气管道开口于物镜前端的宫腔镜外鞘注气，气流将清洁物镜的表面，赶走气泡和血。如此法仍不能提供清晰的视野，可以用物镜端贴在子宫底的黏膜上，此简单手法常能恢复满意的视线。如再失败，则需取出光学视管，用灭菌生理盐水或清水浸洗。大量出血时，血块可堵塞注气管道，引起子宫塌陷，物镜前方似被红色幕布覆盖，确认的方法是取出宫腔镜，将物镜浸入水中而无气泡排出。注气阀门连接注射器，用水加压推注，可疏通阻塞的注气管。有时视野保持清晰，而血块在气体的压力下，扩散到子宫后壁，覆盖了子宫角，如出血点恰位于此处，在血块排出之前，仍然检查不到，补救的办法是宫腔放入导管，末端连接注射器，在直视下将凝血块吸出。有时在气泡形成时，医生应有耐心等待一会儿，视野可能突然清晰，气泡可能突然消失，此过程可因调整气流压（调高或调低）而加速。由于清晰的视野可能只保持很短的时间，医生必须准备做出快速诊断。如视线严重受限，不能做出全面和可信的诊断时，应考虑换用其他膨宫技术。

2．Hyskon膨宫：Hyskon为高黏滞性膨宫介质，不易与血液混淆，Hyskon液适用于严重出血的初选膨宫介质或CO_2膨宫失败时，应用时首先清除宫腔积血，然后会保持清晰视野。

3．低黏滞性膨宫介质：低黏滞性膨宫介质有生理盐水、3%山梨醇、5%甘露醇、1.5%甘氨酸和乳酸林格液等，应用简便，较高黏滞性膨宫介质安全，宫腔镜检查时间短，没有体液超负荷的危险。

4．接触型宫腔镜：另外一种替代的方法是接触型宫腔镜，当物镜与黏膜接触后，宫腔内的出血量就不再是问题。唯一的限制是术者必须精通此术，能够正确解释图像。遇到难以控制的出血时，应更换连续灌流的宫腔镜。此镜设有入水和出水两条通道，液体进入后，冲出宫腔内的血及组织碎片，同时膨宫，术者可清晰地观察宫腔全貌。

（三）AUB的宫腔镜所见

Barbot报道768例不同年龄AUB的宫腔镜所见（表8-2-1），在育龄妇女中，子宫肌瘤、子宫内膜增生和子宫内膜息肉是宫腔镜检查最常见的病变，几乎占到半数以上（Barbot的1组病例中占54%），与妊娠有关的出血是第2位最常见的诊断。在绝经后妇女中，子宫内膜增生、子宫内膜息肉和子宫肌瘤最为常见，其次为子宫内膜萎缩和子宫内膜癌。

表8-2-1　768例不同年龄的AUB宫腔镜所见病变

所见病变	生育年龄发病例数	绝经后发病例数
子宫肌瘤	93	27
子宫内膜增生	91	27
子宫内膜息肉	82	10
子宫颈管息肉	20	13
正常宫腔	68	38
胎盘息肉	58	0
蜕膜（宫外孕）	6	0
子宫内膜萎缩	7	25
腺肌病	8	2
颈管癌	3	38
其他	47	37
合计	483	217

（四）宫腔镜在非妊娠AUB诊断中的作用

宫腔内的良性病变多数是子宫内膜息肉、黏膜下肌瘤和子宫内膜增生，其特征各有不同，病变的初始症状经常是AUB，妇科检查，包括窥器检查和双合诊，对此常不能做出诊断，近年已充分证明以往用来探测和鉴别这些病变的标准诊断程序并不可靠。用HSG异常影像来解释，有30%～50%不确切甚至错误。D&C不能去除子宫肌瘤，又常遗漏息肉，临床需要能鉴别出此三种病变，又能提示治疗方法的准确诊断。随着宫腔镜的广泛应用，近年来应用宫腔镜诊断慢性子宫内膜炎受到重视和应用。

1. 子宫内膜息肉：

（1）诊断：子宫内膜息肉缺乏典型和恒定的症状，临床上往往难以确诊。子宫造影发现充盈缺损或子宫壁不规则等占位性病变，但易与黏膜下肌瘤、气泡等相混淆，注入造影剂过多又可掩盖息肉。D&C有时能刮出典型的息肉而得以确诊，但更多的可能是漏刮体积过小或过大的息肉，而且由于息肉本身缺乏特异性结构，一旦被刮匙刮碎，则病理检查难以做出息肉的诊断，仅能报告增殖期子宫内膜或子宫内膜增生，因此，假阴性率高。可见HSG及D&C诊断子宫内膜息肉均有局限性，故临床遇有月经过多、经期延长、出血淋漓不止、不育等症状者，特别是HSG有异常，或妇科检查发现有宫颈或颈管息肉时，应考虑做宫腔镜检查，以确定有无子宫内膜息肉的存在。Angioni报道宫腔镜诊断子宫内膜息肉的敏感度为100%，特异性为97%，诊断准确率为91%，与术后病理诊断几乎完全一致。Spiewankiewicz等妇科检查时发现65例宫颈管内有息肉的蒂，其中6例为子宫内膜息肉，另有13例妇科检查为宫颈息肉，宫腔镜诊断为子宫内膜息肉。

宫腔镜下见子宫内膜息肉可从子宫壁的任何部位、任何角度向子宫腔内突出生长，也可见于子宫颈管内，亦有恰好位于子宫角部而栓堵于输卵管口者（图8-2-1A），息肉大小为0.2～3 cm不等，可为单发（图8-2-1B～D），亦可为多发（图8-2-1E）；1个息肉可有2个蒂（图8-2-1F），外观比较柔软，富有光泽，甚至呈闪烁状，色泽类似于其周围的内膜，稍为鲜红色，但亦偶有例外。息肉虽不像内膜碎片那样随膨宫液的流动而抖动，但亦不像黏膜下肌瘤那样坚实固定。息肉的形态多为卵圆形，但亦有三角形、圆锥形或不规则形等（图8-2-1G、H）。表面光滑，有时可透见纤细的微血管网纹。多数息肉有蒂，或细而长，或宽而短。偶尔较大的息肉顶端表面伴有坏死而呈现紫褐色。息肉的形态不受膨宫压力的增减而变化。

（2）宫腔镜的作用：宫腔镜检查可做出正确的大体诊断，熟练的宫腔镜专家可准确地取材送做病理检查，由病理学专家反馈最后诊断。盲目刮宫将息肉刮成碎片，与子宫内膜碎屑混在一起，造成病理学检查的困难。宫腔镜检查能较完整地取出息肉，病理检查可看到由良性息肉开始发展为内膜腺癌的移行。同样地，对宫腔进行彻底地直视检查可显示与子宫内膜息肉同时存

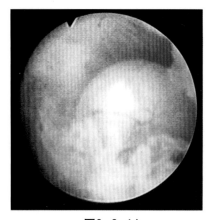

图8-2-1A

左宫角输卵管开口处小子宫内膜息肉

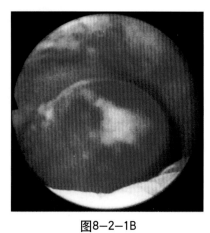

图8-2-1B

单发子宫内膜息肉

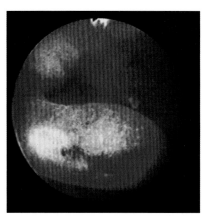

图8-2-1C

单发子宫内膜息肉

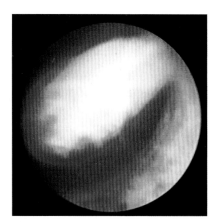

图8-2-1D

单发子宫内膜息肉

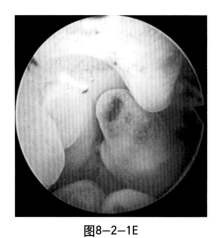

图8-2-1E

多发子宫内膜息肉

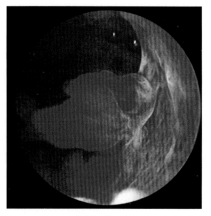

图8-2-1F

子宫内膜息肉（双蒂）

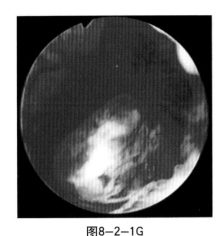

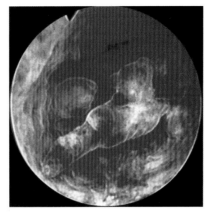

图8-2-1G

子宫内膜息肉草莓形

图8-2-1H

子宫内膜息肉双蒂形

在的其他病变，如子宫内膜增生或黏膜下肌瘤。最后，在选择性切除子宫内膜息肉后，对40岁以上的妇女，建议遍刮内膜送检，然后再放入宫腔镜确定宫腔确已排空，以不遗漏子宫内膜癌的初期病变。2007年荷兰Timmermans报道180例绝经后出血子宫内膜厚度<4 mm的妇女，宫腔镜检查发现90例（50%）有子宫内膜息肉。Burke等报道5例做不育症检查时发现子宫内膜病变，其中3例为不典型息肉样腺癌，1例为复杂性子宫内膜增生，1例为子宫内膜腺癌1期，仅最后1例有月经异常。认为现今患者试图妊娠时的年龄偏大和肥胖，检查不育时发现子宫内膜病变的可能性增加。Antunes等报道475例围绝经期和绝经期妇女检出的子宫内膜息肉中1.05%有子宫内膜不典型增生，2.74%是子宫内膜息肉样癌。

2．黏膜下肌瘤：

（1）诊断：

1）黏膜下肌瘤：诊断一般比较容易，典型的宫腔镜图像是圆形包块，突出于宫腔内（图8-2-2A、B），被覆的内膜常呈萎缩状，色泽较周围的内膜淡，表面可见扩张的血管网（图8-2-2C）。用物镜端抵及时，可感到其质地坚韧，并阻碍镜体通过，只有自其侧方绕过，始能进入宫腔上段。肌瘤有蒂（图8-2-2D）时，其外形无特殊，有时难以与子宫内膜息肉相鉴别。当其延伸至宫颈时，肌瘤变扁，末端更红（图8-2-2E、F）。

2）壁间肌瘤：除被覆于壁间肌瘤表面的内膜略向宫腔内突出（图8-2-2G、H）外，其内膜的形状与周围内膜无异，因此，宫腔镜检查时容易漏诊。将宫腔镜放在宫颈内口，见宫腔的对称性消失（图8-2-2I），可能是壁间肌瘤的唯一征象。

（2）宫腔镜检查的作用：宫腔镜检查在诊断黏膜下肌瘤方面有重要价值，尤其是小的黏膜下肌瘤，位于宫腔，可引起严重出血，而内诊又查不

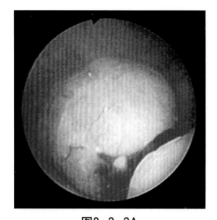

图8-2-2A

黏膜下肌瘤

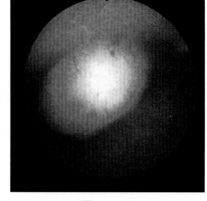

图8-2-2B

黏膜下肌瘤，蒂在前壁

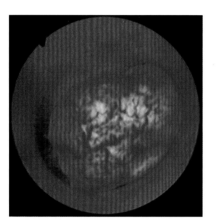

图8-2-2C

黏膜下肌瘤，表面可见扩张的血管网

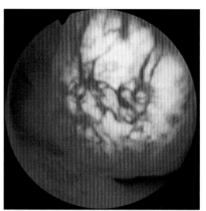

图8-2-2D

黏膜下肌瘤有蒂

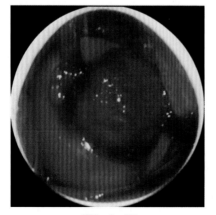

图8-2-2E

黏膜下肌瘤，脱出宫颈口外

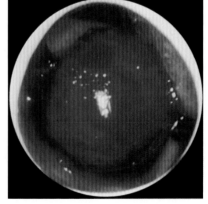

图8-2-2F

黏膜下肌瘤，脱出宫颈口外

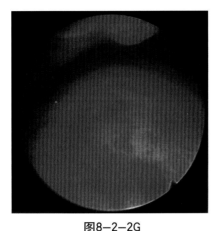

图8-2-2G

子宫壁间内突肌瘤

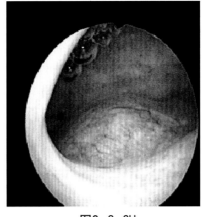

图8-2-2H

子宫壁间内突肌瘤

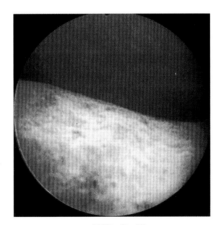

图8-2-2I

子宫壁间内突肌瘤压迫宫腔，宫腔变形

到。因持续出血不能做HSG时，宫腔镜可立即做出诊断，并且免去了不必要的D&C。D&C有时可偶然凭"感觉"怀疑黏膜下肌瘤的存在，但多数情况下是漏诊，肌瘤在宫内受到摩擦，黏膜糜烂，以致持续有异常出血。有时内诊发现了子宫肌瘤，也不能轻率地认为肌瘤就是出血的原因，宫腔镜检查经常可避免因宫内并存病变所导致的错误诊断，如子宫内膜增生、息肉或癌症等。Angioni等报道宫腔镜诊断黏膜下肌瘤的敏感度为100%，特异性为98%，诊断准确率为99%。Kappa指数为0.82，与术后病理诊断几乎完全一致。

宫腔镜检查在决定适当治疗方面也极为有用，它有助于使可保守治疗的患者避免剖腹探查或子宫切除。有蒂黏膜下肌瘤很容易用手术宫腔镜准确、无创地进行切除。宫腔镜切除无蒂肌瘤十分困难，B超监护下高频电或激光均能安全地切除埋入宫壁的无蒂黏膜下肌瘤。单纯的壁间或浆膜下肌瘤需腹腔镜或常规开腹手术切除时，术前行宫腔镜检查可排除并存于宫腔的肌瘤和避免术时穿通宫腔。

3．良性子宫内膜增生：

（1）诊断：良性子宫内膜增生的定义是正常子宫内膜、腺体和间质细胞成分数量增多，密度增加，然而，这种增多是协调的，仍保持着两种成分的正常比例。这是良性（单纯性子宫内膜增生，图8-2-3A）与子宫内膜非典型增生或子宫内膜腺瘤样增生（复合性子宫内膜增生，图8-2-3B）的区别点，后者子宫内膜的腺体替代了正常的支持间质组织。依此定义，良性子宫内膜增生可有几种类型，单纯增生表现为正常子宫内膜的厚度增加；息肉样增生的黏膜表面呈波浪形（图8-2-3C），可酷似息肉；良性囊腺性增生的腺体增大、扩张，组织切片呈"瑞士奶酪"样。子宫内膜增生可为弥漫性或局限性，后者是在正常子宫内膜中找到孤立小片的增生内膜。宫腔镜诊断子宫内膜增生有一定的难点，因正常子宫内膜在整个月经周期中不断发生变化；正常增生晚期的内膜厚度达峰值时，未受孕酮分泌的影响，子宫内膜的外观近似增生。因此，必须熟悉月经周期中不同时期的子宫内膜图像，才能做出恰当的宫腔镜诊断。虽然宫腔镜不能与显微镜相比，但可识别不同生理时期的子宫内膜，识别的方法有赖于四项条件，即内膜厚度、色泽、血管和内膜的质地。另一难点与宫腔镜技术有关，同一天检查正常子宫内膜的周期时相，用接触性宫腔镜、气体膨宫和液体膨宫的结果可以完全不相同，接触性宫腔镜不用任何人工膨胀宫腔的方法，其结果肯定最接近内膜的实际情况，在增殖晚期，子宫内膜增厚，呈波浪状起伏，表面出现许多皱褶。此种变化并非息肉样增生，接触性宫腔镜检查可保持其特点，但是由于接触性宫腔镜的压迫，会使子宫内膜呈粉白色，血管减少、纤细，组织分离或成碎片。

分泌期子宫内膜（图8-2-3D）肥厚，呈波浪形，但颜色变淡、发灰、透明，血管明显增多，管径增宽呈窦状，组织致密，不易压碎，所有这些变化

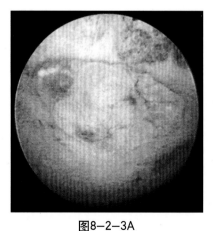

图8-2-3A

单纯性子宫内膜增生

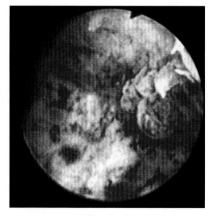

图8-2-3B

复合性子宫内膜增生

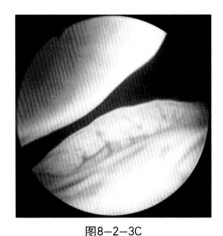

图8-2-3C

息肉样增生的黏膜表面

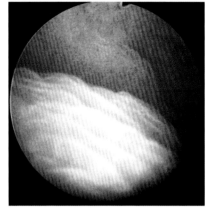

图8-2-3D

分泌期子宫内膜

都是孕酮作用的结果。用CO_2膨宫的全景宫腔镜检查，子宫内膜平坦，看不到厚度，气体的压力使宫腔膨胀，皱襞消失。此时如改用液体膨宫的全景宫腔镜检查，内膜皱襞会重新出现，且似乎较大，虽然子宫腔膨胀，子宫内膜仍保留海藻样，向外生长的枝芽在液体中颤抖。好的宫腔镜医生必须了解这些变化，以免对子宫内膜增生症做出假阳性或假阴性的诊断。当通过接触性宫腔镜检查时，单纯子宫内膜增生在色泽、血管和质地方面近似排卵前的子宫内膜，异常增厚的内膜形成许多皱褶，堆积成复层。全景式CO_2宫腔镜诊断单纯子宫内膜增生十分困难，因为虽然子宫内膜增厚，但看上去却是平坦的，Porto提出用物镜端在内膜上划个垄沟，以估计子宫内膜的厚度。息肉样增生的特点十分明显，诊断比较容易，因无膨宫，接触性宫腔镜看上去似许多小叶堆在一起，膨宫时此图像也不消失，所以适合全景式宫腔镜诊断。镜下病变的严重程度与宫腔膨胀有关，宫腔越是膨胀，病变越是不明显。接触性宫腔镜可清晰地看到子宫内膜囊腺性增生。

（2）宫腔镜的作用：与HSG和D&C比较，宫腔镜是唯一能在体内观察活体内膜的方法。对HSG所显示的轮廓和充盈缺损的推论常不全面，D&C随机取样所能提供的信息有限，盲目刮宫破坏了子宫内膜的结构，只能送些小碎片做病理检查。HSG经常遗漏局限性子宫内膜增生，在注入造影剂之初有时可见到非特异的隐匿充盈缺损，继续注入造影剂后又消失，D&C同样经常探不到，而宫腔镜检查可直视宫腔，无论病变是平坦的还是息肉样，是弥漫性的还是局限性的，均可明确病变范围，诊断局限性子宫内膜增生。因AUB行常规宫腔镜检查发现局限性子宫内膜增生时，其与AUB的关系应慎重考虑，同时还要寻找导致出血的其他原因，子宫内膜增生常伴有高雌激素状态，故必须考虑并存的雌激素刺激所致的病变，不要遗漏子宫内膜局限性非典型增生或早期子宫内膜癌，存在异形血管的部位必须做活检。宫腔镜的优点之一是在取样送检或治疗前可以全面了解子宫内膜情况；局限性子宫内膜增生偶然与息肉相似，如有怀疑，可早些做接触性宫腔镜。真的息肉有以间质为主的蒂，内有典型的轴状血管，蒂牢固地附着在子宫壁上，抵挡着宫腔镜的压力，而局限性子宫内膜增生的上述组织结构不坚硬，很容易被宫腔镜捅破或捅掉。宫腔镜的优点之二是可随访子宫内膜增生的治疗效果。据统计，常规的盲目刮宫有25%的子宫内膜根本未接触到，对于严重的弥漫性子宫内膜增生，反复在宫腔镜监控下刮宫，以保证取出足够量的内膜送检。如患者采用激素治疗，宫腔镜检查可精确评估用药后子宫内膜对孕激素的反应。

4．子宫内膜非典型增生和子宫内膜癌：

（1）诊断：子宫内膜非典型增生是癌前病变，如不进行治疗，可能发展成为子宫内膜癌。即使是有经验的病理医师，区别子宫内膜非典型增生、原位癌和早期浸润癌也是有困难的，于是提出了用宫腔镜协助诊断的问题；宫腔镜检查不但要诊断具有明显恶性外观的子宫内膜癌，还要诊断早期的原位癌。诊断的程序与阴道镜一样，即识别出最可疑的部位进行活检，遗憾的是宫腔镜检查时没有一种试剂［如醋酸和复方碘溶液（卢戈液）］能显示子宫内膜非典型增生和早期子宫内膜癌。因此宫腔镜医师应具备正常子宫内膜和各种良性子宫内膜增生宫腔镜图像的知识，才能检出更严重的异常。检查时密切注意与周围正常内膜颜色、起伏和坚韧程度不同的内膜组织，有异形血管处高度怀疑新生物，用接触性宫腔镜和放大图像增加诊断的准确性，以提供更多详细的信息。

由于技术和解剖学的原因，早期子宫内膜癌不呈现可供筛查的团块状结构，一般都是因为ＡＵＢ而做宫腔镜检查，宫腔镜图像则具有明显的特征，诊断应不成问题。但受检查技术与设备因素的影响，接触性宫腔镜消除了反光，使内膜的颜色更逼真，并显示血管的图形，提示病变厚度。全景式宫腔镜适合用来确定肿瘤所在位置，精确地勾画出其形状与延伸范围；CO_2膨宫照明好，但会使有起伏的内膜变平，因此看上去表面较平滑；液体膨宫时内膜组织可向外伸张，但使视野缩小，颜色变白。

Sugimoto用液体膨宫，他描写了子宫内膜癌的四种类型。①息肉型：其形似息肉，但形状不规则、血管扩张、扭曲。②结节型：其基底宽，表面粗糙，血管异形。③乳头型：其外形可为息肉状或结节状，但表面布满细小乳头样突出物，在膨宫液中抖动。④溃疡型：以上各类型最后可形成溃疡。

Barbot用CO_2膨宫，通过87例观察，他将子宫内膜癌分为3型：①外生型：最常见，癌组织色白，向外生长，即Sugimoto的结节型和乳头型，用CO_2膨宫，这些突出物难以伸展，因此看不到。②息肉型：有子宫内膜息肉基底窄的特征，但圆柱状的形态更为明显，表面粗糙、不规则，血管扩张。③脑髓型：病变广泛，新生物发白，不规则，有深的沟槽分隔，酷似脑组织。

以上任何类型均可有溃疡、坏死或出血，使表面发灰或发黄，可掩盖原有病变而误认为是正常图像。接触性宫腔镜检查则能看到病变自身的图像。

（2）宫腔镜的作用：远在1907年Ｄａｖｉｄ报道过用接触性宫腔镜观察子宫内膜癌，1928年Ｇａｕｓｓ详细描述了用液体膨宫全景式宫腔镜检查的新生物所见，并绘制了许多图片。当时，ＨＳＧ和分段Ｄ＆Ｃ仍然是诊断子宫内膜癌和确定其侵犯范围的唯一方法，1971年瑞典Ｊｏｅｌｓｓｏｎ建议宫腔镜作为常规方法评估子宫内膜癌。

ＡＵＢ是80％子宫内膜癌患者的主要症状，因此该疾患多见于因ＡＵＢ而行宫腔镜检查的绝经前和绝经后妇女中，其发现率随患者的年龄增加而升高。Ｓｕｇｉｍｏｔｏ报道1 824例因ＡＵＢ行宫腔镜检查者中有53例为子宫内膜癌，Ｂａｒｂｏｔ报道的1 400例子宫出血中，宫腔镜检查发现子宫内膜癌56例。

当前宫腔镜可提供子宫内膜癌诊断和宫内侵犯范围的最可靠信息。子宫内膜的细胞学涂片有可能提供假阴性结果，尤其是高分化或小的肿瘤；ＨＳＧ可提示子宫内膜癌，但常误导；盲目Ｄ＆Ｃ常不准确，刮宫时可能遗漏位于宫角深部或黏膜下肌瘤后方的小癌灶。多数病例宫腔镜可清晰地观察到肿瘤并预测预后。宫腔镜检查所见肿瘤向外扩展的范围较ＨＳＧ明显，而肌层浸润深度则不能测知。肉眼检查不能代替病理学诊断，所以必须取样送检做病理组织学检查。

宫腔镜检查还可为肿瘤分期，如肿瘤扩散到宫体为Ⅰ期或侵犯宫颈为Ⅱ期，其治疗和预后完全不同。Ｌｉｕｋｋｏ等检查术前曾分段刮宫诊断为Ⅰ期子宫内膜癌的子宫切除标本，术后发现16％浸润宫颈。Ｓｔｅｌｍａｃｈｏｗ报道通过宫腔镜检查，发现ＨＳＧ和Ｄ＆Ｃ诊断的22例Ⅰ期子宫内膜癌中，9例实际是Ⅱ期；而9例诊断为Ⅱ期子宫内膜癌中，2例实际是Ⅰ期。这些资料说明宫腔镜在确定是否浸润宫颈方面的优势，宫腔镜检查时在扩张宫颈前先查宫颈管，刮取组织，避免了错误诊断。

妇科医师们关注宫腔镜检查能否引起肿瘤的局部扩散或转移，对ＨＳＧ和Ｄ＆Ｃ也有同样问题。实验研究证明，ＨＳＧ注入宫腔的膨宫介质能进入腹腔和血管，引起癌症扩散，刮宫也存在同样的危险，腹腔镜可以看到全景式宫腔镜检查的膨宫液溢入腹腔，CO_2膨宫压力过高时动脉二氧化碳分压证明CO_2进入了血管，而接触式宫腔镜使细胞扩散的危险极小。实质的问题是癌细胞播散是否会导致癌细胞种植和转移。Ｊｏｈｎｓｏｎ比较了因子宫内膜癌行刮宫和ＨＳＧ与单纯刮宫两组的转移率无明显差异。总之，不论采用何种方法诊断，都存在转移的可能性，但不一定出现。

5．慢性子宫内膜炎：

（1）诊断：2005年Ｃｉｃｉｎｅｌｌｉ报道慢性子宫内膜炎患者中35％有ＡＵＢ。有子宫内膜充血和水肿诊断慢性子宫内膜炎的敏感性、特异性、阳性预测值、阴性预测值各为91.8％、92.9％、63.9％和98.8％，诊断准确率为92.7％。如同时存在微小息肉时，则各为55.4％、99.9％、98.4％和94.5％，诊断准确率为93.4%。

（2）宫腔镜的作用：慢性子宫内膜炎的病变轻微，难以查到，然而可以导致子宫出血和不育。少数资料报道用液体作膨宫介质宫腔镜（下称水宫腔镜）观察慢性子宫内膜炎的图像及水宫腔镜发现此情况的价值很少。Cicinelli的经验，水宫腔镜下慢性子宫内膜炎的特点有子宫内膜间质水肿、局灶的或弥漫的充血和微小息肉（<1 mm）。在他研究的910例中，158例（17.4%）有充血和水肿，61例（6.7%）有微小息肉。病理组织学证实诊断101例（63.9%）为慢性子宫内膜炎。

（五）宫腔镜在绝经后子宫出血诊断中的作用

随着妇女寿命的延长、激素替代治疗（hormonal replacement therapy，HRT）及三苯氧胺（tamoxifen，TMX）应用的日趋广泛，绝经后出血（postmenopausal bleeding，PMB）的病例日益增多，据报道，至少60%的绝经妇女罹患此症。其病因复杂，萎缩性子宫内膜为首要原因，激素影响居第2位，其他为子宫内膜息肉、子宫黏膜下肌瘤、IUD、子宫内膜癌等。其宫腔镜所见可分为：萎缩性子宫内膜、子宫内膜不规则增生、子宫内膜息肉、子宫黏膜下肌瘤及可疑子宫内膜癌。因其有子宫内膜癌的潜在危险，故探查出血原因非常重要。

有关PMB的病因诊断方法，目前有D&C、经腹B超、经阴道B超（TVS）、超声子宫图（sonohysterography，SHSG）、宫腔镜检查、断层扫描（CT）等。Gimpleson等研究276例既做宫腔镜检查又做D&C的患者，结果宫腔镜显示44例有病变，而D&C则只提示9例，特别是子宫内膜息肉和子宫黏膜下肌瘤，宫腔镜诊断较D&C准确得多；其中有几例患者曾多次刮宫未显示异常，而宫腔镜却发现了病变。D&C常有10%～35%的宫腔内病变，尤其是子宫内膜息肉和子宫黏膜下肌瘤被遗漏，故在内镜时代，盲视的D&C将不再是主要方法。在各种检查方法中，TVS和宫腔镜，尤其是在宫腔镜直视下活检最为准确。Valenzano资料提示TVS了解PMB宫腔内病变的敏感性为90%，宫腔镜检查为93%，但TVS的特异性仅30%，Alcazar等亦指出在PMB的诊断中，TVS、宫腔镜检查的敏感性均高，但宫腔镜较TVS特异性更高，故宫腔镜对PMB病因的诊断价值最高。由于高度准确和患者的可接受性，门诊的诊断性宫腔镜应成为PMB的首选检查方法。如今患者在门诊即可接受检查，在一些国家用宫腔镜评估PMB已非常普遍。宫腔镜可对PMB的宫腔病变直接进行检视，如子宫内膜息肉、子宫黏膜下肌瘤、局部子宫内膜异常，包括子宫内膜腺癌及其前兆等。同时，对可疑部位进行活检，以确认这些病变，避免了取样的误差。但宫腔镜为侵入性操作，较费时间。

近年，日本奥林巴斯公司生产的可弯曲纤维宫腔镜则完全适用于PMB，检查时除极个别的绝经期妇女及因粘连导致宫颈管极度狭窄者外，一般均不需扩宫和麻醉，减少了PMB患者的痛苦。绝经后妇女宫颈萎缩，需要尽可能小的宫腔镜通过操作孔道进行直接活检。对这些妇女，术者用纤维宫腔镜可探查宫颈管，检查常位于宫颈外口上方的鳞柱上皮交界处，能观察到整个宫腔；检查盲区少，易于对任何可疑处定位活检；发现子宫内膜息肉，可立即切除；如存在子宫内膜增生，活检可鉴别有无细胞异形；若发现子宫内膜腺癌，可立即进行分期。纤维宫腔镜检查的失败率<3%，而硬性镜的失败率较其高两倍。一组资料比较了法国286例、日本444例和比利时251例宫腔镜检查围绝经期（年龄≥49岁伴闭经<1年）和绝经后（闭经1年）子宫出血的结果，正常萎缩子宫内膜49%～50%，息肉25%～26.9%，有蒂的、黏膜下的或壁间肌瘤13.9%，子宫内膜增生4.2%～8.3%，腺癌2.1%～3.8%，其检出率各国间无差异；法国用纤维宫腔镜检查，其失败例数最少。文中指出，纤维宫腔镜的诊断准确率高于TVS，TVS可遗漏局部增生病变、腺癌，即使TVS和SHSG探及的内膜所见也需在宫腔镜下直接活检，故检查围绝经期和绝经后子宫出血的病变，纤维宫腔镜优于阴道超声，原因有四：其一，未经激素治疗的双层子宫内膜厚度以<4 mm为切点，阴道超声检查异常子宫内膜的漏诊率为5.5%，而纤维宫腔镜下定位活检的准确率高于94%；其二，子宫内膜增生和子宫内膜腺癌的初期均为局灶性，阴道超声易漏诊，而纤维宫腔镜可在直视下察见及取活检；其三，有时为确定肿瘤或病变的延伸范围，需做两次以上活检，纤维宫腔镜可在直视下探查，并做多点活检；其四，阴道超声异常发现均需病理证实，纤维宫腔镜可直接做活检。

　　正确判断宫腔镜下子宫内膜病变是提高宫腔镜诊断准确率的关键。一般萎缩性子宫内膜的宫腔较小，轮廓清晰，双侧输卵管开口清晰，内膜菲薄、平滑、色泽橘黄或白色、光亮，有时可见点状、片状黏膜下出血斑或毛细血管网（图8-2-4A、B），检查后刮宫可能无组织物刮出；增殖期子宫内膜呈红色，表面光滑，可见像白色点样、规律排列的腺体开口，有细小的血管分布；子宫内膜增生（图8-2-4C、D）的宫腔内膜全部或局部增厚，如绒毯状，有绒毛样突起，色橘黄或淡黄色，有光泽，较透明，有时可见囊泡状结构，严重者可出现粘连；子宫内膜炎呈深红色，有充血点、充血斑，重度的有出血或宫腔积脓（图8-2-4E）；子宫内膜息肉有蒂，柔软，呈指状、舌状、乳头状或桑葚状突起，形态不一，色鲜红，表面光滑，与周围内膜相似，质软，小的息肉可随膨宫液飘动，有时可见纤细的血管（图8-2-4F）；子宫黏膜下肌瘤（图8-2-4G）呈球形或半球形隆起，基底较宽或有蒂，不随膨宫液移动，表面浅粉或苍白色，有溃疡或出血者呈紫红色，有时可见表面有增粗的树枝样血管走行，大肌瘤可致宫腔狭窄变形，呈月牙形裂隙状；子宫内膜癌或可疑者的内膜明显增生，突出于宫腔内，内膜表面不整，部分呈结节状或息肉样隆起，无光泽，呈灰白色，有污秽感，组织糟脆，与周围内膜的边界不清，血管增粗、怒张，走行紊乱，有时伴有出血和坏死（图8-2-4H、I）。应该提出的是，宫腔镜并非全能，宫腔镜检查也有漏诊，如

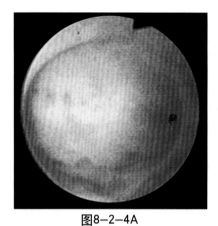

图8-2-4A

软镜下萎缩性子宫内膜，可见宫腔较小，输卵管口清晰，内膜菲薄、平滑

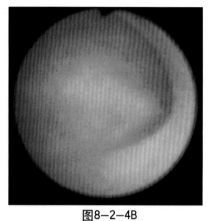

图8-2-4B

软镜下萎缩性子宫内膜，可见宫腔较小，轮廓清晰，内膜菲薄、平滑、黄白色

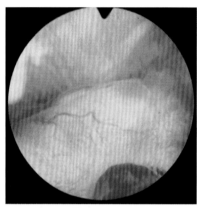

图8-2-4C

软镜下子宫内膜增生，可见子宫内膜弥漫性增厚如绒毯状，色橘黄，有光泽

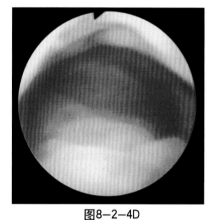

图8-2-4D

软镜下子宫内膜增生，可见宫后壁局限增厚，色淡黄，有光泽

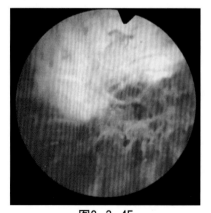

图8-2-4E

软镜下子宫内膜炎，子宫内膜呈深红色，可见充血斑

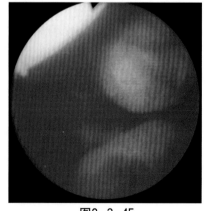

图8-2-4F

软镜下子宫内膜息肉，息肉呈乳头状突起，表面光滑

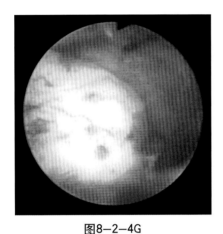

图8-2-4G

软镜下子宫黏膜下肌瘤，右后壁呈半
球形隆起，表面苍白，可见血管

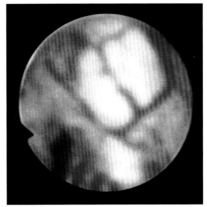

图8-2-4H

软镜下子宫内膜癌，可见走行紊乱、增
粗的血管

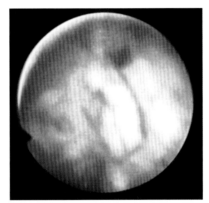

图8-2-4I

软镜下子宫内膜癌，可见异形血管及
局部出血

子宫内膜非典型增生及激素影响的内膜等，可能由于这些变化尚未引起肉眼
可辨认的改变，因此，宫腔镜必须结合病理检查才能使诊断更加完善。

TVS是非侵入的检查方法，常用来初筛绝经后子宫出血的原因。Karlsson
研究51例PMB，其中12例用TVS未见任何异常，子宫内膜≤4 mm，而宫腔镜
发现1例子宫内膜小息肉。39例子宫内膜>4 mm者，TVS提示子宫内膜异常，
宫腔镜检查只证实了35例，4例假阳性。9例子宫内膜≥8 mm，宫腔镜示8例
有子宫内膜息肉，1例为子宫内膜息肉或子宫黏膜下肌瘤。以病理所见为最后
诊断，TVS的敏感性、特异性、阳性预测值和阴性预测值各为100%、75%、
90%、100%，相应的宫腔镜检查为97%、88%、94%、93%。因而认为在做宫
腔镜检查前可先行TVS筛查。O'Connell等报道TVS和宫腔镜下组织活检的结果
与手术的符合率>90%，TVS的敏感性为94%，特异性为96%，没有子宫内膜增

生或内膜癌漏诊，认为此法是门诊评估PMB的可信工具。Granberg认为TVS可作为评估PMB常规检查的第一步，对于超声图像异常（内膜>4 mm）或不能确定时，或超声图像正常而患者持续有症状时，必须应用宫腔镜检查，同时进一步行镜下活检，以排除或显示病理情况。宫腔镜在PMB病因诊断中的应用可归纳如图8-2-5所示。

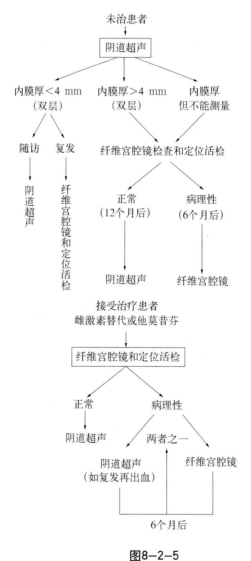

图8-2-5

纤维宫腔镜在PMB病因诊断中的应用

Gumus前瞻性研究宫腔镜和子宫声学造影检查诊断无症状绝经后妇女子宫内膜病变的价值。77例无症状绝经后妇女TVS可疑子宫内膜病变。TVS最常发现的病变是子宫内膜增生（62.33%），子宫声学造影是子宫内膜息肉

（57.14%），宫腔镜也是子宫内膜息肉(51.94%)。ＴＶＳ的敏感度为59.7%，特异性为35.5%；子宫声学造影各为88.8%和84.4%；诊断性宫腔镜各为91%和82%。提示子宫声学造影与宫腔镜有很好的一致性。ＴＶＳ提示无症状绝经期妇女子宫内膜异常时，应行子宫声学造影和宫腔镜检查。

（六）导致AUB的其他病理状态

导致ＡＵＢ的其他病理状态有子宫内膜息肉、子宫黏膜下肌瘤、子宫内膜增生和子宫内膜癌等，患者为生育年龄时，出血的主要原因与妊娠有关。宫腔镜检查有助于发现其他有ＡＵＢ症状的良性疾病，如子宫内膜萎缩、无排卵月经、与避孕有关的出血和子宫腺肌病等。

1．子宫内膜萎缩：老年妇女常见子宫内膜萎缩导致的ＡＵＢ，应首先排除子宫内膜癌，而细胞学检查及组织活检阴性均不足以除外此疾患。老年妇女的子宫萎缩，采用ＨＳＧ不易诊断，D&C是必要的，但常取不到内膜组织，而简单的宫腔镜检查可避免这些缺点，用直径小的宫腔镜和局部麻醉可立即在门诊进行。Tinelli等前瞻研究752例绝经后ＡＵＢ和子宫内膜萎缩的妇女，3例宫腔镜诊断萎缩子宫内膜，组织学检查为子宫内膜癌。对子宫内膜<4 mm者，ＴＶＳ常不能识别内膜的局灶异常，宫腔镜诊断非常有效。宫腔镜诊断子宫内膜萎缩十分明确，其宫腔小，膨胀困难，可有一些宫腔粘连（图8-2-6A）。一般表现为子宫内膜减少，像一层透明薄膜，显示出下方交织状的肌束，可有内陷，有时像个真正的憩室（图8-2-6B），瘀斑的存在证明其出血倾向。囊性萎缩的子宫内膜的腺体被表面萎缩的上皮所覆盖，宫腔镜下可见许多透明的蓝灰色球体，在宫腔内并无需要活检的病变，可行药物治疗。子宫内膜萎缩在育龄妇女罕见，但可因激素治疗引起，多继发于长期应用孕酮或达那唑。

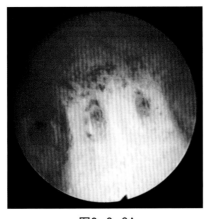

图8-2-6A
子宫内膜萎缩，可见宫底部宫腔粘连

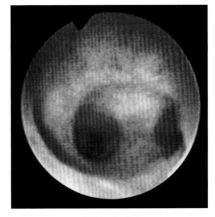

图8-2-6B
子宫内膜萎缩，可见憩室

2．子宫腺肌病：又称内在性子宫内膜异位症，常有月经过多，而子宫出血少见，其他症状包括盆腔充血、痛经和子宫增大。病理学检查的特点是在子宫肌层内有包括间质和腺体的异位子宫内膜岛，被增生的平滑肌束所包绕。在子宫切除的标本中发现此症并非少见（频率为25%～50%）。Cullen在其有名的研究中指出，异位内膜常与宫腔表面的内膜保持联系，采用HSG或宫腔镜检查时有助于子宫腺肌病的诊断。HSG诊断子宫腺肌病的直接征象是在子宫的轮廓外有分支连着憩室，此影像仅在病变与子宫内膜腔相通时出现（图8-2-7A）。宫腔镜则仅在镜下可以看到憩室的入口呈大小不等、色暗或蓝色的回陷，这些开口回陷的数目不定，外貌多变，由大的憩室到众多的小点，分布在子宫内膜表面（图8-2-7B）；腺体开口可被厚的或增生的内膜所覆盖，其最好的检查时间是月经刚刚干净之后。宫腔镜也能查出与黏膜表面不相连接，距离宫腔表面不太远的子宫腺肌病病灶，看上去是透明的蓝色或棕色区域。肌纤维增生和纤维化也可引起子宫腔变形，这种变化也可疑是子宫腺肌病（图8-2-7C）。宫腔镜与B超联合检查时，在宫腔的压力下，膨宫液和空气进入开口于宫腔的异位内膜腺体，B超屏幕上子宫壁内可见云雾状强回声，以子宫前壁最为明显，也提示子宫腺肌病。HSG显示宫腔轮廓僵直成角，子宫角膨胀、输卵管竖直，使子宫呈现"公牛头"的图像为子宫腺肌病（图8-2-7D）。宫腔镜下，输卵管开口呈裂隙状，由于肌纤维增生，使子宫底呈现小梁状结构，也是子宫腺肌病的征象。卵巢抑制剂GnRH-a或达那唑治疗有暂时抑制其发展的效果。宫腔镜手术诊断是可供选择的另一种方法，但仅限于子宫腺肌病病变紧邻子宫内膜表面者，能见到的憩室可用电凝或激光汽化，更彻底的方法是切除全部子宫内膜，但切不到位于深层的病灶，对严重的病例，经阴道切除子宫仍是唯一的选择。

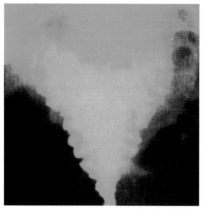

图8-2-7A

HSG诊断子宫腺肌病，可见子宫轮廓外有憩室

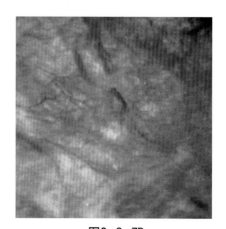

图8-2-7B

子宫腺肌病，腺管开口于子宫内膜表面，呈小孔状憩室

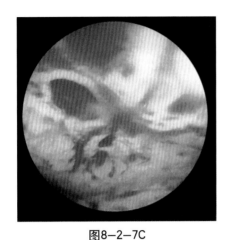

图8-2-7C

子宫腺肌病，内膜呈假内膜外观

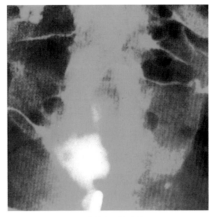

图8-2-7D

子宫腺肌病，HSG呈现"公牛头"图像

3．避孕或激素治疗引起的ＡＵＢ：放置ＩＵＤ后常引起月经增多，也可发生经期间出血，经间期过量出血和经期延长，且可引起并发症（图8-2-8），ＡＵＢ可能是器质性病变的先兆，提醒需做宫腔检查。宫腔镜检查前不要先盲视取出ＩＵＤ，而应将ＩＵＤ留在原位，以便宫腔镜检查未发现器质性病变时，查找其他可能引起出血的原因。如ＩＵＤ易位或嵌顿，若先取出了ＩＵＤ，将遗漏这些诊断。直视控制下取出ＩＵＤ可避免盲目取出ＩＵＤ的缺点，如取出失败或ＩＵＤ断裂，更有甚者子宫穿孔。有些病例ＩＵＤ位置好，宫腔内无异常。

服用口服避孕药者常发生突破性出血，如患者调节用量后ＡＵＢ仍存在，在更换其他避孕措施之前，应排除器质性病变，宫腔镜检查是排除器质性病

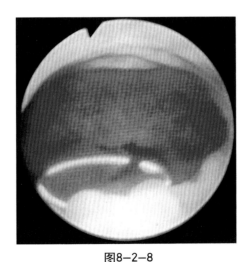

图8-2-8

宫腔内ＩＵＤ

变最快速和安全的方法。

用HRT引起子宫出血者18%～40%子宫内膜有局部病变。乳腺癌根治术后长期服用TMX可有无症状的子宫内膜改变，增加了子宫内膜增生和子宫内膜息肉的危险性，亦有发现子宫内膜癌者。Mourits、Anteby等报道TMX可引起特殊的子宫内膜变化，包括腺体囊性扩张，伴有腺体周围的间质聚集和表面上皮萎缩（图8-2-9A），此变化既表现在子宫内膜，同时表现在突出于内膜表面的息肉（图8-2-9B～F）。

子宫内膜息肉是绝经妇女服用TAM最常见的子宫内膜病变。Cohen等报道这种子宫内膜息肉3%以上为恶性。他研究了绝经后因乳腺癌服TAM宫腔镜切除子宫息肉54例（第1组）和宫腔镜未见子宫息肉的210例（第2组）进行比

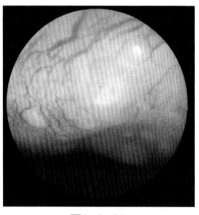

图8-2-9A

TMX治疗出血，子宫内膜囊性萎缩，血管增生

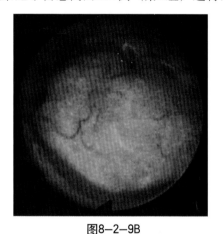

图8-2-9B

患者绝经24年，右侧乳腺癌根治术后服TMX2年，宫腔镜下子宫内膜息肉

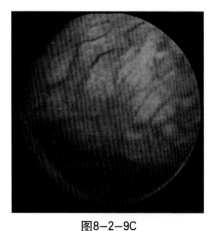

图8-2-9C

与图8-2-9B为同一病例，显示息肉表面血管

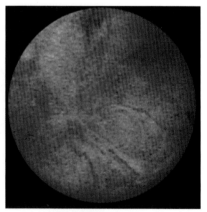

图8-2-9D

与图8-2-9B为同一病例，显示子宫内膜

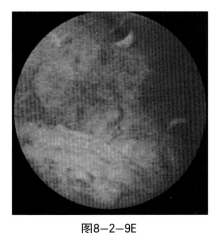

图8-2-9E

与图8-2-9B为同一病例，显示电切子
宫内膜及息肉

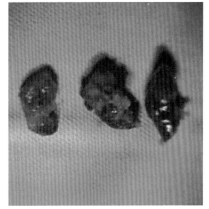

图8-2-9F

与图8-2-9B为同一病例，显示切除的
息肉组织

较，结果第1组的年龄明显偏大（$P=0.016\,2$），患乳腺癌的时间明显较长（$P=0.002\,6$），体重指数明显偏高（$P=0.036\,4$），认为以上3点加上子宫内膜较厚是此类患者患子宫内膜癌的高危因素。

4．功能失调性子宫出血（dysfunctional uterine bleeding，DUB）：未用IUD或未服避孕药，宫腔内又无病变者可诊断为DUB，此诊断的建立取决于患者的年龄。

对于任何妇科领域的异常子宫出血，宫腔镜都是关键的检查方法，在妇女的一生，突然的子宫出血很少发生，也常无严重后果。然而它也可能是一种严重疾病的信号，需要立即进行诊断。可悲的是不加以重视，不做任何检查，仅对症用药，以致错过诊断及治疗的机会。

二、不育症

100多年前，当宫腔镜还处于低级阶段的时候，它就是诊断和处理一些引起不育症疾病的重要方法，所用器械包括全景式宫腔镜、接触式宫腔镜、显微宫腔镜和可弯曲宫腔镜等，每种均有其优点和不足。

宫腔镜检查不育症妇女的目的在于评估生殖器官的解剖学情况是否正常和检查输卵管通畅度。Hucke等报道约20%的不育妇女宫腔镜检出不同程度的宫腔内异常，子宫畸形最为常见。Pansky等报道221例原发和继发不育症宫腔镜检查30%宫腔异常。原发和继发不育之间无差异。故应作为常规检查。

在不育症的诊断方面，宫腔镜检查不能替代HSG；宫腔镜和HSG是互补的，而不是互相竞争或对抗的技术。首先，HSG相对便宜，可提供有关宫颈管、宫颈内口、子宫腔和输卵管全长的重要信息，输卵管的情况对不育症非常重要；其次，HSG比宫腔镜能更清楚地勾画出子宫腔的轮廓，检测子宫腺肌病也优于宫腔镜；最后，HSG可提供需改变治疗方法的信息。例如，发现大的输卵管积水而不能做重建手术时，需改做试管婴儿和胚胎移植；盆腔结核引起的双侧输卵管阻塞时只能由传统的放射学检查发现。

HSG和宫腔镜的比较见表8-2-2，从表中可以看出宫腔镜明显优于HSG，但是作为一种筛查的方法，费用也低，还能提供一些有用的信息，因此不能放弃HSG。

表8-2-2　宫腔镜与HSG的比较

宫腔镜	HSG
直接检视宫腔	介质对比勾画出宫腔的轮廓
可肯定"肿瘤"的诊断	仅为疑诊
为病变精确定位	定位困难
可行宫腔镜手术	不能
仅可检查子宫	也可检查输卵管
费用中等	费用低
无放射线	小量放射线

有些作者提出过HSG正常的不育症患者，宫腔镜常能查出病变。如近期HSG显示正常子宫内膜腔（包括在充盈早期的图像，子宫轴与片子的平面平行）时，可以不做宫腔镜检查。如HSG显示宫腔内充盈缺损，则必须做宫腔镜检查，后者可确定存在的病变及其性质。

宫腔镜是诊断不育症原因的重要手段，同时有重要的治疗价值，它非常适合检查宫颈管和宫腔，以发现干扰孕卵着床和（或）发育的病变。

多数不育症妇女为未产妇，与正常人群相比，生殖器官畸形和心情焦虑的发生率高，常难以耐受宫腔镜检查的操作，应用近年发展的微型宫腔镜或纤维宫腔镜，无创置入，液体膨宫，可以无麻醉在门诊进行，患者的顺从性良好。

常见引起不育症的宫腔内病变有子宫黏膜下肌瘤、宫腔粘连、子宫内膜息肉、先天性子宫畸形、宫腔内异物和输卵管开口堵塞等。

（一）不育症宫腔镜检查的适应证

（1）AUB者。

（2）复杂的宫腔或子宫手术史者。

（3）反复妊娠失败者。

（4）TVS示宫腔内异常者。

（5）HSG示宫腔异常或充盈缺陷者。

（6）以前未做过宫腔镜，与腹腔镜检查同时进行者。

（7）原因不明的不育症者。

（8）以前未做过宫腔镜,IVF-ET (in vitro fertilization and embryo

transfer）失败者。

（二）宫腔镜检查发现的不育因素

1. 子宫肌瘤：子宫肌瘤对不育的影响尚不十分明了，宫腔内肌瘤可导致子宫腔变形，肌瘤作为异物，可能干扰生育。组织学研究证明壁间肌瘤和子宫黏膜下肌瘤可改变子宫内膜和子宫肌层的结构，浆膜下肌瘤可能并不影响生育，多数无症状。宫腔镜检查在决定肌瘤位置（图8-2-10），确定是否需要手术和选择手术方式方面起着重要的作用。至于宫腔镜所见的肌瘤位置和反应性血管增多对不育的影响还有待研究。

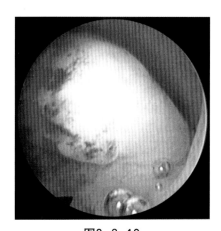

图8-2-10

右宫角子宫黏膜下肌瘤

2. 宫腔粘连：宫腔粘连是多数继发不育患者常见的问题。其原因为创伤和感染，多见于过期流产、D&C、剖宫产或宫腔内手术后，宫腔完全闭锁者无月经，继发不育，部分宫腔闭锁者，其继发不育的机制仍不甚明了，可能是有功能的宫腔表面面积减小或子宫内膜血管功能失调所致。

在显示宫腔内粘连方面宫腔镜检查优于以往应用的任何方法，但宫腔镜只能显示粘连水平以下的宫腔，宫腔镜和B超联合检查时，B超可同时显示粘连水平以上的宫腔情况，在B超引导下，便于宫腔镜通过粘连狭窄的部位，继续检查粘连水平上方的宫腔情况。

3. 子宫内膜息肉：子宫内膜息肉可能并不引起不育或反复流产，其确切病因不明。细胞遗传学可能起重要作用。息肉可致经间期和经期前后出血，但多数无症状，HSG常不能诊断（表8-2-3），小的息肉B超也可能扫查不到，而宫腔镜可清晰识别（图8-2-11A～C）、明确性质、决定治疗方法或同时取出。与刮宫相比，宫腔镜取出的息肉组织比较完整，内膜亦无损伤。

4. 先天性子宫畸形：先天性子宫畸形的发生率难以统计，因为不是所有的畸形都有症状或引起不育。文献报道的发生率差异极大，为0.2%～10%，

表8-2-3 D&C的子宫内膜息肉发现率

研究	病例数	诊断（%）	漏诊（%）
Bibbo等（1982，D&C/子宫切除）	840	83	17
Burnett（1964，D&C/子宫切除）	1 298（121，9.3% 有息肉）	53	47
Valle（1981，宫腔镜/D&C）	553（179例有息肉）	100/10	0/90

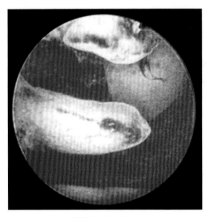

图8-2-11A

子宫内膜息肉

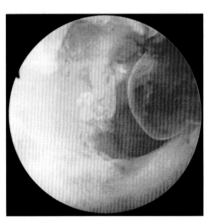

图8-2-11B

子宫内膜息肉

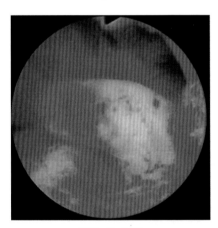

图8-2-11C

子宫内膜息肉

可能的原因是各学者研究的人群不同或学者们对不同病变的解释不同。Leuven研究正常人群和不育患者的先天性子宫畸形发生率，前者为13.2%，后者仅1.7%。

子宫中隔在不育中起重要作用，分完全性和不完全性两种，宫腔镜下见不完全中隔（图8-2-12）的双侧子宫角完全被分开，其顶端分别可见到输卵管口，完全中隔的隔自宫底开始，向下直达宫颈内口或以下，将子宫分为两

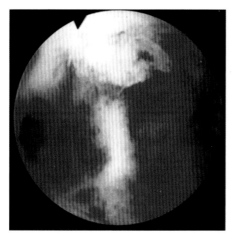

图8-2-12

子宫不完全中隔

个腔，有时中隔在宫颈段或内口处有开口，使两侧宫腔交通。宫腔镜和腹腔镜联合检查可通过腹腔镜除外双角子宫、双子宫和单角子宫。子宫中隔引起的反复流产多于不育。Valli等评估自然流产妇女不同解剖学因素的流行病学情况。344例连续流产病例，922例ＡＵＢ对照，流产组发现大的和小的子宫苗勒管畸形（中隔、单角子宫）明显高于对照组（32%，6%；$P<0.001$）获得性异常，如子宫黏膜下肌瘤、子宫内膜息肉等较对照组明显增高（32%，9%；$P<0.001$）。宫腔粘连两组无差异（4%：2%）。认为大的苗勒管畸形与反复自然流产有关，小的子宫异常可能增加过期流产。幼稚子宫有正常形态的宫腔，但宫体/宫颈比例为1：3，停留在幼女形态，其不育的原因是同时存在的卵巢功能不足，而不是其子宫的异常形态。"T"型子宫极少见，是孕妇服用己烯雌酚（diethylstilbestrol）所致的子代畸形，1941～1971年有200万～300万孕妇服用，故其发生要持续到2000年以后。

5．宫内异物：偶尔宫腔检查发现宫内异物，可同时取出，ＩＵＤ残片最常见，偶见胎骨残留和胚物残留（图8-2-13）等，在Ｂ超的导向和介入下取出较为安全，并增加完全取出的可能性。

6．慢性子宫内膜炎：慢性子宫内膜炎与不育和反复流产有关，常无症状，临床极少疑及此症。Polisseni等前瞻研究此症的宫腔镜诊断，敏感度为16.7%，特异性为93.2%，阳性预测值为25%，阴性预测值为89.1%。

（三）宫腔镜插管疏通输卵管

Salazar等报道在生育期的夫妇中1/5有暂时的不育问题，最常见的原因是输卵管病变，近端输卵管阻塞占25%～30%。不幸的是常规检查输卵管通畅的方法常不能鉴别是输卵管充盈不足，输卵管痉挛还是输卵管阻塞，例如ＨＳＧ。宫腔镜引导下输卵管插管（图8-2-14A～D，图8-2-15A～D），用

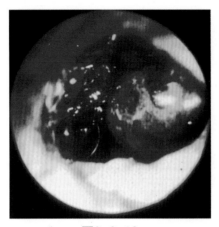

图8-2-13

宫腔镜下胚物残留

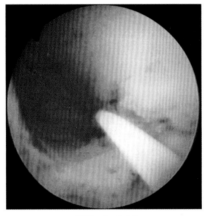

图8-2-14A

宫腔镜下输卵管插管通液（通液前）

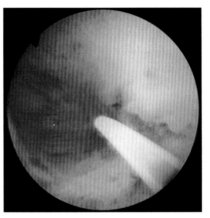

图8-2-14B

宫腔镜下输卵管插管通液（通液时）

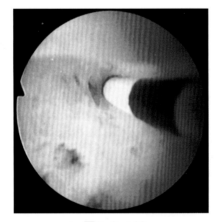

图8-2-14C

宫腔镜下输卵管插管通液（通液前）

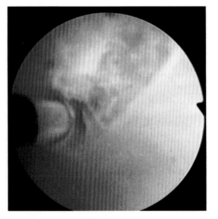

图8-2-14D

宫腔镜下输卵管插管通液（通液时）

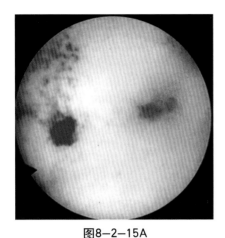

图8-2-15A

宫腔镜下左侧输卵管口

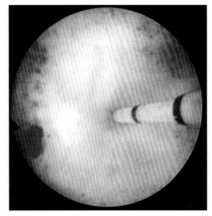

图8-2-15B

宫腔镜直视下插入导管

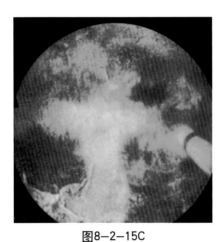

图8-2-15C

注入亚甲蓝液体，画面蓝染，示输卵管
不通

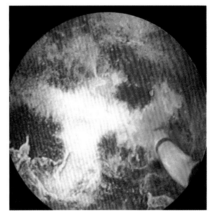

图8-2-15D

膨宫液冲洗后图像

　　腹腔镜直接观察输卵管染色通液，在诊断输卵管通畅，或确定部分或全部近端输卵管病变方面极为有用，能够对以上情况进行鉴别。

　　输卵管近端阻塞宫腔镜插管疏通既是诊断，又是治疗，优于HSG。一般应用＃3Fr的硬质空心塑料导管，经宫腔镜的操作孔道，将尖端插入输卵管开口后，加压向内推进，疏通间质部阻塞，导管进入1～1.5 cm即可，然后向管腔内注入稀释的亚甲蓝（美蓝）液，根据注水的压力、速度，有无液体外溢及停注后有无回流等，判断输卵管通畅度，如同时联合腹腔镜检查，则可根据输卵管伞端亚甲蓝排出（图8-2-16A、B）情况判断之。疏通输卵管远端时，导管内需置入不锈钢导丝，并在腹腔镜监视下进行。Kerin's技术是导丝疏通后再用球囊扩张。由于宫腔镜下输卵管插管的技术十分成功，宫腔镜引导下移植配子和胚胎也有了很好的发展。

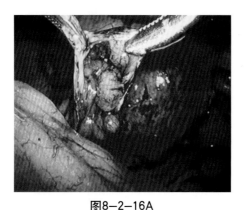

图8-2-16A

腹腔镜下插管通液前，显露左侧输卵管伞端

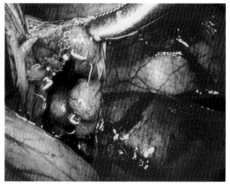

图8-2-16B

腹腔镜下插管通液中，左侧输卵管伞端可见亚甲蓝排出

（四）不育症的子宫内膜变化

不育症的子宫内膜变化见表8-2-4，宫腔镜除诊断以上明显的大病变外，微型宫腔镜还经常发现一些微小的内膜病变(表8-2-5)，如中度和明显的子宫内膜隆起，可能是不均衡激素刺激的标志。

表8-2-4　不育症的宫腔镜检查子宫内膜变化

项目	妇科患者例数（%）	不育症例数（%）
总例数	4 204	530
异常	1 189（28.3）	151（28.5）
先天性	70（1.7）	70（13.2）
后天性	455（10.8）	21（4.0）
内膜微小病变	664（15.8）	60（11.3）

表8-2-5　不育症的微型宫腔镜检查子宫内膜微小病变

项目	妇科患者例数（%）	不育症例数（%）
内膜微小病变	441（66.5）	32（53.3）
内膜粘连	70（10.5）	14（23.3）
血管增多	52（7.8）	9（15）
坏死	28（4.2）	4（6.7）
弥漫性息肉变	60（9）	1（1.7）
其他	13（2）	0（0）

血管结构异常是另一种仅能被宫腔镜看到的病变，在生殖中起着重要作用。子宫内膜血管增多常见于子宫内膜炎、子宫黏膜下肌瘤和子宫壁间肌瘤，但也可单独存在。子宫内膜血管增多的定义是在增殖期血管的量明显增加，或子宫内膜发红，白色的腺体开口镶嵌其上，形成典型的草莓状图像。

对这些病例微生物或组织学检查均无诊断价值，仅1例组织学检查证实存在慢性子宫内膜炎，宫颈分泌物检出阴道嗜血杆菌2例、大肠杆菌1例和D型链球菌1例，这9例经过2个月的激素和10 d的抗生素治疗，宫腔镜检查正常。2例只有子宫内膜血管增多的不育妇女治疗后6个月妊娠。微型宫腔镜对评价不同治疗方案的效果，以保持正常的宫腔内环境起着关键作用。宫腔镜检查诊断不育症宫腔内病变准确、有效，可作为不育症患者的第1线筛查检查手段。宫腔镜检查对IVF有重要的应用价值，Herrera的资料提示IVF失败病例中38%宫腔镜检查有宫腔病变。Feghali等回顾分析145例IVF前宫腔镜检查结果，发现45%宫腔有异常，故宫腔镜应作为IVF前的常规检查，可改善妊娠率。

三、子宫畸形

现代诊断子宫畸形的方法有宫腔镜，经腹B超、TVS、SHSG、CT、MRI和腹腔镜等，这些方法使医师能简单、安全和有效地了解子宫畸形的解剖学特征。

（一）子宫畸形的形成和分类

在胚胎期子宫发育形成过程中，如受到某些内在或外来因素干扰，导致副中肾管衍化物发育不全或者融合障碍，即可造成不同类型的先天性子宫发育异常（Congenital Uterine Malformation），即子宫畸形。

目前临床常用的先天性子宫发育异常分类方法为美国生育学会（American Fertility Society，AFS）在1988年发布的分类方法，包括苗勒管未发育或发育不良、单角子宫、双子宫、双角子宫、中隔子宫、弓形子宫和"T"型子宫等（表8-2-6）。近年欧洲人类生殖和胚胎学学会（European Society of Human Reproduction and Embryology，ESHRE）和欧洲妇科内镜学会（European Society for Gynaecological Endoscopy，ESGE）联合发布了新的女性生殖系统发育异常的分类方法，其主要分类依据为解剖学特性，综合子宫体、子宫颈和阴道发育异常三项分类结果，综合评定畸形类型（表8-2-7，图8-2-17）。

表8-2-6 美国生育学会（AFS）苗勒管发育异常分类

类型	名称	亚型
Ⅰ类	苗勒管未发育（Agenesis） 或发育不良（Hypoplasia）	A. 阴道 B. 宫颈 C. 宫底 D. 输卵管 E. 协同异常
Ⅱ类	单角子宫（Unicornuate）	A. 单角与残角有交通 B. 单角与残角无交通 C. 残角子宫无宫腔 D. 无残角子宫

续表

类型	名称	亚型
Ⅲ类	双子宫（Didelphus）	
Ⅳ类	双角子宫（Bicornuate）	A.完全双角子宫
		B.不完全双角子宫
Ⅴ类	中隔子宫（Septate）	A.完全中隔子宫
		B.不完全中隔子宫
Ⅵ类	弓形子宫（Arcuate）	
Ⅶ类	"T"型子宫（Diethylstilbestrol related）	

表8-2-7　ESHRE/ESGE女性生殖系统发育异常分类方案

子宫发育异常			宫颈/阴道发育异常	
分类		亚类	协同分类	
U0	正常子宫		C0	正常宫颈
U1	变形子宫	a."T"型子宫	C1	宫颈中隔
		b.幼稚子宫	C2	双侧正常宫颈
		c.其他	C3	单侧宫颈发育不良
U2	中隔子宫	a.不完全中隔子宫	C4	宫颈未发育
		b.完全中隔子宫		
U3	双角子宫	a.不完全双角子宫		
		b.完全双角子宫	V0	正常阴道
		c.双角中隔子宫	V1	纵向非梗阻性阴道纵隔
U4	单侧子宫	a.合并残腔子宫（有交通或无交通）	V2	纵向梗阻性阴道纵隔
		b.不合并残腔子宫（无残腔的实体宫角/无残角）	V3	阴道横隔和/或处女膜闭锁
U5	发育不良	a.有残腔的发育不全的子宫（双侧或单侧宫角）	V4	阴道发育不全
		b.无残腔的发育不全的子宫（双侧或单侧子宫残迹）		
U6	未分类子宫发育异常			
U	C		V	

相关的非苗勒管来源的发育异常：

1. 先天性子宫发育异常：

（1）U0：完全正常子宫。其双侧输卵管内口连线可为直线或曲线，宫底中线浆膜面凹陷程度不能超过正常宫壁厚度的50%。

（2）U1：变形子宫（Dysmorphic Uterus）。为子宫外形轮廓正常，但宫腔形态异常的除子宫中隔外的子宫发育异常。通常情况下变形子宫较正常

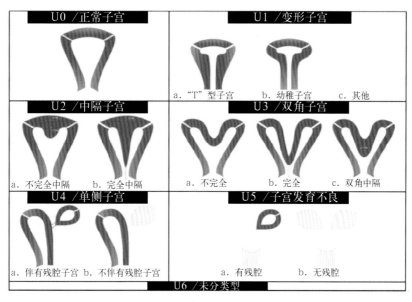

图8-2-17

ESHRE/ESGE子宫发育异常分类

子宫小。包含3种亚型。

U1a：为"T"型子宫（T-shaped uterus）。主要特征为因子宫侧壁增厚导致宫腔狭窄。子宫体与子宫颈的比率为2∶1。

U1b：为幼稚子宫（infantile uterus）。主要特征为没有侧壁增厚的宫腔狭窄。子宫体与子宫颈的比率可达1∶2。

U1c：为其他变形子宫，包括所有子宫腔形态的轻微异常，且宫底中线宫腔内突出程度小于子宫壁厚度50%的子宫。

（3）U2：中隔子宫（Septate Uterus）。为两侧苗勒管发育和会合正常，但是中线隔板吸收障碍所致。中隔的定义为子宫的外形轮廓正常，宫底中线宫腔内突出程度超过子宫肌壁厚度的50%。中隔子宫分为2种亚型。

U2a：为不完全中隔子宫。主要特征为子宫中隔在宫颈内口以上水平将宫腔分离为两部分。

U2b：为完全中隔子宫。主要特征为中隔达宫颈内口水平，将宫腔完全分为两部分。完全中隔子宫的患者可伴有或不伴有宫颈和（或）阴道异常。

（4）U3：双角子宫（bicorporeal uterus），为双侧苗勒管融合障碍所致的异常子宫。双角子宫的宫底外形轮廓异常，主要特征为宫底浆膜层凹陷，宫底中线凹陷程度超过子宫肌壁厚度的50%。宫底浆膜层凹陷使两侧宫角分离，宫底沿中线向宫腔突出，同中隔子宫相似，使宫腔分离。双角子宫分为3种亚型。

U3a：为不完全双角子宫，主要特征为宫底浆膜层凹陷在宫颈水平之上分离子宫。

U3b：为完全双角子宫，主要特征为宫底浆膜层凹陷完全分离子宫，达宫颈水平。完全双角子宫如同时合并双宫颈则称为双子宫（U3b/C2）。

U3c：为双角中隔子宫，由双侧苗勒管融合障碍伴有隔板吸收障碍所致。双角中隔子宫的患者，其宫底中线凹陷处宫壁厚度超过子宫肌壁厚度的150%。此类患者宫腔内的隔板可由宫腔镜手术横向切除。

（5）U4：单侧子宫（Hemi-uterus），为一侧苗勒管发育正常，而另一侧苗勒管未发育或发育不完全所致。包括所有一侧发育正常的子宫。该侧子宫发育正常，具有完全发育有功能的单侧宫腔；对侧子宫不完全发育或未发育。单侧子宫分为2种亚型。

U4a：单侧子宫合并残腔子宫。主要特征为对侧为有部分宫腔的子宫角，与单侧子宫相通或不相通。对侧残角子宫宫腔有功能性内膜具有临床意义，可发生残角宫腔积血和异位妊娠，是腹腔镜手术切除的指征。

U4b：不合并残腔子宫的单侧子宫。主要特征为对侧为无宫腔的实体子宫角或无子宫发育。

（6）U5：子宫发育不良（Aplastic uterus），指所有发育缺陷的子宫，主要特征为双侧或单侧子宫腔发育缺失；在某些病例可见双侧或单侧有宫腔的残角子宫；有时还可见无宫腔的实体子宫残迹。子宫发育不良常同时伴有其他器官发育缺陷［如：阴道发育不良，即先天性无阴道综合征（Mayer-Rokitansky-Küster-Hauser syndrome，MRKH综合征）］。子宫发育不良分为2种亚型。

U5a：有残腔的子宫发育不全。主要特征为双侧或单侧有功能的子宫角。

U5b：无残腔的子宫发育不全。可表现为痕迹子宫或子宫完全缺失。

（7）U6：称为未分类子宫发育异常。包括除上述5种类型之外的在正常胚胎发育过程中发生的形成、融合或者吸收障碍导致的子宫畸形，如少见的子宫发育异常、微小畸形异常或者多种协同畸形病变。

2．合并先天性宫颈发育异常：

C0：正常宫颈。包括所有发育正常的宫颈。

C1：宫颈中隔，包括所有宫颈隔板吸收障碍。主要表现为外形正常的环形宫颈内可见中隔。

C2：双宫颈。包括所有宫颈融合障碍。表现为两个外观圆形的宫颈。两个宫颈可完全分离，或部分融合。合并完全双角子宫时，分类为U3b/C2。

C3：单侧宫颈发育不良。包括所有单侧宫颈形成。主要表现为仅有单侧宫颈发育；对侧宫颈不完全发育或缺失。

C4：宫颈未发育。包括所有完全宫颈缺失的患者，以及严重宫颈形成缺陷的患者。

3．合并先天性阴道发育异常：

V0：正常阴道。包括所有发育正常的阴道。

V1：纵向非梗阻性阴道纵隔。

V2：纵向梗阻性阴道纵隔。

V3：阴道横隔和／（或）处女膜闭锁。

V4：阴道发育不全。包括所有完全或部分阴道缺失的患者。

（二）子宫畸形的临床表现

先天性无子宫、始基子宫患者无月经，终身无受孕可能。有功能性内膜的子宫发育不良患者可月经稀发，若经血排出通道受阻则出现周期性腹痛，或子宫积血。而单角子宫、双子宫、双角子宫、子宫中隔等子宫畸形患者妊娠后易发生流产及早产、月经稀发和不育、人工流产、中期引产失败、胎位异常、胎儿异常、胎膜早破、宫缩乏力、产后出血及胎盘残留、子宫破裂等。子宫畸形的患者常伴有其他脏器发育异常，如泌尿系统畸形等。

（三）子宫畸形的诊断

子宫畸形可通过常规妇科检查、阴道超声、妇科三维超声、子宫输卵管碘油造影（hysterosalpingography，HSG）、宫腔镜检查等进行初步诊断，诊断不明确者可由宫腹腔镜联合检查确诊。

1．常规妇科检查：常规妇科检查可发现阴道纵隔、双宫颈和外部形态改变明显的子宫畸形，如双子宫、双角子宫、残角子宫等。

2．妇科超声检查：经腹或经阴妇科二维超声检查、三维超声检查可观察子宫大小、形态，子宫内膜回声和形态，对子宫畸形的诊断具有较高的准确性。二维超声检查通过横向、纵向扫查，推测子宫轮廓及宫腔形态，并对子宫各径线进行测量，是诊断子宫畸形最常用的检查方法（图8-2-18A）。三维超声技术能获取子宫立体图像，直观显示子宫外形、子宫肌壁厚度和子宫腔形态，准确测量子宫底肌壁厚度、子宫底凹陷深度及两侧子宫内膜夹角。对子宫畸形的诊断具有很高的敏感性和准确性（图8-2-18B）。

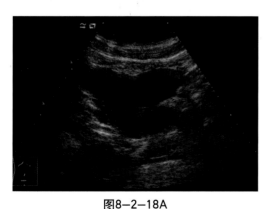

图8-2-18A

二维超声检查双角子宫图像

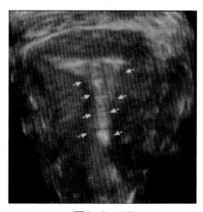

图8-2-18B

三维超声检查示宫腔中下段狭窄，宫内见节育器。提示："T"型子宫？

3．子宫输卵管碘油造影：子宫输卵管碘油造影可以显示宫腔和输卵管的位置、形态、大小。正常的子宫形态为倒三角形。当子宫输卵管碘油造影显示为二个宫腔时，可为双子宫或完全中隔子宫；显示为"Y"形，可为双角子宫或不完全中隔子宫；显示一侧狭长的子宫腔，可为单角子宫；显示宫腔为"T"型，可为"T"型子宫。

　　4．核磁共振成像检查（Magnetic resonance imaging，MRI）：核磁共振成像检查可以显示子宫体和子宫腔的形态，区分不同子宫畸形的类型，明确诊断，具有高分辨率。同时还可评估是否合并泌尿系统畸形，具有很高的精确性。

　　5．腹腔镜检查：腹腔镜检查可明确子宫浆膜层尤其是子宫底部形态，结合宫腔镜检查可明确诊断子宫畸形类型（图8-2-19A～D）。

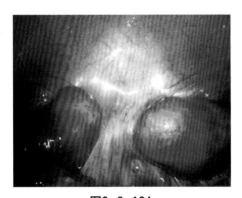

图8-2-19A

腹腔镜下重复子宫

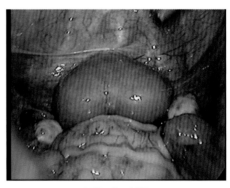

图8-2-19B

腹腔镜下中隔子宫

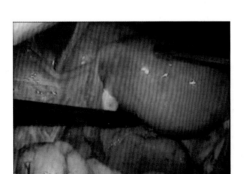

图8-2-19C

腹腔镜下斜隔子宫

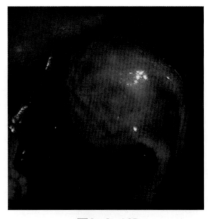

图8-2-19D

腹腔镜下右侧单角子宫合并左侧残角子宫

（四）宫腔镜在子宫畸形诊断中的作用

宫腔检查镜可以直接进入宫颈管和宫腔，观察宫颈管和子宫腔的解剖学结构变化，协助诊断子宫畸形类型。宫腔镜主要观察内容有：

1. 宫底形态：观察宫底凸向宫腔的程度，并在镜下测量。以两侧输卵管开口的连线为底线，测定宫底内凸的部分，并借此协助诊断子宫畸形类型。一般长度<1.5 cm为鞍状子宫，≥1.5 cm为子宫中隔。

2. 宫腔内隔板：包括观察隔板长度、宽度，隔板及其末端位置，两侧宫腔的对称性，用前述方法测量隔板长度；观察宫颈管内有无隔板，两侧宫腔有无交通，完全子宫中隔常会在子宫内口上方，中隔较薄处发生左右宫腔穿通的情况，宫腔镜检查时，只看上方，好像不完全子宫中隔，向下方看可发现宫颈管内有中隔。

3. 宫腔形态：中隔子宫、双角子宫、单角子宫、斜隔子宫等双侧或一侧宫腔狭长，宫腔顶端可见同侧输卵管开口。"T"型子宫宫腔呈"T"形改变，宫腔上段狭窄，底部呈弓形，子宫腔中下段侧壁肌肉肥厚，宫腔呈筒形（图8-2-20）。

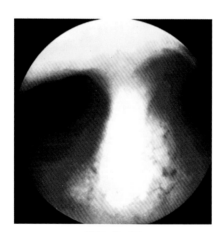

图8-2-20

宫腔镜下不完全子宫中隔

四、宫腔内异物

宫腔内异物在超声扫描或宫腔镜检查时发现，超声扫描于宫腔内见异常回声或占位性病变，宫腔镜检查可为之定性、定位，决定能否用宫腔镜技术取出。也可尝试在宫腔镜下用取环钩取出（图8-2-21A～D）。

（一）IUD嵌顿及残留

IUD嵌顿（图8-2-22A～I）、IUD断片残留（图8-2-23A～D）、可逆性输卵管节育器残留等，是最常见的宫腔内异物。Olaore等报道1例因Asherman综合征松解粘连后放置IUD，1年后发现IUD异位于膀胱，在膀胱镜下用膀胱活检钳取出。

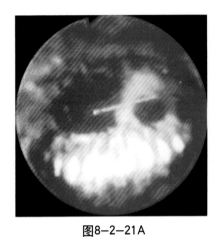

图8-2-21A

宫腔镜下金属圆环，患者上环16年，绝经3年，1年前取环失败，服尼尔雌醇2周，宫腔镜下见金属圆环

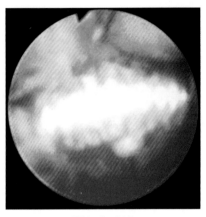

图8-2-21B

宫腔镜直视下置取环钩钩取节育环

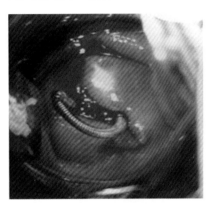

图8-2-21C

取出节育器

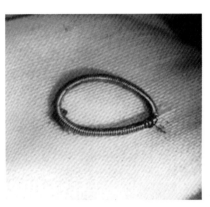

图8-2-21D

取出的节育器

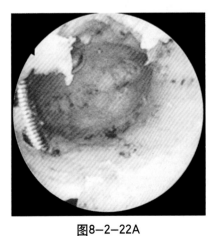

图8-2-22A

宫内节育器嵌顿

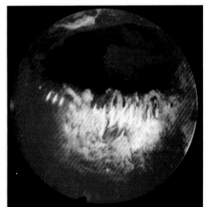

图8-2-22B

宫内节育器嵌顿

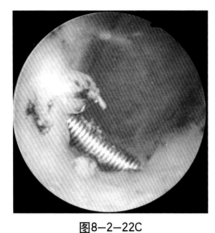

图8-2-22C

宫内节育器嵌顿

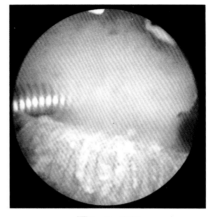

图8-2-22D

宫内节育器嵌顿

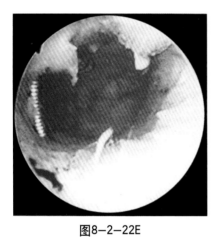

图8-2-22E

宫内节育器嵌顿

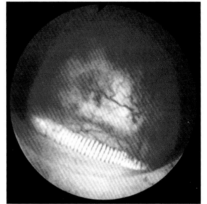

图8-2-22F

宫内节育器套于肌瘤上

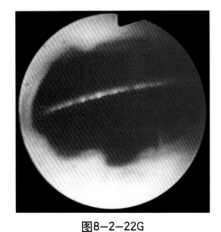

图8-2-22G

患者上环22年，绝经12年，取环5次失败，宫腔镜下见金属圆环

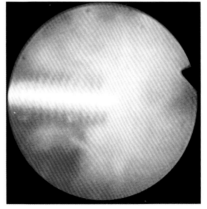

图8-2-22H

节育器左侧嵌入子宫左侧壁

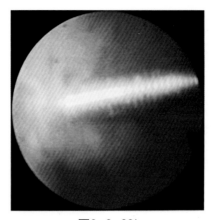

图8-2-22I

节育器右侧嵌入子宫右侧壁

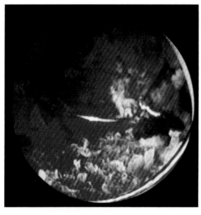

图8-2-23A

IUD断片残留

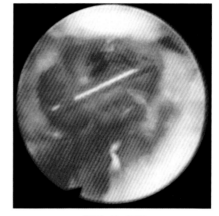

图8-2-23B

IUD断片残留

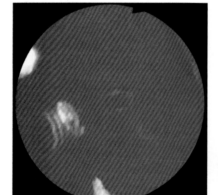

图8-2-23C

IUD断片残留

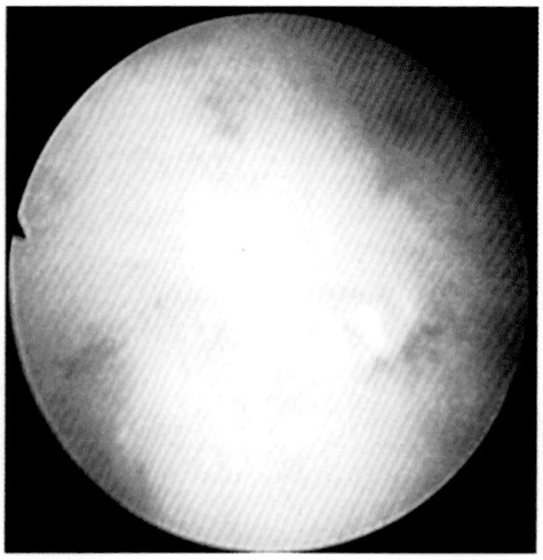

图8-2-23D

绝经1年，取环2周后，宫腔镜检查发现左宫底残留IUD嵌顿

（二）残留胎骨或子宫内膜钙化

流产后胎骨残留（图8-2-24A～C）是罕见的并发症，多见于中期妊娠引产时，常造成出血或继发不育，有时可占据宫腔的大部分，HSG亦难以发现，只有宫腔镜可以查出。小的胎骨残留需与子宫内膜钙化（osseous metaplasia of the uterus）相鉴别，后者亦可引起不育症。

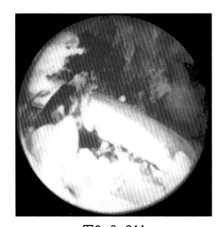

图8-2-24A

宫腔镜下胎骨残留

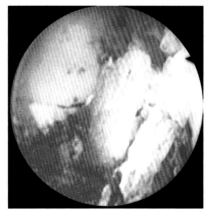

图8-2-24B

宫腔镜下胎骨残留

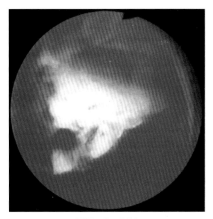

图8-2-24C

宫腔镜下胎骨残留

（三）胚物残留

过期流产、不全流产、粘连胎盘、植入胎盘等胚物存留在宫腔内可引起宫腔粘连、闭经或不规则出血。如粘连严重，D&C可能探不到或刮不净残留的胚物。宫腔镜既可诊断，又可在B超介导下用电切环将胚物刮出或切除，取出的组织送病理学检查（图8-2-25A、B）。

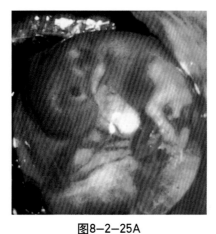

图8-2-25A

宫腔镜下胚物残留

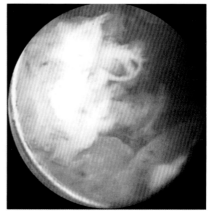

图8-2-25B

宫腔镜下胚物残留

（四）断裂的宫颈扩张棒或海藻棒残留

断裂的宫颈扩张棒或海藻棒的残留比较少见。其是在宫腔镜手术或人工流产前放置宫颈扩张棒或海藻棒，以软化及扩张宫颈，在取出宫颈扩张棒或海藻棒时，有时会断裂在宫颈内，进而掉入宫腔内。

（五）剖宫产遗留不吸收缝合线

以前剖宫产手术中用不吸收丝线缝合时，有时宫腔镜检查可于宫颈内口处看到残留的丝线头或丝线结（图8-2-26），此异物可能引起子宫内膜出血或发炎。

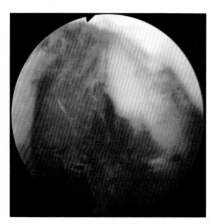

图8-2-26

剖宫产后15个月宫腔残留丝线

五、宫腔粘连

（一）宫腔粘连的形成和分类

宫腔粘连（intrauterine adhesion，IUA）由近期妊娠子宫损伤后瘢痕所致，大约90%的病例因刮宫所引起。Salzani等研究109例流产后刮宫，刮宫后3～12个月宫腔镜检查，37.6%宫腔粘连，其中56.1%为欧洲妇科内镜学会分类的Ⅰ度，即宫腔内多处有纤细膜样粘连带。

通常损伤发生在足月分娩、早产、流产后1～4周，多量阴道出血而需刮宫时。这时子宫内膜薄弱，任何损伤都可以裸露或破坏内膜基底层，引起子宫壁对合，并形成持续存在的小梁（图8-2-27），破坏了宫腔的对称性。偶尔经腹子宫切开术或子宫成形术会导致宫腔粘连，但这种粘连一般是缝合错位所致，而非分娩或流产刮宫术后的子宫肌层裸露区的真正愈合。

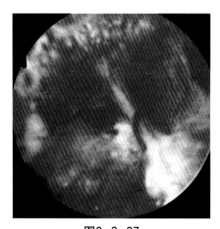

图8-2-27

宫腔粘连形成小梁

临床上应用比较广泛的宫腔粘连分类方法很多。1978年，March根据宫腔镜所见对IUA分类如表8-2-8所示。1988年，Valle和Sciarra根据HSG和宫腔镜检查所见将粘连按严重程度分为3种（轻度、中度、重度，见表8-2-9）。同一年美国生育学会（AFS）根据HSG所见、宫腔镜检查结果及妊娠预后进行的分类见表8-2-10。1998年欧洲妇科内镜学会（ESGE）的分类见表8-2-11。

表8-2-8　March宫腔粘连分类

类别	宫腔镜所见
重度	累及宫腔>3/4，宫壁黏着或粘连带肥厚，输卵管开口和宫腔上端闭锁
中度	累及1/4～3/4宫腔，仅粘连形成，无宫壁黏着，输卵管开口和宫腔上端部分闭锁
轻度	累及宫腔<1/4，粘连菲薄或纤细，输卵管开口和宫腔上端病变很轻或清晰可见

表8-2-9　Valle和Sciarra宫腔粘连分类

类型	描述
轻度	粘连薄，由基底层子宫内膜组成，宫腔局部粘连或广泛粘连
中度	纤维肌肉粘连，较厚，仍被覆子宫内膜，宫腔部分或局部闭锁
重度	仅由结缔组织组成，无子宫内膜组织，宫腔部分或全部闭锁

表8-2-10　美国生育学会（AFS）宫腔粘连分类及评分标准

累及宫腔范围	<1/3	1/3~2/3	>2/3
评分	1	2	4
粘连类型	薄膜样	薄膜样及致密	致密
评分	1	2	4
月经模式	正常月经	月经过少	无月经
评分	0	2	4
预后分类		HSG评分	宫腔镜检查评分
Ⅰ级（轻度）　1~4			
Ⅱ级（中度）　5~8			
Ⅲ级（重度）　9~12			

表8-2-11　欧洲妇科内镜学会(ESGE)宫腔粘连分类标准

分类	宫腔镜下宫腔粘连程度
Ⅰ度	菲薄或膜样粘连 可用宫腔检查镜的镜鞘轻易分离；两侧宫角及输卵管开口正常
Ⅱ度	单发致密粘连 宫腔部分粘连；两侧输卵管开口可见；不能用宫腔检查镜的镜鞘分离
Ⅱa度	仅宫颈内口部位的闭锁性粘连 其上方宫腔正常
Ⅲ度	多发致密粘连 宫腔部分粘连；单侧输卵管开口区域闭锁
Ⅳ度	广泛致密粘连，伴宫腔（部分）闭锁 两侧输卵管开口区域（部分）闭锁
Ⅴa度	广泛的内膜瘢痕化和纤维化，伴Ⅰ度或Ⅱ度粘连 伴无月经或显著的月经过少
Ⅴb度	广泛的内膜瘢痕化和纤维化，伴Ⅲ度或Ⅳ度粘连 伴无月经

（二）宫腔粘连的临床表现

1．月经异常：宫腔粘连通常可致月经异常，诸如月经过少，甚至闭经，取决于宫腔闭锁的程度。长时间粘连的患者也可有痛经。中度或重度粘连的患者75%以上出现闭经或月经过少。继发于宫腔粘连的宫腔闭锁时37%闭经，31%月经过少。小的或局限性粘连的患者可无明显的月经异常而表现为正常月经。Ｍａｒｃｈ等报道275例宫腔粘连的月经模式见表8-2-12。ＩＵＡ的发生率不明，一些IUA患者并无症状，可以正常生育。

表8-2-12　275例宫腔粘连的月经情况

月经模式	例数
无月经	183
月经减少	50
月经过少	5
月经正常	37

2．妊娠异常：若粘连未封闭全部宫腔，患者可能有生育问题，易发生妊娠失败，包括妊娠早期和中期流产、过期流产、异位妊娠、早产、胎死宫内；若妊娠至足月，可有胎盘种植异常，如胎盘前置、粘连胎盘、植入胎盘等。Schenker和Margalioth评价了292例未治疗的宫腔粘连患者，133例（45.5%）妊娠，仅50例（30%）足月妊娠，38例（23%）早产，66例（40%）自然流产，21例（13%）患者异位妊娠，胎盘种植异常。

3．不育：如完全闭经或宫腔完全闭锁，患者通常表现为不育。

（三）宫腔粘连的诊断

在宫腔镜问世之前，IUA的诊断依靠病史、体格检查、实验室资料和HSG。有刮宫后月经过少或无月经者可疑IUA，妊娠和近期有过妊娠者较非妊娠妇女的子宫容易受到伤害，产后2~4周刮宫或过期流产刮宫，IUA的危险性极高。Westendorp等前瞻研究50例产后胎盘残留24 h以上再取或不全流产重做刮宫者，3个月后宫腔镜检查，20例有宫腔粘连，占40%，其中Ⅰ度5例，Ⅱ度6例，Ⅲ度6例，Ⅳ度3例，有月经异常者发现Ⅱ~Ⅳ度宫腔粘连的危险性增加12倍，据此发现，有月经异常或有反复宫腔操作者，应行宫腔镜检查。如患者无月经而有卵巢的周期性变化，说明卵巢功能正常，那么宫腔粘连的可能性大。由于宫腔粘连与激素水平无关，下丘脑-垂体-卵巢轴功能完整，基础体温双相示有排卵，若闭经患者激素撤退性实验阴性，更加强此诊断。确定此类患者的排卵情况包括基础体温和连续血清孕激素水平测定。如患者有排卵，基础体温应为双相，但可能不典型，因为不知道周期的第1天从何开始，卵泡早期的体温情况可能未测到。子宫内膜活检为纤维组织，每周测定1次孕酮水平，直至1次超过3 ng/mL，有排卵周期而无撤退性出血，用孕激素或序贯应用雌、孕激素后无出血，均怀疑IUA的存在。宫腔长度测定可确定是否有宫颈内口阻塞，此实验已摒弃不用，因为它可以增加子宫穿孔和误诊的概率。HSG为诊断宫腔粘连最有意义的检查，可评价宫颈内口和宫腔，描述宫腔粘连，如粘连未完全封闭宫腔，则可显示剩余宫腔形态，如HSG显示单发或多发的充盈缺损，则诊断IUA较可靠。大约1.5%不育症和5%习惯性流产患者HSG证实宫腔粘连。有宫腔粘连相关病史者，36%经HSG诊断为IUA。这些粘连有星形、不规则星形内含条点，外观毛糙，位于宫腔的不同部位。粘连通常位于宫腔中部，少数位于宫角部或子宫下段。

（四）宫腔镜在宫腔粘连诊断中的作用

HSG对于可疑IUA是一种有效的诊断方法，它能判断宫腔封闭的程度，但不能提示粘连的坚韧度和粘连类型。因此，最后诊断只有通过宫腔镜直视判断，宫腔镜检查是终末诊断方法（图8-2-28A～D）。宫腔镜直视下可排除30%的异常HSG结果，在确定粘连范围和类型方面也优于前者，一旦宫腔镜确诊，则可给予相应治疗。其他技术，诸如超声、MRI均曾用于诊断IUA，但其准确程度还不清楚，也没有足够的经验表明这些技术可以替代HSG，且费用昂贵。

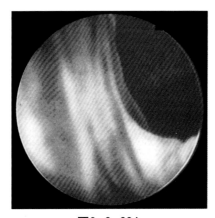

图8-2-28A

宫腔粘连（膜样）

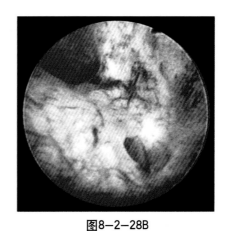

图8-2-28B

宫腔粘连（纤维肌性）

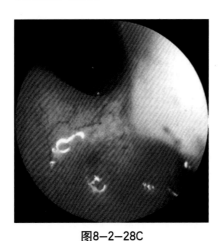

图8-2-28C

宫腔粘连（结缔组织性）

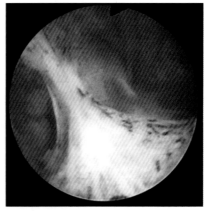

图8-2-28D

宫腔粘连（结缔组织性）

HSG和宫腔镜诊断IUA的相关性好（表8-2-13），HSG经常夸大粘连的范围，最具戏剧性的例子是2例子宫内膜硬化的妇女，宫腔并无粘连，HSG诊断为宫腔完全闭锁。HSG诊断IUA无1例比宫腔镜所见严重。

表8-2-13　HSG和宫腔镜诊断IUA的严重程度

HSG	例数	宫腔镜		
		重度	中度	轻度
重度	124	81	35	8
中度	37	0	29	8
轻度	43	0	0	43
合计	204	81	64	59

宫腔镜诊断IUA与月经模式的关系见表8-2-14，大多数无月经的患者有重度或中度宫腔粘连。然而March等报道过9例中度和5例重度宫腔粘连的患者月经正常或仅为月经过少。

表8-2-14　宫腔镜诊断IUA与月经情况的关系

月经情况	例数	宫腔粘连范围		
		重度	中度	轻度
无月经	183	110	49	24
月经减少	50	10	24	16
月经过少	5	1	1	3
正常月经	37	4	8	25
合计	275	125	82	68

宫腔粘连严重到无月经，有生物活性的子宫内膜仍可恶变。Sandridge等报道1例71岁妇女，用无孕激素对抗的雌激素替代，引起绝经后出血。TVS探及宫内有息肉样团块，宫腔镜检查见宫腔广泛粘连，临近粘连处有息肉样病变，活检提示子宫内膜癌来自粘连组织。

六、子宫内膜癌

子宫内膜癌是常见的女性生殖道恶性肿瘤，其发病率近年有所上升，发病年龄有推迟的趋势。宫腔镜检查直接活检和病理学检查是筛查高危人群，早期发现和准确诊断子宫内膜癌及其先兆的最佳方法。

90%以上子宫内膜癌的首发症状为AUB，多数良性和恶性子宫内膜病变的首发症状也是出血，Zampi等分析了1组1 295例D&C患者各种子宫内膜组织形态学变化的子宫出血发生率，见表8-2-15。

囊性子宫内膜增生和子宫内膜癌引起的出血发生率极高，其他病变的前驱症状也是出血。因此，可以认为宫腔镜是检查≥45岁AUB妇女的合理检查技术，直视下活检对早期发现子宫内膜癌尤其有用，对引起出血的良性病变

表8-2-15　1 295例D&C患者各种子宫内膜组织形态学与子宫出血发生率

子宫内膜形态	子宫出血发生率（%）
功能性或非同步子宫内膜	66.6
萎缩性子宫内膜	72.5
腺瘤样增生	77.4
子宫内膜息肉	78.1
腺性子宫内膜增生	79.3
子宫内膜癌	97.2
囊性子宫内膜增生	100

也可做出正确诊断。

（一）子宫内膜癌的诊断方法

子宫内膜癌的筛查及早期诊断一直缺乏简单、准确又少具损伤性的方法。除传统的和极为常用的D&C和分段诊刮以外，文献中有应用其他替代技术的零星报道，包括探测子宫内膜新生物及其先兆的子宫内膜细胞学检查、HSG、阴道超声扫描（TVS）、超声子宫图（SHSG）即水超声（SIS）、磁共振成像（MRI）、宫腔镜检查和子宫内膜活检等。盲目D&C常不准确，刮宫时可能遗漏位于子宫角深部或黏膜下肌瘤后方的小癌灶，Gimpelson等报道10%~35%的子宫内膜区域刮不到。而对老年妇女，在宫颈萎缩情况下，需扩宫才能完成诊断过程，增加了患者的损伤和痛苦，诊断性盲刮对子宫内膜癌的病灶位置及范围也难以做出正确判断。子宫内膜细胞学涂片有可能提供假阴性结果，尤其是高分化或小的肿瘤。HSG可提示子宫内膜癌，但常误导。Krample等研究TVS及SHSG检查和宫腔镜及组织活检诊断AUB的准确性，结果宫腔镜及组织活检的宫腔内病变检出率为100%，SHSG为94.1%，而TVS只有23.5%，即使TVS和SHSG探及的内膜病变也需在宫腔镜下直接活检。现代的宫腔镜技术使妇科医生可以最直接、最近的距离观察整个宫腔而无盲区，其小直径和多功能设计能行子宫内膜定位活检，尤其纤维宫腔镜的问世，可应用于老年妇女宫内疾病的诊断。宫腔镜检查操作简单，诊断准确，已成为现代诊断宫内病变的"金标准"，近几十年众多资料表明，宫腔镜应用于大量门诊患者筛查子宫内病变，早期发现子宫内膜癌已收到了满意的结果，为广大妇女所接受。当前宫腔镜可提供子宫内膜癌诊断和宫内侵犯范围的最可靠信息，多数病例宫腔镜可清晰地观察到肿瘤并预测预后。宫腔镜检查所见肿瘤向外扩展的范围较HSG明显，而肌层浸润深度则不能测知。应该注意的是肉眼检查不能代替病理学诊断，所以必须取样送做病理组织学检查。

（二）子宫内膜癌的宫腔镜检查

1.由于技术和解剖学的原因，早期子宫内膜癌不呈现可供筛查的团块状结构，一般都是因为ＡＵＢ而做宫腔镜检查。因此，宫腔镜医师检查时密切注意与周围正常内膜颜色、起伏和坚韧程度不同的内膜组织，有异形血管处高度怀疑新生物。子宫内膜癌的宫腔镜所见非常明显，极少与其他病变混淆。在子宫内膜癌的初期，呈现开始发育的图像，内膜不规则，呈多叶状，突出部分易碎，常为坏死组织，容易出血。新生血管不规则，螺旋状（图8-2-29A、B，图8-2-30A～C）。有些病例新生物和正常内膜间的界限清楚可见。有时可见局灶性病灶，经常位于子宫角，盲视取材常被遗漏。子宫内膜癌依病变形态和范围可分为局限型及弥漫型。从发育的方向可分内生型和外生型；外生型的病变向宫腔内发展，发生率较高，常有特殊的外形，多可在宫腔镜下做出诊断，但是内生型的诊断就比较困难。基本的宫腔镜下所见有乳头状隆起、结节状隆起及息肉状隆起3种，3种病变可单独出现，也可以混合形态出现。当病变发展时癌灶可由局限型蔓延成弥漫型，且可发生广泛的坏死、发炎及溃疡。宫腔镜可以测量子宫内膜癌在宫腔内的累及范围，确定它的局部表现、图像，而且是指导定位活检的唯一方法。

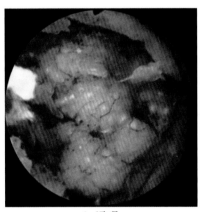
A.远观

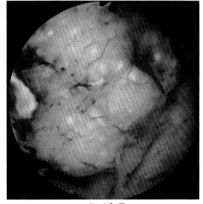
B.近观

图8-2-29

子宫内膜癌，患者36岁，不全流产清宫术后闭经10年，人工周期或黄体酮治疗可来月经，1998年子宫内膜病理腺瘤型增生，2002年宫腔镜下见内膜不规则，分叶团状突起，突出部分灰白色，易出血。病理证实子宫内膜腺癌（中至高分化）

（三）宫腔镜检查子宫内膜癌分期

Liukko等检查术前曾分段刮宫诊断为Ⅰ期子宫内膜癌的子宫切除标本，术后发现16%侵及宫颈。Stelmachow报道通过宫腔镜检查，发现HSG和D&C诊断的22例Ⅰ期子宫内膜癌中，9例实际是Ⅱ期，而9例诊断为Ⅱ期子宫内膜癌中，2例实际是Ⅰ期，这些资料说明宫腔镜在确定是否侵犯宫颈的优势，宫腔镜检查时在扩张宫颈前先查宫颈管，刮取组织，避免了错误诊断。侵犯宫

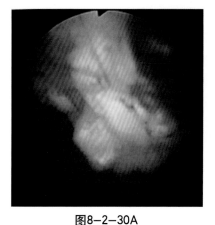

图8-2-30A

前壁结节样肿物

图8-2-30B

前壁菜花样肿物（远观）

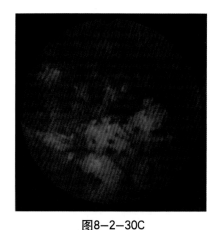

图8-2-30C

后壁菜花样肿物（近观）。
子宫内膜癌。患者63岁，绝经17年，
B超发现宫内占位。宫腔镜下见宫腔前
后壁菜花样肿物生长，表面血管杂乱，
质地脆，易出血

颈的癌组织与宫腔内的癌灶有连续关系时可判定是癌的浸润，属子宫内膜癌Ⅱ期。如宫颈管内的病变为单发就较难判定。此外，常有子宫内膜癌组织从宫腔内垂到宫颈管内，此病变并非浸润，必须加以区别。宫腔镜诊断宫颈浸润的假阴性率是7.9%。Toki等采用宫腔镜、MRI及宫颈管诊刮对照研究，认为在诊断宫颈浸润方面，MRI侧重于间质部，而宫腔镜则对宫颈黏膜面的浸润易见，两种方法对诊断宫颈管浸润可以互补。

（四）宫腔镜筛查子宫内膜癌高危人群

从发生原因看，有诸多高危因素与子宫内膜癌密切相关，如绝经后子宫出血，尤其伴有高血压、糖尿病、肥胖、高脂饮食、不育症者，激素替代治疗（HRT）妇女，乳腺癌术后三苯氧氨（tamoxifen，TMX）治疗的妇女及患有分泌雌激素肿瘤患者等。对高危人群的筛查，是防治子宫内膜癌的重点。

1. 对绝经后子宫出血宫内病变的诊断：绝经后出血是子宫内膜癌的危险信号，有报道其中有10%首次发现为子宫内膜癌。一般认为子宫内膜增厚，患子宫内膜癌的可能性增大，但也有人指出，有些子宫内膜癌的内膜厚度仅2~3 mm，即所谓薄内膜，内膜厚度与子宫内膜癌无相关性，对薄内膜的子宫内膜癌，宫腔镜诊断则更具优势。

2. 对乳腺癌术后接受TMX治疗者子宫内膜病变的评估：长期服用TMX治疗乳腺癌，预防复发是目前临床常用的方法。TMX存在弱的雌激素样作用，其治疗可引起特异性、增生性子宫内膜病变，包括简单增生和非典型增生、增生过长伴息肉形成、息肉样癌和腺癌等。Seoud等统计15位作者的研究资料，服TMX者子宫内膜癌的发生率为0~8.8%。服TMX者子宫内膜变化的情况与用药前的子宫内膜状态有关，Baldini等研究曾服TMX 6~12个月的乳腺癌术后患者，3~4年后发现服药前有症状或有内膜病变者，较服药前无症状或无内膜病变者的子宫内膜非典型增生及内膜息肉病变发生率明显增加。对乳腺癌术后服TMX可引发子宫内膜癌这一事实，各家报道一致，Cohen等报道其子宫内膜癌发病率为一般绝经妇女的1.7~7倍。故当阴道超声扫描子宫内膜厚度≥8 mm时，应行宫腔镜检查及定位活检。评估HRT妇女子宫内膜的变化。

大量研究已证明了HRT的安全性，但流行病学研究表明长期或不恰当的HRT增加子宫内膜癌的危险性，接受外源性雌激素治疗的妇女，子宫内膜癌的发病率增加6~12倍，随着雌激素剂量的增加和使用时间的延长，危险性逐步增加。因为应用HRT期间子宫内膜增生变化可能是局部的，所以使用宫腔镜检查加定位诊刮非常必要。

（夏恩兰）

参考文献

[1] 冯力民,夏恩兰,段惠兰,等.应用宫腔镜与超声波联合诊断子宫疾病.中华妇产科杂志,1996,31:334-337.

[2] Alcazar JL,Laparte C.Comparative study of transvaginal ultrasonography and hysteroscopy in postmenopausal bleeding.Gynecol Obstet Invest,1996,41:47-49.

[3] Angioni S,Loddo A,Milano F,et al.Detection of benign intracavitary lesions in postmenopausal women with abnormal uterine bleeding:a prospective comparative study on outpatient hysteroscopy and blind biopsy.J Minim Invasive Gynecol,2008,15(1):87-91.

[4] Anteby E,Yagel S,Zacut D,et al.Pseudoendometrial hyperplasia in women treated with tamoxifen. Ultrasound Obstet Gynecol,1993,2(Suppl 1):64.

[5] Antunes A.Jr,Costa-Paiva L,Arthuso M,et al.Endometrial polyps in pre-and postmenopausal women.factors associated with malignancy.Maturitas,2007,57(4).415—421.

[6] Baldini B,Taddei GL,Tiso E,et al.Hysterosecpic evaluation of the endometrium in 63 postmenopausal patient treated with tamoxifen for breast cancer.Minerua Ginecol,1996,48.259.

[7] Barbot J,Parent B,Dubuisson JB,et al.Hysteroscopie.Encycl Med Chir Paris Gynecol,1984,72.A—10.

[8] Barbot J.Hysteroscopy for abnormal bleeding.In Baggish MS,Barbot J,Valle RF.(eds).Diagnostic and Operative Hysteroscopy.2nd ed.St Louis.Mosby Inc,1999.241—258.

[9] Bibbo M,Kluskens L,Azizi F,et al.Accuracy of three sampling techniques for the diagnosis of endometrial cancer and hyperplasias.J Repro Med,1982,27.622—626.

[10] Bieber EJ,Loffer FD.Gynecologic resectoscopy.Cambeidge.Blackwell Science,1995.109—253.

[11] Burke C,Kelehan P,Wingfield M. Unsuspected endometrial pathology in the subfertile woman.Ir Med J,2007,100(5).466—469.

[12] Burnett JE.Hysteroscopy-controlled curettage for endometrial polyps.Obstet Gynecol,1964,24.621—625.

[13] Carp HJ,Ben-Shlomo I,Mashiach S.What is the minimal uterine cavity needed for a normal pregnancy? An extreme case of Asherman syndrome.Fertil Steril,1992,58(2).419—421.

[14] Cicinelli E,Resta L,Nicoletti R,et al.Detection of chronic endometritis at fluid hysteroscopy.J Minim Invasive Gynecol,2005,12(6).514—518.

[15] Cohen I,Azaria R,Bernheim J,et al.Risk factors of endometrial polyps resected from postmenopausal patients with breast carcinoma treated with tamoxifen.Cancer,2001,92(5).1151—1155.

[16] Costa-Paiva L,Arthuso M,et al.Endometrial polyps in pre-and postmenopausal women.factors associated with malignancy.Maturitas.2007,57(4).415—421.

[17] Dumesic DA,Dhillon SS.A new approach to hysteroscopic cannulation of the follopian tube.J Gynecol Surg,1991,7.7—9.

[18] Feghali J,Bakar J,Mayenga JM,et al.Systematic hysteroscopy prior to in vitro fertilization.Gynecol Obstet Fertil,2003,31(2).127—131.

[19] Gimpelson RJ,Rappold HO.A comparative study between panramic hysteroscopy with direct biopsies and curetage.Am J Obstet Gynecol,1988,158.489.

[20] Gimpleson RJ,Rappold HO.A comparative study between panoramic hysteroscopy with directed biopsies and dilatation and curettage.Am J Obstet Gynecol,1988,158.489—492.

[21] Granberg S,Wikland M,Karlsson B,et al.Endometrial thickness as measured by endovaginal ultrasonography for identifying endometrial abnormality.Am J Obstet Gynecol,1991,164.47—52.

[22] Grimbizis GF,Gordts S,Di Spiezio Sardo A,et al. The ESHRE/ESGE consensus on the classification of female genital tract congenital anomalies. Hum Reprod. 2013,28(8).2032—2044.

[23] Gumus II,Keskin EA,Kilic,E,et al.Diagnostic value of hysteroscopy and hysterosonography in endometrial abnormalities in asymptomatic postmenopausal women.Arch Gynecol Obstet,2008,278(3).241—244.

[24] Gupta JK,Wilson S,Desai P,et al.How should we investigate women with postmenopausal bleeding? Acta Obstet Gynecol Scand,1996,75.475—479.

[25] Hamou J,Salat-Baroux J,Henrion R.Hysteroscopie et micro-hysteroscopie.Encycl Med Chir Paris Gynecol,1985,72.8—10.

[26] Hucke J,De Bruyne F,Balan P.Hysteroscopy in infertility-diagnosis and treatment including falloposcopy.Contrib Gynecol,Obstet,2000,20.13—20.

[27] Joelsson I,Levine RU,Moberger G.Hysteroscopy as an adjunct in determining the extent of carcinoma of the endometrium.Am J Obstet Gynecol,1971,116:696—702.

[28] Johnson JE.Hysterography and diagnostic curattage in carcinoma of the uterine body:an evaluation of diagnostic value and therapeutic implications in stage I and II.Acta Radiol,1973,326(suppl):1.

[29] Karlsson B,Granberg S,Heiiberg P,et al.Comparative study of transvaginal sonography and hysteroscopy for the detection of pathologic endometrial lesion in women with postmenopausal bleeding.J Ultrasound Med,1994,13:757—762.

[30] Kerin J,Daykhovsky L,Segalowitz J,et al.Falloposcopy:a microendoscopic technique for visual exploration of the human fallopian tube from the uterotubal ostia to the fimbria using a transvaginal approach.Fertil Steril,1990,54:390—400.

[31] Krample E,Bourne,Thurlen-Solbakken H,et al.Transvaginal ultrasonography sonohysterography and operative hysteroscopy for the evaluation of abnormal uterine bleeding.Acta Obstet Gynecol Scand,2001,80:616—622.

[32] Liukko P,Gronroos M,Punnonen R,et al.Methods for evaluating the intrauterine locations of carcinoma.Acta Obstet Gynecol Scand,1979,58:275—278.

[33] March CM,Isreal R,March AD.Hysteroscopic management of intrauterine adhesions.Am J Obstet Gynecol,1978,130:653—657.

[34] Marty R.Diagnostic fibrohysteroscopic evaluation of perimenopausal and postmenopausal uterine bleeding:A comparative study with Belgian and Japanese data.J Am Assoc Gynecol Laparosc,1998,5:69—73.

[35] Mourits MJ,Van der Zee AG,Willemse PH.Discrepancy between ultrasonography and hysteroscopy and histology of endometrium in postmenopausal breast cancer patients using tamoxifen.Gynecol Oncol,1999,73:21—26.

[36] Nagele F,O'Connor H,Davies A,et al.2500 Outpatient diagnostic hysteroscopies.Obstet Gynecol,1996,88(5):900—901.

[37] Novy MJ,Thurmond AS,Patton P,et al.Diagnosis of cannula obstruction by transcervical fallopian tube cannulation.Fertil Steril,1988,50:434—440.

[38] O' Connell LP,Fries MH,Zeringue E,et al.Triage of abnormal postmenopausal bleeding:A comparison of endometrial biopsy and transvaginal sonohysterography versus fractional curettage with hysteroscopy.Am J Obstet Gynecol,1998,178:956—961.

[39] Olaore JA,Shittu OB,Adewole IF.Intravesical Lippes loop following insertion for the treatment of Asherman's syndrome:a case report.Afr J Med Med Sci,1999,28(3—4):207—208.

[40] Pace S,Grassi A.Ferrero S,et al.Diagnostic methods of early detection of endometrial hyperplasia and cancer.Eur J Gynaecol Oncol,1995,16(5):373.

[41] Pansky M,Feingold M,Sagi R,et al.Diagnostic hysteroscopy as a primary tool in a basic infertility workup.JSLS,2006,10(2):231—235.

[42] Pantaleoni D.On endoscopic examination of the cavity of the womb.Med Press Cir,1869,8:26—27.

[43] Polisseni F,Bambirra EA,Camargos AF.Detection of chronic endometritis by diagnostic hysteroscopy in asymptomatic infertile patients.Gynecol Obstet Invest,2003,55(4):205—210.

[44] Porto R.Hysteroscopie.Encycl Med Chir Paris Gynecol,1974,72.A—10.

[45] Salazar LOC,Mondrogon AHL.Catheterization of the ostium using hysteroscopy under laparoscopic guidance.Ginecol Obstet Mex,1999,67:64—71.

[46] Salzani A,Yela DA,Gabiatti JR,et al.Prevalence of uterine synechia after abortion evacuation

curettage.Sao Paulo Med J,2007,6: 125(5):261—264.

[47] Sandridge DA,Councell RB,Thorp JM.Endometrial carcinoma arising within extensive intrauterine synechiae.Eur J Obstet Gynecol Reprod Biol,1994, 56(2):147—149.

[48] Schenker JG,Margalioth EJ.Intrauterine adhesions:an updated appraisal.Fertil Steril,1982,37: 593—510.

[49] Schenker JG.Etiology and therapeutic approach to synechia uteri.Eur J Obstet Gynecol Reprod Biol,1996,65:109—113.

[50] Sciarra JJ,Valle RF.Hysteroscopy:a clinical experience with 320 patients.Am J Obstet Gynecol, 1977,127:340—348.

[51] Spiewankiewicz B,Stelmach w J,Sawicki W.Hysteroscopy in cases of cervical polyps.Eur J Gynaecol Oncol, 2003,24(1):67—69.

[52] Stelmachow J.The role of hysteroscopy in gynecologic oncology.Gynecol Oncol,1982,14:392.

[53] Sugimoto O.Hysteroscopic diagnosis of endometrial carcinoma.Am J Obstet Gynecol,1975,121: 105—113.

[54] The American Fertility Society.The American Fertility Society Classification of adnexal adhesions, distal tubal occlusion,tubal occlusion secondary to tubal ligation tubal pregnancies,mullerian anomalies and intrauterine adhesions.Fertil Steril,1988,48:944.

[55] Timmermans A,Gerritse MB,Opmeer BC,et al.Diagnostic accuracy of endometrial thickness to exclude polyps in women with postmenopausal bleeding.J Clin Ultrasound.2008,36(5):268—290.

[56] Tinelli R,Tinelli FG,Cicinelli E,et al.The role of hysteroscopy with eye-directed biopsy in postmenopausal women with uterine bleeding and endometrial atrophy.Menopause,2008,15(4 Pt 1): 737—742.

[57] Toki T,Oka K,Nakayama K,et al.A comparative study of pre-operative procedures to assess cervical invasion by endometrial carcinoma.Br J Obstet Gynaccol,1998,105:512—516.

[58] Valenzano M,Costantini S,Cucuccio S,et al.Use of hysterosonography in women with abnormal postmenopausal bleeding.Eur J Gynaecol Oncol,1999,20:217—222.

[59] Valle RF,Sciarra JJ.Intrauterine adhesions:hysteroscopic diagnosis,classification,treatment,and reproductive outcome.Am J Obstet Gynecol,1988,158:1459—1470.

[60] Valle RF.Hysteroscopic evaluation of patients with abnormal uterine bleeding.Surg Gynecol Obstet, 1981,153:521—526.

[61] Valle RF.Office hysteroscopy.Clin Obstet Gynecol,1999,42:276—289.

[62] Valli E,Zupi E,Marconi D,et al.Hysteroscopic findings in 344 women with recurrent spontaneous abortion.J Am Assoc Gynecol Laparosc,2001,8(3):398—401.

[63] Valli E,Zupi E,Marconi D,et al.Outpatient diagnostic hysteroscopy.J Am Assoc Gynecol Laparosc, 1998,5:397—402.

[64] Westendorp IC,Ankum WM,Mol BW,et al.Prevalence of Asherman syndrome after secondary removal of placental remnants or a repeat curettage for incomplete abortion.Hum Reprod,1998,13(12): 3347—3350.

第九章
宫腔镜手术

第一节　宫腔镜电切术总论

宫腔镜手术于20世纪70年代初期开始应用于临床，最初只用于输卵管绝育，即在宫腔镜直视下通过电热破坏输卵管间质部达到绝育的目的。由于其疗效不够满意而且风险较大，以后逐渐被其他治疗宫腔内病变的方法所取代。此后随着技术的创新和各种手术器械和能源的不断更新完善，宫腔镜手术的安全性和有效性也在不断提高。目前，这一微创伤技术正在逐渐取代传统的、创伤较大的开腹子宫切除手术，治疗有症状的各种宫腔内和宫颈疾患，并且由于其自身的创伤比值最小，效价比高，被誉为微创手术的典范。

一、手术室设施及患者体位

1. 手术室（图9-1-1A、B，图9-1-2A、B）：应较宽畅，手术台摆放在中央，手术台的头端供麻醉师活动及放置麻醉机、监护仪用。患者的右侧放置带监视器、摄像机、录放机、液体膨宫泵等设备的一个多层台车、器械台及B超机，左侧放置电流发生器及冷光源。墙壁插座至少3个以上，并有足够的功率，满足手术用电的需要。

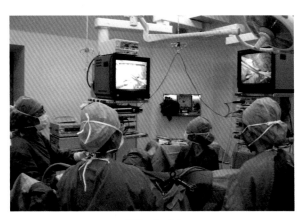

图9-1-1A

宫腔镜手术室全景

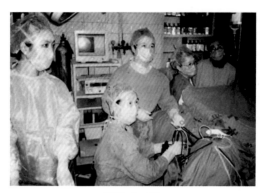

图9-1-1B

宫腔镜手术室全景

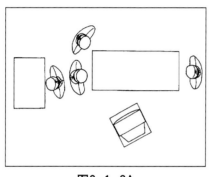 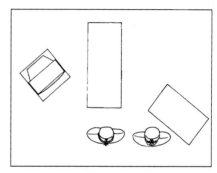

图9-1-2A   图9-1-2B

手术室布置一   手术室布置二

2．妇科手术台：应具备以下功能。

（1）能随操作需要快速地改变患者体位，以适应电切时间受到限制的客观需要。

（2）操作部位有足够的活动空间，以利于电切术的顺利进行。

（3）有齐全的引流收集灌流液系统，以适应电切术中大量应用液体的需要。

（4）适应多种用途，可做任何妇科手术，以便在发生意外时可立即改行剖腹手术。

3．体位：取改良截石位，即腿由放松状态的膝盖支持，大腿与水平线成45°角，两腿尽量外展，以加大其可利用空间，此体位较完全截石位腹腔内压力小，不影响呼吸，容易接近输卵管开口。若同时做腹腔镜检查，则大腿与水平线成30°角，以免影响腹腔镜操作。一般取头略低位。

4．预防感染：术前预防性抗生素的应用有益。可于手术开始时静脉滴注抗生素1 d量。

二、宫腔镜手术的灌流方法

术中宫腔内存在两种压力：①动力压，是灌流液通过镜鞘向内注入时所产生的压力，由灌流液的高度和子宫本身的静水压所决定。②静水压，为宫腔内压，需消耗动力压以克服之。

1. 高压灌流法：高压灌流下视野清晰，操作方便，但灌流液的吸收增多，血液稀释，血钠下降。一旦子宫穿孔，灌流液即通过穿孔处迅速进入腹腔。膀胱灌流的研究提示：灌流液的高度与患者耻骨联合之间的距离在120 cm，膀胱内压力可达100 cmH$_2$O；80 cm高时，膀胱内压可达80 cmH$_2$O。1 cmH$_2$O= 98.1 Pa=0.736 mmHg。若用自动膨宫机，可将压力调至平均动脉压水平。手术开始时，如肥厚内膜或较大的黏膜下肌瘤占据了宫腔，中隔子宫的宫腔狭小或宫腔粘连，限制了灌流液进入宫腔，视野不清时，可提高宫内压力，但只能是一过性。

2. 低压灌流法：装置高度在耻骨联合之上40～60 cm，据研究在膀胱内电切时，若提示有将灌流液吸引至体外的装置，则膀胱内的压力几乎与静脉内压力相等，故通过电切创面进入体内的液体量大大减少。但若无持续吸引，则膀胱内压可达30～60 cmH$_2$O；若高度低于30 cm，无吸引装置下，膀胱内压可达30 cmH$_2$O；若有持续吸引，膀胱内压可低于30 cmH$_2$O，常在10 cmH$_2$O。膀胱电切术研究认为，灌流压力宜保持在60 cmH$_2$O以下，相对较为安全。

3. 灌流液的选择：灌流液兼有膨宫、冲洗、降温三重作用，灌流液的种类、术中灌流压力与流速及手术时间等均为影响手术安全性的因素，宫腔镜电切术须用等渗非电解质溶液灌流，以使在切割或电凝时所产生的电流集中于电极头接触组织部分。由于非电解质溶液为非生理性液体，术中经创面开放的静脉及输卵管流入腹腔，若大量灌流液进入血液循环，可引起血容量增加和电解质成分的改变，引起全身的病理生理变化及各种临床表现，如急性左心衰竭、肺水肿、水中毒及低钠血症，其典型症状为烦躁不安、恶心呕吐、反应迟钝、少尿和肾衰竭等。1955年，Hagstrom将其命名为经尿道电切前列腺综合征（syndrome of the transurethral resection of the prostate, TURPS）。对灌流液的选择应从黏滞性、透明度、渗透压、酸碱度、半衰期、体内代谢过程及终末产物等方面考虑，并设定合理的灌流压力。常用的液体有1.5%甘氨酸、5%甘露醇、3%山梨醇、5%葡萄糖及Cytol溶液等。

三、术前宫颈预处理

正常宫颈自然扩张宽度仅3～5 mm，而宫腔电切镜的外鞘直径一般为8～9 mm，故宫腔镜手术操作前需将宫颈扩张至此外径之上。未经预处理的宫颈在宫腔镜手术时常出现宫颈扩张困难。宫颈扩张不充分可导致宫颈撕裂、出血增多、手术难度增加、手术时间延长，且极易造成子宫穿孔，或形成新生假道，其TURP综合征的发生概率也相应增加。若在宫腔镜手术前进行宫颈预处理，充分软化宫颈，手术时宫颈扩张程度在宫腔镜外径之上，可以明显降低扩宫难度，减少宫颈撕裂或子宫穿孔发生率，降低术中灌流液的吸收，减少TURP综合征的发生。

目前临床常用的宫颈预处理方法有渗透性扩张棒、米索前列醇、间苯三酚等方法。

1．渗透性扩张棒：为机械性宫颈预处理，有海藻棒、硅胶棒等，一般于手术前晚置于宫颈管内，超过宫颈内口，经过一段时间的机械性刺激，加之扩张棒吸水膨胀，致宫颈硬度降低，宫颈管扩张（图9-1-3A、B）。此方法效果可靠，为目前临床常用方法。

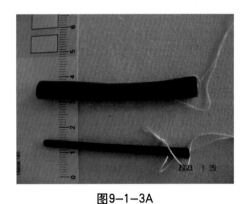

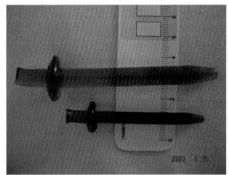

图9-1-3A

渗透性扩张棒——海藻棒（由下至上为使用前、使用后）

图9-1-3B

渗透性扩张棒——硅胶棒（由下至上为使用前、使用后）

2．米索前列醇：米索前列醇是前列腺素E1衍生物，可使宫颈结缔组织胶原纤维降解，胶原蛋白酶及弹力蛋白酶释放，短时间内即可使宫颈软化、成熟、扩张。常用方法为手术前晚或术前4 h口服或于阴道后穹隆放置，常用剂量为200～400 μg。此方法适用于扩张棒置入困难，或无法耐受者。

3．间苯三酚：间苯三酚为亲肌性非阿托品非罂粟碱类纯平滑肌解痉药，可直接作用于胃肠道和泌尿生殖道的平滑肌。研究表明，间苯三酚在宫腔镜检查中止痛效果和宫颈松弛软化程度分别优于利多卡因和米索前列醇，不良反应较两者低。作为宫腔镜手术前松弛软化宫颈的方法之一，间苯三酚注射液尤其适用于宫腔镜电切手术时间较长及有高血压、青光眼等内科合并症的患者。间苯三酚注射液的用法：40～80 mg术前15～30 min静脉滴注，5 min左右滴完。作用持续时间45 min。

四、宫腔镜电切技术

1．手术步骤：患者取截石位于手术台上，常规消毒外阴，对放宫颈扩张棒者，此时助手戴消毒手套，进入阴道取出之，可避免其他方法取出时致宫颈扩张棒断裂，部分留于宫腔内的弊端；继而对阴道和宫颈消毒，置入阴道窥器并用宫颈钳夹住宫颈前唇，逐号扩张宫颈内口至手术宫腔镜能够置入，通常为9～10 mm；然后，分别安装光源、灌流液导管、电缆导线及操作手控件。闭孔器应首先与鞘管一同插入宫颈，以便其前端进一步扩张宫颈内口，一经进入宫腔即可取出闭孔器，然后置入镜体与手件部分进行操作。使用低黏度膨宫介质时，要在操作手件的末端连接两条内、外径分别为2.4 mm和1.6 mm的聚乙烯胶管，在一定压力作用下，液体通过入水和出水管道进入和流出宫腔，形成连续循环，以清除宫腔内的黏液、组织碎屑和血块，保持清晰的手术视野。对于间断灌流电切镜，即只有一个既是进水孔又是操作孔的宫腔镜，需要取出入水导管才可插入操作器械。使用摄像系统时，要将连接摄像系统的适配器套接在镜体的目镜上，在插入宫腔以前调节摄像机的焦距、色彩及清晰度。宫腔镜插入的正确方向是光纤电缆朝下，镜体的前倾视野朝外。适配器与镜体衔接后始终保持一个方向不能旋转，观察宫腔侧面时只需顺时针或逆时针方向转动宫腔镜即可。另外，当使用低黏度膨宫介质时，切记在患者臀部放置塑料收集袋，收集术中流出的液体，以便精确测量液体损失量和避免弄湿地面。

在将已连接好光学视管、操作手件和作用电极的镜鞘置入宫腔前，切记打开进、出水开关，排净注水管中的气体。术时先启动连续灌流系统，使液体灌注并冲洗宫腔内的组织碎屑及血液，有时较大的凝血块阻塞镜鞘，妨碍灌流液循环时，必须取出手件和镜体或内鞘进行清理。待宫腔视野清晰后连接电缆线，即可开始手术。宫腔内电切术是单极电路循环，开启电源进行手术以前，切记检查连接在患者身上的回路电极以保证电流有完整的循环通路。只能使用非电解质液体作膨宫介质，每次手术前都要准备一些备用的作用电极，以便组织碎屑黏附电极时及时更换，避免影响电极作用效果。更换下来的电极经清理后仍可继续使用。

2．切割的手法有四种：

（1）顺行切除法：先将电切环推出镜鞘伸至远处（图9-1-4A），然后按切除深浅或长短距离要求，由远及近地做平行方向切割（图9-1-4B、

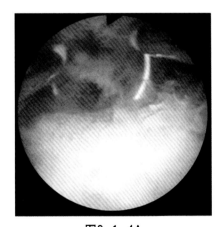

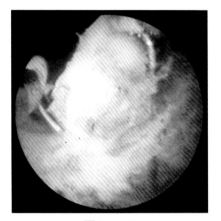

图9-1-4A

先将电切环推出镜鞘伸至远处

图9-1-4B

按切除深浅或长短距离要求，由远及近地做平行方向切割

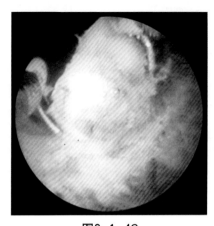

图9-1-4C

按切除深浅或长短距离要求，由远及近地做平行方向切割

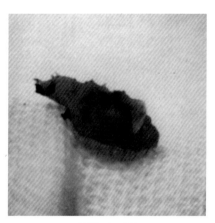

图9-1-4D

电切环切出的长条状组织

C）。这是一种最常采用的手法，容易掌握且顺手，能在镜下清楚地看到电切环由远而近的移动过程，不会误切其他组织，故较安全。带鞘回拉顺行切除，可切出长条状组织（图9-1-4D）。

（2）逆行切除法：切除的方法与上述相反，电切时先将电切环放在需切除组织的近侧，切割时将电切环向远处倒推，到达需切除组织边缘时将其切下。逆行切除法较不顺手，切除时，电切环向远处移动的距离不能完全清楚地观察到，稍不留意，则有可能将电切环推入子宫壁内，甚至引起穿孔。此法适用于以下几种情况：

1）需切除的组织较多，无法看清远处边界。

2）欲切除的组织下界漂动，顺行切除有困难。

3）电切后创面上某些残余组织，如连接于创面并漂动时，顺行切除有时较为困难，可改行逆行切除。

（3）垂直切除法：将电切环做由上而下的垂直切割，切割时，电切环的移动度较小，以将镜鞘适当地做上下移动为主。此法适用于切除较大的肌瘤。

（4）横行切除法：将电切环做由左而右或由右而左的横行切割，切除时，电切环移动，以将镜鞘适当地做横向移动为主。此法适用于切除子宫底部组织和子宫中隔。

3．电凝止血：

（1）电切环对准喷射出血点直接电凝，若无效，可能因动脉口径较大或走行方向与电凝部位不一致有关，可在出血点的邻近部位电凝。

（2）滚球电极电凝，局部产生片状焦痂，术后可能组织坏死脱落，引起继发性出血。

（3）切除组织表面有粗大血管时，应先电凝血管，再切割组织。

4．切除组织的重量计算：电切除的组织重量较轻，原因有二。

（1）一块完整的组织切成十几条或几十条组织片后，组织内的血液、淋巴液和组织液从组织面上渗出和流失。

（2）电凝和电切对组织细胞的烧灼作用，可造成组织脱水，细胞萎缩，此电流作用使组织重量进一步减轻。根据前列腺电切术的研究报道，组织片重量减轻各作者结果不一致。Einarsson报道为20%，Ruter报道约为30%。我国杨氏将摘除的前列腺进行电切，再称重，其减轻百分比为23%～42.8%，平均减轻32.6%。

切除组织重量估计还与以下因素有关：①切除方法：切薄片较切厚片轻。②电流选择：混合电流波较单纯切割者轻。③电凝方法：盲目过多电凝者重量减轻有限，有针对性地电凝止血者轻。

5．电切术中出血量的估计：术中出血量的多少，主要取决于创面出血程度和切除时间长短。与之相关的因素有：

（1）切除方法：切一刀电凝一次出血少，但手术时间长，切数刀再电凝手术时间短，但失血稍多。

（2）操作者的熟练程度：熟练者切除和止血均快，减少了出血。

（3）切除量和切除时间：切除量越多，时间越长，出血越多。

（4）应用电流的种类：应用混合电流者出血少。

（5）切割深及5～6 mm，伤及血管网则出血多。

（6）子宫肌本身的病理变化：伴纤维化者出血少，伴慢性炎症者血管增生，血运丰富，子宫肌肉收缩力差，出血多。

6．失血量的计算方法：测定灌流液中血红蛋白浓度较为准确，用试管直接比色或用光电比色计比色，但由于一般比色计的深度最低值为40%，而灌流液中血红蛋白的浓度则远低于此值，故需有专门的比色计，才能进行比色测定。常用的方法为Desmonol比色法，先直接测灌流液中血红蛋白的浓度（%），再与患者原有血色素浓度相比较，即可得出失血量。计算公式如下：

$$出血量（mL）= \frac{总灌流液量（mL）× 测得血红蛋白（g）}{原有血红蛋白（g）} × 100$$

近年等离子双极电切镜问世，其电切与电凝的方法与上述单极一致，只在已经切过的切面上切第2刀时，因局部电流阻抗增加，不可能再实现切割，此为在实施双极电切时与单极电切不同之处。双极电切用生理盐水灌流，不易发生低钠血症。2007年，新加坡Ho等前瞻比较2004～2005年的52例单极和48例双极生理盐水电切系统（TCRis）前列腺电切术，一般资料有可比性，随访至少12个月，结果电切时间和切除组织的重量两组相同，术后血Na^+下降，TCRis组为3.2 mmol/L，单极组为10.7 mmol/L，$P<0.05$。术后Hb下

降两组无差异。认为经过1年的比较，双极电切较安全。

（夏恩兰）

参考文献

[1] 李健和,易利丹,彭六保,等. 间苯三酚的药理作用与临床应用. 中国新药与临床杂志,2011, 30(7):404—499.

[2] Brill AI. What is the role of hysteroscopy in the management of abnormal uterine bleeding? Clin Obstet Gynecol,1995,38:319—345.

[3] Chen BH,Giudice LC. Dysfunctional uterine bleeding. West J Med,1998,169:280—284.

[4] Cooper JM,Brady RM. Hysteroscopy in the management of abnormal uterine bleeding. Obstet Gynecol Clin North Am,1999,26:217—236.

[5] Fraser IS. Hysteroscopy and laparoscopy in women with menorrhagia. Am J Obstet Gynecol,1990,162: 1264—1269.

[6] Ho HS,Yip SK,Lim KB,et al. A Prospective Randomized Study Comparing Monopolar and Bipolar Transurethral Resection of Prostate Using Transurethral Resection in Saline (TURIS) System. Eur Urol, 2007,52(2):517—524.

[7] Nagele F,Rubinger T,Magos A. Why do women choose endometrial ablation rather than hysterectomy? Fertil Steril,1998,69:1063—1066.

[8] Pantaleoni D. On endoscopic examination of the cavity of the womb. Med Press Cir,1869,8:26—27.

[9] Stabinsky SA,Einstein M,Breen JL. Modern treatments of menorrhagia attributable to dysfunctional uterine bleeding. Obstet Gynecol Surv,1999,54:61—72.

[10] Stamatellos I,Stamatopoulos P,Bontis J. The role of hysteroscopy in the current management of the cervical polyps. Arch Gynecol Obstet,2007,276(4):299—303.

[11] Torrejon R,Fernandaz Alba JJ,carnicer I,et al. The value of hysteroscopic for abnormal uterine bleeding. J Am Assoc Gynecol Laparosc,1997,4:453—456.

[12] Wortman M,Daggett A. Hysteroscopic endomyometrial resection:a new technique for the treatment of menorrhagia. Obstet Gynecol,1994, 83:295—298.

第二节　子宫内膜切除术及子宫内膜去除术

子宫内膜切除术（TCRE）是应用高频电通过宫腔电切镜的单极环形电极系统切除子宫内膜的功能层、基底层及其下方2~3 mm的肌肉组织，子宫内膜去除术是应用高频电通过宫腔电切镜的单极滚球或汽化电极电灼或汽化子宫内膜组织，术后子宫内膜不能再生，月经量减少或无月经，是AUB的首选外科治疗方法。在此术问世之前，对保守性激素治疗和D&C无反应的难治性子宫出血的处理方法是子宫切除。美国1975~1995年的子宫切除情况见表9-2-1。纽约州健康部门统计，每年做35 000例子宫切除术，其中10%~15%是因月经异常施术，并无明显的器质性病变。虽然子宫切除是根除症状的方法，但手术侵入腹腔，需住院数日，活动明显受限，并可能罹患其他疾病。

表9-2-1　美国1975～1995年的子宫切除情况

年份	例数	比率（‰）
1975	724 000	0.6
1977	701 000	8.1
1979	639 000	7.1
1981	674 000	7.3
1983	673 000	6.9
1985	670 000	6.7
1987	653 000	4.6
1988	578 000	4.3
1989	541 000	—
1990	591 000	—
1991	546 000	—
1992	580 000	—
1993	562 000	—
1994	556 000	—
1995	583 000	—

自20世纪80年代起，TCRE和EA合理地替代了子宫切除术。

1981年，美国Goldrath首先使用激光子宫内膜去除术（hysteroscopic endometrial ablation by laser，HEAL； endometrial laser ablation，ELA），此后许多国家都开展了这项手术。1987年，美国De Cherney用前列腺电切镜为患血液病致难以控制的子宫出血的妇女止血成功，开创了宫腔镜电切术治疗子宫内膜疾病的先河。1988年，日本林氏报道用滚球电极电凝子宫内膜治疗子宫出血病，取得满意效果，命名为endometrial ablation（EA），如今有学者称之为rollerball endometrial ablation（RBA）。1989年，英国Magos发表了为16例有内科并发症患者用环形电极切除子宫内膜治疗月经过多的初步报道，经随访6个月，有效率86%，并将此术命名为Transcervical resection of endometrium（TCRE）。TCRE术或EA术目前尚无统一的中文译名，使用较为普遍的名词为子宫内膜切除术，子宫内膜去除术次之，此外还有子宫内膜剥除术、子宫内膜剥离术、子宫内膜剥脱术、子宫内膜删除术、子宫内膜消融术、子宫内膜破坏术等不同译名。国外有学者认为，此术在切除子宫内膜的同时还切除了部分浅肌层，故应称子宫肌内膜切除术（endomyometrial resection）。有学者的切割深度达子宫内膜下4～5 mm，更是切除了较深层的肌肉组织。

一、手术适应证和禁忌证

TCRE术的主要适应证为AUB，一般将无排卵的AUB称为DUB，简称功血；有排卵的AUB称为月经过多（menometrorrhagia）。后者又可分为月经过多（menorrhagia）和子宫出血（metrorrhagia）；前者指有排卵妇女的月经期大量出血，后者指在排卵周期中的不规则出血。月经过多最常见的原因是子宫肌瘤、子宫内膜息肉和子宫腺肌病，此外，还有带不含孕酮的IUD、甲状腺功能低下、原发性月经过多、血液病及其他严重内科疾患如肾衰竭、肝衰竭、白血病及药物影响所致的月经过多等。任何造成有正常雌激素分泌而无排卵的原因均可导致子宫内膜增生，表现为DUB，除月经初潮后及围绝经期1年以内属生理性以外，其余均应视为病理。HEAL术在破坏子宫内膜的同时，还可去除内膜息肉及聚集的小黏膜下肌瘤等。EA术仅能去除内膜，但若用汽化电极，则可去除并存的内膜息肉及小的肌瘤。TCRE术适应证的演变过程可分为4个阶段。第1阶段：1987年DeCherney用于久治不愈或难以控制的出血又不愿切除子宫者及患有严重内科病，不能耐受子宫切除的妇女。第2阶段：由于此术有肯定的止血效果，1989年Magos将此术扩大到自愿接受手术的月经过多患者，并可同时切除子宫<8周、直径<3 cm的黏膜下肌瘤。第3阶段：1990年Shar报道用于绝育，Garry为并无AUB的妇女切除部分子宫内膜，意在减少生理性失血，使月经"正常化"。第4阶段：由于手术技术的娴熟、器械的进步和设备的完善，1991年Magos提出手术指征可扩展到子宫<12周、宫腔长度<14 cm，黏膜下肌瘤的大小和位置不限。一般情况下可掌握以下标准。

（一）适应证

1．久治无效的异常子宫出血，排除恶性疾患。

2．子宫≤9周妊娠大小，宫腔长度≤12 cm。

3．黏膜下肌瘤≤5 cm。

4．无生育要求。

（二）禁忌证

1．宫颈瘢痕，不能充分扩张者。

2．子宫屈度过大，宫腔镜不能进入宫底者。

3．生殖道感染的急性期。

4．心、肝、肾衰竭的急性期。

5．对本术旨在解除症状，而非根治措施无良好心理承受力者。

近来Neis和Brandner指出，凡有痛经同时子宫>10周者，高度怀疑子宫腺肌病，因其增加失败率，应属TCRE术的相对禁忌证。

二、术前准备

（一）详细询问病史

1．年龄：大多数功血及子宫肌瘤患者年龄超过40岁，这些患者是TCRE术的选择对象。较年轻的妇女应先行性激素周期治疗，原因有三：①功血常为暂时的内分泌失调，可能自愈。②以后的生育问题。③复发率高。但如有以下情况，可考虑此术，即对药物无反应或不良反应太大，已经绝育或出血十分严重，以致明显影响家庭生活和工作者。对年轻女孩，TCRE术是子宫切除的唯一替代方法，尤其是血液病患者。对接近绝经期的妇女必须慎加选择，因其可能避免任何外科手术。因此，所有围绝经期患者必须检查LH/FSH和雌激素水平，以提示恰当的治疗。绝经后妇女用激素替代疗法时，大多数规律的撤退出血为周期性，且血量极少，如血量过多，亦可考虑此术，但应排除子宫内膜非典型增生或恶性疾病。

2．产次：多数做TCRE术患者已有子女，未产妇的宫颈长而硬，术时宫颈口至少扩张到Hegar10号，以置入电切镜，术前宫颈插入扩张棒或使用前列腺素等可使宫颈软化。

3．手术的适应性：TCRE术所需时间较子宫切除短，对有合并症者此术更具优越性。手术可在局部麻醉加强化下进行，但截石位对合并严重的呼吸道疾病患者仍有困难，对支气管炎、肺气肿、冠状动脉硬化性心脏病、高血压（尤其心脏扩大者）、胰岛素依赖型糖尿病和慢性肾脏疾患伴肾功能受损者也存在同样问题。病理性肥胖可引起麻醉和手术并发症。对一般肥胖妇女做TCRE术比子宫切除更适合，因后者的并发症更严重。肥胖患者的主要问题是子宫大小和盆腔病变不易查出，因灌流液回吸收过多引起循环系统的并发症应尽量避免。因此，必须精心测定入水量和出水量，即使灌流液入量和出量的差值（简称差值）很小，也应提醒术者，必要时中止手术。

4．生育：成功的TCRE术可导致无月经和不育，此结果老年妇女完全能够接受，对年轻妇女则需仔细讲解，使其充分了解附带的不育后果。宫外孕的可能性仍存在。与之相反，术后有周期性出血者，不管量有多少，均有妊娠的危险。如果胚胎种植在残存的内膜岛上，妊娠有可能持续到足月，胎盘发生病理性粘连，甚至植入，导致第三产程处理困难。此类患者应采取适当的避孕措施。TCRE术同时腹腔镜绝育可能更为合适，同时还能防止灌流液进入腹腔。

5．出血：术前考虑是否适合手术，失血量是关键，但准确测量十分困难，因为仅凭主观估计，每月又可不同。一般认为有以下情况者显然是月经过多，即有血块或经血涌出，会阴垫收不住，每小时即需换会阴垫，经期因失血致心慌、气短或经后疲倦、乏力及低血红蛋白小细胞性贫血者。有周期的月经过多对TCRE术反应良好，若为月经中期、经前、经后出血或淋漓不净，则应仔细检查，排除子宫内膜增生或内膜息肉。

6．疼痛：大量出血常伴有子宫排出血块引起的严重绞痛，疼痛常局限在下腹部、耻骨上和大腿上部，一般均为双侧，极少单侧，罕见引起下腰痛者。血块通过宫颈管时疼痛达到高潮。此绞痛无法与黏膜下肌瘤或子宫内膜息肉引起的疼痛相鉴别。与之相反，内分泌失调的出血几乎无痛，或有可能来自盆腔充血的经前下腹痛。子宫内膜异位症或子宫腺肌病可引起月经前、月经期或月经后下腹痛，并常伴有严重的下腰痛。应进行认真的鉴别诊断，因为TCRE术不能治愈这两种疾病。TCRE术后可能完全无月经，而因严重的痛经，只有子宫切除才能治愈。

7．既往子宫手术史：如多次刮宫，子宫肌瘤摘除术，尤其曾打开宫腔者及有剖宫产史者，术中均有子宫穿孔的可能，应予以重视。

（二）全面体格检查

1．全身检查：血压、脉搏及全身体检，必要时请有关科室会诊。

2．妇科检查：功血患者的子宫小而活动，卵巢不增大，子宫后倾固定，或附件有包块，可疑子宫内膜异位症。后穹隆触痛结节可疑子宫直肠阴道隔子宫内膜异位病灶。饱满和有压痛的子宫提示可能为子宫腺肌病。子宫腺肌病有时可在子宫局部增生，使子宫增大，内诊颇似肌瘤。子宫外形不规则，可疑多发肌瘤，难以用激光或电切镜治疗。最适合宫腔镜手术的是黏膜下肌瘤，如宫颈外口因试图排出肌瘤而开大时，应疑及此病。盆腔炎可引起腹痛，子宫有压痛，月经周期改变，此症不能用TCRE术来治愈。TCRE术成功的重要单一指标是子宫大小，尤其是子宫腔的大小，子宫>12孕周或宫腔长度>12 cm，手术将十分困难，手术时间延长，心脏血管超负荷的危险性增加。

3．实验室检查：包括血红蛋白，白细胞计数，血小板，出、凝血时间，血型，尿常规，肝、肾功能，澳大利亚抗原，抗丙肝抗体，宫颈刮片细胞学检查，阴道分泌物霉菌、清洁度及滴虫镜检，必要时做血沉、血糖、血脂及性激素测定，甲状腺功能T3、T4、TSH等。

4．特殊检查：心电图、胸透；针对可疑内科病进行必要的检查。

5．盆腔B超检查：了解子宫的大小、形态、位置、回声、宫腔线的方向、内膜厚度及附件有无包块等。用药物抑制子宫内膜增生者，可用阴道超声估计内膜厚度，卵巢增大提示子宫内膜异位症和良、恶性肿瘤的可能。

6．宫腔镜检查：提供有关子宫大小、宫腔形态、有无息肉及黏膜下肌瘤、内突及变形等的准确信息，估计手术的可能性和难易度，并可定位活检。

7．子宫内膜活检：围绝经期妇女的子宫内膜中度、重度非典型增生者有25%发展为子宫内膜腺癌，因此，必须采取内膜活检，排除子宫内膜非典型增生和子宫内膜癌。

（三）咨询

良好的咨询是使患者满意的关键，应详细解释有关不育、出血、近期并发症、远期预后、复发的可能性及最终需要切除子宫等问题，应指出虽然术后出血可能明显改善，但一小部分妇女会留有或发展为周期性腹痛，并可能十分严重；警告患者虽有报道术后原发痛经和经前紧张综合征均有改善，但因此术不影响卵巢功能，故对经前紧张综合征无治疗作用。应用文字解释以保证患者充分了解此手术的含义，得到患者正式的允诺。

（四）子宫内膜预处理

子宫内膜预处理内容详见第四章。

1．药物性预处理：药物预处理可使子宫内膜萎缩，子宫的体积缩小，减少血管再生，使手术时间缩短，出血减少，易于施术；可在月经周期的任何时期进行；术中灌流液的回吸收减少，提高了手术的安全性和有效性。常用的药物有：①达那唑（danazol）200 mg，口服，2~4次/d，4~12周。②内美通（nemestran）2.5 mg，口服，2次/周，4~12周。③GnRH-a目前使用的制剂有葛舍瑞林（goserelin）3.6 mg，皮内埋置；曲普瑞林（triprelin）3.75 mg，肌内注射；亮丙瑞林（leuprorelin）3.75 mg，皮下注射。均为每28 d 1次，用1~3次。其中以GnRH-a的效果最好，但价格昂贵。

　　Donnez报道用GnRH-a后子宫内膜和间质高度萎缩，仅1.6 mm厚，未用者厚3.4 mm。Romer报道术前用GnRH-a者术后无月经率为42%，未用者的术后无月经率仅24%。Sowter等随机对比达那唑、孕酮与GnRH-a子宫内膜预处理的效果，比较术中子宫内膜厚度、手术时间、手术难度、灌流液的回吸收量和并发症的发生率，术后的无月经率、月经量、痛经和需进一步治疗等。结果是GnRH-a使子宫内膜萎缩的作用较达那唑持久，而其他术中及术后的结果区别极微。Steffensen和Hahn（1999）研究TCRE术的体液超负荷的发生率，影响体液超负荷的因素，体液超负荷与远期预后的关系。265例患者，用1.5%甘氨酸液灌流，结果TCRE用GnRH-a（$P<0.007$）和肌瘤切除后（$P<0.000\ 1$）灌流液吸收增多（$P<0.007$）。Rai等研究子宫内膜预处理是否有助于改善TCRE术远期预后，比较的3种药物有：达那唑、亮丙瑞林和那法瑞林，无预处理者作为对照。预后判断的指标有：切除的子宫内膜和肌层的厚度；术时子宫内膜的期别；有否月经和术后1年患者的满意度。结果3组药物中，与对照组比较，达那唑和那法瑞林使子宫内膜明显薄化（低中度厚），达那唑有极强的使子宫内膜腺体和间质萎缩的能力，无月经率高（统计学处理无显著性）。与对照组比，无月经率无区别，如在月经周期的增生期手术，各组药物预处理未促进改善预后。

　　2．机械性预处理：于TCRE术前负压吸宫后可薄化内膜厚度（图9-2-1），Maia报道经子宫内膜的机械性预处理者术后月经改善率与药物预处理相同。

　　（五）手术时期的选择

　　1．月经后，子宫内膜处于增生早期，子宫内膜的厚度<4 mm，为手术的理想时期。

　　2．已做子宫内膜预处理者，子宫内膜已薄化或萎缩，非经期亦可施术。

　　3．如有不可控制的出血，可急诊施术。

　　（六）手术前一日的准备

　　1．镜器消毒。

　　2．手术前晚患者宫颈插扩张棒或海藻棒（图9-2-2），以使术时宫颈软化和扩张。插管困难时，可用消炎痛栓100 mg塞肛。也可用米索前列醇手术前晚或术前4 h口服或于阴道后穹隆放置，常用剂量为200~400 μg。或者用间苯三酚注射液80 mg术前30 min静脉滴注。

　　（七）手术日的准备

　　早晨禁食，不排尿，以便于术中B超监视。

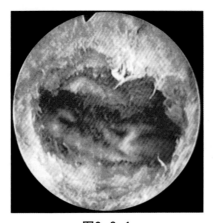

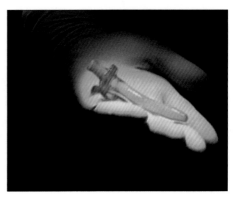

图9-2-1

负压吸宫后子宫腔及子宫内膜

图9-2-2

手术前晚宫颈插扩张棒,手术前取出,可见扩张棒吸收水分后膨胀增宽

(八)操作者的准备

预先对手术中所使用的主要部件及其功能进行检查,如光学视管的透明度,操作架的活动度、电流发生器、电缆和电极板的接头是否松动等。发现故障在术前及时检修,切割环应有一定数量的储备。

三、麻醉

盆腔器官的神经分布非常适合做局部或区域阻滞麻醉,TCRE术可在这些麻醉下进行,手术时间短者亦可静脉麻醉(详见第七章)。选择麻醉应考虑以下诸点。

1.患者的选择:一些患者不愿在手术室处于清醒状态而要求全身麻醉。惧怕全身麻醉或想看手术录像者则选择局部麻醉。

2.医生的选择:取决于训练程度、区域性麻醉的经验和带教学时自由对话的愿望等。

3.手术时间长短:局部注射麻醉的作用最多持续2 h时,若预计手术时间较长,如伴多发或大肌瘤等,则全身麻醉比较适合。

4.伴随腹腔镜:诊断性腹腔镜可在局部麻醉下进行。但患者清醒,会体验到气体膨胀的不适、膈肌受刺激所致的肩痛、过度头低位引起的呼吸困难等,应选择全身麻醉。

5.一日手术:TCRE术常不需要在医院过夜,特别是疼痛、恶心得到控制时,术后当天即可出院。有人建议一日手术应全麻,手术时间不超过30 min。

6.并发症:心律不齐和高血压不宜行硬膜外麻醉。常用的麻醉方法有:

(1)局部麻醉:子宫疼痛的传入是从宫颈经第2、第3和第4骶神经根进入脊髓。术者用含1:200 000肾上腺素的1%利多卡因(lignocaine)行宫颈旁阻滞麻醉和宫腔内注射。扩张宫颈放入镜体后,在直视下用细针头插入近宫角的

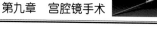

肌肉内，注入麻醉剂，用量约40 mL。子宫和宫颈血管丰富，注射过程中应经常回吸，以避免注入血管内。尽管上述试验阴性，有时也可出现瞬时心动过缓、收缩压升高和颜面苍白，故应有心电及血压监护。对精神紧张者可加镇静剂。

（2）静脉复合麻醉：选择氯胺酮、七氟醚（ketamine）、异丙酚等静脉麻醉剂经静脉注入，通过血液循环作用于中枢神经系统而产生全身麻醉，具有诱导迅速、对呼吸道无刺激、患者舒适等优点，但肌肉松弛差，不适合宫腔过于窄小或估计手术时间较长者。高血压病及青光眼为禁忌证。

（3）硬膜外麻醉：有静脉麻醉禁忌或手术较为复杂者选用，麻醉作用可靠，肌肉松弛满意，连续硬膜外麻醉时间可任意延长。手术可在1 h内完成者，单次硬膜外麻醉即可。

（4）全身麻醉：静脉司可林诱导气管插管紧闭循环吸入麻醉，其优点为气道保持通畅，供氧充足，全麻药静脉滴注，可控制滴速，并可加入肌肉松弛剂，麻醉满意，心电及血氧饱和度均在监护范围，相对安全。过度肥胖及疝气患者不宜选用。

四、手术步骤

（一）子宫内膜切除术

1. 检视宫腔，如内膜较厚，可先吸宫（图9-2-3A、B）。

2. 首先用垂直电切环切割宫底部（图9-2-4），电切深度达子宫内膜下方的浅肌层（图9-2-5），用混合电流，电流功率80～100 W。也可用滚球电极电凝宫底部内膜（图9-2-6）。

3. 用90°切割环或带状电极（图9-2-7，图9-2-8A、B）按顺时针或逆时针方向，从宫底切面开始，自上而下，依序切除子宫壁的内膜及浅肌层（图9-2-9～图9-2-13）。

4. 电切一般先从子宫后壁开始（图9-2-14），依序切除子宫侧壁及前壁

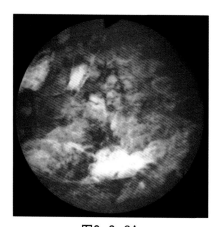

图9-2-3A

TCRE术前宫腔形态

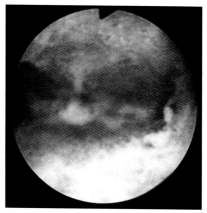

图9-2-3B

吸宫后宫腔形态

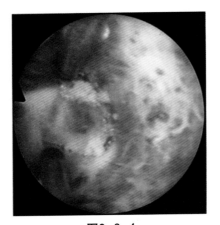

图9-2-4

垂直电切环电切割宫底部内膜

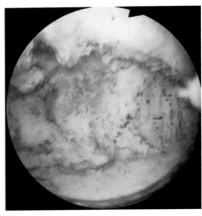

图9-2-5

电切宫底部内膜后，可见子宫壁的浅肌层

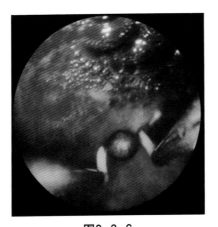

图9-2-6

滚球电极电凝宫底部内膜

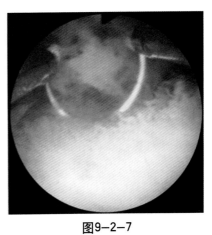

图9-2-7

环形电极

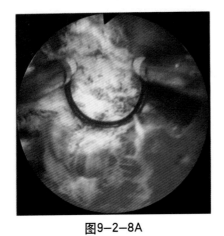

图9-2-8A

带状电极

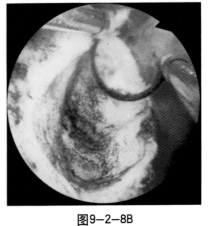

图9-2-8B

带状电极

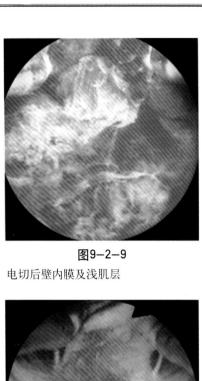

图9-2-9

电切后壁内膜及浅肌层

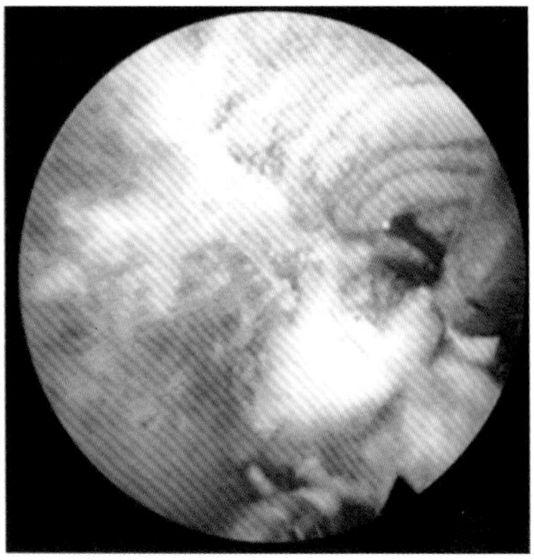

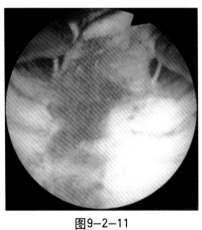

图9-2-11

电切右后壁

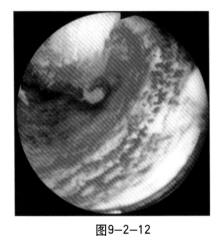

图9-2-10

电切右侧壁

图9-2-12

电切后壁→左侧壁→前壁

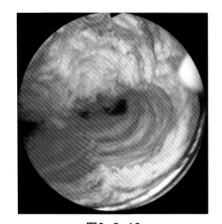

图9-2-13

系统电切除内膜后的宫腔

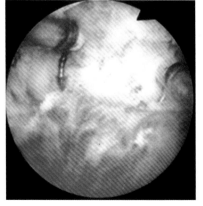

图9-2-14

从宫底切面开始，按逆时针方向切割后壁内膜的内膜及浅肌层组织,下界终止在子宫颈内口下1 cm,为全部子宫内膜切除(图9-2-15);下界终止在子宫颈内口上方1 cm,为部分子宫内膜切除(图9-2-16)。

5. 切割时一般将电切环的移动长度限制在2.5 cm以内,首先切净子宫上1/3的内膜,之后切除中1/3,如做全部子宫内膜切除,则切除下1/3直至宫颈管。用卵圆钳自腔内将组织碎屑一片片夹出,但灌流液要从宫颈口流出,每次宫腔的膨胀和塌陷都会引起子宫出血,妨碍宫腔镜的视线。少量内膜碎片于术后数日可自行排出。技术娴熟时,可通过移动电切镜增加切割的长度,自宫底部开始到子宫峡部,每次将切除的组织条立即带出(图9-2-17,图9-2-18)。

6. 宫腔排空后,放回电切镜,检查并切净残存的子宫内膜岛。

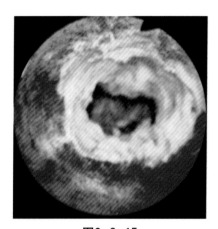

图9-2-15

子宫内膜全部切除

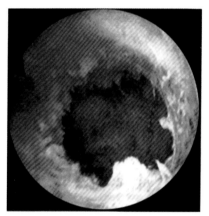

图9-2-16

子宫内膜部分切除

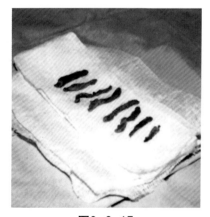

图9-2-17

TCRE切割的子宫内膜组织条

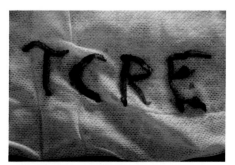

图9-2-18

TCRE术切割的内膜组织条组字

7．术终降低膨宫压力，观察出血点（图9-2-19），电凝止血（图9-2-20），检视宫腔（图9-2-21）。

8．TCRE术后，形成焦黄色的筒状宫腔（图9-2-22）。

9．内膜碎屑送检做组织学检查。

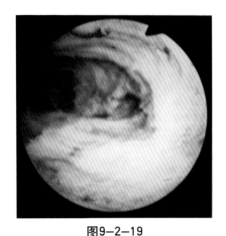

图9-2-19

降低膨宫压力，观察出血点

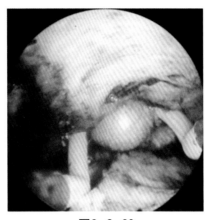

图9-2-20

用滚球电极电凝出血点

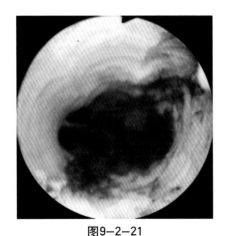

图9-2-21

TCRE术后宫腔形态

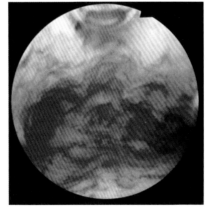

图9-2-22

TCRE术后呈焦黄色筒状宫腔

10．注意事项：

（1）宫底处最难切，又易穿孔，因此必须小心从事，注意不要将切割环向肌层推得过深，尤其在切过肌层最薄的两角时，切宫角时每次浅些削刮，直至切净所有内膜，比一次深切穿孔的危险小。

（2）切除的深度取决于子宫内膜的厚度，目的是切至内膜下2～3 mm（图9-2-23～图9-2-25），此深度足以切净除扩展极深者外的全层子宫内膜及浅肌层，又不致切到较大的血管，如子宫内膜曾经过预处理，一般很少

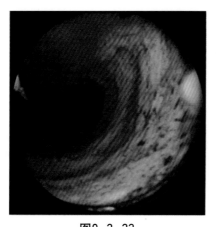

图9-2-23

切割至子宫内膜下2～3 mm

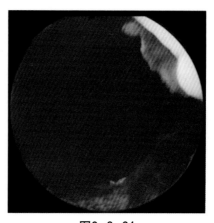

图9-2-24

切割前子宫壁被覆内膜组织

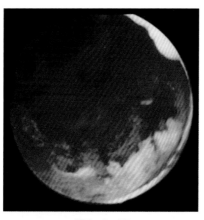

图9-2-25

切割后，切割深度已切除子宫内膜全层
及浅肌层，达子宫颈内口水平

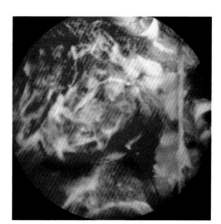

图9-2-26

电切右宫角

需要一次以上的切割，即可达到预期的深度。

（3）膨宫压力不足时，子宫的两侧壁可呈闭合状，两侧子宫角较深，常
有残存的子宫内膜，应于术终加大膨宫压力，检查和切除残存的子宫内膜组
织（图9-2-26）。

（4）子宫内膜及其浅肌层切除后，如自切割基底的肌层中出现粉红或鲜
红色的子宫内膜组织，呈喇叭花状，则为子宫腺肌病的病灶（图9-2-27）。

（5）如子宫内膜较厚，可在电切后再电凝一遍，可以提高疗效（图
9-2-28）。

（6）资料证明切除越广泛，术后无月经或月经过少者比例越大，目前做
部分切除者已罕见，多数学者切除的下界为子宫颈内口。

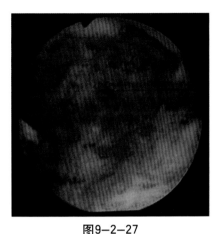

图9-2-27

TCRE术后残留内膜，子宫后壁肌层内多处显露出鲜红色的子宫内膜组织，呈喇叭花状，则为子宫腺肌病的病灶

图9-2-28

TCRE术电切后滚球电极电凝，滚球左上方为组织汽化产生的气泡

（二）子宫内膜去除术（EA）

1. 激光：置镜前处理同TCRE术。置镜视野清晰后，将带有可弯曲金属保护鞘的石英激光纤维插入手术孔道，手术方式分接触式（dragging）及准照射（blanching）两种，功率55～80 W，术中子宫内膜颜色由粉红→苍白→棕色→黑色（炭化）。输卵管开口是最难看到，也是激光纤维难以达到处，去除内膜自此处开始，渐向子宫底部扩展，至中线处连接，宫腔镜始终保持在时钟12点的位置，从不转动，手术如通过观看电视转录屏幕进行，可以保持方向性。术者用右手后撤激光纤维，左手抬高或压低镜体近端，以控制激光纤维接触或准照射的子宫内膜面。处理完宫底后，去除子宫前壁、两侧壁、后壁内膜，直到宫颈内口。为减少宫颈狭窄的危险，有人中止在内口上方数毫米。亦有不用宫腔镜，而是在B超介入下，直接将激光纤维放进宫腔，破坏子宫内膜，取得同样疗效。此法的缺点是不能提供用做病理检查的子宫内膜标本。

2. 电凝：置镜前处理同TCRE术。术前未做子宫内膜预处理者应先吸宫，将子宫内膜尽可能吸出，以保证手术的彻底性。轻压滚球（图9-2-29）/滚筒电极（图9-2-30），使与组织接触，然后脚踩电凝踏板通电，电流功率40～60 W。因电极破坏的组织量相对较大，故于电极移动之前需在同一点停留短暂时间，所需时间是等待电极周围的组织变白，约<1 s。一旦电极周围组织变白，即可缓慢向宫颈移动电极，移动时电极前面可见组织破坏区，以此监视电极滚动速度。顺序电凝子宫各壁内膜。因易产生气泡，一般先从前壁开始（图9-2-31）。在宫底和输卵管开口的电极难以滚动，电凝时可将电极置于一点，通电，然后退出，如此重复数次，直至宫底和邻近的宫角全部电凝为止。注意不要将电极向输卵管口推进。电凝终止于宫颈内口，但有时很难辨明，可于扩张宫颈前，用一滴亚甲蓝加10～20 mL生理盐水，缓慢注入宫

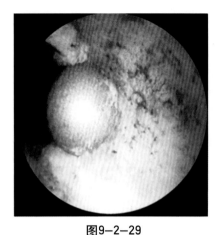

图9-2-29

滚球电极与子宫内膜接触，电凝内膜

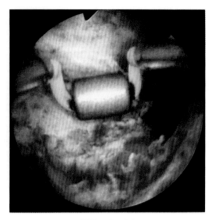

图9-2-30

滚筒电极

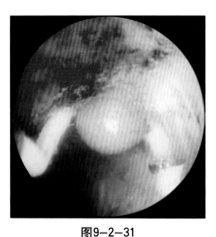

图9-2-31

滚球电极电凝前壁内膜

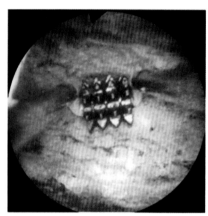

图9-2-32

汽化电极

腔，用5 mm或更细的检查镜观察，可见子宫内膜蓝染，输卵管口为深蓝色点子，宫颈管呈平行的蓝线。因电凝改变了子宫内膜的外观，手术终了检查有无未凝到处非常困难。电凝内膜表面的形状有助术者发现子宫腺肌病，富于细胞的组织较纤维组织导电性能好，子宫内膜较肌层组织阻抗低，子宫内膜较周围肌肉组织破坏得更彻底，于是有子宫腺肌病处出现横槽，电极滚动时有碰撞之感。因子宫内膜腺体深达肌层以下，电凝腺体组织可能不完全，此区需用切割环切除。

　　Vercellini等研究比较了用汽化电极（图9-2-32）做EA和用标准环形电极切除子宫内膜两种术式的灌流液回吸收、手术时间和手术的困难程度，结果汽化电极EA组灌流液差值为109 mL±126 mL，TCRE的灌流液差值为367 mL±257 mL，$P<0.001$，其他无差异。

　　Romer等回顾分析40例用孕激素（10 mg/d），达那唑（600 mg/d），注射一次GnRH-a（decapeptyl-depot）者，与未处理的病例对照，由手术医生评估子宫内膜厚度和电凝深度，结果90%的达那唑组和GnRH-a组内膜萎缩充分，组织学检查见萎缩性或少量增殖内膜，EA术后随访6个月，达那唑组和GnRH-a组无月经率高。认为EA术应做子宫内膜预处理。

五、术中复杂情况及处理

（一）宫腔膨胀不良

宫腔膨胀不良为最常见的问题，尤其未用膨宫泵者。膨宫不全时难以看到宫底和输卵管开口，急切需要用膨宫液将子宫前后壁充分膨开，真正看清宫腔全貌，始可手术，否则可致切割不全及子宫穿孔。常见的原因有宫颈功能不全、子宫穿孔和膨宫压力低下，因宫内压力低，后者常伴有出血。对宫颈功能不全，可缝合或用宫颈钳围绕宫颈夹持；可疑子宫穿孔应立即停止手术，检查腹部体征，B超观察子宫周围及腹腔有无游离液体；膨宫压力低者加大膨宫压力，若无膨宫泵，可用三通管加压，增加盛灌流液容器的高度，增加灌流液容量等方法解决；有时膨宫不良是子宫收缩所致，可静脉滴注阿托品。值得注意的是，有些子宫对以上处理无反应，多见于宫腔过小、有子宫肌瘤及子宫腺肌病者。入水、出水接口阀门不够通畅，内外镜鞘间有血块堵塞，入水管打折或盛灌流液容器进气不畅等亦可导致膨宫不良。

（二）宫腔内碎屑、血液清除过慢

宫腔内碎屑、血液清除过慢，常因出水吸引压不足。内外鞘间、外鞘筛孔或入水接口阀门被组织碎屑、血液堵塞，引起出水不利，灌流液在宫内循环减慢，致宫腔内碎屑、血液不能及时清除，影响视线及手术进程。增加吸引压，清洗镜鞘即可解决。

（三）切割不充分

切割不充分是指被切割的组织未离断，组织块似大息肉漂浮在宫腔内，最常见的原因为切割环尚未退回鞘内即停止通电。若非此因，则应检查是否电切环断裂或变形，变形的切割环在切割终止时不能回到鞘内，可用手指将环轻轻向内推，使其能退回鞘内为止。此外，切割电流强度过低亦导致切割不充分，可增加电流功率。

（四）子宫内膜和宫腔观察不清

除上述宫腔膨胀不良及宫腔内碎屑、血液清除过慢等因素外，切割下的碎片、子宫前壁的气泡和突向宫腔的肌瘤等均可妨碍视线（图9-2-33，图9-2-34），导致子宫内膜和宫腔观察不清。在未学会将组织碎片推向和聚集于宫底之前，组织碎屑的干扰十分麻烦，可于再次切割前将组织碎片排出，或改为下移镜体切除全长组织条，并立即取出的方法。增加吸引压或调整体位有助于子宫前壁的气泡排出。宫内肌瘤妨碍视线只有全部或部分切除才能解决。

（五）灌流液吸收过快

灌流液吸收过快的原因有膨宫压力过高和子宫穿孔。发现后应立即停止

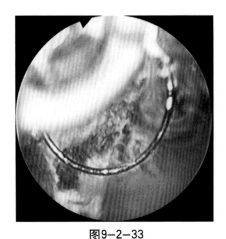

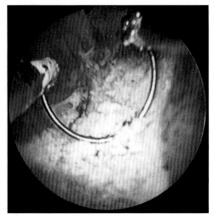

图9-2-33　　　　　　　　　　　　　图9-2-34

宫腔前壁气泡妨碍视线　　　　　　　排出气泡后的宫腔

手术，检查有无子宫穿孔，排除后手术可继续进行；宫颈撕裂及不全子宫穿孔亦增加灌流液的回吸收，如无子宫穿孔，应尽快结束手术；此外，还应注意灌流液有无泄漏，在膨宫压力过高时灌流液并未全部灌注于宫腔内。

（六）术中出血

膨宫压力低，切割时电凝电流强度不足、切割过深触及子宫肌瘤等均可引起妨碍手术操作的出血。可增加膨宫压力，增加混合电流中电凝的强度，电凝出血的血管。子宫肌肉的血管层位于黏膜下5～6 mm处，有较多血管穿行其间，切割深达血管层时，可致多量出血，所以切割深度应掌握在血管层之上，如为肌瘤出血，可围绕假包膜电凝血管。

（七）术后出血

术后出血常见的原因有切割过深、感染和组织碎屑残留宫腔。可于宫腔内放置球囊导尿管压迫止血，给予抗生素，排空宫腔残留物，同时用宫缩剂、止血剂等。放置球囊导尿管4～6 h应取出，有因放置时间过长导致子宫肌壁坏死者。

六、术中及术后监护处理

（一）术中监护

TCRE术和EA术的术中严密监护带有强制性，因为无论从手术时间、切口、住院时间等来看，手术似乎很小，但就其潜在的危险看，仍然是大手术。手术安全必须经常作为前沿问题考虑，精心监护是其重要组成部分。手术者和其他工作人员应经常警戒和强调两种主要危险，即子宫穿孔和体液超负荷，在正常情况下和有经验的术者可以从不发生，而对初学者无疑有潜在危险。

1. 常规监护：

（1）症状和体征：如胸闷不适、恶心呕吐、烦躁不安、嗜睡、青紫、苍白、颜面水肿等。

（2）心率和血压：原有冠心病和高血压的患者，麻醉前易发生高血压和心率加快，麻醉和术中则可出现低血压。大量失血者常伴心动过速和低血容量性休克。灌流液吸收过多时，收缩压偏高和心率减慢，脉压增宽。

（3）体温：大量灌流液进入子宫，可降低体温，如手术时间较长，则可能出现发冷和寒战。

2．特殊监测：

（1）心电图和心功能监测：心、肾功能不全者适用。

（2）血红蛋白和血细胞比容：由于灌流液吸收和失血，血红蛋白和血细胞比容下降，此变化发生在电切开始后20 min左右。

（3）血清钾和钠：灌流液吸收可使血液稀释，同时灌流液也有渗透性利尿排钠作用，手术损伤也使钠离子向细胞内转移，故术中血钠有不同程度的下降。低钠血症的程度与电切时间、灌流液量和切除组织重量有关。如患者出现恶心、呕吐、头晕和烦躁等，血钠较术前降低15 mmol/L以上时，应提高警惕。

（4）血浆渗透压：灌流液吸收常导致血浆渗透压降低。

3．B超监护：夏氏等的经验是初学者行TCRE术时行B超监护（图9-2-35~图9-2-38），在电切技术娴熟，能够准确把握电切深度后，尤其对术前已做药物预处理使子宫内膜薄化的病例，TCRE术可不监护，而以镜下观察为主。

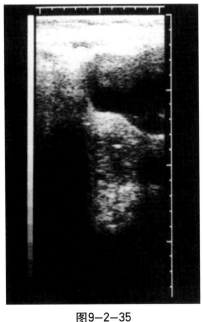

图9-2-35

B超监护（术前）

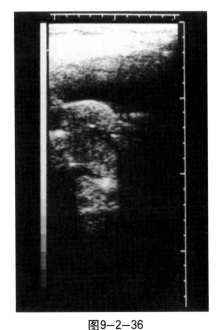

图9-2-36

B超监护（灌注液注入宫腔）

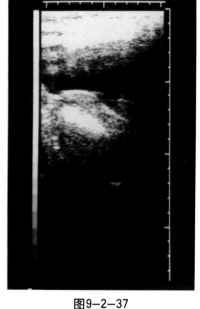

图9-2-37

B超监护（电切开始）

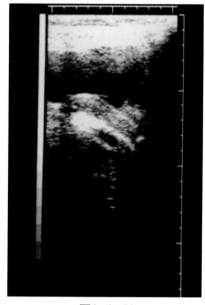

图9-2-38

B超监护（电切结束）

4．腹腔镜监护：为了减少灌流液的回吸收，还可在腹腔镜下结扎双侧输卵管。因腹腔镜不能监护子宫后壁，目前应用者较少。

（二）术后监护处理

1．如术中未给抗生素，术后第1日静脉滴注抗生素预防感染。

2．观察体温、血压、脉搏、心率，麻醉恢复期及搬动后的反应，术中出血较多、血容量不足可引起低血压。如术时所用的灌流液温度过低，术后患者会出现体温下降及寒战，应采取保温措施。

3．出血：可给缩宫素和（或）止血三联针，5%葡萄糖液500 mL+维生素C 3 g+止血敏3 g+止血芳酸 0.3 g静脉滴注，有急性活动性出血者，可将球囊导尿管放置宫腔内，球囊内注入灭菌生理盐水适量，至出血停止为止，一般为8~20 mL。必要时再次宫腔镜下电凝止血。

4．饮食：因术后麻醉反应，常引起恶心、呕吐等，需禁食6 h。

5．注意电解质及酸碱平衡：钠是细胞外液最重要的阳离子，占细胞外液阳离子总数90%以上，其含量改变时，对阴离子总量有决定作用。术中如发生重度低钠血症，则常有氢离子的代谢紊乱，出现酸中毒。故术中需注意监护并及时纠正。据泌尿科统计，80%以上的经尿道前列腺电切术的患者，可出现不同程度的低钠血症，即ＴＵＲＰ综合征。以其发生的程度与速度不同，一般可分为3度。

（1）轻度：血清钠在130~137 mmol/L，细胞内外液均为低张性，患者出现疲倦感、头晕、头痛、反应迟钝、不思饮食。

（2）中度：血清钠在120～130 mmol/L，上述症状较为严重，并出现恶心、呕吐、皮肤松弛、反射降低、血压下降。

（3）重度：血清钠在120 mmol/L以下，恶心、呕吐加剧，精神恍惚、神志淡漠，最后发生昏迷。临床表现为肌肉张力缺乏、反射消失、脉搏弱、血压下降、甚至休克。

6．低钠血症的治疗：

（1）轻度：每千克体重约缺钠0.5 g，静脉滴注5%葡萄糖盐水2 000～3 000 mL即可；如心脏功能正常，在1 h左右可先滴入1 000 mL，以后减慢速度，并测定血钠浓度，调节静脉滴注速度。

（2）中度及重度：中度每千克体重缺钠为0.5～0.75 g，重度缺钠为每千克体重0.75～1.25 g。对中度及重度一般宜用高渗盐水，而不用生理盐水，因高渗盐水可提高细胞渗透压，使细胞内水分向细胞外转移，减轻细胞肿胀，恢复血液正常的渗透压。一般常用3%或5%的氯化钠溶液。

其补给量按以下公式计算：

所需补钠量=（血钠正常值−测得血钠值）×52%*×千克体重

其中，*指人的体液总量占体重的52%。

举例：如患者体重为60 kg，测得血清钠为125 mmol/L。应补钠量为：

所需补钠量=（142 mmol/L−125 mmol/L）×52%×60=530.4 mmol

因每毫升5%氯化钠溶液含钠离子0.85 mmol，所需5%氯化钠量=530.4÷0.85=624 mL。

在补给高渗氯化钠时需注意以下几点：①开始时可先给总量的1/3或1/2，再根据神志、血压、心率、心律、肺部体征及血清钠、钾、氯的变化决定余量的补充。②在低钠血症时，切忌大量补液，然后再补钠。因大量补液后会使血钠更降低，更多的水分从细胞外进入细胞内，使细胞肿胀，症状更加严重。③滴注高渗盐水易刺激局部静脉内膜，引起静脉血栓形成，因此，输液的局部用热毛巾湿敷，有助于预防血栓性静脉炎。

7．低血钾的治疗：一般如患者肾功能正常，术中血钾多无变化。但当发生水中毒，使用利尿剂时，术中需注意有否低血钾，如存在则需及时纠正。

（三）术后经过

术后可有子宫痉挛痛，排除尿潴留后，可服止痛片或用抗前列腺素制剂止痛。少数患者术后有一过性发热，可对症处理，消炎痛栓100～200 mg塞肛和（或）柴胡液10 mL内服，多于24 h内消退。术后阴道少量出血，2周内为血性浆液性排液，以后为单纯浆液性排液，共4～6周。如有阴道排液异常，出血多或持续时间长者，可给予宫缩剂、止血剂及抗炎的中西药物治疗。术后3个月月经复潮，无出血者为无月经。

七、手术并发症的发现与处理

TCRE术或EA术宫腔创面大，手术并发症较多。Bratshi报道465例TCRE

术并发症的发生率为2.5%。故此术切勿违反患者愿望而强制实行。

（一）术中并发症

1. 子宫穿孔：TCRE术的难点在于如切割过浅，未达基底层，日后子宫内膜再生，会导致出血症状复发，治疗失败，如切割过深，有可能子宫穿孔。因此，TCRE术原则上每个部位只切一刀，包括子宫内膜的功能层、基底层及其下方2~3 mm的肌肉组织，若切第二刀，则应十分慎重。EA术通电时滚球或汽化电极必须滚动，原位停留不动可导致肌层凝固过深，全层凝固，甚至电能的高热波及与子宫毗邻的肠管或膀胱，都可能导致术后发生肠瘘。

2. TURP综合征：TCRE术的宫腔创面大，开放的静脉多，可将大量灌流液吸收入血液循环，导致血容量过多及低血钠所引起的全身一系列症状，严重者可致死亡。灌流液迅速而大量地进入血液循环的途径，主要为创面上开放的静脉，其次为输卵管。有学者为了减少第2种途径的吸收，在电切术前先在腹腔镜下结扎双侧输卵管。Wood为了减少第2种途径的吸收，在TCRE术前先在腹腔镜下用硅环阻断双侧输卵管9例，结果使灌流液入量和出量的差值由643 mL（100~2 030 mL）下降到259 mL（0~900 mL）。

（1）临床表现：

1）血容量过多：后果是急性左心衰竭和肺水肿，如得不到及时处理，则可进一步发展为呼吸困难、代谢性酸中毒，使心力衰竭进一步恶化，并可引起休克或严重的室性心律失常而致死。

2）水中毒及低钠血症：细胞外液电解质成分被稀释，因细胞外液的主要电解质成分是钠离子，因此钠离子浓度降低，出现低钠血症。水中毒对脑神经组织的危害最大，血清钠降至125 mmol/L以下时，水分开始进入脑细胞内，使脑细胞内的含水量增加，患者可出现恶心、呕吐、嗜睡、头痛、腱反射减弱或消失。昏迷时可出现巴宾斯基征阳性，有时会偏瘫。严重时脑细胞肿胀，颅内压升高，可引起各种神经、精神症状，如凝视、失语、精神错乱、定向能力失常、嗜睡、躁动、谵语、肌肉抽搐，甚至惊厥、昏迷。严重脑水肿可发生枕骨大孔脑疝或小脑幕裂孔疝，出现呼吸、心搏骤停，以致死亡。

（2）治疗：

1）利尿：减轻心脏负荷，可将过多的水分排出体外。

2）治疗低钠血症：紧急情况下，除使用呋塞米外，可不必等待血钠报告，即可应用5%高渗盐水静脉注射，以免延误抢救时间。

3）处理急性左心衰竭：用洋地黄制剂。

4）肺水肿的治疗：一般给鼻管吸氧，应用除泡剂，禁用吗啡。

5）脑水肿的治疗：Bird等主张用高浓度的尿素，尿素是一种渗透性利尿剂，注射后可使血管内液的渗透压高于组织液的渗透压，水分可从水肿的脑组织中进入血管内，脑水肿即可减轻，也可同时使用皮质类固醇，以稳定细胞膜，减少毛细血管通透性，减轻脑水肿。

6）纠正电解质及酸碱平衡紊乱：利尿时大量钾离子随尿排出，造成低血钾，可发生心律失常。

（3）预防：

1）严密监护高危病例，如大的肌瘤、未做子宫内膜预处理者及发生子宫穿孔时。

2）灌流液的差值达1 000~2 000 mL时可能有轻度低钠血症发生，应尽快结束手术；>2 000 mL时，可有严重低钠血症及酸中毒。

3）酸碱平衡紊乱，应立即停止手术。手术时间尽量控制在1 h之内。

4）尽量采取低压灌流。

5）在中心静脉压测定下延长手术时间。

6）肌瘤较大，可分次切除。

7）一旦发现TURP综合征，应及早停止手术。

Bennett研究TURP综合征的预防方法：研究组20人，膨宫泵的压力设定低于平均动脉压（MAPs），对照组20人膨宫泵的压力随机设定，结果研究组的灌流液用量和差值均明显少于对照组，提示术时灌流液压力的设定应低于MAPs。Baskett等比较研究TCRE术时两种控制灌流技术与灌流液吸收危险性的关系，一组用重力出水，另一组用负压出水，结果子宫灌流系统的出水管连接于负压者降低了灌流液吸收的危险性。一般认为，滚球电凝EA术灌流液吸收较环形电极切割TCRE术少。1999年，Klinzing等报道滚球电凝EA术导致严重低钠血症1例。患者45岁，手术时间45 min，用2.7%山梨醇与0.54%甘露醇混合的灌流液10 L，出现了肺水肿和严重的低钠血症。

3. 出血：子宫肌壁的血管层位于黏膜下5~6 mm处，该层以环行肌纤维为主，间有少量斜行纤维，有较多的血管穿行其间，TCRE术时应注意不要伤及血管层。术终电凝有搏动的动脉出血点。最近Robert和Walton报道其双盲法的对照研究结果，局部麻醉下TCRE术开始时宫颈旁注入10 mL的0.5%布比卡因（bupivocaine）和1：200 000的肾上腺素，术中出血明显减少（$P < 0.005$），术后出血轻微减少（$P > 0.005$），用药组术时心率加快（$P < 0.005$），故不主张常规使用。

4. 静脉气体栓塞：在已报道的9例宫腔镜手术所致的空气栓塞病例中，5例为TCRE术或EA术，占56%，其中3例存活，2例死亡。

（二）术后并发症

完全子宫内膜去除术在短期内似乎非常安全。然而，随着时间的流逝，一些远期并发症显现出来，问题在于术后宫内瘢痕形成和挛缩，任何来自瘢痕后方持续存在或再生内膜的出血均因受阻而出现问题，如宫腔积血、宫角积血、PASS、经血倒流和子宫内膜癌的延迟诊断。

1. 感染：已报道的5例严重宫腔镜术后感染病例中，4例为TCRE或EA

术，占80%。Loffer资料中TCRE术后感染的发生率为0.3%。

2．出血：首都医科大学附属复兴医院宫腔镜诊治中心遇2例术后晚期持续少量出血患者，药物治疗无效，均经刮宫治愈，刮出组织很少，病理报告为肉芽组织。

3．子宫坏死：至今仅有的1例报道，为HEAL所致。

4．宫腔粘连：TCRE术的宫腔全是创面，术后前后壁易于互相贴敷、黏着。

5．宫腔积血：Turnbull报道用磁共振检查51例，发现TCRE术后大多数无月经和全部有月经的妇女均有残留子宫内膜，残留内膜与宫腔不交通，可导致积血形成、输卵管扩张和腹膜腔内积液。已报道的88例宫腔粘连，皆由TCRE术引起。

6．腹痛：Mints报道TCRE术后11%出现术后腹痛，可为宫腔粘连、宫腔积血和TCRE术时宫内压将有活性的子宫内膜细胞挤入肌层，引起腺肌病所致。

7．子宫内膜去除—输卵管绝育术后综合征（post-ablation-tubal sterilization syndrome，PASS）：患者均有绝育史后行TCRE手术史。

8．子宫腺肌病：学者们提出子宫内膜切除术对子宫肌层的创伤，有可能导致此症。

9．妊娠：TCRE术后宫内孕、宫外孕均有报道。Baumann等首报TCRE术和双极电凝输卵管绝育后妊娠成功，效果良好。Pugh等报道EA术后成功宫内妊娠1例。Pinette等报道YAG激光治疗后成功妊娠1例。Cooper等报道TCRE术后残留的子宫内膜可以变成新生物，引起疼痛或者支持妊娠。子宫肌层的损伤在晚期妊娠可引起灾难性的后果。故术时应尽量减少内膜残留和不必要的肌层损伤。EA术治疗AUB的应用日益广泛，以致许多育龄妇女选择EA术，但EA术明显增加产科并发症，应该让患者了解有生育要求是禁忌证。2005年美国Mukul等报道第1例34岁经产妇EA术后宫腔粘连妊娠24周因B超发现宫颈缩短、多发宫腔粘连和胎儿多发畸形而住院。2周后胎膜早破，胎心出现可变减速而行古典剖宫产，胎儿多发畸形，为EA术后宫腔粘连所致。Xia等回顾分析该中心1990年5月至2005年1月行TCRE术1 621例次，行TCRE后妊娠32例39例次，其中1例自然流产，33例人工流产，其中1例宫腔粘连、狭窄，用宫腔电切镜切开后吸宫；1例吸出完整孕囊后出血700 mL，一般处理无效，宫腔球囊压迫止血；1例右宫角妊娠，吸宫失败，经腹行子宫体切除；1例左宫角妊娠，诊断为子宫腺肌病，宫腔粘连积血，腹腔镜确诊，行子宫体切除；1例宫颈妊娠、大出血；2例输卵管妊娠；1例足月妊娠，剖宫产一小样儿，胎盘植入，同时切除子宫。提示TCRE术后异位妊娠发生率高（12.5%），妊娠后困难流产、胎盘植入，胎儿生长受限，第三产程异常等并发症发生率增加，故应视为高危人群，应加强监护。

10．子宫内膜恶性病变：TCRE术是治疗非恶性AUB的新手术，其长期预后的资料有限，EA术后子宫内膜癌的发生率不明。Brooks-Carter等于

2000年报道1例55岁黑人妇女，在排除子宫恶性病变后行EA术治疗AUB。5年后又出现同样症状，经组织学诊断为高分化腺癌Ⅰ期。认为从间隔来看内膜腺癌是新生的，对高危患者EA掩盖未发现的恶性或延迟诊断似乎不大可能。Valle报道8例TCRE术后残存的子宫内膜日后发生了子宫内膜癌，均得以及时发现，并未因TCRE术所致的宫腔瘢痕掩盖了子宫出血的早期症状。2005年，以色列Sagiv等报道1例DUB患者EA术后3年发现子宫内膜癌。由于EA术不能保证去除全部内膜，即使术前经过严格筛查，术后仍有患子宫内膜癌的可能，甚至发生在术后1年内。

八、TCRE术的经验与评估

纵观5年来各国报道，TCRE术和EA术成功的定义是治疗后月经量较少到正常量、少量、点滴量甚至无月经。其成功率为90%～95%，随着时间的延长，复发或因症切除子宫者略有增加。复发者除外子宫内膜癌后，可行第2或第3次手术，最终90%的病例可避免子宫切除。TCRE术只要病例选择恰当，成功率几乎100%，临床满意率每年轻微下降，再次手术率为6.6%。

（一）手术效果

Murdoc于2001年指出宫腔镜正在变成更加广泛应用的技术，TCRE术经常是DUB的一线手术治疗方法，死亡率低。许多研究者指出，电切术治疗月经过多高度有效，虽然此术较激光、滚球电凝等方法应用的时间短，与其他宫腔镜技术相比，其优点有手术速度快、能切除同时存在的子宫肌瘤、能提供组织学检查的标本、耗资及手术费用均较低。首都医科大学附属复兴医院宫腔镜诊治中心刘等探讨了TCRE对子宫各级动脉血流动力学的影响及与手术疗效的关系，发现术后效果与术后子宫血流阻力的改变有关，即术后血流阻力高于术前者疗效较好。关于远期预后，全世界的经验提示TCRE的受术者中，70%～90%对治疗结果表示满意，其中40%～60%术后无月经，30%～50%月经量减少，10%～15%为正常月经量，失败率为5%～12%。术后5年生命表分析结果提示，TCRE使80%的受术者避免了进一步的手术，91%避免了子宫切除。Herman报道270例宫腔镜手术，随访4年，TCRE术仅5.6%需二次手术，有腺肌病则不是好的指征，仅37%以后不需要切除子宫。夏氏报道366例随访3个月至4年，16例因手术失败切除子宫，350例月经均有所改善，手术成功率为95.6%；146例（41.7%）无月经，其中15例曾有少量月经而后绝经；119例（34%）为点滴出血，其中22例术后4～18个月无月经；85例（24.3%）术中发现腺肌病者46例，随访3个月以上，44例月经改善，2例子宫切除，成功率也为95.6%；原有痛经者46例，术后36例痛经消失或减轻，占78.3%。Yin报道170例EA术中，70例术前有痛经，术后38例（54%）痛经减轻或消失。Tsaltas对232例TCRE术后随访6个月至6年零6个月，满意率78%，13%再次子宫内膜去除，17%子宫切除。Schiotz报道TCRE治疗月经过多近期效果好，远期有20%做子宫切除。该文报道324例患者348次TCRE术，包括68例同时切除肌瘤，前瞻性随访1～8年

（平均3.8年），再次手术，包括ＴＣＲＥ术或子宫切除均归为不满意。子宫穿孔3例（0.9%），1例剖腹探查，18例（5.2%）出血，10例（2.9%）体液超负荷，5例（1.4%）感染。随访结果：63例（19.4%）子宫切除，其中45例（67.2%）部分或全部是因为疼痛。在该研究的末期，260例中246例满意，占94.6%。结论：ＴＣＲＥ术是治疗月经过多的安全和有效的方法，80%可避免大手术，一些患者是因为疼痛而手术，此疼痛不典型，难以用子宫来源诊断。EI Senoun等报道1992～1997年91例EA术，均为对药物治疗无效的月经过多，问卷随访至少18个月（18～55个月），88%（80/91）应答。预后指标有满意率、症状缓解率和健康及生活质量改善率等。结果44%（35/80）无月经，10人需要进一步治疗，其中7例（9%）子宫切除，73%的周期性盆腔痛改善；65%经前紧张症候群改善；85%工作能力改善；96%性生活改善；99% 4周内重返工作岗位。79%对治疗满意，91%愿意介绍给朋友。作者认为EA术简单、有效，对有选择病例是可以接受的治疗。其最终的有效性还需长期随访。意大利Ｒosati报道438例绝经前妇女无术前子宫内膜预处理，用滚球电极电凝宫底和子宫角部的内膜，然后用环形电极切除宫腔其余部分的内膜，最后再用滚球电极再次电凝已经去除了子宫内膜的全部宫腔。平均随访48.2个月，回应者47.8%无月经，46%月经量极少。1例（0.3%）再次EA术，20例（5.2%）子宫切除，其中15例（3.9%）因为EA术失败，另5例与EA无关（3例子宫内膜不典型增生，2例子宫肌瘤）。292例（75.8%）非常满意，78例（20.3%）满意。无大的并发症，随访期间有3例（0.8%）妊娠。作者认为EA是安全和有效的治疗绝经前月经过多和子宫出血的方法，可避免95%的子宫切除。但必须告知患者此术非避孕措施，术后仍有妊娠的可能。Munro的治疗效果不那么理想，他的资料为EA术后5年25%～40%需再次手术，常为子宫切除。夏氏报道1 431例中159例（10.84%）曾经行药物治疗包括止血、止痛、抗生素、孕酮类药物及子宫内膜抑制剂等，其中37例再次行ＴＣＲＥ术（2.59%），因术后出血症状复发、痛经或子宫肌瘤最终行子宫切除者87例（6.08%）。其中1例因发现子宫颈癌早浸，3例为子宫内膜腺癌，3例为输卵管绝育-子宫内膜去除术后综合征（postablation-sterilization syndrome，PASS），4例为术后半年后淋漓不断出血而自愿切除子宫，31例为子宫肌瘤继续发育，45例为子宫腺肌病。手术治愈率为93.92%。

1．TCRE术失败的高危因素：Raiga等研究TCRE术的失败因素，认为经2～4年的随访，结果令人满意，但存在晚期复发的问题，子宫增大和子宫腺肌病的存在明显增加了失败率，因此需长期评价。McCausland等认为深部子宫腺肌病（侵入深度>2.5 mm）是TCRE术失败的主要因素。

2．ＴＣＲＥ术后子宫切除的高危因素：Dutton等报道240例因月经过多行EA术有（无）切除息肉或肌瘤，平均随访时间31.2个月，71%第1个5年未切除子宫，10例再次EA，其中6例最终切除子宫。多因素分析得出绝育是子宫切除的危险因素（危险比值2.20，95%可信区间1.18，4.09）。至少45岁较35岁以下子宫切除的危险小（危险比值0.28，95%可信区间0.10，0.75）。此报道对EA术的随访较以往的报道均长，二次EA术和年轻是子宫切除的危险因素。Boe随访390例TCRE术后3～10年，16.6%因疼痛或出血行子宫切除，50%在术后2年内手术，其中6例（1.5%）为恶性，认为手术预后与手术者的经验无关。Munro指出EA术后5年25%～40%需再次手术，常为子宫切除。Furst等于2007年报道随访61例EA术和59例TCRE术后10年情况，3%失访。两组间预后无差异，11%做了第二次EA术，11%做了第二次TCRE术，22%子宫切除，多数是在2年内。作者指出术后2年内是子宫切除的高危期，此后子宫切除的概率下降至6%。

3．TCRE术效果与子宫内膜预处理：Donnez报道前瞻性随机双盲研究葛舍瑞林后EA治疗DUB随访3年，12个国家37个中心358例30岁绝经前妇女，葛舍瑞林组3.6 mg，28 d/次，共8周，在第1针后第6周±3 d时行EA术，此期子宫内膜薄。第3年无月经率葛舍瑞林组为21%，对照组为14%（P =0.057 1）。子宫切除，葛舍瑞林组为21%，对照组为15%。再次EA术，葛舍瑞林组为5.6%，对照组为2.1%。结论为葛舍瑞林组较对照组术后月经率高。Tiufekchieva和Nikolov报道GnRH-a减少子宫内膜厚度，TCRE术前2剂，手术时间缩短，无月经率高；术后6～12个月用药组62.7%无月经，未用药组27.2%无月经。

4．TCRE术效果与患者年龄的关系：Seidman等的研究提示年龄大者TCRE术后无月经率和痛经完全缓解率显著高于年轻者。他随访162例（95.9%），术后平均32个月±17个月，发现术后并发症与年龄无关，31例≥50岁妇女的无月经率明显高于年轻者（P <0.001），同样72例45～49岁者的无月经率高于59例≤44岁者（P <0.05）。痛经完全缓解率72例，45～49岁者高于59例≤44岁者（P <0.01），需再次宫腔镜手术或子宫切除的比例无差异。但对绝经妇女则不同，Cravello等报道102例47～67岁的绝经期妇女罹患绝经期出血或HRT所致出血，超声及宫腔镜检查87例有良性宫内病变（51例息肉，36例肌瘤），15例无明显病变，行EA+TCRP或TCRM术，88例（86.27%）远期疗效满意，认为TCRE术的疗效取决于引起出血的原因，而不是患者的年龄。

（二）TCRE术后子宫内膜的修复

Colgan等研究了EA术后子宫内膜修复过程，19例中15例为DUB，4例因TCRE术发现子宫内膜非典型增生而立即行EA术。组织学标本取自术后1～48个月的子宫，术后3个月以内的6例均可见子宫肌层坏死，6例中5例有红色异物小体、肉芽肿样反应、肌层坏死和热损伤。除1例外，5例均有不同程度的急性炎症。其余13例为治疗后3～16个月，标本中不再显示肌层坏死，但12例中5例查到持久的肉芽肿样反应，异物小体或两者均有，多数（9/12）有明显的子宫内膜瘢痕，认为EA术后的反应为肉芽肿性子宫内膜炎。首都医科大学附属复兴医院宫腔镜诊治中心曾对26例ＴＣＲＥ术后妇女于术后3个月至1年进行宫腔镜检查，发现无论术后有无月经，均有少量内膜（图9-2-39～图9-2-41），唯无月经者的子宫内膜多无腺体。

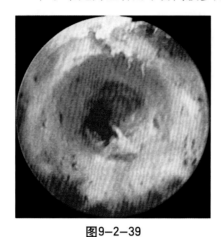

图9-2-39

TCRE术后10个月宫腔

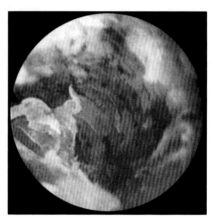

图9-2-40

TCRE术后，有内膜，有出血

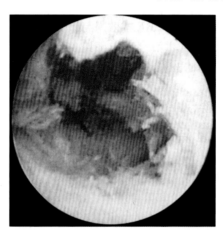

图9-2-41

TCRE术后1年2个月，月经量极少，宫腔窄，有少许内膜

（三）一期ＴＣＲＥ术

ＴＣＲＥ术一般需经三个步骤，即：①行宫腔镜检查及取子宫内膜活检。②行子宫内膜预处理，抑制子宫内膜增生。③切除子宫内膜。1992年Van Damme尝试对一些病例术前不用激素类药物进行子宫内膜预处理，并将①、③两步骤同期进行，使ＴＣＲＥ术的程序简化，患者痛苦减少，即一期子宫内膜切除术。一期手术选择的条件为：①40岁以下。②虽出血时间延长，但月经周期规律。③半年内曾诊刮，有子宫内膜病检结果。④子宫正常大小或稍大。术时先做宫腔镜检查，若有可疑，取材送检，停止手术，否则扩张宫颈，继续

手术。子宫内膜厚者先刮宫，以减少其厚度，并将刮出的内膜送检。用电切环切除子宫内膜或用滚球电极去除子宫内膜，电切的电流功率70 W，深度达子宫内膜下方2~3 mm的肌肉层，切出的肌条亦送病检；电灼电流功率为60 W，深度为看到子宫内膜层消失，显露出编织状肌纤维为止。夏氏对125例一期手术进行前瞻性研究，经组织病理学检查及随访，无子宫内膜癌或癌前病变的病例，手术满意度为98%，成功率为99.2%，与其他分三步骤进行者无差异，说明一期TCRE术可行、安全、有效，与Van Damme手术满意度97.5%的结果一致。进行一期手术，必须把住术前病例选择和术中镜下诊断两关，不断提高和完善宫腔镜下判断子宫内膜疾病的能力，则是完成一期手术的关键。Wortman和Daggett回顾分析304例难治性子宫出血患者，平均年龄41.3岁±8岁，平均随访时间31.8个月±22.1个月（6~75个月），结果术后1年内83%无月经，总无月经率85.5%，仅0.8%无改善，组织学检查显示17例（5.6%）有明显的子宫内膜病变，常规术前筛查未查出。20例（6.6%）并发症，仅2例（0.7%）严重。27例需进一步手术。最终69例（22.7%）发现腺肌病，但未增加进一步的手术率。结论：TCRE术后无月经率很高，因并发症需手术者少，能得到组织学标本，患病率低，可以做出诊断和治疗一期进行的手术。

（四）TCRE术治疗激素治疗及凝血机制障碍所致的子宫出血

Phillips资料提示，29例激素替代治疗（HRT）引起子宫出血，药物治疗无效，经TCRE术后继续HRT，未再出血。Romer治疗过1例绝经前乳腺癌妇女，服TAM引起反复子宫出血，曾刮宫3次，无恶性病变；TCRE术后继续TAM治疗，随访2年无出血，超声扫描未见子宫内膜声像。Goldenberg报道11例药物治疗无效的凝血机制障碍出血，TCRE术后随访1年，满意度高（10/11），此类患者不能耐受大的手术，因而宫腔镜手术对她们显得十分重要。Milad成功地为3名凝血功能障碍的妇女急诊行TCRE术，缓解了血液病所致突发的、严重的子宫大出血，减少了患者对血液制品的需求，但不能治愈。用滚球电极做EA术，对严重的子宫出血是最简单又安全的方法，滚球电极的作用是封闭血管，造成坏死，为此要小功率、高电压，而子宫内膜或子宫肌层切除，会开放新的血管而使出血加剧。对于白血病或药物治疗引起的子宫出血，EA术能使出血减少或停止。

Romer报告35例围绝经期和绝经期妇女，因HRT出血行宫腔镜检查和内膜活检后行EA术，无并发症，术后继续用联合HRT。随访12个月，34例无月经，治疗满意，1例因其他副反应停HRT。认为EA为治疗此疾患无宫内病变的微创方法，术后可继续HRT，对选择的病例可增加HRT的顺应性。

（五）TCRE术治疗严重内科病所致的子宫出血

首都医科大学附属复兴医院宫腔镜诊治中心总结76例经验，其手术情况见表9-2-2。

表9-2-2　76例严重内科并发症的宫腔镜手术种类

严重内科病	肾衰竭	血液病	心脏病	糖尿病	高血压病	心脏病机械瓣膜置换	胸廓畸形	红斑狼疮	肝硬变	合计
例数	22	18	11	10	9	3	1	1	1	76
TCRE	13	9	5	4	4	2	0	1	1	39
EA	0	5	1	0	0	0	0	0	0	6
TCRM	0	0	4	2	3	1	1	0	0	11
TCRE+TCRP	7	4	0	4	1	0	0	0	0	16
TCRE+TCRM	2	0	1	0	1	0	0	0	0	4

　　76例术前除进行常规TCRE术准备外，还需针对其内科病进行准备，肾功能不全者经血液透析，使BUN控制在80 mmol/L以下；血液病根据病因进行处理，并纠正贫血和补充所缺乏的血细胞成分，白血病需纠正贫血和补充血小板，肝硬化需补充凝血因子，糖尿病经口服降糖药或注射胰岛素，使血糖水平控制在11 mmol/L，心脏病机械瓣膜置换术后需停抗凝药华法林，同时监测凝血酶原时间正常时手术，术后36~72 h恢复服用华法林。76例手术经过顺利，平均宫腔深度7.8 cm（6.5~8.2 cm），平均手术时间13.2 min（8~22 min），平均切除子宫内膜组织重4.6 g（3~7 g），手术出血很少。术后2例合并严重贫血患者曾有一过性发热，1例心脏病机械瓣膜置换术后患者于TCRE术后18 h擅自恢复服用华法林，导致术后24 h子宫动脉性活动出血约800 mL，休克，再次送手术室，滚球电凝出血点，出血停止。血小板减少患者回休养室后输血小板2个单位，其余均顺利恢复。随访6个月至9年6个月，2例曾有不规则出血，药物治疗痊愈；1例术后无月经，因移植的肾脏衰竭，于术后一年半死于肾衰竭；余75例中，36例无月经，28例仅有点滴状出血，11例月经明显减少，手术满意率为96%。Wallwiener等报道34例凝血机制障碍药物治疗无效，为避免子宫切除而做EA术，术后64.71%无月经或点滴状月经，经第2次EA术，无月经或点滴状月经率提高到82.35%，其中EA治疗因应用抗凝剂所致出血的效果明显优于内源性的凝血疾病患者，认为EA是治疗凝血和血栓疾患合并AUB的有价值的替代方法。夏氏报道该中心1990年5月至2002年9月共行TCRE术1 431例，其中合并严重内科合并症者219例（15.30%），术后近期生活质量均改善，远期随访到的88例中，1例死于移植肾衰竭，满意率达100%，可见TCRE术对有严重内科合并症AUB患者是替代子宫切除的好方法。

　　（六）TCRE/EA术发现子宫恶性病变

　　Vilos等回顾分析13例绝经后出血妇女TCRE术前用宫腔镜评估并活检，结果活检不充分，无决定作用或取不出组织，TCRE术中怀疑，经组织学检查发现子宫内膜癌，其中8例行完全内膜切除（第1组），5例部分内膜切除（第2组）。子宫切除的标本第1组2例仅有局灶性癌灶，第2组的大体标本均无癌变。子宫切除术后0.5~9年无复发。Vilos等报道2 402例TCRE术中有3例子宫肉瘤，其中切除1例为低度恶性子宫内膜间质肉瘤，2例癌肉瘤。2例子宫切除后，均未见残留癌。第3例82岁，中度出血，拒绝子宫切除，子宫内膜切除后14个月无月经。作者的经验，子宫肉瘤的发生率约为因AUB行TCRE术的1/800，认为完全的子宫内膜切除术可能提供诊断和为有子宫切除高危因素患者进行微创治疗。Agostini等评估325例绝经妇女宫腔镜子宫内膜切除或去除术，术后病理诊断子宫内膜癌或非典型增生的危险。325例绝经后出血或HRT出血，所有妇女诊断性宫腔镜后均做子宫内膜活检排除了子宫内膜癌或非典型增生。然后进行TCRE术（203例，62.5%）或EA术（122例，37.5%）。各有2例（0.6%）子宫内膜癌和子宫内膜非典型增生，为术前漏诊。认为门诊宫腔镜和子宫内膜活检不能排除子宫内膜癌或子宫内膜非典型增生，这些病变可能被宫腔镜手术发现。

（七）TCRE用于急症止血

Franchini等为25例严重子宫出血患者行急诊TCRE术，1例术中发现内膜癌改行子宫切除，术后15例无月经。认为TCRE术可有效地控制子宫出血，避免再次出血，随访19个月，无须再用药物或手术治疗者。Osuga等为一肝硬化及病态肥胖的绝经妇女行急诊EA术成功。该患者因严重子宫出血危及生命，有侵入性手术禁忌，子宫动脉栓塞失败。

（八）TCRE术发现子宫内膜腺癌

Vilos等回顾分析13例绝经后出血妇女TCRE术前用宫腔镜评估并活检，结果活检不充分，无决定作用或取不出组织，TCRE术中怀疑，经组织学检查发现子宫内膜癌，其中8例行完全内膜切除（第1组），5例部分内膜切除（第2组）。子宫切除的标本第1组2例仅有局灶性癌灶，第2组的大体标本均无癌。子宫切除术后0.5~9年无复发。EA术是替代子宫切除治疗DUB的方法，术前已存在的内膜癌如被漏诊，术后很难发现，另外，术后残存的内膜亦可癌变，其发生率无人知晓。Margolis等报道1例58岁患者，因DUB手术，3年后因张力性尿失禁行子宫切除及Marshall-Marchetti-Krantz手术，偶然发现无症状的子宫内膜腺癌，病理检查已侵犯肌层>50%，FIGO分期Ic。

（九）再次TCRE/EA术

Wortman和Daggett评价TCRE术和EA术失败再次宫腔镜手术的安全性和有效性。26例因术后疼痛、出血或无症状的子宫积血的患者，在B超介入下行宫腔镜子宫肌内膜切除术，从开始治疗到手术的平均时间为41.2个月±47.9个月，5例（19.2%）需简单的扩宫，21例需宫内口切开，以进入宫腔。手术并发症，平均手术时间为20.3 min±9.5 min，平均标本重6.7 g±4.9 g。15（57.7%）例标本有子宫腺肌症。平均随访23.2个月±22.7个月，23例（88.5%）结果满意，避免了子宫切除；3例（11.5%）因复发疼痛或出血切除子宫。认为再次宫腔镜手术治疗子宫内膜切除或去除失败的患者有效，可无月经或疼痛缓解，使多数患者避免子宫切除。

（十）TCRE术后的激素替代

Romer曾报道TCRE术治疗药疗无效的AUB越来越多，70%的患者即使术后无月经，也可以发现子宫内膜残迹，HRT应该用于所有患者，包括连续应用孕酮。2000年Romer等再次报道对EA术后需HRT者，需要加孕激素。为预防出血，可连续应用HRT，有可能不出血。残留的内膜不至于过度增生，术后亦可用含有孕酮的IUD替代。

（十一）TCRE术治疗不孕

Cravello等报道对孕酮治疗无效的AUB行EA术，有出血治愈后妊娠者，并可能足月分娩。

（十二）TCRE治疗子宫腺肌病

夏氏报道因功能失调性子宫出血行TCRE手术的208例患者，经术时镜下所见、B超监护灌流液进入子宫肌层图像及病理学检查证实，发现28例有子宫腺肌病。经术后3～34个月随访发现2例行子宫切除，余26例疗效满意，手术成功率92.86%。术后月经均有改善，贫血治愈，18例术前痛经者77.8%术后痛经消失，22.2%减轻，近期疗效满意。分析月经改善乃因基底层子宫内膜被切除后，功能层内膜难以再生之故。分析手术治疗痛经有效的病例，患者可能病情较轻，仅连接带被侵增厚，术中多被切除或凝固坏死，异位的内膜岛不复存在或减少，因内膜岛充血、水肿及出血刺激周围平滑肌，使之产生的痉挛性收缩减少，故而术后痛经减轻或消失。而术后子宫切除病例，则因腺肌症已深达浆膜层，手术治疗失败。Keckstein也认为有症状的浅层腺肌病行TCRE/EA可得到充分治疗，对有选择的病例宫腔镜手术可以治疗有症状的局限性腺肌病。McCausland V和McCausland A研究发现，子宫腺肌病侵及深度<2.5 mm者子宫内膜切除术预后较好，侵及深度>2.5 mm者预后较差。Quemere等回顾121例孕酮治疗无效的AUB合并腺肌病患者行TCRE术8年后的成功率，1次切除者为56%，2次切除者为67%，11%再次切除内膜，17例（19%）因出血复发子宫切除，此结果与EA术相似，认为子宫腺肌病不是TCRE/EA的失败因素，除非是术前难以诊断的深部腺肌病。首都医科大学附属复兴医院宫腔镜诊治中心Jie Zheng等应用TCRE联合左炔诺孕酮宫内缓释系统（LNG-IUS）用于治疗欲保留子宫且没有生育要求的23例子宫腺肌病患者，TCRE术后1个月放置LNG-IUS，至放置12个月随访时，所有患者均表现为闭经，提示联合治疗有效防止了单纯放置LNG-IUS所引起的冗长的淋漓出血，同时可以防止TCRE术后出现术后妊娠、宫腔积血、出血复发及LNG-IUS脱落等各种并发症的发生。此外，夏氏认为，子宫内膜切除同时腹腔镜阻断子宫动脉，或术后用汽化电极再次电凝切面，均可以加强手术效果。

（十三）TCRE术用于大子宫

Eskandar等回顾分析42例子宫体积>12周，宫腔长>12 cm的子宫出血患者，平均年龄45.6岁±6岁，比较应用TCRE术和EA术治疗的可行性、安全性，以及预后和灌流液吸收情况。26例（62%）做了子宫内膜预处理，27例（65%）做EA术，27例（65%）做TCRE术。均为一日手术，多元回归分析子宫大小、预处理、手术经过、手术时间与灌流液回吸收之间的关系，TCRE术的灌流液回吸收较EA术多（$P=0.04$），其回吸收量与手术种类有关（$r=0.32$，$P=0.04$），但与手术时间、子宫大小和预处理无关。1例子宫肌瘤和1例子宫内膜癌做了子宫切除。随访39例（95%）14个月＋2个月，38例（93%）非常满意，30例（73%）无月经，6例（15%）月经过少（<3个垫子/d），3例（7%）正常月经（10个垫子/d），结论为EA术可能是治疗大子宫月经过多妇女可行、安全和有效的子宫切除替代方法。

（十四）TCRE术与药物治疗月经过多的比较

Cooper等用问卷随访144例TCRE和药物治疗月经过多5年的满意度、月经情况、健康状态和生活质量。随访率77%，第5年随访的结果：随机分到药物组的7例（10%）仍在使用药物，72例（72/94，77%）做了手术，17例（17/94，18%）做了子宫切除，满意率很低，也不愿意介绍给朋友。25例（27%）分配到TCRE者，做了进一步的手术，15例（19%）做了子宫切除。两组的出血和疼痛评分相似，而且明显减少，TCRE组的健康恢复较药物治疗组好。认为TCRE治疗严重月经过多满意率高，月经状况好，健康和生活质量有极大的改善，而且安全，不增加子宫切除。医生应介绍给符合条件的患者。Mansour报道自从曼月乐（Mirena，levonorgestrel、LNG-IUS）问世，全球已有9百万妇女用于避孕，治疗月经过多。对于生育年龄妇女，LNG-IUS是最容易接受的药物治疗方法之一。Istre的有限资料提示LNG-IUS和EA治疗月经过多效果相同，LNG-IUS可逆，无手术风险。Souza SS等进行的LNG-IUS与热球消融术治疗月经过多的随机对照研究，结果表明两组治疗的女性患者出血量均显著降低，两组间无差异。Janesh Gupta等近期的另一项RCT研究显示：与传统药物相比，两年的时间内使用LNG-IUS的患者更换治疗方式或者停止治疗的比例更少，使用LNG-IUS的患者治疗月经过多评分更高。Gupta B等比较了使用LNG-IUS与TCRE治疗功血患者的效果，治疗1年后，LNG-IUS组的月经量下降幅度和血红蛋白增加幅度与手术治疗相当，提示LNG-IUS减少月经量、纠正贫血的疗效与手术治疗相同，放置LNG-IUS所需经验更少并能提供避孕效果。

（十五）TCRE与腹式或阴式子宫切除的比较

全世界的经验提示TCRE的受术者中，70%～90%对治疗结果表示满意，其中40%～60%术后无月经，30%～50%月经减少，10%～15%为正常月经量，失败率为5%～12%。随机研究已经确定宫腔镜手术较子宫切除的手术时间短，并发症极少，需要的止痛药少，术后康复和恢复工作快。随机做出子宫切除者比宫腔镜手术治疗者满意度高。在国外子宫内膜切除术的费用较子宫切除要低得多，在我国两者费用相当。Alexander等完成的一份重要的随机研究，比较了子宫切除或子宫内膜切除术后的精神因素，两组均报道术后精神症状减少，两组的性生活和婚姻关系无差异。然而，宫腔镜手术的施术者需要特殊的培训和手术经验，非生理性的灌流液和各种带有危险性的能源均可引起并发症，腹式或阴式子宫切除则无此顾虑。Pinion等对应做子宫切除的月经过多患者行子宫切除99例，宫腔镜手术105例（TCRE术52例，HEAL术53例），观察两组手术的并发症，术后6个月和12个月的康复及月经情况，其他症状的缓解率及患者的满意率等，结果宫腔镜手术较子宫切除的早期病率少，恢复时间短，宫腔镜手术的平均完全恢复时间为2～4周，子宫切除的平均完全恢复时间为2～3个月，两组相比，$P < 0.001$；12个月后宫腔镜组17例子宫切除，11例做第2次手术，45例无月经或仅棕色排液，35例少量月经，两组大多数痛经和经前症状改善，12个月后89%（79/89）的子宫切除和78%（85/89）的宫腔镜手术患者对手术效果非常满意（$P < 0.05$），95%（85/89）和90%（86/96）症状改善，72%（64/89）和71%（68/96）愿意将其手术介绍给别人。结果提示，宫腔镜手术在手术并发症和术后恢复方面优于子宫切除，子宫切除的术后满意率高，宫腔镜手术的满意率为70%～90%，故宫腔镜手术可作为DUB的子宫切除的替代手术。Clarke等研究TCRE和子宫切除5年的再入院情况，以确定TCRE是否确实能够替代子宫切除。结果发现5年内再入院率子宫切除组比TCRE组为41.7%：44.6%。妇科原因再入院为12.6%：30.3%。在妇科原因入院中，术后6个月内两组相似，6个月后子宫切除组较TCRE组明显减少。可见治疗DUB的两种手术术后5年子宫切除的再入院率，尤其是因妇科原因再入院率似乎低一些，子宫切除似为效果更确切的手术。Hidlebaugh的资料提示TVH费用最低，LAVH的直接费用较TAH高，但间接费用明显少；TCRE术/EA术的直接和间接费用均较子宫切除低，甚至包括治疗失败后所需费用。TCRE术/EA术避免了大手术，住院时间明显缩短，能迅速恢复正常活动，应为AUB的首选治疗方法。

（十六）TCRE术与子宫内膜切除的其他方法比较

作为代替子宫切除治疗良性病变所致的异常子宫出血的方法，有利用各种能源或技术设计减少经期失血的去除子宫内膜手术，滚球电凝外科和激光子宫内膜去除术即为其中的两种微创技术，治疗效果与TCRE术相仿。近年来，又有一些非宫腔镜治疗月经过多的新微创方法问世，这些方法包括射频热能去除子宫内膜、微波、双极电切、子宫热球、冷冻子宫内膜去除、光电动力治疗、用激光能量产生间质高热治疗、连续热生理盐水灌注等。Vilos报道子宫热球治疗月经过多，随访18个月初步结果表明，术后月经改善率77%，与其他技术的子宫内膜去除术结果相当，但随着时间的延长，失败率有所增加，需再做TCRE术。由于其操作简单，仅需具有将节育器放进宫腔的技术，又无发生重大并发症的可能，故一般认为可作为治疗月经过多的初选方法。Nisolle认为非宫腔镜EA的方法仅适合DUB，并应有术前内膜活检，如内膜正常，超声波检查无息肉或肌瘤，那么用非宫腔镜EA术的方法治疗DUB是可取的。2007年，英国Deb等统计610位医生中，449（73%）人做TCRE术或EA术。子宫热球是他们最青睐的方法（32.1%）。其次是微波（29.8%）、TCRE术或同时加用滚球电凝18.5%、Novasure9.8%、循环热水6.9%、滚球2%、激光0.9%。52.2%的患者用GnRH-a预处理。治疗方法的改变，带来了评估临床疗效的挑战。Wamsteker 则认为宫腔镜控制下的EA术和TCRE术的最大优点是既完成了治疗，而且术前及术后均在宫腔直视下进行操作。而其他非宫腔镜的治疗方法的问题为治疗过程非直视和技术无控制。他指出虽上述各非宫腔镜EA系统常被广告宣传为"一日手术"，但并未发现适合门诊，至少现在如此；其一次性设备价格昂贵，对于EA术或TCRE术有经验的医师来讲，此设备无作用，迄今，已做的小量研究提示这些设备与传统的宫腔镜切除或去除技术的结果是相同的，大量研究将有助于回答非宫腔镜EA设备在妇科的恰当作用。鉴于宫腔镜手术的危险和并发症，应注意预防最严重的低钠血症性脑病和体液超负荷。

值得提出的是，最近大量回顾性比较TURP术与开放性前列腺切除术的结果提示，随访8年TURP术后因心血管疾患死亡者人数虽然很少，但较开放性手术明显增多。TCRE术在许多方面与TURP相似，而患病人群与手术情况则全然不同，因此，上述发现不适用于宫腔镜手术。但此研究说明短期经验预见不到远期影响，需要随访才能真正评价出这些新技术的安全性与效果。

（夏恩兰）

参考文献

[1] 冯力民,陈瑞芬,夏恩兰,等.应用宫腔镜电切术诊断子宫腺肌症.中华妇产科杂志,1998,
　　33:435-436.

[2] 刘玉环, 夏恩兰, 张丹, 等. 宫腔镜子宫内膜切除术对各级子宫动脉血流动力学的影响.
　　中华妇产科杂志, 2004, 39:776-777.

[3] 夏恩兰,段华,冯力民,等.宫腔镜手术B超与腹腔镜监护的应用体会.中国内镜杂志,1998,
　　4:55-56.

[4] 夏恩兰,段惠兰,冯力民,等.一期子宫内膜切除术(附125例分析).中国内镜杂志,1999,5:
　　67-69.

[5] 夏恩兰,张玫,段惠兰.子宫内膜切除术治疗功能失调性子宫出血.中华妇产科杂志,1992,
　　27:200-203.

[6] 夏恩兰, 张玫, 段惠兰,等.子宫内膜切除术治疗月经过多400例分析.中华妇产科杂志,
　　1997, 32:148-151.

[7] 夏恩兰.子宫内膜去除术在功血治疗上的应用.实用妇产科杂志,1998,14:73-74.

[8] 夏恩兰,段华,刘玉环,等.宫腔镜子宫内膜切除术的临床应用及远期疗效评估分析.中华妇

产科杂志,2004,39(5):296—300.

[9] 夏恩兰.宫腔病变的微创诊治子宫腺肌病的宫腔镜诊治.山东医药,2012,52:7—8.

[10] Agboola AJ,Walton SM,Hoffman J.Postmenopausal endometrial tuberculosis.Gynaecol Endosc,2000, 9:209—211.

[11] Agostini A,Cravello L,Bretelle F,et al.Risk of discovering endometrial carcinoma or atypical hyperplasia during hysteroscopic surgery in postmenopausal women.J Am Assoc Gynecol Laparosc, 2001,8(4):533—535.

[12] Bae IK H,Pagedas AC,Pekins HE,et al.Postablation-tubal sterilization syndrome.J Am Assoc Gynecol Laparosc,1996,3:435—438.

[13] Baggish MS,Daniell JF.Death caused by air embolism associated with neodymium:Yttrium-aluminum-garnet laser surgery and artificial sapphire tips.Am J Obstet Gynecol,1989,161:877—878.

[14] Baskett TF,Farrell SA,Zilbert AW.Uterine fluid irrigation and absorption in hysteroscopic endometrial ablation.Obstet Gynecol,1998,92:976—978.

[15] Baumann R,Owerdieck W,Reck G.Pregnancy following sterilization and endometrium resection. Geburtshilfe Frauenheilkd,1994,54(4):246—249.

[16] Bennett KL,Ohrmundt C,Maloni JA.Preventing intravasation in women undergoing hysteroscopic procedures.AORN J,1996,64:792—799.

[17] Boe Engelsen I,Woie K,Hordnes K.Transcervical endometrial resection:long-term results of 390 procedures.Acta Obstet Gynecol Scand,2006,85(1):82—87.

[18] Bratschi HU.Hysteroscopic endometrial resection.Contrib Gynecol Obstet,2000,20:121—136.

[19] Brook PG.Venous air embolism during operative hysteroscopy.J Am Assoc Gynecol Laparosc,1997, 4:399—402.

[20] Brooks-Carter GN,Killackey MA,Neuwirth RS.Adenocarcinoma of the endometrium after endometrial ablation.Obstet Gynecol,2000,96(5 Pt 2):836—837.

[21] Bustos-Lopez HH,Baggish M,Valle RF.Assessment of the safety of intrauterine instillation of heated saline for endometrial ablation.Fertil Steril,1998,69:155—160.

[22] Clarke A, Judge A, Herbert A, et al. Readmission to hospital 5 years after hysterectomy or endometrial resection in a national cohort study. Qual Saf Health Care, 2005,14:41—47.

[23] Colgan TJ,Shah R,Leyland N.Post-hysteroscopic ablation reaction:a histopathologic study of the effects of electrosurgical ablation.Int J Gynecol Pathol,1999,18:325—331.

[24] Cooper JM,Brady RM.Late complications of operative hysteroscopy.Obstet Gynecol Clin North Am, 2000,27(2):367—374.

[25] Cooper KG,Jack SA,Parkin DE,et al.Five-year follow up of women randomised to medical management or transcervical resection of the endometrium for heavy menstrual loss:clinical and quality of life outcomes.BJOG,2001,108(12):1222—1228.

[26] Cravello L,de Montgolfier R,D'Ercole C,et al.Hysteroscopic surgery in postmenopausal women. Acta Obstet Gynecol Scand,1996,75:563—566.

[27] Cravello L,Porcu G,Roger V,et al.Hysteroscopic surgery and fertility.Contracept Fertil Sex, 1998,26(7—8):589—592.

[28] de Souza SS, Camargos AF, de Rezende CP, et al. A randomized prospective trial comparing the levonorgestrel—releasing intrauterine system with thermal balloon ablation for the treatment of heavy menstrual bleeding. Contraception, 2010,,81(3):226—231.

[29] Deb S, Flora K, Atiomo W. A survey of preferences and practices of endometrial ablation/resection for menorrhagia in the United Kingdom. Fertil Steril, 2008, 90(5): 1812—1817.

[30] DeCherney AH, Diamond MD, Lavy G, et al. Endometrial ablation for intractable uterine bleeding: hysteroscopic resection. Obstet Gynecol, 1987, 70: 668—670.

[31] Donnez J, Nisolle F, Clerckx F, et al. Advanced endoscopic techniques used in dysfunctional bleeding, fibriods and endometriosis, and the role of gonadotrophin-releasing hormone agonist treatment. Br J Obstet Gynecol, 1994, 101: 2—9.

[32] Donnez J, Vilos G, Gannon MJ, et al. Goserelin acetate (Zoladex) plus endometrial ablation for dysfunctional uterine bleeding: a 3-year follow-up evaluation. Fertil Steril, 2001, 75(3): 620—622.

[33] Donnez J, Vilos G, Gannon MJ, et al. Goserelin acetate (Zoladex) plus endometrial ablation for dysfunctional uterine bleeding: a large randomized, double-blind study. Fertil Steril, 1997, 68: 29—36.

[34] Dutton C, Ackerson L, Phelps-Sandall B. Outcomes after rollerball endometrial ablation for menorrhagia. Obstet Gynecol, 2001, 98(5 Pt 1): 870—875.

[35] Dwyer N, Fox R, Mills M, et al. Haematometra caused by hormone replacement therapy after endometrial resection. Lancet, 1991, 338: 1205.

[36] Dwyer N, Hutton J, Stirrat GM. Randomised controlled trial comparing endometrial resection with abdominal hysterectomy for the surgical treatment of menorrhagia. Br J Obstet Gynaecol, 1993, 100: 237—243.

[37] el Senoun GS, Mousa HA, Mahmood TA. Medium-term follow-up of women with menorrhagia treated by rollerball endometrial ablation. Acta Obstet Gynecol Scand, 2000, 79(10): 879—883.

[38] Eskandar MA, Vilos GA, Aletebi FA, et al. Hysteroscopic endometrial ablation is an effective alternative to hysterectomy in women with menorrhagia and large uteri. J Am Assoc Gynecol Laparosc, 2000, 7(3): 339—345.

[39] Franchini M, Cianferoni L. Emergency endometrial resection in women with acute, severe uterine bleeding. J Am Assoc Gynecol Laparosc, 2000, 7(3): 340—350.

[40] Furst SN, Philipsen T, Joergensen TC. Ten-year follow-up of endometrial ablation. Acta Obstet Gynecol Scand, 2007, 86(3): 334—338.

[41] Garry R. Hysteroscopic alternative to hysterectomy. Br J Obstet Gynaecol, 1990, 97: 199—207.

[42] Gimpelson RJ, Kaigh J. Mechanical preparation of the endometrium prior to endometrial ablation. J Reprod Med, 1992, 37: 691—694.

[43] Goldenberg M, Zolti M, Hart S, et al. Endometrial resectoscopic ablation in patients with menometrorrhagia as a side effect of anticoagulant therapy. Eur J Obstet Gynecol Reprod Biol, 1998, 77: 77—79.

[44] Goldrath MH, Fuller T, Segal S. Laser Photovaporization of endometrium for the treatment of menorrhagia. Am J Obstet Gynecol, 1981, 140: 14—19.

[45] Gupta B, Mittal S, Misra R, Deka D, Dadhwal V. Levonorgestrel—releasing intrauterine system vs. transcervical endometrial resection for dysfunctional uterine bleeding. Int J Gynaecol Obstet, 2006, 95(3): 261—266.

[46] Herman P, Gaspard U, Foldart JM. Surgical hysteroscopy or hysterectomy in the treatment of benign uterine lesions. What to choose in 1998? Rev Med Liege, 1998, 53: 756—761.

[47] Hidlebaugh DA. Relative costs of gynecologic endoscopy vs traditional surgery for treatment of

abnormal uterine bleeding.Am J Manag Care,2001,7:31—37.

[48] Hill DJ,Maher PJ.Pregnancy following endometrial ablation.Gynaecol Endosc,1992,1:47.

[49] Hoekstra PT,Kahnoski R,McCamish MA,et al.Transurethral prostatic resection syndrome—a new perspective:encephalopathy with associated hyperammonemia.J.Urol,1983,130:704—707.

[50] Istre O,Trolle B.Treatment of menorrhagia,2001,76(2):304—309.

[51] Janesh Gupta, M.D., Joe Kai, M.D., Lee Middleton, M.Sc. et al. Levonorgestrel Intrauterine System versus medical therapy for menorrhagia. N Engl J Med, 2013,368:128—137.

[52] Jeanette SCC,Charles WFM.A case of pelvic and hepatic abscesses following rollerball endometrial ablation.Gynaecol Endosc,1999,8:183—185.

[53] Jie Zheng, Enlan Xia, Tin Chiu Li, Xia Sun. Comparison of combined transcervical resection of the endometrium and levonorgestrel—containing intrauterine system treatment versus levonorgestrel—containing intrauterine system treatment alone in women with adenomyosis, a prospective clinical trial. The Journal of Reproductive Medicine. 2013:58(7—8):285—290.

[54] Keckstein J.Hysteroscopy and adenomyosis.Contrib Gynecol Obstet,2000,20:41—50.

[55] Klinzing S,Schlensog I,Brauer M,et al.Hyponatremia and lung edema in endometrium ablation with rollerball ablation.Zentralbl Gynakol,1999,121:98—100.

[56] Lam AM,Al-Jumaily RY,Holt EM.Ruptured ectopic pregnancy in an amenorrhoeic woman after transcervical resection of the endometrium.Aust NZ J Obstet Gynaecol,1992,32:81—82.

[57] Letterie GS,Kramer DJ.Intraoperative ultrasound guidance for intrauterine endoscopic surgery.Fertil Steril,1994,62:654—656.

[58] Lewis BV.Guideling for endometrial ablation.Bri J Obstet Gynecol,1994,101:470—473.

[59] Li PK,Leung CB,Luk WK,et al.Post-hysteroscopy fungal peritonnitis in a patient on continuous ambulatory peritoneal dialysis.Am J Kindney Dis,1993,21:446—448.

[60] Lin BL,Iwata Y,Miyamoto N,et al.Three-contrasts method:an ultrasound technique for monitoring transcervical operations.Am J Obstet Gynecol,1987,156:469—472.

[61] Lin BL,Miyamoto N,Tomomatu M,et al.The development on transcervical resection (TCR) and endometrial ablation (EA).Japan J Gynecol Obstet Endosc,1988,4:56.

[62] Loffer FD.Complications of hysteroscopy—their cause,prevention,and correction.J Am Assoc Gynecol Laparosc,1995,3:11—26.

[63] Magos AL,Baumann R,Lockwood GM,et al.Experience with the first 250 endometrial resections for menorrhagia.Lancet,1991,337:1074—1078.

[64] Magos AL,Baumann R,Turnbull AC.Transcervical resection of endometrium in women with menorrhagia.Brit Med J,1989,298:1209—1212.

[65] Maia Jr H,Calmon LC,Marques D,et al.Endometrial resection after vacuum curettage.Gynaecol Endosc,1997,6:353—357.

[66] Mansour D.Modern management of abnormal uterine bleeding:the levonorgestrel intra-uterine system.Best Pract Res Clin Obstet Gynaecol,2007,21(6):1007—1021.

[67] Margolis MT,Thoen LD,Boike GM,et al.Asymptomatic endometrial carcinoma after endometrial ablation.Int J Gynaecol Obstet,1995,51(3):255—258.

[68] McCausland AM.Hysteroscopic myometrial biopsy:its use in diagnosing adenomyosis and its clinical application.Am J Obstet Gynecol,1992,166:1619—1626.

[69] McCausland V,McCauland A.The response of adenomyosis to endometrial ablation/resection.Hum

Reprod Update,1998,4:350—359.

[70] McCausland VN,Fields GA,McCausland AM,et al.Tubo-ovarian abscesses after operative hysteroscopy. J Reprod Med,1993,38:198—200.

[71] McLucas B,Perrella R.Does endometrial resection cause adenomyosis? J Am Assoc Gynecol Laparosc, 1994,1:S21.

[72] Mercader VP,McGuckin JF Jr,Caroline DF.CT of vesicocorporeal fistula with menouria:a complication of uterine biopsy.J Comput Assist Tomogr,1995,19:324—326.

[73] Milad MP,Valle RF.Emergency endometrial ablation for life-threatening uterine bleeding as a result of a coagulopathy.J Am Assoc Gynecol Laparosc,1998,5:301—303.

[74] Mints M,Radestad A,Rylander E.Follow up of hysteroscopic surgery for menorrhagia.Acta Obstet Gynecol Scand,1998,77:435—438.

[75] Mukul LV,Linn JG.Pregnancy complicated by uterine synechiae after endometrial ablation.Obstet Gynecol,2005,105(5 Pt 2):1179—1182.

[76] Munro MG.Endometrial ablation:where have we been? Where are we going? Clin Obstet Gynecol, 2006,49(4):736—766.

[77] Murdoch JA, Gan TJ.Anesthesia for hysteroscopy.Anesthesiol Clin North America,2001,19(1): 125—140.

[78] Nachum Z,Kol S,Adir Y,et al.Massive air embolism—a possible cause of death after operative hysteroscopy using a 32% dextran-70 pump.Fertil Steril,1992,58:836—838.

[79] Neis KJ,Brandner P.Adenomyosis and endometrial ablation.Gynaecol Endosc,2000,9:141—145.

[80] Neuwirth RS.Cost effective management of heavy uterine bleeding:ablative methods versus hysterectomy. Curr Opin Obstet Gynecol,2001,13(4):407—410.

[81] Nisolle M.There is no place for Non-hysteroscopic endometrial ablation.ISGE News,1999,5:5.

[82] Ostrzenski A.Resectoscopic cervical trauma minimized by inserting Laminaria digitata preoperatively. Int J Fertil,1994,39:111—113.

[83] Osuga Y,Okagaki R,Ozaki S,et al.Successful emergency endometrial ablation for intractable uterine bleeding in a postmenopausal woman complicated with liver cirrhosis and morbid obesity.Surg Endosc,2001,15(8):898.

[84] Parkin DE.Prognostic factors for success of endometrial ablation and resection.Lancet,1998,351: 1147—1148.

[85] Phillips DR.Endometrial ablation for postmenopausal uterine bleeding induced by hormone replacement therapy.J Am Assoc Gynecol Laparosc,1995,2:389—393.

[86] Pinette M,Katz W,Drouin M,et al.Successful planned pregnancy following endometrial ablation with the YAG laser.Am J Obstet Gynecol,2001,185(1):242—243.

[87] Pinion SB,Parkin DE,Abramovich DR,et al.Randomised trial of hysterectomy,endometril laser ablation,and transcervical endometrial resection for dysfunctional uterine bleeding.Brit Med J, 1994,309:979—983.

[88] Pugh CP,Crane JM,Hogan TG.Successful intrauterine pregnancy after endometrial ablation.J Am Assoc Gynecol Laparosc,2000,7(3):391.

[89] Quemere MP,Cravello L,Roger V,et al.Impact of adenomyosis on results of endometrial ablations. Contracept Fertil Sex,1999,27(5):357—363.

[90] Rai VS,Gillmer MD,Gray W.Is endometrial pre-treatment of value in improving the outcome of

transcervical resection of the endometrium? Hum Reprod,2000,15(9):1989—1992.

[91] Raiga J, Bowen J, Glowaczower E,et al.Failure factors in endometrial resection.196 cases.J Gynecol Obstet Biol Reprod Paris,1994,23:274—278.

[92] Robert M,Walton SM.The effect of paracervical adrenaline on blood loss in patients undergoing transcervical resection of the endometrium.Gynaecol Endosc,2000,9:153—156.

[93] Romer T,Campo R,Hucke J.Hematometra after hysteroscopic endometrium ablation—a case report. Zentralbl Gynaecol,1995,117:278—280.

[94] Romer T,Muller J,Bojahr B.Hormonal premedication in endometrium ablation—results of a prospective comparative study.Zentralbl Gynakol,1996,118(5):291—294.

[95] Romer T,Schmidt T,Foth D.Pre-and postoperative hormonal treatment in patients with hystero scopic surgery.Contrib Gynecol Obstet,2000,20:1—12.

[96] Romer T,Schwesinger G.Hormonal inhibition of endometrium for transcervical endometrial ablation— a prospective study with a 2-year follow-up.Eur J Obstet Gynecol Reprod Biol,1997,74:201— 203.

[97] Romer T.Benefit of GnRH analogue pretreatment for hysteroscopic surgery in patients with bleeding disorders.Gynecol Obstet Invest,1998,45(1):12—20.

[98] Romer T.Successful treatment of recurrent uterine bleeding during tamoxifen therapy by endometrial ablation.Int J Gynaecol Obstet,1995,49:51—52.

[99] Romer T.Treatment of recurrent bleeding disorders during hormone replacement therapy by transcervical endometrial ablation.Gynecol Obstet Invest,1999,47(4):255—257.

[100] Rosati M,Vigone A,Capobianco F,et al.Long-term outcome of hysteroscopic endometrial ablation without endometrial preparation.Eur J Obstet Gynecol Reprod Biol,2007,130(2):232—237.

[101] Rosati M,Vigone A,Capobianco F,et al.Long-term outcome of hysteroscopic endometrial ablation without endometrial preparation.Eur J Obstet Gynecol Reprod Biol,2008,138(2):222—225.

[102] Rousseau EJourdain ORabreau M,et al.Uterine necrosis after Nd-YAG laser ablation of the endometrium. A case report.J Gynecol Obstet Biol Reprod Paris,1996,25:264—266.

[103] Rullo S,Boni T.Broad ligament abscess after operative hysteroscopy.Clin Exp Obstet Gynecol, 1995,22:240—242.

[104] Sagiv R,Ben-Shem E,Condrea A,et al.Endometrial carcinoma after endometrial resection for dysfunctional uterine bleeding.Obstet Gynecol,2005,106(5 Pt 2):1174—1176.

[105] Schiotz HA.Transcervical resection of the endometrium.Tidsskr Nor Laegeforen,2001,121(23): 2706—2709.

[106] Serden SP,Brooks PG.Preoperative therapy in preparation for endometrial ablation.J Reprod Med, 1992,37(8):679—681.

[107] Skar OJ.Operative hysterosscopy in the treatment of intrauterine disorders.Acta Obstet Gynecol Scand,1990,69:565—566.

[108] Sorensen SS,Andersen LF,Lose G.Endometriosis by implantation:A complication of endometrial ablation.Lancet,1994,343:1226.

[109] Sowter MC,Singla AA,Lethaby A.Pre-operative endometrial thinning agents before hysteroscopic surgery for heavy menstrual bleeding.Cochrane Database Syst Rev,2000,(2):CD001124.

[110] Steed HL,Scott JZ.Adenocarcinoma diagnosed at endometrial ablation.Obstet Gynecol,2001,97 (5 Pt 2):837—839.

[111] Steffensen AJ,Hahn RG.Fluid absorption and the long-term outcome after transcervical resection of the endometrium.Acta Obstet Gynecol Scand,1999,78(10):919.

[112] Steffensen AJ,Schuster M.Endometrial resection and late reoperation in the treatment of menorrhagia. J Am Assoc Gynecol Laparosc,1997,4:325—329.

[113] Sutton C J G,Ewen SP.Thinning the endometrium prior to ablation:is it worthwhile? Br J Obstet Gynecol,1994,10:10—12.

[114] Tapper AM,Heinonen PK.Hysteroscopic endomyometrial resection for the treatment of menorrhagia-follow-up of 86 cases.Eur J Obstet Gynecol Reprod Biol,1995,62:75—79.

[115] Taskin O,Yalcinoglu A,Kucuk S,et al.The degree of fluid absorption during hysteroscopic surgery in the patienhts pretreated with Goserelin.J Am Assoc Gynecol Laparosc,1996,3:555—559.

[116] Tiufekchieva E,Nikolov A.Hysteroscopic ablation of the endometrium in cases of dysfunctional uterine bleeding—advantage of preparations including zoladex.Akush Ginekol (Sofiia),2002,41 (2):30—34.

[117] Townsend DE,McCausland V,McCausland A,et al.Post-ablation-tubal sterilrzation syndrome.Obstet Gynecol,1993,82:422—424.

[118] Townsend DE,Richart RM,Paskowith RA,Woolfork RE. "Rollerball" coagulation of the endometrium. Obstet Gynaecol,1990,76:310—313.

[119] Tsaltas J,Taylor N,Healey MA.6-year review of the outcome of endometrial ablation.Aust N Z J Obstet Gynaecol,1998,38:69—72.

[120] Turnbull LW,Jumaa A,Bowsley SJ,et al.Magnetic resonance imaging of the uterus after endometrial resection.Br J Obstet Gynaecol,1997,104(8):934—938.

[121] Valle RF,Baggish MS.Endometrial carcinoma after endometrial ablation:High-risk factors predicting its occurrence.Am J Obstet Gynecol,1998,179:569—572.

[122] VanDamme JP.One-stage endometrial ablation:results in 200 cases.European J Obstet Gynecol Repro Bio,1992,43:209—214.

[123] Vercellini P,Oldani S,Yaylayan L,et al.Randomized comparison of vaporizing electrode and cutting loop for endometrial ablation.Obstet Gynecol,1999,94(4):521—527.

[124] Vilos GA,Harding PG,Silcox JA,et al.Endometrial adenocarcinoma encountered at the time of hysteroscopic endometrial ablation.J Am Assoc Gynecol Laparosc,2002,9(1):40—48.

[125] Vilos GA,Harding PG,Sugimoto AK,et al.Hysteroscopic endomyometrial resection of three uterine sarcomas.J Am Assoc Gynecol Laparosc,2001,8(4):545—551.

[126] Vilos GA,Vilos BA,Pendley RNL.Endometrial ablation with a thermal balloon for the treatment of menorrhagia.J Am Assoc Gynecol Laparosc,1996,3:383—387.

[127] Wallwiener D,Rimbach S,Kaufmann M,et al.Hysteroscopic endometrium ablation in & quot; high-risk & quot; situations and in hemorrhagic diathesis.Zentralbl Gynakol,1995,117:652—658.

[128] Wamsteker K.There is no place for Non-hysteroscopic endometrial ablation.ISGE News,1999, 5:4.

[129] Wood C, Maher P, Hill D.Biopsy diagnosis and conservative surgical treatment of adenomyosis. Aust N Z J Obstet Gynaecol,1993,33:319—321.

[130] Wood C, Maher P, Hill D.Biopsy diagnosis and conservative surgical treatment of adenomyosis. J Am Assoc Gynecol Laparosc,1994,1:313—316.

[131] Wood SM,Roberts FL.Air embolism during transcervical resection of endometrium.Brit Med J,1990,

300；945．

[132] Wortman M，Daggett A．Hysteroscopic endomyometrial resection．JSLS，2000，4(3)：197—207．

[133] Wortman M，Daggett A．Reoperative hysteroscopic surgery in the management of patients who fail endometrial ablation and resection．J Am Assoc Gynecol Laparosc，2001，8(2)：272—277．

[134] Xia E，Li TC，Yu D，et al．The occurrence and outcome of 39 pregnancies after transcervical resection of endometrium (TCRE)．Hum Reprod，2006，21(12)：3282—3286．

[135] Yin CS，Wei RY，Chao TC，et al．Hysteroscopic endometrial ablation without endometrial preparation．Int J Gyaecol Obstet，1998，62：167—172．

[136] Yuen PM．Adenomyosis following endometrial rollerball ablation．Aust N Z J Obstet Gynaecol，1995，35：335—336．

第三节　宫腔镜子宫肌瘤切除术

子宫肌瘤，又称子宫平滑肌瘤，是子宫最常见的实体肿瘤，也是子宫切除最常见的指征。据估计35岁以上的妇女20%～25%患有此症。其症状包括月经过多和子宫出血，导致贫血、痛经和（或）下腹痛、腰骶痛、不育和早产。多见于40～50岁的妇女，但亦可见于年轻女性，引起严重出血及不孕，正常情况下，绝经后子宫肌瘤体积缩小。黏膜下肌瘤常合并慢性子宫内膜炎，恶性变（平滑肌肉瘤）的危险性较大和出血倾向。由于黏膜下肌瘤内诊时摸不到，盲视的宫腔内操作探不到，有时直到严重子宫出血导致贫血才被发现。检查子宫肌瘤的方法有HSG、MRI、超声（尤其是阴道超声）和宫腔镜直视宫腔等。盲视的D&C可能探不到黏膜下肌瘤，声像学检查方法定位欠准确，故宫腔镜检查是诊断此症的首选方法。1976年Neuwirth和Amin首次报道应用泌尿外科的前列腺电切镜做宫腔镜子宫肌瘤切除术（transcervical resection of myoma，TCRM；hysteroscopic myomectomy）。此后随着器械和技术的进步，于1992年专门用于妇科的手术宫腔镜问世，如今宫腔镜切除黏膜下肌瘤（resection of submucosal myomas，RSM）和内突壁间肌瘤在妇科已发展为成熟的手术。与子宫切除和经腹剥除肌瘤相比，宫腔镜切除黏膜下肌瘤具有许多优点，首先是此术不开腹，明显缩短了术后恢复的时间，小的肌瘤可以在门诊进行；其次是子宫无切口，极大地减少了日后剖宫产概率；最后是手术的预后可以与传统的剖腹手术相媲美。

一、子宫肌瘤的分类

子宫肌瘤来源于肌细胞，在生长过程中通常向阻力小的部位移行，向腹腔发展成为浆膜下，或向宫腔发展成为黏膜下。根据肌瘤的位置，子宫肌瘤分为：①黏膜下肌瘤，恰在子宫内膜下生长。②壁间肌瘤，生长在肌层内。③浆膜下肌瘤，直接位于浆膜下。多数宫腔内的肌瘤部分在宫壁内生长，部分在黏膜下，向宫腔内突起，称为无蒂黏膜下肌瘤，有蒂的肌瘤称为有蒂黏膜下肌瘤。肌瘤的体积可小于1 cm，或大于8 cm，可单发或多发。黏膜下肌瘤表面常无正常的子宫内膜，仅有薄的致密包膜，宫腔镜很容易看到表面粗大的血管，一旦血管破裂，血液自血管喷发而出，由于缺乏自限性止血机制，血液可迅速充满宫腔。多数黏膜下肌瘤位于子宫体部，附着在子宫底部、前后壁或侧壁。小的肌瘤可位于子宫角，干扰子宫和输卵管的正常通路。位于宫颈管的肌瘤很少。

荷兰Haarlem国际宫腔镜培训学校按肌瘤与子宫肌层的关系将黏膜下肌瘤分为三种类型（图9-3-1），已被国际广泛采用。0型（图9-3-2A～D）为有蒂黏膜下肌瘤，未向肌层扩展；Ⅰ型（图9-3-3A～C）无蒂，向肌层扩展<50%；Ⅱ型（图9-3-4A、B）无蒂，向肌层扩展>50%。Ⅰ型、Ⅱ型的镜下区别在于前者的黏膜自子宫壁成锐角向肌瘤移行，后者成钝角（图9-3-5）。

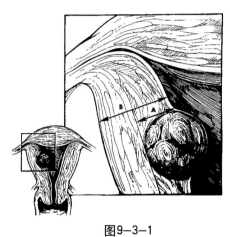

图9-3-1

黏膜下肌瘤

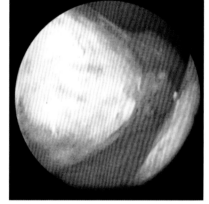

图9-3-2A

0型有蒂黏膜下肌瘤

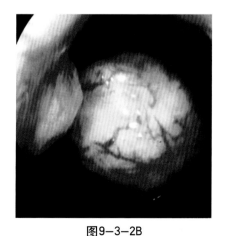

图9-3-2B

0型有蒂黏膜下肌瘤

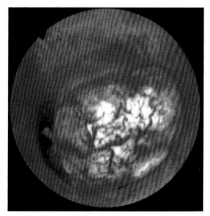

图9-3-2C

0型有蒂黏膜下肌瘤

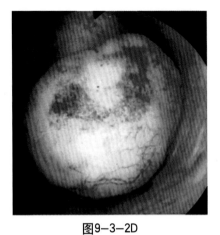

图9-3-2D

0型有蒂黏膜下肌瘤

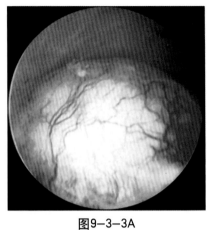

图9-3-3A

Ⅰ型无蒂黏膜下肌瘤

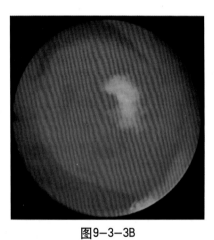

图9-3-3B

Ⅰ型无蒂黏膜下肌瘤

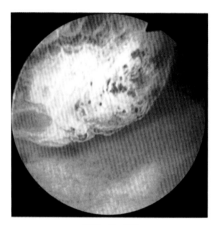

图9-3-3C

Ⅰ型无蒂黏膜下肌瘤

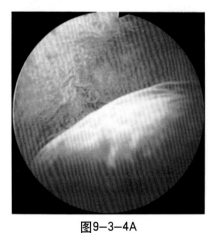

图9-3-4A

Ⅱ型无蒂黏膜下肌瘤

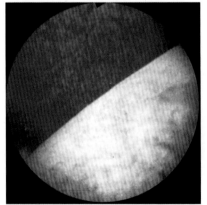

图9-3-4B

Ⅱ型无蒂黏膜下肌瘤

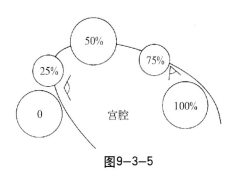

图9-3-5

子宫肌瘤在宫腔内的突出程度（>50%为有
蒂，≤50%为无蒂）

林氏按肌瘤与子宫肌层的关系结合手术方法进行分类如下。

1．有蒂性黏膜下肌瘤：①肌瘤脱出。②肌瘤未脱出。

2．无蒂性黏膜下肌瘤：①50%≥突出度≥20%。②突出度<20%。

3．接近宫腔的壁间肌瘤：①黏膜下肌瘤切除后，再次突出的壁间肌瘤。②陷入性黏膜下肌瘤：无蒂性黏膜下肌瘤有时受灌流液的压力作用而陷入肌层内，成为壁间肌瘤。

子宫肌瘤有可能肉瘤变，但极罕见，其发生率<0.5%，故切除的肌瘤组织必须做病理检查。

二、手术适应证和禁忌证

任何患有有症状的黏膜下肌瘤、内突壁间肌瘤和宫颈肌瘤的患者，都应该首先考虑做宫腔镜手术，但宫腔镜手术并非以所有的肌瘤为对象。要想取得手术安全，治疗效果好，其要点是选择好适宜于手术的对象。术者必须从自己的经验和技术水平出发，制定独自的适应条件。如果强行不适当的手术时，必将招致危险后果。一般肌瘤的大小限于5 cm直径以下，若技术娴熟，适应证可扩展。深埋于肌层内的黏膜下肌瘤和内突壁间肌瘤有时需做2次以上手术始能完成。未引起宫腔变形的壁间肌瘤和浆膜下肌瘤不宜行宫腔镜手术。

选择适应证应考虑以下条件：

1．月经过多或异常出血。

2．子宫大小及宫腔长度，一般子宫限于10孕周妊娠大小，宫腔限于12 cm。

3．黏膜下或内突壁间肌瘤的大小，一般限于5 cm以内。

4．黏膜下肌瘤瘤蒂的大小，一般限于5 cm以内。

5．子宫无癌变。

脱垂于阴道的黏膜下肌瘤，其大小或蒂的粗细不限。

禁忌证同TCRE术。

三、术前准备

1．选择病例：考虑宫腔镜手术前，需要全面的术前检查，以确定黏膜下肌瘤和（或）内突壁间肌瘤的存在，以及数目、大小、位置、有无变性，评估宫腔镜手术的可能性。对肌瘤评估的常用方法如下。

（1）D&C：用探针检查或刮匙探查，发现宫腔内凸凹不平，提示有黏膜下肌瘤的可能性，其优点为可同时取子宫内膜做组织学检查，但假阴性率高。

（2）HSG：可见宫腔内有充盈缺损，但小型肌瘤常被遗漏，大息肉或气泡可被混淆，其优点为可以了解输卵管的通畅度，还可能诊断腺肌瘤，即影像显示肌瘤内有多处通道与子宫腔相连接。

（3）B超：应用腹部或阴道探头测量子宫及黏膜下肌瘤的径线，但肌瘤可能会与子宫内膜息肉或增厚的子宫内膜相误诊，也不易为肌瘤定位。宫腔镜和B超联合检查或盐水灌注超声（SIS），便于观察子宫黏膜下肌瘤的状态（图9-3-6），并为之分类。

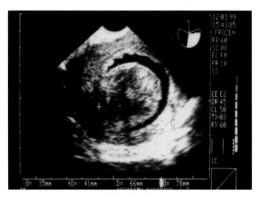

图9-3-6

SIS子宫黏膜下肌瘤图像。

（4）宫腔镜检查：可直接观察黏膜下肌瘤的形状、色泽、发生部位、蒂的粗细、单发或多发，以及其表面覆盖的内膜情况、肌瘤向子宫腔内突出的程度等，借以决定是否适合宫腔镜手术，必要时直视下进行活体组织检查，但除外恶性病变。内突壁间肌瘤可显示宫腔变形、不规则或双侧子宫角及输卵管开口位置不对称等。但单项宫腔镜检查不能了解肌瘤在宫壁内埋藏的深度、大小，以及当肌瘤伸延至输卵管口时，肌瘤累及输卵管开口的位置等。

（5）MRI：能清楚显示软组织图像，定量评估子宫肌瘤的体积。

2. 术前药物预处理：术前给予达那唑每日600~800 mg，孕三烯酮、内美通2.5 mg，每周2次，3周以上或GnRH-a类药物10~12周，可缩小肌瘤体积，减少血流供应，子宫体积的缩小速度快于肌瘤缩小的速度，故十分有利于肌瘤向子宫腔内突出，以适应于宫腔镜手术，使无蒂性的黏膜下肌瘤变成有蒂性，增加壁间内突肌瘤向宫腔内突出的程度，有利于手术的顺利进行。Donnez等报道在子宫容量减少及黏膜下肌瘤缩小方面，GnRH-a的作用较其他激素更为明显。GnRH-a可使子宫内膜及血管萎缩，术中视野宽阔，出血量也减少（图9-3-7A、B），同时肌瘤质地脆弱，容易用钳子夹出。一般用

GnRH-a后无月经，贫血改善，应该注意的是必须在月经周期的早期用药，第1次用药后有极少数患者月经量增多，有时被迫中止用药。有报道用药后引起大量出血者，如出血过多，还须紧急抢救。

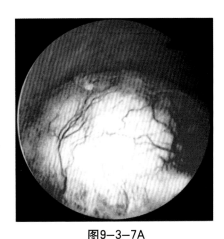

图9-3-7A

用GnRH-a 2个月后子宫内膜变薄

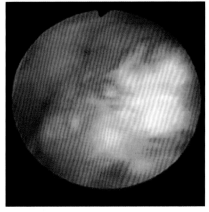

图9-3-7B

用GnRH-a 3个月后子宫内膜显著变薄，血管已不清晰

3．常规实验室检查：包括凝血相、电解质、肝功能、血型等，以便在术时可能引起假实验结果以前，以建立可信的基数，便于与术中可疑灌流液回吸收过多时的各项参数进行比较。

4．手术时间：月经周期的前半期是手术的理想时期，可减少术中出血。如出血过多，即使在分泌期亦必须施术。肌瘤未脱出于宫颈管者，手术前夜宫颈插扩张棒或海藻棒。

四、麻醉

麻醉的选择见ＴＣＲＥ术，除不适合局部麻醉外，其他麻醉均可选用，如同时行腹腔镜时则行全麻。

五、手术器械

1．宫腔电切镜：持续灌流式7 mm电切镜可用于切断黏膜下肌瘤的细蒂，或使无蒂变成有蒂。切除组织量大时，可用9 mm的电切镜。8 mm电切镜具有7 mm与9 mm两者的优点。

2．林氏肌瘤钳：大的黏膜下肌瘤仅用电切镜切除时，每次环形电极切除的组织量甚少，手术耗时甚长，出血量增多，引起低钠血症的危险性增加。林氏肌瘤钳的钳叶窗口大，钳叶内侧咬合面呈十字交叉状，较有齿卵圆钳能更牢固地夹持和牵出残留的肌瘤组织，有效地缩短了手术时间。

3．高频电流发生器：电切功率80 W，电凝功率40 W，可根据需要随时增强。切断组织时主要用切开与凝固的混合电流，但是为了切割的顺利进行，也可用单纯的切割电流。

4．灌流液：因黏膜下或内突壁间肌瘤占据部分宫腔，切除的肌瘤碎屑多，术时如灌流液不能使宫腔充分膨胀，手术空间狭窄，视野不良，可导致切割肌瘤困难，甚至损伤肌瘤对侧肌壁，引起子宫穿孔。故在利用其落差压及负压吸引灌流子宫腔效果不良时，需用自动膨宫机强制性地扩张子宫腔和持续性的灌流。

六、手术步骤

先在B超介入下仔细检查子宫内肌瘤的部位和根蒂部状态。再根据肌瘤类别进行手术。

（一）有蒂黏膜下肌瘤

1．肌瘤脱出：肌瘤的主体位于颈管内或阴道内，而蒂的根部尚留在子宫腔内或宫颈管内。这样的病例实为宫腔镜手术初学者最好的手术对象。操作时并不是猛然把它拧转去掉，而是先用双钩钳子抓住肌瘤，向外牵拉，同时将7 mm的电切镜插入子宫腔内，切断其蒂部。切断中如果定位困难时，可将双钩钳子活动一下，蒂部便可移动，与正常组织容易鉴别。同时，由于牵拉了肌瘤所以蒂部下的正常组织将突向于子宫腔内。应用电切镜切断蒂部时，应取与正常子宫壁平行的方向切割，因为如果切向子宫壁内方向，有时会伤及正常肌层。切除肌瘤后，断面几乎回缩，一般不需要追加切除。

2．肌瘤未脱出：从子宫颈外口看不到瘤蒂附着的部位，以及肌瘤的主体存留于子宫腔内或颈管内，林氏切除时先用7 mm电切镜将肌瘤的蒂部变细成1 cm以下，继而用9 mm电切镜将肌瘤的体部削除，缩小其体积，再用肌瘤钳边拧转边取出（图9-3-8～图9-3-11）。此为两电切镜法，十分有用。

（二）无蒂黏膜下肌瘤

切除无蒂黏膜下肌瘤需要高度熟练的技术。术者首先必须掌握好切除有蒂性肌瘤的切除技术，然后才能做这种难度较大的手术。肌瘤的发生部位在

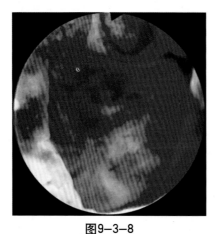

图9-3-8

TCRM手术前

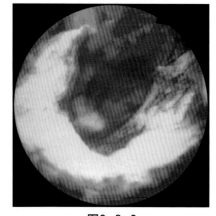

图9-3-9

电切环切割子宫肌瘤右上部位

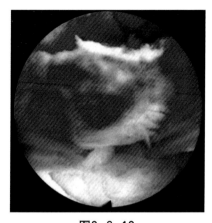

图9-3-10

电切环切割子宫肌瘤左下部位

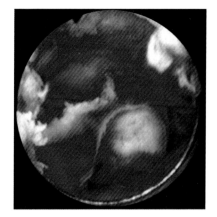

图9-3-11

电切环在肌瘤上下切出凹陷，以便用
钳夹取出

子宫腔内或宫颈管内。如为发生于宫颈管内的无蒂黏膜下肌瘤，因宫颈管壁已经变得很薄，极易造成子宫穿孔，手术难度最大。手术方法可根据肌瘤向子宫腔内突出程度分为两种。

1.50%≥突出度≥20%：要想完全彻底切除肌瘤，首先必须努力增加黏膜下肌瘤的突出度。在超声波的严密监视下，用7 mm的环形电极沿着肌瘤底部的被膜逐步切开。就像腹式肌瘤剥出术一样，切开肌瘤与肌层之间的分界层，并可利用镜体的先端，一边压迫肌瘤，一边钝性剥离肌层。此时，从镜体先端流出的灌流液，形成水剥离亦可增加剥离效果。由于高频电的刺激而子宫肌收缩，以及电切镜的插入与拔出等操作，导致子宫腔内压有所改变，更加促使肌瘤向子宫腔内突出。切除到一定程度时，即可用肌瘤钳夹住肌瘤，一边观看超声波图像，一边拧转、牵拉，勿使肌瘤脱离子宫壁，即形成有蒂化。形成有蒂性后，则行前述的有蒂性黏膜下肌瘤切除法。如果不可能利用钳子扭转时，则再次将7 mm电切镜插入，细微地切开分离肌瘤的蒂部，或者利用9 mm电切镜将肌瘤核变得更小，然后再试用肌瘤钳拧转肌瘤。亦可将夹到的肌瘤扭转到360°，牵拉至子宫外切除。然而，如果肌瘤蒂部太粗，便贸然地抓住肌瘤，粗暴地牵拉有时会损伤子宫壁，直达浆膜层，而造成子宫穿孔。术前如能插入昆布扩张器，软化子宫颈管，小的肌瘤核便可能用肌瘤钳夹出（图9-3-12～图9-3-17）。

2.突出度<20%：此时完全切除困难，所以应当将无蒂性黏膜下肌瘤变成肌内肌瘤进行处理。实际上，开始切除后，肌瘤便向子宫腔内突出，而能完全切除者绝非少见。如果不能完全切除时，可用9 mm电切镜将已突出于腔内的肌瘤及肌层内残留的肌瘤切除5 mm以上。手术后2～3个月宫腔镜复查，可再次行TCRM术，将又突出于子宫腔内的肌瘤完全切除，即二段手术法。

（三）壁间内突肌瘤、接近宫腔的壁间肌瘤和贯通肌瘤

1.当子宫壁间肌瘤突向宫腔时可行宫腔镜手术切除，切割创面可见肌瘤

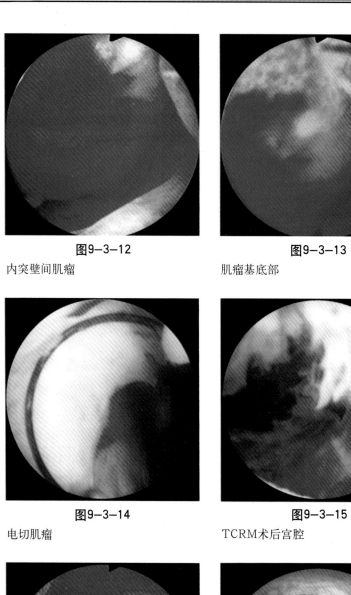

图9-3-12

内突壁间肌瘤

图9-3-13

肌瘤基底部

图9-3-14

电切肌瘤

图9-3-15

TCRM术后宫腔

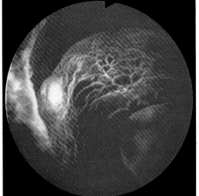

图9-3-16

TCRM术前

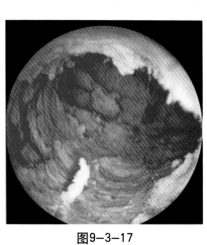

图9-3-17

TCRM术后

与子宫内膜之间子宫肌层组织。手术方法与前述突出度<20%的黏膜下肌瘤切除方法相同。手术时需注意识别子宫肌瘤和肌层的边界。

2．黏膜下肌瘤切除后，可有壁间肌瘤再次突出于宫腔，此时可按照无蒂性黏膜下肌瘤的手术方式施行。

3．贯通肌瘤（transmural myoma）是指肌瘤贯通全层肌壁，即压向宫腔，又突向浆膜，手术方法可按照无蒂性黏膜下肌瘤的手术方式施行。

4．陷入性黏膜下肌瘤　接受GnRH-a预处理的无蒂性黏膜下肌瘤，其正常的肌肉组织变得脆软，容易发生这种现象。切除非常困难，但在超声波的严密监视下，也有完全切除成功的例子。

（四）多发黏膜下及壁间肌瘤

对患有多发黏膜下及壁间肌瘤的未育妇女，可行宫腔镜肌瘤切除术，切除和汽化的方法同前，一次尽可能多地切除肌瘤，术终放置宫内节育器，2个月后取出（图9-3-18～图9-3-21）。

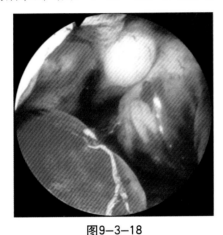

图9-3-18

子宫多发黏膜下肌瘤

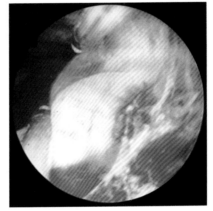

图9-3-19

环形电极电切多发肌瘤

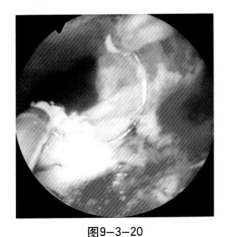

图9-3-20

环形电极电切多发肌瘤

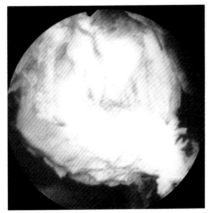

图9-3-21

环形电极电切多发肌瘤

（五）宫颈肌瘤

宫颈肌瘤均有包膜，从宫颈管脱出者，可用环形电极切断瘤蒂完整取出或切开包膜完整拧出。埋入宫颈组织间的肌瘤，只要能扪清其轮廓，用环形电极从包埋组织最薄处进刀，切抵肌瘤后，适当延长切口，自包膜内将肌瘤完整剥出。肌瘤取出后瘤床一般不出血，如瘤床较大或宫颈外形不整，可用可吸收肠线缝合。宫颈管内的无蒂性黏膜下肌瘤，因宫颈管壁已经变得很薄，极易造成穿孔。

（六）同时行子宫内膜的切除

对出血严重又不要求再生育的妇女，可考虑同时切除子宫内膜，应用滚球电极或Nd-YAG激光均可，但目前没有比较此两种方法治疗效果的报道。

（七）腺肌瘤的切除

少数情况下，临床或B超诊断的内突壁间肌瘤或无蒂黏膜下肌瘤实为腺肌瘤。腺肌瘤有三种类型，第1种类型的团块结构全部为腺肌瘤组织，该团块无明显的包膜，切面可见簇状子宫内膜、陈旧血液和丰富的血管，切除过程中腺肌瘤随子宫收缩而变形，切除时适可而止，且忌追求将腺肌瘤切净，避免在腺肌瘤变形时将子宫切穿；第2种类型为腺肌瘤合并平滑肌瘤；第3种类型为混合型肿瘤，以平滑肌瘤为主，在其近宫腔的一端有子宫内膜侵入，形成部分腺肌瘤。第2种和第3种类型一般包膜比较明显，切除方法与内突壁间肌瘤和（或）无蒂黏膜下肌瘤相同。

（八）直径6 cm以上的大肌瘤

一些学者对宫腔镜切除大肌瘤进行过专门的论述。日本林氏先用7 mm电切镜于肌瘤的基底部切割，将无蒂肌瘤切成有蒂，再用9 mm电切镜切削肌瘤，缩小体积后，用肌瘤钳夹出，极大地减少了手术难度。Loffer报道43例，术前均用2个月的达那唑或亮丙瑞林（leuprolide），肌瘤切除至与子宫内膜腔平，肌壁间部分留在宫壁内，等到术终清理出宫腔内的肌瘤组织碎屑后，子宫重新收缩，留在宫壁间的肌瘤即向宫腔突出，此时应继续切除，以免肌瘤脱出，无严重手术并发症。Donnez报道用激光切除肌瘤60例，最大者15.4 cm^2，术前均用GnRH-a预处理，他的方法是尽量切除肌瘤，剩余的肌瘤用激光破坏其血供，术后继续应用GnRH-a 8周，肌瘤进入宫腔后，再次切除。2～3个月后，肌瘤已不显著，所有患者月经正常。其中希望妊娠者24例中16例（67%）怀孕，均足月分娩活婴（图9-3-22～图9-3-28）。

（九）弥漫性子宫平滑肌瘤病

弥漫性子宫平滑肌瘤病（Diffuse Uterine Leiomyomatosis, DUL）是一种生长形式特殊的子宫肌瘤。主要特点是子宫弥漫性增大，大量边界不清的小肌瘤累及整个肌层，肌瘤直径多小于 3 cm。主要症状为月经过多及不孕。子宫可增大如孕20周，经典手术治疗为全子宫切除术。近年来，宫腔镜子宫肌瘤切除术应用于DUL的治疗，患者保留了子宫，为获得良好的妊娠结局带

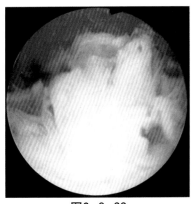

图9-3-22

子宫肌瘤切除术后，粉白色的肌瘤
包膜漂浮在宫腔中

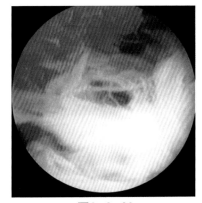

图9-3-23

子宫肌瘤切除术后，包膜随灌流液的
冲击在宫腔中抖动

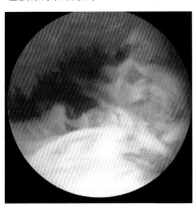

图9-3-24

子宫肌瘤切除后上抬镜体，冲开包
膜，以显露肌瘤基底

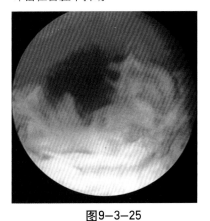

图9-3-25

子宫肌瘤切除后上抬镜体，冲开包膜，
充分暴露肌瘤基底，无明显出血

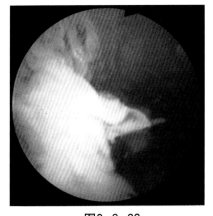

图9-3-26

子宫肌瘤切除后，经检查，基底无出血，
包膜可不切除

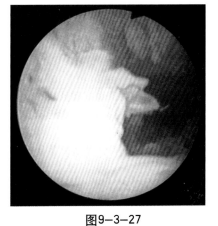

图9-3-27

子宫肌瘤切除后，经检查，基底无出血，
降低宫内压，后退镜体，继续查有无出血

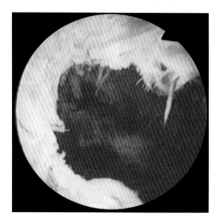

图9-3-28

子宫肌瘤切除后,因包膜妨碍检查出血
点, 故切除部分包膜, 宫腔无出血

来了希望。手术方法为用宫腔镜切除宫腔内可见的黏膜下及壁间肌瘤,同时
采取措施促进子宫收缩,肌瘤内突。术中尽可能保留正常子宫内膜,子宫
壁间未内突肌瘤不予处理。从而最大程度恢复宫腔形态,避免子宫肌层的
损伤。

(十) TCRM手术操作技巧

1. 夏氏报道应用切割与钳夹相结合的TCRM5步手法:①切割:用环行
电极在肌瘤游离最大径线的两端顺行或逆行切割,缩小肌瘤体积,并切出X
形的蜂腰状凹陷,以适合卵圆钳钳叶夹持。②钳夹:在B超引导下将卵圆钳置
入宫腔内钳夹肌瘤,并向下牵拉。③捻转:顺时针或逆时针方向转动卵圆钳
的手柄,以使肌瘤自其基底分离。④牵拉:在捻转肌瘤数周后,用力向下牵
拉。⑤娩出:在向下牵拉的过程中,肌瘤逐渐下降,自宫颈娩出。此法有效
地缩短了手术时间,且便于完整去取出(图9-3-29~图9-3-40)。

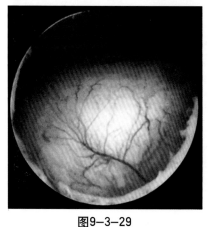

图9-3-29

黏膜下肌瘤,肌瘤四周与肌壁游离

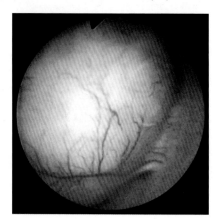

图9-3-30

显示瘤蒂

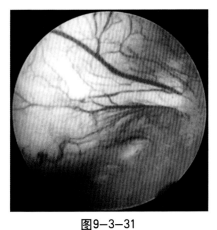

图9-3-31

进一步显示瘤蒂

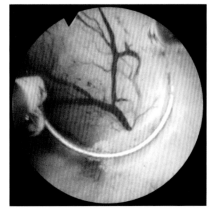

图9-3-32

血管根部电凝，以减少出血

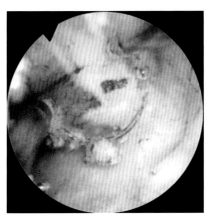

图9-3-33

环形电极推切（逆行切割）瘤蒂

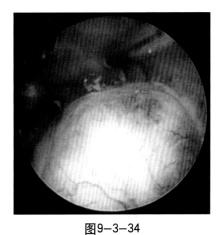

图9-3-34

肌瘤上方切割

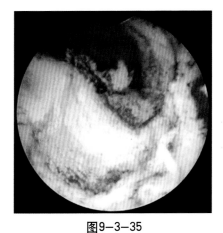

图9-3-35

肌瘤上方切开一沟槽

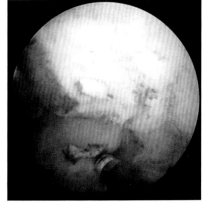

图9-3-36

肌瘤下方切割

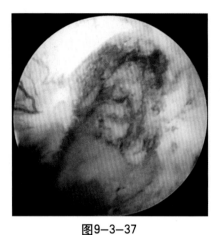

图9-3-37

肌瘤下方切开一沟槽

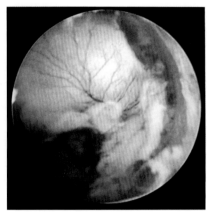

图9-3-38

形成沟槽后的肌瘤外观

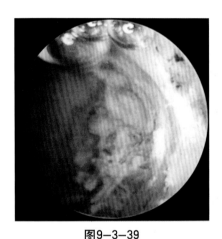

图9-3-39

钳夹肌瘤后剩余的肌瘤组织

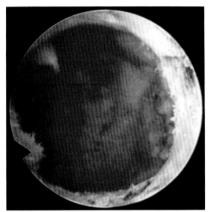

图9-3-40

TCRM术后检视宫腔形态

2．取出肌瘤碎片有以下几种方法：①退出电切环时将碎片带出。②将碎片夹在电切环和内鞘之间，退出内鞘带出，此法可减少外鞘进出宫颈和子宫的次数。③镜体与内外鞘一起退出时，将肌瘤碎片带出。④卵圆钳夹出。⑤肌瘤钳夹出。⑥钝刮匙刮出。⑦吸引管吸出。⑧取出操作架，将入水管连接在出水的阀门上，灌流液会将组织碎片自内鞘冲出。罕见的情况下，肌瘤无法取出，而留在子宫内的原位上，逐渐发生退行性变，或在术后第1次月经来潮时排出（图9-3-41，图9-3-42）。

3．首都医科大学附属复兴医院宫腔镜诊治中心的经验为体积小的黏膜下肌瘤，可用环形电极、汽化电极切除，一般比较容易。体积大者（一般指3 cm直径以上）需B超和(或)腹腔镜监护，开始切割前要先看清肌瘤与周围肌壁的解剖关系，找到肌瘤的蒂，先用环形电极和滚球电极电凝肌瘤表面的大血管和瘤蒂的血管，可减少术中出血，再用环形电极分次片状切割瘤体，使

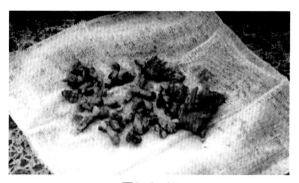

图9-3-41

切除及夹出的肌瘤组织（重15 g）

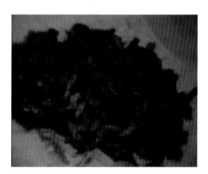

图9-3-42

切除及夹出的肌瘤组织（重128 g）

肌瘤体积缩小，然后再切断瘤蒂夹出，或将肌瘤完全切除。术中使用单极混合电流，切割的同时具有一定的凝固效应，可避免术中出血，但混合电流切割时可引起组织碎屑与电切环黏着，因此有人愿意用单纯切割电流。切割时电切环置于肿瘤后方，启动切割电流，同时电切环退回，直至切割的组织屑完全自肌瘤上切下，此法最适合位于子宫腔中央的黏膜下肌瘤。切割时，一般最好不要把切割环完全退回至鞘内，而是将电切环留在鞘外一点，如此，肌瘤和子宫壁间的关系可以看得十分清楚，避免不留心切入子宫壁或伤及子宫内口。切除肿瘤基底必须十分小心，以免损伤周围内膜，若有出血，可电凝基底，或用宫缩剂。

4．TCRM手术前宫颈预处理一般使用宫颈扩张棒。于手术前晚宫颈放置海藻棒后，手术时宫颈充分软化、扩张，手术时电切镜极易于进出，便于卵圆钳进入宫颈管，降低手术难度。

5．林氏的经验：当电切镜放入时，宫内压增加，取出时，宫腔压力突然降低。这种压力的变化可增加黏膜下肌瘤的突出程度，甚至使一些壁间肌瘤向宫腔内突出，变成黏膜下肌瘤而有可能切除使陷入性黏膜下肌瘤切除成为可能，Homou将此现象称为水按摩（water massage），林氏称此因宫内压力变化引起黏膜下肌瘤突出的机械性变化为肌瘤的"反跳现象"。此外，手术时的电刺激和卵圆钳对肌瘤的抓取均可引起子宫收缩，使肌瘤切除处的子宫肌壁增厚，十分有利于手术的进行。

6. 应用90°直角环可自上向下顺行切割，切割电流功率为70～120 W，用0°水平环为自下而上逆行分割；肌瘤较大者，在B超监护下，确有把握时亦可自下向上逆向切割，或逆向切割后即顺向切割。有关电流功率的设定，必须先从低功率开始，然后逐渐上调至电切环通过肌瘤组织时，感到滑动而无阻力时为止，其功率的调节以电切环易于滑动为准，而不是应用固定的功率，如此可以减少电切环的折断，电流功率高达120 W时医师只需用很小的力量进行拖动，组织的切面十分干净。只有在视野非常清晰时才可启动电流。切除肌壁内部分时必须识别肌瘤和包膜的界面（图9-3-43，图9-3-44），术者在切割镜下能够看到瘤体内白色的纤维组织和内膜组织中的腺体隐窝，根据瘤体内较硬的纤维平滑肌组织与其周围柔软的子宫肌壁组织的不同，掌握适宜的切割深度。

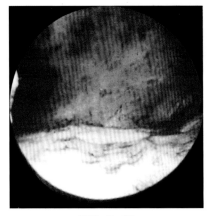
图9-3-43
切除内突壁间肌瘤，识别包膜

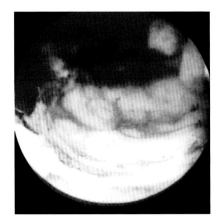
图9-3-44
切除内突壁间肌瘤，识别包膜

7. Nd-YAG激光、氩或KTP-532激光也可用于切除有蒂或宽蒂黏膜下肌瘤。Nd-YAG下可对较大肌瘤实施粉碎术，对即使不能完全切除的宽蒂或无蒂黏膜下肌瘤，通过激光或高频电的作用，也可破坏残留在肌壁间的瘤体部分，使其坏死并逐渐吸收。尚无比较宫腔镜电切和激光切除肌瘤的研究。

8. 宫腔镜下用3 mm的双极电凝针多次（20～30次）戳进肌瘤，其作用与激光相同，可使肌瘤消融（myolysis），用50 W电凝电极或100 W电切电流作用于肌瘤组织，引起肌瘤大量凝固，血供中断，组织皱缩，最终死亡。

9. 由于用环形电极切除肌瘤可导致明显出血，防碍术者视线，为清理术野，需高压注入灌流液，肌瘤碎屑需持续取出，导致手术时间延长，均明显增加了灌流液进入血管的危险。近年开发了一种波形电极，即汽化电极

（VaporTrode），可以汽化增生肥大的前列腺，已见诸于泌尿外科文献。1995年Brooks将此成功的技术和器械尝试用于汽化黏膜下肌瘤，1997年Glasser报道了应用汽化电极汽化子宫内膜和子宫黏膜下肌瘤的初步经验。与常规技术比较，其手术过程明显缩短，避免了大量的肌瘤碎屑，术中出血和灌流液吸收显著减少，减少了宫腔镜电切术的危险性。汽化电外科切除黏膜下肌瘤手术开始设置纯切割电流，功率110　W，首先用环形电极从肌瘤顶部切取0.5　cm的楔形组织，如果看不到黏膜下肌瘤，则从宫底到宫颈内口切取相同深度的子宫后壁组织，送做病理检查。以后用汽化电极，需提高电流功率，每次增加10　W，逐渐增加至200　W，一般140　W以下不能汽化肌瘤。汽化肌瘤的目的是缩小肌瘤体积，以便能够用抓钳取出或电切环切除。为得到可供病理学检查的部分肌瘤组织，不能将肌瘤完全汽化。3　mm滚筒电极在肌瘤上可形成较宽的汽化通道，2.5　mm滚球电极可以较精确地将肌瘤分割成块，汽化肌瘤过程中无肌瘤碎屑飘浮于宫腔，不必因组织屑妨碍视线，为取出组织而停止汽化，仅在需更换电极头或换抓钳取出肌瘤碎片时，才取出电切镜。当尚有少量肌瘤残留在浅肌层时，可用环形电极切除。Acc环是一种粗的环形电极，配有5个微小凹沟的滚筒，用单纯切割电流，功率275　W，可使组织汽化并使切割基底处止血，用Acc环可从基底部切除宽蒂黏膜下肌瘤，切至与子宫内膜或宫腔的轮廓平，切下来的肌瘤用卵圆钳夹出宫腔。对3～6　cm的大肌瘤，用Acc棒状汽化电极，单纯切割电流，275　W功率，去除肌瘤至基底部，如果其基底部易于看清，用Acc棒从周边向中心汽化。偶尔用宽面电极时，可像解剖刀一样，不用电流，即将肌瘤自基底钝性剥除。用肌瘤抓钳或卵圆钳将肌瘤碎片夹出。埋入壁间的肌瘤在切割或汽化时会继续向腔内突出，要尝试着尽可能多的切除，但是即使未完全切除，成功率仍高，偶尔肌瘤残留，持续月经过多，需要第2次切除。对无生育要求的妇女，可同时用Acc棒汽化电极去除子宫内膜，此设备可汽化组织的深度为3～4　mm，与环状电极切割的深度相似。如果电极被焦痂或组织碎屑包裹，打开70　W电凝电流，在已汽化过的宫腔表面快速滚动，即可清除。汽化以前不要电凝子宫内膜，因为失活的表面组织产生阻抗，妨碍汽化的深度。汽化后，用滚球电极，100　W功率电凝去除输卵管开口内膜，电凝每个大的出血点。关闭入水管，使宫内压下降，易于识别明显的出血点。汽电极使用高达200～275　W功率的单纯切割电流，高功率汽化电流明显地增强了封闭血管作用，减少了术时出血，术时汽化电极将肌瘤汽化分割成块，术中组织碎屑少，不必为取出组织碎屑而耗费时间，从而减少了过量灌流液进入血液循环的危险，使并发症减少，增加了手术的安全度。一些热量使毗连组织产生凝固带。汽化的深度取决于接触的时间、阻抗（电极上的碎屑黏着引起）和电流的功率。电极在组织上移动要缓慢，只能在向术者方向移动时通电。如此高的电流长时间加压于一点可引起子宫穿孔，故应由有经验的医师使用。因曾有两例宫腔镜电切术的部分肌瘤标本病理检查为平滑肌肉瘤,因此不能将肌瘤组织完全汽化,以保留部分肌瘤组织送病理学检查。Yang和林氏报道16例深埋于肌壁内的黏膜下肌瘤,其肌瘤的外界和浆膜内界间的距离为5～10 mm。行一期宫腔镜肌瘤切除术,肌瘤直径和重量的中位数3.3 cm 和30 g。肌瘤和浆膜间的肌层厚度逐渐并明显增加,由术前的6.7 mm增加到肌瘤切除后的16.1 mm。对侧壁由术前的10.1 mm增加到术后的18.8 mm。认为一期宫腔镜子宫肌瘤切除术可以切除种植处肌层厚度薄到5 mm的深陷的黏膜下肌瘤。

七、术中特殊情况及处理

1. 术中出血多,视野不清,若宫腔被肌瘤充塞,致手术腔隙甚小时,不宜用催产素,可调节灌流液的入水压高于动脉压,并加大流速;仍不能克服时,出水管连接负压吸引器造成负压,加速灌流液循环,同时加快手术速度,大部分肌瘤切除后,子宫收缩,出血自然减少。

2. 无蒂黏膜下肌瘤完全切除后,子宫收缩,瘤床闭合,残留的肌瘤包膜呈灰白色絮状在宫腔中漂浮,以后会自然消融,不必强制切除。

八、术中及术后监护与处理

(一) 术中监护

1. B超监护:对切除较大的肌瘤具有导向作用,并可预防和提示子宫穿孔(图9-3-45～图9-3-52)。近期有用直肠探头监护的报道。Coccia等前瞻性研究超声监护TCRS和TCRM 81例,与45例腹腔镜监护比较,结果未因超声不能像腹腔镜那样看清盆腔结构而发生并发症,无须中转腹腔镜监护

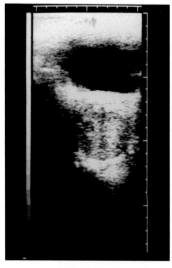

图9-3-45

B超监护,TCRM术前,纵切图显示前壁壁间肌瘤

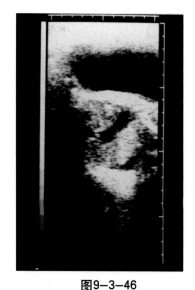

图9-3-46

B超监护,TCRM术中,注入灌流液后,显示前壁壁间肌瘤突入宫腔

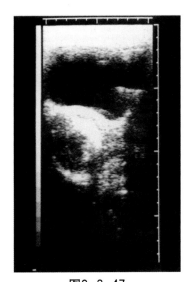

图9-3-47

B超监护，TCRM术中，切割后的瘤体表面呈强回声

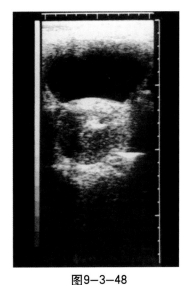

图9-3-48

B超监护，TCRM术后，瘤蒂部呈强回声

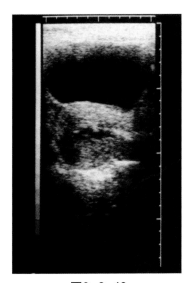

图9-3-49

B超监护，TCRM术后，注入灌流液，显示宫腔通畅、结构完整

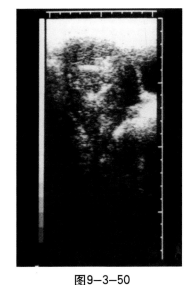

图9-3-50

B超监护，TCRM术中，瘤体与正常肌壁分离，形成类圆形强回声

者。超声在决定黏膜下肌瘤壁间部分与周围肌壁的界线方面十分有用，有助于其完整切除。

2．腹腔镜监护：应根据术中具体情况而定。对于较大的黏膜下肌瘤，尤其造成子宫腔扭曲变形，术者对经宫颈切除的安全性没有把握时，在腹腔镜监护下实施手术则更为安全。腹腔镜监护能及时发现完全和不全子宫穿孔，

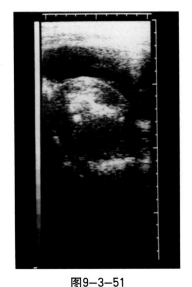

图9-3-51

B超监护，TCRM术中，类圆形强
回声的体积缩小，提示瘤体缩小

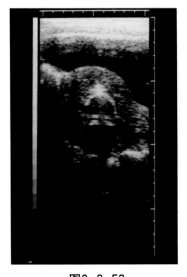

图9-3-52

B超监护，TCRM术后，放置球
囊压迫止血

并可立即进行处理。

（二）术后监护与处理

1．术后预防性雌激素的应用：对有生育要求者术后应用雌激素（倍美力2.5 mg，每日1次 ）可刺激子宫内膜生长，加速上皮化过程，预防粘连发生，尤其对宫内有较大裸露创面及术前应用GnRH-a造成体内低雌激素状态者。术后6~8周宫腔镜复查。TCRM术后子宫内膜粘连的发生率不明，可能发生率很低，因此，应用预防性雌激素的优点尚不能肯定。

2．一过性发热：较少见，于术后24 h内体温骤然升高，最高可达40℃。一般体检及白细胞测定均无异常，对症处理，体温多于24 h内恢复正常。多见于严重贫血患者，且愈贫血，热度愈高。对其发生原因尚无一致的看法，多数认为系大量灌流液进入体内引起的过敏反应，但泌尿外科做前列腺电切术时，对此并发症的解释为一过性菌血症。

3．腹痛：术后可因子宫痉挛性收缩，出现持续性下腹部疼痛。可对症处理，应注意与子宫穿孔相鉴别。

4．阴道排液：宫腔创面较大，瘤床较大、较深或同时切除子宫内膜者，在瘤床尚未愈合或宫腔创面尚未上皮化前，术后2个月内阴道可有持续排液，开始为少许血液，于1周内逐渐转变为淡红色血水，继而为黄色水样，最后为无色水样排液。如在术后2个月内有月经量出血，应对症处理，并注意排除有无残留在肌壁内的肌瘤脱出。

5．子宫腔内手术创面较大，如果尚望生育者应于手术后置入IUD。出血多的患者则术后第2个月再行置入，于第2次来月经时取出。

6．术前接受GnRH-a类药物预处理的患者，术后用雌激素1周。

7．个别患者术后第1次月经量增多。

8．切除肌瘤时切除了较多的子宫内膜，尚有生育愿望者，应于术后2～3周做宫腔镜检查，剥离子宫腔内粘连处。其他患者则于4个月后行宫腔镜检查，以了解子宫内解剖学状态。

9．Ⅰ型、Ⅱ型及内突壁间肌瘤需二期手术者，定期B超复查，择期手术。

九、手术并发症的发现和处理

Loffer报道TCRM术并发症的发生率为0.5%，无经验者为2.0%。

（一）出血

切除Ⅰ型、Ⅱ型或壁间内突肌瘤时，瘤床较深者，止血较困难，其中如有明确出血点时，可电凝止血，亦可调节灌流液压力，提高子宫内压进行止血。均不奏效时，则应考虑插入球囊导尿管，其注意事项如下。

1．球囊内的液体注入量应少于切除标本量。

2．B超扫描所见球囊大小应小于术前肌瘤的大小。

3．如球囊导管压迫仍不能止血时，多因球囊内注水量不足，应再多追加注水，或用丝线"8"字形缝合子宫颈外口，以提高宫内压止血。向外牵拉球囊，可压迫颈管内的出血。于拔出球囊导管时一并拆除子宫颈外口的缝线。

（二）子宫穿孔

电切子宫肌瘤的子宫穿孔常发生在与肌瘤毗邻的正常肌壁处，因子宫肌瘤的发展与牵拉，使该处肌壁伸展变薄，故应特别注意；必须用被动式操作架，视野不清时绝对不要操作通电。Hallez等报道61例手术中子宫穿孔1例，立即发现，腹腔镜修补。Brook等的92例中，有1例取出切割的肌瘤碎片时穿孔，以上均未延长住院日。Loffer报道1例于取出宫内肌瘤组织碎片时子宫穿孔。Wamsteker所做108例TCRM中，发生1例子宫穿孔，及时发现治愈。林氏所行TCRM的1 156例中发生子宫穿孔1例。该例为卵圆钳钳夹肌瘤时，误夹和撕裂了子宫底部的肌肉，导致子宫穿孔。

（三）体液超负荷与低钠血症

电切Ⅰ型、Ⅱ型或壁间内突肌瘤时，均切及血管丰富的较深层肌壁，较其他宫腔镜手术易引起体液超负荷与低钠血症，故应高度警惕。Loffer报道55例中，2例灌流液差值在1 000 mL以上，发生一过性低钠血症，其中1例早期肺水肿。Wamsteker报道108例TCRM中，发生1例体内潴留4%山梨醇3.5 L，发生早期肺水肿和低钠血症，麻醉师发现此例血氧饱和度下降及肺水肿，行子宫及双附件切除术。林氏所行1 676例宫腔镜电切术中，发生了1例TURP综合征。

（四）子宫内翻

林氏切除800 g肌瘤的1例，术后发生子宫内翻，急行腹式全子宫切除术。

（五）子宫瘘管

De Iaco等报道1例宫腔镜切除壁间肌瘤，引起子宫瘘管。该妇女38岁因子宫肌瘤曾行子宫动脉栓塞术，术后6个月宫腔镜切除引起术后子宫瘘管。

（六）子宫肌瘤恶变

手术结束时如留有少许肌瘤组织，发生子宫肉瘤的概率不变，故应随访。Hansen报道宫腔镜子宫肌瘤切除术1例，镜下见子宫底部壁间肌瘤突向宫腔，外观似纤维瘤，宫内无其他病理所见。从子宫壁水平切下肿瘤，无手术并发症，患者当天出院。病理组织学检查提示间叶肿瘤细胞侵入肌层，无明显异型性和分裂象，无血管浸润，诊断为低度恶性间质细胞肉瘤。患者再次入院行全子宫切除术。低度恶性间质细胞肉瘤是罕见肿瘤，其症状和临床表现都类似子宫纤维瘤。随着TCRM和TCRP的开展与广泛应用，应警惕此类肿瘤的存在，尤其是年轻妇女易患此肿瘤而又无可识别的特殊高危因素，仅凭宫腔镜检查和切除做鉴别诊断极为困难。1995年Marabini曾报道一例宫腔镜手术意外地切除了子宫内膜间质肉瘤，1996年Flam报道一例宫腔镜切除黏膜下肌瘤，病理结果为子宫内膜间质肉瘤。

Murakami等指出，为预防TCRM的并发症，应缩短手术时间和避免切割过深，采取的方法是合并应用汽化技术和强力缩宫素。

十、TCRM术的经验与评估

（一）TCRM的手术经过及结局

1. 林氏1985～2000年共切除黏膜下肌瘤1 137例，手术时间为4～150 min，平均31.6 min，1 110例测定了切除的肌瘤标本重量为0.5～800 g，平均27.4 g。发生子宫穿孔1例，在腹腔镜下完全修复。术后黏膜下肌瘤的再发率：1985～1992年为16.7%（38/228），1993～1999年为8.7%（33/378）。长期追踪结果，26例（2.6%）全子宫切除，6例经腹剔除肌瘤，23例（2.1%）行第2次TCRM术。术后81例妊娠，其中3例流产，9例妊娠中，69例足月产（61例阴道产，8例剖宫产）。另有26例因症全子宫切除，其指征有：壁间肌瘤增大10例，子宫肉瘤8例，壁间肌瘤合并子宫内膜异位症或附件囊肿5例，无蒂黏膜下肌瘤合并月经过多2例，卵巢癌1例。

2. Vercellini等7年行TCRM术108例，累计有蒂黏膜下肌瘤54例，无蒂黏膜下肌瘤30例，内突壁间肌瘤24例；一次手术时有蒂黏膜下肌瘤平均手术时间18 min±7 min，灌流液差值204 mL±276 mL，无蒂黏膜下肌瘤的两个指标分别为23 min±9 min和278 mL±269 mL，内突壁间肌瘤分别为32 min±8 min和335 mL±272 mL。54例有蒂黏膜下肌瘤做2次以上手术者14例（26%），30例无蒂黏膜下肌瘤有8例（26%），24例内突壁间肌瘤有12例（50%）。平均随访41个月，27例肌瘤复发，3年累计复发率34%，月经过多复发20例，3年累计复发率为30%。有蒂黏膜下肌瘤3年累计妊娠率49%，无蒂黏膜下肌瘤为36%，内突壁间肌瘤为33%。认为TCRM术控制月经满意，肌瘤复发不多，助孕效果亦有效，壁间肌瘤影响TCRM术的手术时间和需手术的次数，术后无远期不良影响。

3. Loffer回顾绝经妇女TCRM术后所见，18例绝经后出血，2例超声异常但无症状，19例行TCRM术，4例同时TCRE术，1例活检。随访3例后来又做了妇科手术，其中1例再次TCRM术切除超声发现的无症状的残存肌瘤，1例手术证实为肉瘤，1例为宫颈癌。指出绝经期子宫肌瘤有增加肉瘤的危险。

4. Yen等报道5例多发到数不清0.5～3 cm的弥漫黏膜下肌瘤（DUL）合并月经量极多患者，宫腔镜下尽量切除挤进宫腔的瘤体，壁间的肌瘤留在原位。5例共做了10次手术，其中1例因术后粘连行TCRA术，2例肌瘤复发再次行TCRM术，1例原计划分两期手术，用GnRH-a后再次TCRM术。5例子宫全部保留，月经正常。3例有生育愿望者均成功妊娠。

5. 2007年意大利Bettocchi提出应改变对患有小（<1.5 cm）黏膜下肌瘤育龄妇女的"等待和观察"（wait-and-see）为"即查即治"（see-and-treat）。理由是：①内膜的表面和容积被肌瘤占据。②小肌瘤在生育年龄继续长大的可能性大，引起症状或并发症。③对正常或辅助妊娠有负面影响。④不在直视下活检无以可靠判断有关恶性问题。⑤宫腔镜下"即查即治"有效。

（二）TCRM术的效果

Tulandi指出，TCRM术是切除黏膜下肌瘤的最好方法，对患有症状性肌瘤而希望保留子宫、保留或改善其生育力的妇女来说，TCRM术代替子宫切除术的优点有三：①住院时间短，费用少。②手术痛苦小，病率低。③如以后妊娠，有可能阴道分娩，但有TCRM术后妊娠子宫破裂者。Yaron 报道一例黏膜下肌瘤切除时子宫底穿孔，立即腹腔镜下缝合，后来怀孕33周时突然下腹痛，剖腹探查见子宫破裂伴部分胎盘突出于腹腔。

已出版的文献均肯定了TCRM术的有效性，短期随访的结果，无论是单纯切除肌瘤，还是同时去除了子宫内膜，90%以上的过量出血得到控制。术后肌瘤残留若无严重出血和（或）剧痛者，3个月后随访，约50%消退或脱落，必要时"补切除"。TCRM术的远期随访中，单纯切除黏膜下肌瘤者22.3%出现异常子宫出血，16.1%需进一步手术。相反的，切除黏膜下肌瘤同时去除子宫内膜者，22.5%出现异常子宫出血，但仅8.1%需进一步手术。用Nd-YAG去除单一肌瘤，同时去除或不去除子宫内膜，其月经过多和子宫出血的复发率为2%～4%。而切除多发黏膜下肌瘤和内突壁间肌瘤者，复发率为25%。对复发病例，如患者无生育要求，最确切的治疗方法，应考虑子宫切除。林氏资料术后肌瘤再发率为16.7%。自1993年至1998年4月的347例，结果有26例（7.5%）复发了黏膜下肌瘤。远期追访结果：23例（2.8%）做了子宫全切术，3例腹式肌瘤核手术，16例（2.0%）再次TCRM术。子宫全切除的指征：肌层内肌瘤增大10例，子宫肌瘤6例，肌内肌瘤合并子宫内膜异位症或巧克力囊肿4例，无蒂性黏膜下肌瘤合并月经过多2例，卵巢癌1例。

1997年Romer报道70例黏膜下肌瘤，其大部分位于肌壁间的宫腔镜手术情况，术前2～3个月注射GnRH-a，同期B超或腹腔镜监护，由在此领域富有经验的医师进行手术，无术中和术后并发症，2例大肌瘤做了第2次切除，术后随访5～52个月，全部患者月经恢复正常，无需切除子宫者，认为由有经验的医师施术，大部分位于宫壁内的黏膜下肌瘤的TCRM术并发症不增高。Hallez回顾分析了284例TCRM术的术后情况，患者年龄25～70岁，肌瘤直径1～6.5 cm，唯一的并发症是1例子宫穿孔，立即修补。术后子宫的解剖学形态和功能良好者，术后6个月为95.6%，术后1年保持94.6%，到2年89.7%，3年87.8%，4年83%，5年76.3%，6年73.2%，到7年以后，稳定在67.6%。该资料提示TCRM不能改善原发不孕，但对继发不孕有利，他认为TCRM手术难度大，但安全，是值得采用的保守手术。2000年Romer等报道TCRM术时肌瘤>3 cm和（或）肌壁间肌瘤或有继发贫血者，都适合术前应用GnRH-a，应用的目的不仅是为了使子宫内膜薄化，也为了缩小肌瘤体积，减少肌瘤血管。未用GnRH-a的肌瘤切除失败率高，尤其是大的肌壁间肌瘤。Polena等回顾分析235例TCRM术后情况，评估有效性及其与肌瘤类型和体积的关系，主要指征为AUB和不育，37%同时EA术，32%同时TCRP术，51%为绝经妇女。术中并发症2.6%，均不严重。随访率84%，中位数40个月（18～66个月）。84.4%手术成功，失败病例中4例再次手术，3例子宫切除，4例仍AUB。认为对有选择的病例，TCRM术是安全和高度有效，远期疗效满意，并发症很少。

Loffer研究TCRM术同时TCRE有助于改善出血症状，患者为子宫肌瘤合并月经过多177例，104例仅做TCRM术。73例同时TCRE，同时切除子宫内膜者95.9%月经得到控制，未切除为80.8%，$P=0.003$。子宫肌瘤完全切除者效果较好，$P=0.039$，同时去除内膜者更好，$P=0.022$。TCRE也提高肌瘤未能切净的月经改善率，但差异不显著。日后子宫切除并未因行TCRE术或肌瘤完全切除而减少，原因是疼痛和痛经是常见的子宫切除指征。

Yen等报道了5例宫腔镜下成功治疗早期DUL的案例，术后月经过多症状明显改善。首都医科大学附属复兴医院宫腔镜诊治中心黄等报道，31例因月经过多合并贫血和（或）不孕症的弥漫性子宫肌瘤病患者，在超声监护下行宫腔镜手术，31例患者平均随访（31.7±11.0）个月，6例患者行2次经宫颈子宫肌瘤切除术（TCRM），3例患者行3次TCRM，除1例患者术后月经改善效果不佳行腹腔镜下次全子宫切除术，其余30例患者均保留子宫。术后2～3个月子宫内膜修复，月经改善率为93.5%（29/31），复发率为32.3%（10/31）。

（三）TCRM术后生育问题

关于TCRM术后生育问题，各家报道不一，难以进行比较。March、Valle、Hallez相继报道宫腔镜电切或激光切除黏膜下肌瘤术后的分娩率大于50%。认为子宫肌瘤与不孕、不育的关系存在争议，IVF文献提出只有在其引起宫腔变形时需要手术，剖腹、腹腔镜或宫腔镜术后妊娠率约50%。鉴于一些患者TCRM术后肌瘤会再发，Neuwirth 报道26例，术后9例需进一步手术，7例做了子宫切除。因此指出以妊娠为目的的患者，应在术后6～8周试行妊娠，因为肌瘤的再生长是不可预测的。Bernard等报道切除1个黏膜下肌瘤的术后分娩率优于2个以上者（$P=0.02$），与黏膜下肌瘤的体积、位置无关，无壁间肌瘤者术后分娩率高，且手术至分娩的时间较有壁间肌瘤者明显缩短。Giatras 等回顾分析41例不孕妇女TCRM术后，25例（60.9%）妊娠，20例（48.7%）足月分娩。17例分娩单胎，5例分娩双胎，其中3例足月，2例33周和35周，1例31周分娩3胎，2例分别于妊娠6周、8周过期流产，1例术后发展为Asherman综合征。认为对不育妇女，TCRM术是替代经腹剔除黏膜下肌瘤和促进妊娠的有效方法。2008年土耳其Caliskan等报道第1例肌瘤位于阴道纵膈、双宫颈和子宫中隔的宫体上。患者43岁，原发不孕，月经过多。手术分2次进行，第1次行剖腹探查，粘连松解，做肌瘤剔除和阴道纵膈切除术。第2次做宫腔镜子宫完全中隔切除术。妊娠26周测得宫颈正常长短。

　　目前长期随访资料有限。Hallez等报道61例无蒂黏膜下肌瘤切除术后93%月经恢复正常，其中7例继发痛经者，术后6例痛经消失，术后子宫造影54例，49例正常，11例不孕者，7例怀孕，其中2例早期自然流产。Brooks等报道TCRM和TCRP术52例，随访3个月以上，91%恢复正常月经，15例不孕妇女中，33%怀孕至足月。Loffer报道电切宫内新生物53例，43例为有蒂或无蒂黏膜下肌瘤，10例大内膜息肉，远期结果45例，随访12个月以上，93%的过度出血得到控制，5例（9%）子宫切除，2例行第2次肌瘤切除，2例剖腹剔除肌瘤；12例不孕中7例（58%）获活婴。Derman总结了94例治疗AUB（94%）和不孕症（16%）的经验，晚期术后问题占24.5%，15.9%再次手术，随访9年，83.9%不需进一步手术，提示TCRM远期疗效随时间延长而减少，但仍有效，21例以后妊娠，2例自然流产。5例人工流产，14例足月产。林氏的TCRM病例中有93例不孕症，术后44例妊娠，妊娠率47.3%，其中3例自然流产，41例足月产；足月分娩率44.1%，其中9例剖宫产，32例自然分娩。在Wamsteker报道49例中，33例月经过多，术后30例（91%）出血得到控制，16例不孕为主要指征者中，9例（56%）术后怀孕，8例（50%）足月分娩。两组的症状改善随肌瘤埋入宫壁的深度增加而减少。为减少失败，术前必须用宫腔镜和（或）B超确定肌瘤的大小、数目、位置和向肌层扩展的程度，以确定TCRM的可能性。埋藏在肌壁部分>50%的肌瘤手术十分困难，可用汽化电极和Nd-YAG激光去除。

　　1999年Varasteh等报道36例TCRM术的生殖预后，年龄<45岁，>12个月不孕，>18个月的随访。结果肌瘤>2 cm者的妊娠率与活胎率明显提高，肌瘤≥3 cm者活胎率显著提高，认为TCRM术增进生育能力，虽然做大的肌瘤手术会去除大面积子宫内膜，其对生育的好处大于危险。Fernande报道59例TCRM术安全、有效，可有效地控制出血（62%），然而解决不孕的作用有限（术后27%妊娠），尤其是足月娩率低（10%），患者平均年龄36.6岁±4.6岁，年龄偏大可能是不孕的因素。术后易于妊娠的因素有：肌瘤是唯一病因（41.6%），肌瘤≥5 cm。首都医科大学附属复兴医院宫腔镜诊治中心马等总结自1998年起七年间因不育及月经过多行宫腔镜子宫肌瘤电切术患者131例，术后妊娠85例（64.89%），自然流产率10/90（11.11%），与术前自然流产率（69.33%）相比有显著降低（$P=0.000$）。因此认为引起宫腔形变的子宫肌瘤影响妊娠、增加流产率，建议先行宫腔镜手术治疗，术后可显著改善生殖预后。

Yen等报道的5例宫腔镜下治疗早期DUL，术后3例患者获得4次成功妊娠，3例因臀位行剖宫产术。首都医科大学附属复兴医院宫腔镜诊治中心黄等报道31例DUL行宫腔镜手术治疗者，其中19例不孕症患者术后妊娠率52.6%（10/19）、活产率为 47.4%（9/19）。认为宫腔镜手术可替代传统手术治疗早期DUL，可改善月经，保留子宫，保留患者生育力。

（四）TCRM术后再次手术问题

Gravello报道196例TCRM术中49例做过第2次切除，存留部分肌瘤在宫壁间，日后有子宫切除或再次宫腔镜切除肌瘤的可能。Dueholm报道术后肌瘤残留，若无严重出血和（或）剧痛者3个月后随访，约50%消退或脱落，必要时"补切除"。Valle观察了肌瘤埋入肌壁，切除不完全的病例，发现残存的肌瘤或发生坏死，或表面被覆子宫内膜，随访12个月，75%～93%的患者过量出血得到控制，不需要进一步治疗，58%曾经不育的患者分娩活婴。Fernandez等报道200人次、286例次TCRM术，因肌瘤大，35例做过3～5次切除，并发症12例 （5%），无死亡或进入ICU者，术后74%症状改善，预测失败的因素有：肌瘤体积>5 cm，宫腔内肌瘤数目>3个，宫腔长度>12 cm，Ⅱ型壁间肌瘤和融合的肌瘤等。Shokeir随访29例连续有生育愿望，患黏膜下肌瘤的妇女行TCRM术后的生育情况，其中14例为原发不孕，15例有不良产科史，25例肌瘤在宫腔内，4例为Ⅰ型。肌瘤均<5 cm，平均1.33 cm。无手术并发症，术后大多数宫腔解剖学结构恢复正常。术后21例有30次妊娠，13人生育16个活婴，与术前比，活婴分娩率由3.8%提高到63.2%，流产率由61.6%下降到26.3%。可见TCRM对生育失败妇女可提高妊娠和活婴分娩率。

做辅助生育治疗前子宫肌瘤剔除对孕卵种植和妊娠的影响存有争议。2007年意大利Vimercati等研究51例（97个周期）有子宫肌瘤、63例（127个周期）过去做过肌瘤剔除和106例（215个周期）无肌瘤患者做IVF/ICSI的临床预后。3组间在妊娠和分娩活婴方面无差异。与其他各组相比，肌瘤>4 cm需要增加周期的次数，资料不支持任何位置的小、中等大小肌瘤在IVF前剔除。2005年美国Aziz报道1例宫腔镜见6 mm的黏膜下肌瘤，宫腔正常。IVF后妊娠，妊娠早期胚胎发育障碍，于妊娠23.4周因严重IUGR终止妊娠。产后6周超声探及宫内有1.7 cm肌瘤，宫腔镜切除。后来又IVF怀单卵双胎。

（五）TCRM术前应用GnRH-a对近远期预后的影响

Campo等研究80例连续病例中的42例（52.5%）未用药物，在增殖早期手术（A组），38例（47.5%）肌内注射GnRH-a 3.75 mg 两剂（B组），随访24个月，了解AUB，肌瘤复发和再次手术情况。A组切除48个肌瘤（1.1个／人±0.53个／人，平均直径29.73 mm±14.47 mm），B组切除42个肌瘤（1.09个／人±0.29个／人，平均直径29.73 mm±14.47 mm）。手术时间用药的B组明显长于A组（A组40 min±18.06 min，B组57.65 min±29.61 min，P=0.002），住院时间无差异（A组 1.05 d±0.22 d，B组1.15 d±0.44 d），仅有1例子宫穿孔，每组各有3例富于细胞性肌瘤无异型。随访A组36.3%有AUB，B组为26.6%；A组3例、B组2例复发，无统计学差异。两组各有1例需2次手术。作者认为除非为了纠正贫血，GnRH-a的应用似乎并不能改善TCRM术的近远期预后。手术时间长可能是因为扩张宫颈困难，仍需进一步的研究来确定此假设。Tiufekchieva等前瞻性研究TCRM治疗50例黏膜下肌瘤患者，其中10例术前用诺雷德2个月，平均肌瘤直径缩小10.16 mm，此作用对30 mm以上的肌瘤非常重要，减少10 mm直径意味着明显减少需要切除的组织。治疗组平均手术时间减少了17.08 min，90%的手术均较容易。作者认为诺雷德不仅缩小了肌瘤的直径，同时也使子宫内膜萎缩，明显改善术时的宫腔状态，使得手术快速、容易，并发症减少。

（夏恩兰　马　宁）

参考文献

[1] 冯力民,夏恩兰,段惠兰,等.应用官腔镜与超声波联合诊断子宫疾病.中华妇产科杂志,1996,31:334-337.

[2] 黄晓武,夏恩兰,马宁,等.官腔镜手术治疗早期弥漫性子宫肌瘤病临床分析.中国内镜杂志,2012,18:581-584.

[3] 掘越裕史,斎藤寿一郎,等.当院によけるはち子宫镜下手術の成績.日产妇神奈川地方誌,1998,31:157-163.

[4] 可世木久幸,荒木勤.子宫镜下黏膜下筋腫核出術.日产妇内视镜誌,1995,11:11-26.

[5] 林保良,山本百合惠.ヒステロフアイバースコープによる黏膜下筋腫.产妇治療,1996,73:476-480.

[6] 林保良,山本百合惠.子宫镜手術用周边器具の開発.日产妇内视镜誌,1996,12:60-64.

[7] 林保良,岩田嘉之.子宫镜下手術.临床妇人科産科,1998,52:1 522-1 525.

[8] 马宁,夏恩兰.官腹腔镜治疗子宫肌瘤伴不孕229例生殖预后分析.山东医药,2012,52:31-33.

[9] 田中羹平,左藤孝明.子宫内膜病变における Transcervical resectoscopy(TCR)の有用性.日产妇内视镜誌,1995,11:118-122.

[10] 夏恩兰,段华,冯力民,等.官腔镜手术B超与腹腔镜监护的应用体会.中国内镜杂志,1998,4:55-56.

[11] 夏恩兰.官腔镜电切治疗子宫肌瘤962例疗效分析.中华医学杂志,2005,85(3):173-176.

[12] Bernard G,Darai E,Poncelet C,et al.Fertility after hysteroscopic myomectomy:effect of intramural myomas associated.Eur J Obstet Gynecol Reprod Biol,2000,88:85-90.

[13] Bettocchi S,Siristatidis C,Pontrelli G,et al.The destiny of myomas:should we treat small submucous myomas in women of reproductive age? Fertil Steril,2008,90(4):905—910.

[14] Brooks PG,Serden SP,Davos I.Hormonal inhibition of the endometrium for resectoscopic endometrial ablation.Am J Obstet Gynecol,1991,164:1601—1606.

[15] Brooks PG.Resectoscopic myoma vaporizer.J Reprod Med,1995,40:791—795.

[16] Caliskan E,Cakiroglu Y,Turkoz E.Leiomyoma on the septum of a septate uterus with double cervix and vaginal septum:a challenge to manage.Fertil Steril,2008,89(2):456.

[17] Campo S,Campo V,Gambadauro P.Short-term and long-term results of resectoscopic myomectomy with and without pretreatment with GnRH analogs in premenopausal women.Acta Obstet Gynecol Scand,2005,84(8):756—760.

[18] Coccia ME,Becattini C,Bracco GL,et al.Intraoperative ultrasound guidance for operative hysteroscopy:A prospective study.J Reprod Med,2000,45:413—418.

[19] Corson SL,Brooks PG.Resectoscopic myomectomy.Fertil Steril,1991,55:1041—1044.

[20] De Iaco P,Golfieri R,Ghi T,et al.Uterine fistula induced by hysteroscopic resection of an embolized migrated fibroid:a rare complication after embolization of uterine fibroids.Fertil Steril,2001,75(4):818—820.

[21] DeCherney A,Polan ML.Hysteroscopic management of intrauterine lesions and untractable uterine bleeding.Obstet Gynecol,1983,61:392—397.

[22] Derman SG,Rehnstrom J,Neuwirth RS.The long-term effectiveness of hysteroscopic treatment of menorrhagia and leiomyomas.Obstet Gynecol,1991,77:590—594.

[23] Donnez J,Gillerot S,Bourgonjon D.Neodymium-YAG laser hysteroscopy in large submucous fibroids. Fertil Steril,1990,54:999—1003.

[24] Donnez J,Nisolle F,Clerckx F,et al.Advanced endoscopic techniques used in dysfunctional bleeding, fibriods and endometriosis,and the role of gonadotrophin-releasing hormone agonist treatment.Br J Obstet Gynecol,1994,101:2—9.

[25] Dueholm M.Forman A,Ingerslev J.Regression of residual tissue after implete resection of submucous myomas.Gynecol Endos,1998,7:309—314.

[26] Flam F,Radestad A.Endometrial stromal sarcoma diagnosed by operative hysteroscopy.Hum Reprod, 1996,11:2797—2798.

[27] Giatras K,Berkeley AS,Noyes N,et al.Fertility after hysteroscopic resection of submucous myomas. J Am Assoc Gynecol Laparosc,1999,6:155—158.

[28] Glasser MH.Endometrial ablation and hysteroscopic myomectomy by electrosurgical vaporization.J Am Assoc Gynecol Laparosc,1997,4:369—374.

[29] Gravello L,Farnarier J,Roger V,et al.Hysteroscopic myomectomy.Functional results with an average follow-up.J Gynecol Obstet Biol Reprod (Paris),1998,27:593—596.

[30] Hallez JP,Netter A,Cariter R.Methodical intrauterine resection.Am J Obstet Gynecol,1987, 156:1080—1084.

[31] Hallez JP,Perino A.Endoscopic intrauterine resection principles and technique.Acta Eur Fertil, 1988,19:17—20.

[32] Hallez JP.Single-stage total hysteroscopic myomectomies indications,techniques and results.Fertil Steril,1995,63:703—708.

[33] Hanning RV,Harkins PG,Uehling DT.Preservation of fertility by transcervical resection of a benign mesodermal uterine tumor with a resectoscope and glycine distending medium.Fertil Steril,1980,33:209—210.

[34] Hansen UD,Lund CO.Finding of an unsuspected endometrial stromal sarcoma by hysteroscopic

endometrial resection.Gynaecol Endosc,1998,7:279—280.

[35] Kim AH,Keltz MD,Arici A,et al.Dilutional hyponatremia during hysteroscopic myomectomy with sorbitol-manitol distention medium.J Am Assoc Gyencol Laparosc,1995,2:237—242.

[36] Lin BL,Iwata Y,Lin KH.Removing a large submuous fibroid hysteroscopically with the two-resectoscope method.J Assoc Gynecol Laparosc,1994,1:259—263.

[37] Lin BL,Iwata Y,Miyamota N,et al.Three contrasts method:an ultrasound technique for monitoring transcervical operations.Am J Obstet Gynecol,1987,156:469—472.

[38] Lin BL,Iwata Y.Modifies laparoscopy for monitoring transcervical surgery.Am J Obstet Gynecol,1990,163:243—244.

[39] Lin BL,Miyamoto N,Aoki R,et al.Transcervical resection of submuscous myoma.Acta Obstet Gynecol Jpn,1986,38:1647—1652.

[40] Loffer FD,Complications of hysteoscopy——their cause,prevention,and correction.J Am Assoc Gyencol Laparosc,1995,3:11—26.

[41] Loffer FD.Hysteroscopic myomectomy in postmenopausal women.J Minim Invasive Gynecol,2005,12(4):323—325.

[42] Loffer FD.Improving results of hysteroscopic submucosal myomectomy for menorrhagia by concomitant endometrial ablation.J Minim Invasive Gynecol,2005,12(3):254—260.

[43] Loffer FD.Removal of large symptomatic intrauterine growths by the hysteroscopic resectoscope.Obstet Gynecol,1990,76:836—840.

[44] Magos AL,Baumann R,Turnbull AC.Transcervical resection of the endometrium in women with menorrhagia.Brit Med J,1989,298:1209—1212.

[45] Marabini A,Gubbini G,De Jaco P,et al.A case of unsuspected endometrial stromal sarcoma removed by operative hysteroscopy.Gynecol Oncol,1995,59:409—411.

[46] Murakami T,Tamura M,Ozawa Y,et al.Safe techniques in surgery for hysteroscopic myomectomy.J Obstet Gynaecol Res,2005,31(3):216—223.

[47] Neuwirth RS,Smin HK.Excision of submucous fibroids with hysteroscopic control.Am J Obstet Gynecol,1976,126:95—99.

[48] Neuwirth RS.A new technique for and additional experience with hysteroscopic resection of submucous fibroids.Am J Obstet Gynecol,1978,131:91—94.

[49] Neuwirth RS.Hysteroscopic management of symtomatic submucous fibroids.Obstet Gynecol,1983,62:509—511.

[50] Neuwirth RS.Hysteroscopic resection of submucous leiomyoma.Contemp Obstet Gynecol,1985,25:103—123.

[51] Ostrzenski A.Resectoscopic cervical trauma minimized by inserting laminaria digitata preoperatively.Int J Fertil,1994,39:111—113.

[52] Polena V,Mergui JL,Perrot N,et al.Long-term results of hysteroscopic myomectomy in 235 patients.Eur J Obstet Gynecol Reprod Biol,2007,130(2):232—237.

[53] Romer T,Schmidt T,Foth D.Pre-and postoperative hormonal treatment in patients with hystero scopic surgery.Contrib Gynecol Obstet,2000,20:1—12.

[54] Romer T.Hysteroscopic myoma resection of submucous myomas with largely intramural components.Zentralbl Gynaekol,1997,119:374—377.

[55] Sanders B.Uterine factors and infertility.J Reprod Med,2006,51(3):169—176.

[56] Sefrioui O,Virelizier C,et al.Hysteroscopic resection of submucosal myomas in patients with

infitility.Hum Reprod,2001,16(7):1489—1492.

[57] Serden SP,Brooks PG.Preoperative therapy in preparation for endometrial ablation.J Reprod Med, 1992,37:679—681.

[58] Shokeir TA.Hysteroscopic management in submucous fibroids to improve fertility.Arch Gynecol Obstet,2005,273(1):50—54.

[59] Tiufekchieva E,Nikolov A.Hysteroresection of submucous myomas after treatment with zoladex.Akush Ginekol(Sofiia),2006,45(1):19—24.

[60] Tulandi T,al-Took S.Endoscopic myomectomy.Laparoscopy and hysteroscopy.Obstet Gynecol Clin North Am,1999,26:135—148,viii.

[61] Valle RF.Hysteroscopic removal of submucous leiomyomas.J Gynecol Surg,1990,6:89—96.

[62] Varasteh NN,Neuwirth RS,Levin B,et al.Pregnancy rates after hysteroscopic polypectomy and myomectomy in infertile women.Obstet Gynecol,1999,94:168—171.

[63] Vercellini P,Oldani S,De Giorgi O,et al.Endometrial ablation with a vaporizing electrode.II.Clinical outcome of a pilot study.Acta Obstet Gynecol Scand,1998,77:688—693.

[64] Vercellini P,Oldani S,Milesi M,et al.Endometrial ablation with a vaporizing electrode.I.Evaluation of in vivo effects.Acta Obstet Gynecol Scand,1998,77:683—687.

[65] Vercellini P,Zaina B,Yaylayan L,et al.Hysterosclpic myomectomy:long-term effects on menstrual pattern and fertility.Obstet Gynecol,1999,94:341—347.

[66] Vimercati A,Scioscia M,Lorusso F,et al.Do uterine fibroids affect IVF outcomes? Reprod Biomed Online,2007,15(6):686—691.

[67] Wamsteker K,Emanuel MH,deKruif JH.Transcervical hysteroscopic resection of submucous fibroids for abnormal uterine bleeding.Results regarding degree of intramural extension.Obstet Gynecol,1993,82:736—740.

[68] Yang JH,Lin BL.Changes in myometrial thickness during hysteroscopic resection of deeply invasive submucous myomas.J Am Assoc Gynecol Laparosc,2001,8(4):501—505.

[69] Yaron Y,Shenhav M,Jaffa AJ,et al.Uterine rupture at 33 weeks'gestation subsequent to hysteroscopic uterine perforation.Am J Obstet Gynecol,1994,170:786—787.

[70] Yen CF,Lee CL,Wang CJ,et al.Successful pregnancies in women with diffuse uterine leiomyomatosis after hysteroscopic management.Fertil Steril,2007,88(6):1667—1673.

第四节　宫腔镜子宫内膜息肉切除术

子宫内膜息肉是异常子宫出血和不育症的常见原因。通常的治疗方法是盲目的刮宫术，但常遇到无法去除的问题。

子宫内膜息肉摘除可通过多种器械实施，包括肌瘤抓钳、刮匙和专门的息肉切除钳等。但是同样的手术器械，盲目地进行宫腔内操作并不能获得满意的效果。以往沿用手控的机械去除法，如息肉为多发，甚至弥散于整个子宫腔，则予以全面刮宫；对于单个较大，蒂位于子宫下段者，可经宫腔镜定位，用长弯血管钳或卵圆钳夹出；而带蒂的内膜息肉，在宫腔内漂浮不定，有时很难盲目钳夹取出。1981年Valle报道179例中150例盲刮未能将息肉取出。宫腔镜子宫内膜息肉切除术（transcervical resection of polyp,TCRP）是在直视下进行操作，可"有的放矢"地钳抓和从根蒂部切除子宫内膜息肉

（图9-4-1），息肉大小0.2～3 cm不等，可为单发（图9-4-2），亦可为多发，1个息肉可有2个蒂，外观比较柔软，富有光泽，甚至呈闪烁状，色泽类似于其周围的内膜，稍为鲜红，但亦偶有例外。息肉虽不像内膜碎片那样随膨宫液的流动而抖动，但亦不像黏膜下肌瘤那样坚实固定。息肉的形态多为卵圆形，但亦有三角、圆锥或不规则形的。表面光滑，有时可透见纤细的微血管网纹。多数息肉有蒂，或细而长，或宽而短。偶尔较大的息肉顶端表面伴有坏死而呈现紫褐色。息肉的形态不受膨宫压力的增减而变化。对无蒂息肉，常使用环形电极切除，并且不损伤周围正常内膜（图9-4-3）。无论使用何种方法，必须确保完整切除根蒂，以免日后复发。

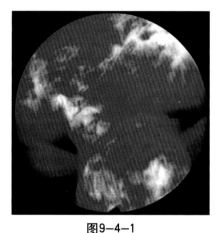

图9-4-1

环形电极从根蒂部切除子宫内膜息肉

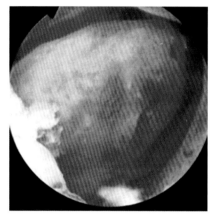

图9-4-2

单发子宫内膜息肉

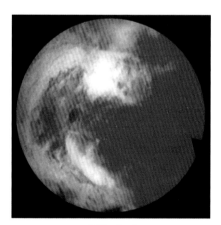

图9-4-3

切除息肉后的切割面，周围正常内膜无损伤

一、病理组织学分类

子宫内膜息肉可位于宫颈管或子宫腔的任何位置，息肉组织基本上由内膜腺体上皮及间质组织组成，形态具有多样性，取决于产生息肉的部位，体内甾体激素及息肉组织对它的反应。息肉常为单发，亦可多发，甚至聚满宫腔，大小不一，多数有蒂与子宫壁相连，但亦有基底宽而无蒂者。息肉呈圆锥形、卵圆形或指状突出物，表面光滑，富有光泽，色多鲜红，息肉顶端表面可出现坏死、出血和浅溃疡。

1. 源于成熟的子宫内膜（功能性息肉）：来自内膜对卵巢激素的反应，并随卵巢周期而变化。其体积一般较小，月经期可部分或全部脱落。典型的息肉基底较宽，柔软，色泽和血管与周围的内膜相似，可能被误认为局限性增生的子宫内膜。接触性宫腔镜可显示息肉的中心血管轴和组织内聚的特点，因此对有疑问的病例，接触性宫腔镜检查有较大的价值。

2. 源于未成熟的子宫内膜（非功能性息肉）：对孕酮不敏感，但对雌激素仍有反应。雌激素支持其生长，可以长得很大，随着蒂的延长，在两侧子宫壁的压迫下变成扁平形状，也可以变成三角形。此息肉呈黄红色，远端有时可有瘀斑而呈紫红色。内膜息肉活动度大，CO_2气体的压力能沿子宫壁将其压倒，接触性宫腔镜检查时，常滑出视野之外，因此，匆忙的宫腔镜检查有时看不到。

3. 腺肌瘤型息肉：为罕见类型，其特征是息肉组织内有平滑肌成分，覆盖肌组织表面的内膜往往呈萎缩状。

4. 绝经后息肉：又称萎缩型息肉，绝经以后增生性或功能性息肉退化、与周围的内膜呈现相似变化。组织学上的特征是腺上皮萎缩、腺管扩张、间质纤维化。宫腔镜可见到表面淡粉色不透明的息肉，血管扩张不明显，但有时也可见到散在的半透明小囊泡及呈树枝状的扩张血管。

二、手术适应证和禁忌证

适应证为切除有症状的子宫内膜息肉，排除息肉恶性变。禁忌证同TCRE术。

三、术前准备和麻醉

术前准备和麻醉同TCRE术。

四、手术步骤

1. 宫腔镜夹持法：若息肉较小，蒂位于子宫上段，尤位于输卵管口者，可在纤维宫腔镜或硬性宫腔镜的直视下以微型活检钳夹持取出。一次去除不尽时可反复操作去除息肉。

2. 宫腔镜截取法：对蒂宽而近子宫底部的大息肉，可在宫腔镜直视下用套圈器经操作孔道进入宫腔，将套圈器套在息肉的根蒂部并旋转套圈器，然后拔去宫腔镜时一起把息肉带出。然后再置入宫腔镜复查，直到息肉完全被摘除为止。

3．宫腔镜电切术：息肉蒂明显者可用Nd-YAG激光去除。对宽蒂或不易找到蒂的息肉，以及曾用其他方法治疗过，但症状仍持续存在或息肉复发再生者，宜行宫腔镜电切术，手术步骤如下：

（1）先在镜下看清息肉的形态、大小及根蒂的部位（图9-4-4，图9-4-5），再注意息肉根蒂部与周围组织间的关系（图9-4-6），设计切割手法。

（2）多发性息肉（图9-4-7）的切除：因宫腔被息肉填满，灌流液充盈不足，视野模糊，可先用负压吸引器吸取内膜及息肉，被覆在息肉表面的内膜被吸去，只剩下息肉的间质组织，体积及横径明显缩小，灌流液进入，便于切割。

（3）切除息肉时，用环形电极自息肉的远方套住息肉的根蒂后切割，电切的深度达根蒂下方2～3 mm的浅肌层组织（图9-4-8～图9-4-10）。

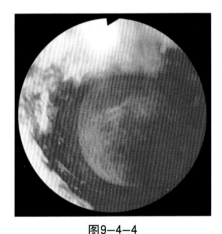

图9-4-4

术前子宫内膜息肉的形态

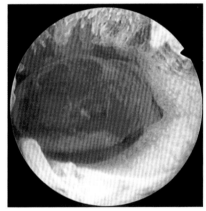

图9-4-5

TCRP术前的宫腔形态

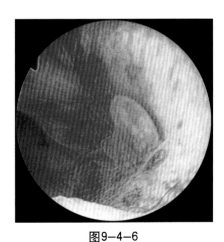

图9-4-6

息肉根蒂部

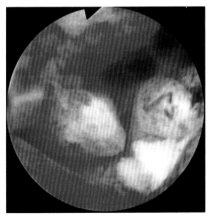

图9-4-7

宫腔内多发性息肉

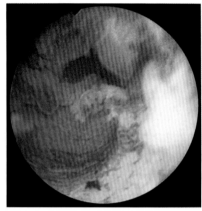

图9-4-8

自根蒂部切除息肉所见创面

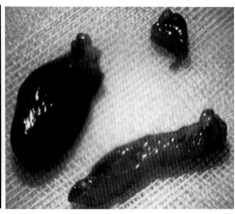

图9-4-9

切除的息肉（3枚）

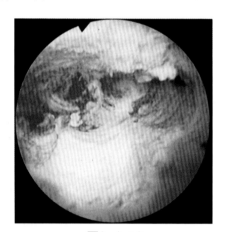

图9-4-10

切除息肉后的宫腔形态

五、术中及术后监护处理

术中及术后监护处理同TCRE术。

六、手术并发症的发现与处理

因TCRP术的切割范围较局限，手术时间短，发生TURP综合征、宫腔粘连及宫腔积血的危险性小。1995年Marabini等报道1例26岁妇女，因AUB行TCRP术，息肉长4 cm，光滑，血管扩张，蒂宽，附着在宫底和后壁，切除的标本病理学检查提示低度恶性子宫内膜间质肉瘤，继而行腹式全子宫双附件切除术，病理检查无残余癌。术前做出子宫内膜间质肉瘤的诊断十分困难。故术时应将病变全部切除，并将切除的标本全部送检。关于恶性变问题，1998年Maltez报道过1例出现在良性息肉上的局灶性透明细胞癌，患者80岁，黑白混血儿，55岁绝经，无激素替代治疗史，诉持续少量阴道出血1周。阴道超声检查显示宫腔液性暗区，子宫内膜萎缩，但近宫底处黏膜局灶增厚，未突破内膜肌层交界。宫腔镜取出息肉，组织学检查示有蒂息肉伴腺体囊性扩张，无核异型。但在息肉中发现局灶性透明细胞癌，周围组织为良性上皮。子宫内膜息肉行雌激素受体检测和p53蛋白表达的免疫组化检查，结果雌激素受体在良性腺上皮和间质细胞核中为阳性，而透明细胞癌中阙如，但肿瘤组织间质细胞雌激素受体为阳性，良性内膜腺体和间质中没有p53蛋白过度表达，而在恶性细胞核中为强阳性。患者行经腹全子宫和双附件切除。做出正确诊断的唯一可靠方法是病理组织学检查，故强调宫腔镜切除的组织应全部送病理组织学检查的重要性。

七、TCRP术的经验与评估

TCRP术是唯一能够看清息肉蒂并能自其根部切除的方法，且能对宫内占位性病变进行鉴别诊断。

（一）TCRP的治疗效果

Nathani和Clark系统复习 *MEDLINE* 1966～2004年文献，评估TCRP治疗AUB的有效性，包括月经异常、绝经期出血、有（无）激素替代和三苯氧胺治疗等。所有的TCRP均一次成功，3例局部麻醉，3例并发症，其中1例子宫穿孔，术后症状改善率75%～100%。门诊局部麻醉手术与全身麻醉住院手术预后无差异（$P=0.7$）。Bradley等回顾分析1992～1998年所做TCRP术201例，172例（85.6%）的手术指征是AUB，手术发现良性内膜息肉占91.5%，内膜息肉的组织学异常有19例（9.5%），其中复杂性增生13例，非典型增生6例。各种术前诊断方法的敏感度，阴道超声16.7%，子宫声学造影83%，宫腔镜89.5%，内膜活检10.8%，水超声和宫腔镜无假阴性。随访30个月，88%症状治愈。Tjarks等报道78例各种手术治疗子宫内膜息肉的效果，随访到60例，2例合并子宫内膜腺癌除外，剩余58例中，37例为绝经前，21例为绝经后，平均随访13个月（5～24个月）。最多应用的是TCRP术（26例），其他有TCRP+TCRE、TCRP+TCRM术和子宫切除。结果各种手术的满意率均高，宫腔镜手术术后每月的出血时间至少减少1/2以上。认为简单的TCRP术和侵入性大的手术有同样改善月经过多和子宫出血症状的作用。Cravello等报道1987～1997年TCRP治疗子宫内膜息肉出血195例，长期随访（5.2年）80%TCRP术（未行EA术）成功，仅5例子宫切除。认为TCRP术是治疗子宫内膜息肉的金标准。Nathani等系统回顾1966～2004的美国国立图书馆等3个引用源文献有关TCRP术治疗AUB的资料，随访2～58个月，75%～100%治疗有效。Sentilhes的报道显示目前尚无TCRP术后妊娠子宫破裂的报道。Garuti等评估诊室"即查即治"TCRP的可行性，120例宫颈旁神经阻滞麻醉，117例无麻醉。机械法104例，双极电切107例，26例因不适合诊室手术均未做。TCRP成功率81.2%，绝经前与绝经后的成功率（83.3%∶80.2%）和模拟视觉疼痛评分〔（2.2±2.6）∶（3.6±2.9）〕均无差异。宫颈旁神经阻滞麻醉与无麻醉的手术成功率（85.5%∶76.9%）和疼痛评分〔（3.3±2.9）∶（3.0±2.8）〕

均无差异。经产妇比未产妇的疼痛评分明显低 [(2.8±2.5)∶(4.7±3.6)，P =0.001]，息肉切除率明显高（84.3%∶67.4%，P =0.01）。235例中44例TCRP失败，其18例（7.6%）不能耐受疼痛，17例（7.2%）息肉体积大。除疼痛外，唯一的不良反应是迷走神经反应（1.7%）。作者认为一期TCRP有疗效约80%，术前适当选择病例，可成为避免全身麻醉TCRP术的可靠选择。Stamatellos等报道25%以上的宫颈息肉合并有子宫内膜息肉，宫腔镜检查能够明确鉴别其息肉的来源，同时进行切除。2005年Persin等报道283例TCRP的近期并发症：1例（0.35%）子宫穿孔，未予处理；6例（2.12%）做了第二次手术；3例（1.06%）息肉恶变；252例（89.05%）无远期并发症；另有10.95%B超发现子宫内膜病变，需再次手术；2例（0.17%）发现子宫内膜癌。认为阴道超声是早期发现TCRP术后远期并发症的基本手段。

（二）术后内膜息肉复发问题

Reslova等研究245例TCRP术后内膜息肉复发的高危因素，认为TCRP术是治疗子宫内膜息肉可供选择的一种方法，切除基底层可预防其持续存在及复发。Herman报道270例宫腔镜手术，随访4年，TCRP术仅4.6%需二次手术。Bacsko和Major报道1 900例宫腔镜检查中发现163例子宫内膜息肉，第1次D&C只发现了22%，第2次发现6.6%。163例全部宫腔镜切除，手术指征55%为子宫出血，25%有异常超声图像，15%不孕。术中2例（0.89%）子宫穿孔。切除组织病理学检查结果令人惊讶，因为22例为增生期子宫内膜，17例子宫内膜增生，子宫肌瘤和无激素反应各5例，子宫内膜炎、子宫腺肌病、萎缩性子宫内膜和癌前病变各1例。他们认为，虽然宫腔镜检查结果假阳性率高，如欲达到微创手术和保留器官的目的，TCRP术是有价值的。Sanders报道不孕妇女TCRP术后妊娠率为78%，而正常宫腔的不孕妇女的妊娠率为42%。Bouda等评估了TCRP术后复发的问题，第1组为30例绝经前和51例绝经后妇女，TCRP术后6～12个月宫腔镜随访。第2组为36例绝经前和64例绝经后妇女，行分段诊刮及病理学检查治疗，12个月后做宫腔镜检查。结果第1组有11例（13.5%）发现内膜息肉；第2组发现有46例（46%）。复发的内膜息肉中，萎缩性子宫内膜仅有1例复发，萎缩性内膜息肉无复发者，结论为TCRP的治疗效果明显优于分段刮宫，子宫内膜息肉的复发危险因素为有异常增生或息肉与周围内膜均有过度增生者。

首都医科大学附属复兴医院宫腔镜诊治中心诊治Peng等的实验室研究也证实子宫内膜息肉组织上的性激素受体和影响细胞增殖，组织纤维化的细胞因子的表达和周围内膜组织相比有差异或显著差异。我们针对非绝经期妇女子宫内膜息肉的患者的研究结果提示：子宫内膜息肉中雌激素受体的表达高于周围内膜组织，而孕激素受体的表达低于周围内膜组织。VEGF在子宫内膜息肉腺体的表达无论增生期或分泌期均显著高于周围内膜腺体(P <0.001，P =0.03)；VEGF在子宫内膜息肉间质的表达在增生期显著高于周围内膜组

织的间质（$P=0.006$）。TGF-β1在子宫内膜息肉腺体的表达在增殖期显著高于子宫内膜（$P=0.02$）；在子宫内膜息肉间质的表达无论增生期或分泌期均显著高于子宫内膜组（$P=0.006$；$P=0.008$）。VEGF、TGF-β1和雌孕激素受体的比较高度相关。子宫内膜息肉的发生发展可能和这些细胞因子相关。

（三）TCRP同时行TCRE提高疗效

Polena等报道1998～2001年TCRP 367例，54%同时TCRE。5例有小并发症，83%随访，随访的中位数为40个月（17～66个月），手术成功率96.4%，同时TCRE者成功率高（98.3%：93.7%）。Henriquez等回顾分析连续78例TCRP治疗绝经前妇女AUB的结果，随访4年，近60%因持续或复发性出血而需行进一步治疗，提出应于TCRP时同时行TCRE或宫内放置缓释孕酮的宫内节育器。

（四）TCRP与不孕

2008年希腊Stamatellos等报道2000～2005年83例原发或继发不孕，B超后经宫腔镜确认有子宫内膜息肉，伴AUB的患者行TCRP术后91.6%月经正常，61.4%自然妊娠，54%足月分娩。息肉>1 cm与<1 cm直径，单发或多发者之间无统计学差异，并发症2.4%，复发率4.9%。认为TCRP安全，并发症少，能改善无其他可解释不孕原因患者的生殖预后。增加妊娠率。妊娠预后与息肉的大小、数目、原发或继发不孕无关。术后大部分患者月经恢复正常。Gimpelson报道子宫内膜息肉常引起AUB和不孕，TCRP是简单、有效的治疗方法，并可在门诊进行。2014年，首都医科大学附属复兴医院宫腔镜诊治中心Xiao等报道，子宫内膜息肉患者"种植窗期"子宫内膜中评价子宫内膜容受性的因子COX-2和VEGF蛋白含量明显低于正常子宫内膜，提示子宫内膜息肉患者子宫内膜对胚胎的容受性发生改变，可能影响胚胎着床，导致部分患者不孕。在子宫内膜息肉与辅助生育技术方面，Isikoglu等研究刺激卵巢时子宫内膜息肉的存在是否影响细胞浆精子注射（ICSI）周期，2003年1月至2004年12月的患者分3组，第1组15例，在刺激卵巢时发现内膜息肉；第2组40例，有内膜息肉；ICSI周期前TCRP；第3组956例无内膜息肉。3组患者年龄、丈夫年龄、体重指数、GnRH用量、刺激卵巢间长短、雌二醇峰值、子宫内膜厚度、植入胚胎数目、胚胎种植和妊娠均无显著性差异。仅第1组有1例（12.5%）早期流产。说明在刺激卵巢时存在<1.5 cm的内膜息肉不影响ICSI周期的种植和妊娠。Varasteh等报道23例不孕妇女宫腔镜检查发现有子宫内膜息肉，患者年龄<45岁，不孕>12个月，术后随访>18个月，TCRP术后妊娠与活胎率明显高于不孕而宫腔镜检查提示宫腔正常者，结论认为TCRP术可增进有子宫内膜息肉不孕症患者的生育力。Yanaihara等报道位于子宫后壁的息肉最多（32.0%），切除子宫输卵管连接部的息肉，术后妊娠率最高（57.4%）。

（五）子宫内膜息肉恶变

Anastasiadis等报道其所在医院 1986～1998年因AUB做宫腔镜检查1 415例，检出内膜息肉126例（8.9%），94例为良性，30例（23.8%）为癌前病变（复杂性或非典型增生），2例（1.5%）恶变，均为绝经妇女。Bakour等指出有子宫内膜息肉者易伴有子宫内膜增生。他报道1996～1997年宫腔镜门诊发现的62例内膜息肉，全部送检，53例（85.5%）为良性，7例（11.3%）内膜增生，2例（3.2%）为恶性。与无内膜息肉的标本相比，有息肉的内膜标本中内膜增生多见（11.3%：4.3%，$P=0.04$），但两组癌的发生率相同（3.2%：3.2%，$P=1.0$）。Ben-Arie A等回顾430例连续宫腔镜检查发现内膜息肉的病例，复习病史，术前TVS和组织病理检查所见。真正由宫腔镜发现的内膜息肉为95.7%。11.4%有增生（无异型），3.3%癌前，3%为癌。虽然阳性预测值低，高龄、绝经、息肉>1.5 cm是癌前或癌的相关因素。所有恶性息肉均为绝经妇女，绝经后不规则阴道出血并非恶性息肉的预测因素。因此，认为绝经妇女的内膜息肉增加恶性的危险，无论有无症状，都必须行TCRP术。无症状的绝经前或者息肉<1.5 cm可观察。Scrimin等报道16例非典型腺肌瘤型息肉行TCRP随访5年，13例治愈，2例因其他原因行子宫和附件切除，1例死于心脏病。子宫内膜腺肌瘤性息肉是子宫内膜息肉的一种少见类型，息肉间质内含有平滑肌纤维，一般息肉较小。首都医科大学附属复兴医院宫腔镜诊治中心1997年1月至2006年2月共行宫腔镜子宫内膜息肉切除术（TCRP）者1 672例，子宫内膜腺肌瘤性息肉42例（占2.51%），其中绝经后妇女占21.43%；其中5例（占11.91%）伴腺上皮非典型增生（非典型息肉样腺肌瘤），包括3例轻度、1例中度和1例重度非典型增生。子宫内膜腺肌瘤性息肉的体积较大，该院资料最大息肉长达6 cm，最大径≥3 cm者占47.62%。术后平均随访时间46.76个月±24.61个月（1～10年），随访率100%。1例术后2年因宫颈癌行广泛性全子宫切除术，2例患者异常子宫出血术后改变不明显，余39例（占92.86%）患者预后良好，全部患者无息肉复发。6例不孕症患者中1例（占16.67%）原发不孕症患者术后妊娠1胎并足月分娩。5例不典型息肉样腺肌瘤患者随访2～7年，4例术后无辅助药物治疗，宫腔镜及B超复查，均无异常发现。1例重度非典型增生患者术后口服大剂量甲羟孕酮，隔日250 mg，共6个月，停药5个月后复查，经宫腔镜检查无异常，诊刮病理为子宫内膜增生期改变。

（夏恩兰　彭雪冰）

参考文献

[1] Anastasiadis PG,Koutlaki NG,Skaphida PG,et al.Endometrial polyps:prevalence,detection,and malignant

potential in women with abnormal uterine bleeding.Eur J Gynaecol Oncol,2000,21:180—183.

[2] Bacsko G,Major T.Hysteroscopic diagnosis and treatment of endometrial polyps.Orv Hetil,1999, 140:2041—2045.

[3] Baggish MS,Barbot J,Valle RF.Diagnositic and operative hysteroscopy.2nd ed.St Louis:Mosby Inc, 1999:274—276.

[4] Baggish MS.A new laser hysteroscopic for Nd:YAG endometrial ablation.Lasers Surg Med,1988, 8:99—103.

[5] Bakour SH,Khan KS,Gupta JK.The risk of premalignant and malignant pathology in endometrial polyps.Acta Obstet Gynecol Scand,2000,79:317—320.

[6] Ben-Arie A,Goldchmit C,Laviv Y,et al.The malignant potential of endometrial polyps.Eur J Obstet Gynecol Reprod Biol,2004,115(2):206—210.

[7] Bouda J Jr,Hradecky L,Rokyta Z.Hysteroscopic polypectomy versus fractionated curettage in the treatment of corporal polyps—recurrence of corporal polyps.Ceska Gynekol,2000,65(3):147—151.

[8] Bradley LD,Pasqualotto EB,Price LL,et al.Hysteroscopic management of endometrial polyps.Obstet Gynecol,2000,95(4 Suppl 1):S23.

[9] Cravello L,Stolla V,Bretelle F,et al.Hysteroscopic resection of endometrial polyps:a study of 195 cases.Eur J Obstet Gynecol Reprod Biol,2000,93(2):131—134.

[10] Garuti G,Cellani F,Colonnelli M.Outpatient hysteroscopic polypectomy in 237 patients:feasibility of a one-stop "see-and-treat" procedure.J Am Assoc Gynecol Laparosc,2004,11(4):500—504.

[11] Gimpelson RJ.Hysteroscopic treatment of the patient with intracavitary pathology (myomectomy/ polypectomy).Obstet Gynecol Clin North Am,2000,27(2):327—337.

[12] Henriquez DD,van Dongen H,Wolterbeek R,et al.Polypectomy in premenopausal women with abnormal uterine bleeding:effectiveness of hysteroscopic removal.J Minim Invasive Gynecol,2007,14(1):59—63.

[13] Herman P,Gaspard U,Foldart JM.Surgical hysteroscopy or hysterectomy in the treatment of benign uterine lesions.What to choose in 1998? Rev Med Liege,1998,53:756—761.

[14] Isikoglu M,Berkkanoglu M,Senturk Z,et al.Endometrial polyps smaller than 1.5 cm do not affect ICSI outcome.Reprod Biomed Online,2006,12(2):199—204.

[15] Lin BL,Iwata YY,Valle R.Clinical applications of Lin's forceps in flexible hysteroscopy.J Am. Assoc Gynecol Laparosc,1994,1:383—387.

[16] Maltez A,Maia JR H,Oliveira MC.Clear cell carcinoma arising in an endometrial polyp.Gynaecol Endosc,1998,7:51—53.

[17] Marabini A,Gubbini G,De Jaco P,et al.A case of unsuspected endometrial stromal sarcoma removed by operative hysteroscopy.Gynecol Oncol,1995,59:409—411.

[18] Nathani F,Clark TJ.Uterine polypectomy in the management of abnormal uterine bleeding:A systematic review.J Minim Invasive Gynecol,2006,13(4):260—268.

[19] Peng X, Li T, Xia E, Luo J, Huang X. Is endometrial polyp formation associated with increased expression of vascular endothelial growth factor and transforming growth factor—beta1?. European Journal of Obstetrics & Gynecology and Reproductive Biology, 2011(159): 198—203.

[20] Peng X, Li T, Xia E, Xia C, Liu Y, Yu D. A comparison of oestrogen receptor and progesterone receptor expression in endometrial polyps and endometrium of premenopausal women. J Obstet Gynaecol, 2009, 29: 340—346.

[21] Persin J,Hanousek L,Mrvov V.Results of transcervical surgical therapy on endometrium polyps.Ceska Gynekol,2005,70(4):273—276.

[22] Polena V,Mergui JL,Zerat L,et al.Long-term results of hysteroscopic resection of endometrial

polyps in 367 patients.Role of associated endometrial resection Gynecol Obstet Fertil,2005, 33(6):382-388.

[23] Reslova T,Tosner J,Resl M,et al.Endometrial polyps,A clinical study of 245 cases.Arch Gynecol Obstet,1999,262:133-139.

[24] Sanders B .Uterine factors and infertility.J Reprod Med,2006,51(3):169-176.

[25] Scrimin F,Mangino FP,Wiesenfeld U,et al.Is resectoscopic treatment of atypical endometrial polyps a safe option? Am J Obstet Gynecol,2006,195(5):1328-1330.

[26] Sentilhes L,Sergent F,Popovic I,et al.Factors predictive of uterine rupture after operative hysteroscopy.J Gynecol Obstet Biol Reprod (Paris),2004,33(1 Pt 1):51-55.

[27] Stamatellos I,Apostolides,Stamatopoulos P,et al.Pregnancy rates after hysteroscopic polypectomy depending on the size or number of the polyps.Arch Gynecol Obstet Obstet,2008,277(5):395-399.

[28] Stamatellos I,Stamatopolos P,Bontis J.The role of hysteroscopy in the current management of the cervical polyps.Arch Gynecol,2007,276(4):299-303.

[29] Tjarks M,Van Voorhis BJ.Treatment of endometrial polyps.Obstet Gynecol,2000,96(6):886-889.

[30] Valle RF.Hysteroscopic evaluation of patients with abnormal uterine bleeding.Surg Gynecol Obstet, 1981,153:521-526.

[31] Varasteh NN,Neuwirth RS,Levin B,et al.Pregnancy rates after hysteroscopic polypectomy and myomectomy in infertile women.Obstet Gynecol,1999,94:168-171.

[32] Xiao Y, Peng X, Ma N, Li TC, Xia E. The expression of cyclooxygenase-2 and vascular endothelial growth factor in the endometrium during the peri-implantation period in women with and without polyps. Hum Fertil (Camb), 2014, 28.

[33] Yanaihara A,Yorimitru T,Motoyama H,et al.Location of endometrial polyp and pregnancy rate in infertility patients.Fertil Steril,2008,90(1):180-182.

第五节　宫腔镜子宫畸形矫形术

子宫畸形人群发生率约为4.3%，不孕妇女中约占3.5%。反复流产妇女中约13%。子宫中隔是最常见的畸形（35%），其次为双角子宫（25%）和弓形子宫（20%）。畸形子宫，尤其子宫中隔似乎其自身并非不孕因素，然而，它可延迟妊娠，主要是继发不孕。另外，畸形子宫的妊娠预后不良，甚至在妊娠早期，未治疗的子宫畸形足月妊娠率仅50%，并常有产科并发症。单角和双角子宫的足月妊娠率约45%，未治疗的单角中隔子宫足月妊娠率约40%。弓形子宫的妊娠预后稍好，足月分娩率约65%。Braun等报道子宫畸形占生育和不孕妇女的10%，其中弓形子宫是最常见的畸形，占57.6%；其次是不全子宫中隔（18.2%）、双角单宫颈（10.6%）、双角双宫颈（3.0%）、完全中隔（6.1%）、单角子宫（3.0%）、单角子宫双阴道（1.5%）。接受治疗的是那些有症状，足月分娩的仅约5%者。宫腔镜手术可改变产科预后，使足月分娩率上升至75%左右，活婴率达85%。

一、子宫畸形的胚胎发生学及分型

输卵管和子宫均来源于副中肾管（苗勒管），在胚胎发育早期，副中肾管尾端融合，下段形成阴道和子宫，上段形成输卵管。此过程发生在胚胎发育的第4～6周，第12～14周完成。当体内不存在来自睾丸的米勒管抑制因子（Müllerian inhibiting factor，MIF）时，副中肾管正常发育，在胚胎发育第19～20周子宫中隔完全吸收，若未吸收或未完全吸收则形成不全中隔或完全中隔。在胚胎期子宫发育形成过程中，如受到某些内在或外来因素干扰，导致副中肾管衍化物发育不全或者融合障碍，即可造成不同类型的先天性子宫畸形。

临床常用的先天性子宫畸形分类方法为美国生育学会（AFS）1988年制定的分类方法；临床最新的分类方法为2013年欧洲人类生殖和胚胎学学会（ESHRE）和欧洲妇科内镜学会（ESGE）联合制定的女性生殖系统发育异常的分类方法。详见第八章第二节。本节介绍几种可行宫腔镜矫形治疗的子宫畸形。

（一）子宫中隔

子宫中隔是副中肾管的融合、腔化或吸收受阻造成子宫的解剖学异常，其程度取决于受阻的时间。因子宫的融合并未受阻，子宫外观是一个，但需与双角子宫相鉴别，后者融合有缺陷，外观有分离现象。将子宫体分开的中隔有不同的长度和宽度，有的中隔薄，有的厚而使宫腔窄小。有的中隔仅分开子宫腔的一部分，有的延伸至宫体全长，甚至宫颈全长。20%～25%的患者合并有阴道纵隔，偶尔双角子宫也有中隔。

子宫中隔是非常常见的子宫畸形，Zabak等回顾分析提示子宫中隔的生殖预后最差，早期流产率高，反复流产（≥3次）和过期流产（1 601例中有79%）发生率增加，生殖失败和产科并发症增加。子宫中隔似乎并非不孕的因素，而在原因不明的继发不孕症中显著增高（40%）。如今宫腔镜手术已经替代了传统的开腹手术，宫腔镜子宫成形术改善了子宫中隔的产科预后，其优点为操作容易，病率低，避免了子宫切除的不良后果，例如附件粘连。TCRS术的适应证是有自然流产史两次以上，术后减少到15%。不孕妇女还需要腹腔镜诊断，以评估子宫中隔的类型与处理并存的盆腔病变。

子宫中隔使子宫腔的对称形态发生改变，并可能干扰正常生育功能，流产和早产的相对危险度5%～95%不等。以往对有习惯性流产者行干涉性外科治疗，在宫腔镜手术问世前，治疗有症状的子宫中隔手术方法为Jones或Tompkins的经腹子宫成形术。Jones经腹子宫成形术为楔形切除宫底及中隔部分，并进行子宫肌壁重建，这项技术使80%以上的妊娠能继续存活。Tompkins术式为在宫体中线上由前到后切开宫体，横向切除中隔组织，然后缝合，这种术式较Jones出血少，并可保留较正常的宫腔形态，亦不缩小子宫体积。这些手术方法均需要开腹和切开子宫，因此患者住院时间较长，术后恢复慢，而且必须避孕3～6个月，使子宫创面恢复，对那些术后妊娠并能维持至足月的患者往往需要剖宫产分娩以预防子宫破裂。尽管术后妊娠率可达82%，但仍有一些患者由于盆腔粘连，尤其是卵巢和输卵管的粘连，仍然不能妊娠，需要再次剖腹探查和切开子宫，术后可能发生粘连，再度不孕，因子宫切开，术后需再避孕3～6个月，甚至更长时间，足月妊娠需剖宫产。如今子宫中隔可用新的微创外科治疗，即宫腔镜子宫中隔切除术（transcervical resection of septa，TCRS），与开腹手术相比，TCRS术切除的中隔是较少血管的胚胎残留组织，术时无明显出血，术后病率低，易被患者接受，子宫腔上皮化过程仅需4～5周，使可妊娠的时间较开腹手术缩短。2007年法国Lourdel指出子宫中隔是最常见的子宫畸形，约占不孕妇女的1%，反复流产的3.3%。宫腔镜切除子宫中隔是治疗子宫中隔畸形的金标准和标准术式。以下情况行TCRS是合理的：>35岁的不明原因不孕，任何辅助生育技术无效，腹腔镜或宫腔镜评估不孕时发现子宫中隔，欲做ART和有不良产科史者。TCRS的并发症少见，应注意日后妊娠有可能子宫破裂。TCRS手术简单、术后并发症少，能改进生育预后，如今其用途已从习惯性流产和早产扩展到不育，尤其是想做试管婴儿者。

（二）双角子宫

双角子宫是在胚胎发育过程中，两条副中肾管融合后，中段未完全吸收，形成一个宫颈，两个宫腔，宫腔上部及宫底部呈分叉状，未吸收的隔板末端呈钝圆形。宫腔中央的隔板与子宫中隔相似，隔板下缘可达宫腔上段、中段、下段，宫颈内口水平，甚至是宫颈管内。

双角子宫的发生率约占子宫畸形的13.6%。40%的双角子宫可引起流产、早产、分娩异常或不孕不育症等。

传统治疗完全双角子宫的手术方法为开腹子宫矫形术（strassman metroplasty），是通过开腹手术在子宫底部两侧宫角中线切开，直到暴露宫腔，再将左右两侧切口纵向对缝，形成一个形态正常的子宫。因为开腹手术创伤大，术后恢复慢，经腹打开宫腔，术后极易形成粘连和瘢痕，因此并非理想的手术方法。随着宫腔镜和腹腔镜技术的进步，开腹子宫矫形术已经合理地被宫腹腔镜联合的子宫切开融合术替代。宫腔镜手术可切除不全双角子宫的宫腔内隔板，使宫底正中肌壁厚度与其他宫壁一致，从而最大程度地恢复宫腔形态，达到治疗目的。宫腹腔镜联合双角子宫融合术先用宫腔电切镜切除宫腔内隔板，切开子宫底肌壁和浆膜层，形成人工穿孔，然后腹腔横向切开宫底肌壁，达宫腔，再将两侧创面纵向缝合，使子宫获得一个正常形态的宫腔。这一术式可最大限度地恢复宫腔形态，又满足了微创手术要求，效果良好，具有广阔的发展前景。

（三）"T"型子宫

"T"型子宫是患者胎儿期在宫内受己烯雌酚暴露或其他有害因素的影响引起的子宫肌层形成收缩带样发育异常。子宫腔的上段狭窄，底部呈弓形，宫底正中与两侧壁的最近距离不足2 cm。子宫腔中下段侧壁肌肉肥厚，呈筒形；整个宫腔呈"T"型改变。1980年Viscomi等报道18例DES宫内暴露妇女和20例同龄匹配对照组的超声扫描结果，暴露组子宫体积为49.4 cm^3±25.5

SD，未暴露组为90 cm³±22 SD。说明此类畸形是以子宫发育不良和宫腔狭窄为主。

"T"型子宫的主要临床表现为原发不孕、流产、异位妊娠和宫颈功能不全。子宫输卵管碘油造影和宫腔镜检查可明确诊断。有自然流产史两次以上，原因不明的不育，需辅助生育技术的原发不孕症患者为"T"型子宫矫形术的适应证。

治疗"T"型子宫的宫腔镜子宫壁切开术（transcervical uterine incision，TCUI）是切除位于子宫侧壁过多的肌肉组织，或切开两侧壁肥厚的肌层，从而扩大宫腔形态，扩展宫腔面积，改善生殖预后。

（四）单角子宫

单角子宫是在胚胎发育过程中一侧副中肾管正常发育，而另一侧部分或全部未发育的结果，发育侧为单角子宫，另一侧部分发育为残角子宫，全部未发育则无残角子宫。

约65%的单角子宫有与之交通或不交通的残角子宫（实体，有腔及功能性子宫内膜）。单角子宫罕见，发生率为1/1 000～1/4 020，占先天性子宫畸形的4.4%。单角子宫生殖预后差，36%～40%有泌尿道畸形。偶有同侧卵巢发育不良者。

单角子宫可引起不孕、宫颈功能不全和早产，原发不孕发生率最高（15%）。生殖预后不良可出现自然流产或早产， IVF-ET成功率也比较低。其生育成功率取决于多种因素，如对侧子宫动脉和子宫卵巢的供血，肌肉减少的范围和宫颈功能不全的程度，盆腔内的其他病变，如子宫内膜异位症等，并与单角子宫的类型相关。大量资料表明与残角子宫交通的单角子宫活产率为15%，与有腔残角子宫不交通的单角子宫活产率为28%，与无腔残角子宫不交通的单角子宫活产率为35%，孤立的单角子宫活产率为0%。单角子宫与不交通的有、无腔残角子宫的活产率最高。

单角子宫的治疗可在腹腔镜监护下用宫腔镜作用电极切割宫壁，扩大宫腔。术后可提高患者的妊娠率和活产率。

（五）斜隔子宫

斜隔子宫是比较罕见的不对称阻塞型完全中隔子宫畸形，1970年Robert首次报道，并以Robert命名。在欧洲人类生殖和胚胎学会（ESHRE）和欧洲妇科内镜学会（ESGE）联合制定的女性生殖系统发育异常的分类方法中为完全中隔子宫亚型（U2b）。其子宫腔内的隔板偏于宫腔一侧，将该侧宫腔完全封闭，使之成为与阴道或对侧宫腔不相通的盲腔。封闭的宫腔可积存分泌物或积血，故临床表现与有功能的残角子宫相似，有不同程度的原发痛经，青春期痛经严重，探查为此症者须行患侧子宫肌内膜切除术。宫腔内的积血逐渐增多，可经输卵管逆流盆腔，继发盆腔子宫内膜异位症和盆腔粘连，并可导致不孕，亦有罕见的闭锁腔妊娠，子宫切开取胚者。子宫斜隔的诊断困难，常规的检查方法如妇科超声、HSG常将其误诊为单角子宫。宫腹腔镜联合检查可明确子宫斜隔的诊断。腹腔镜监护宫腔镜子宫斜隔电切术是治疗子宫斜隔的有效方法。

（六）弓形子宫

弓形子宫占畸形子宫的10%。对其诊断和临床意义一直存有争议。其诊断是以两侧输卵管开口的连线为底线，测定隔板向宫腔突出部分，长度<1.5 cm为弓形子宫，≥1.5 cm为中隔子宫。三维超声依据不全中隔子宫双侧内膜夹角较锐利，为64°～90°，弓形子宫内膜夹角钝圆，为103°～152°，可准确诊断。Zlopasa等报道弓形子宫早产率高，与其他畸形子宫妊娠相比，弓形子宫的孕龄和出生体重明显低下。宫腔镜矫形术后流产率下降，分娩率提高。Mucowski等指出，既往文献并不支持弓形子宫生殖预后不良，宫腔镜矫形也不被普遍认可。因此，对有症状的患者，临床医生应判断其不存在其他不孕因素后，施以个体化治疗。

（七）残角子宫

当两侧副中肾管发育不对称，其中一侧发育不完全，形成有管腔或实体的子宫角，与宫颈及阴道不相通，与对侧子宫不相通或仅有孔隙相通，称为残角子宫。对侧发育完全的子宫即单角子宫。约65%的残角子宫（实体，有腔及功能性子宫内膜）与单角子宫有交通或不交通。独立存在的残角子宫极为罕见。三维超声成像能够获得完整的子宫冠状切面，清晰显示残角子宫和单角子宫的特殊宫腔形态。腹腔镜弥补了宫腔镜检查的不足，可对残角子宫做出准确诊断，但亦有将其误诊为子宫肌瘤变性者。残角子宫因与阴道及对侧宫腔不相通或仅有孔隙相通，其临床症状发生较早。通常在青春期后因经血不能外流即出现宫腔积血、周期性腹痛。随着宫腔积血增多，残角子宫增大，可因经血逆流继发子宫内膜异位症或子宫腺肌病，患者的痛经症状进行性加重，并可导致不孕。若残角侧输卵管通畅，受精卵还可种植在残角子宫内并生长发育形成残角子宫妊娠。由于残角子宫肌层发育不良，不能承受过大胎儿，多在妊娠中期自然破裂，发生急腹症。

Park和Dominguez报道残角子宫妊娠的子宫破裂率高达50%，多发生于妊娠中期。残角子宫可自发扭转。为防日后残角扭转和妊娠破裂，Jayasinghe等推荐对有功能的残角子宫于妊娠前手术切除。切除残角子宫可减轻痛经预防或减轻经血逆流所致的子宫内膜异位症，避免残角或输卵管妊娠，常用于单角子宫合并不交通有功能内膜的残角子宫，尤其是有症状者。Nakhal等报道切除有腔不交通残角后残留了有功能宫颈，术后2.5～6年盆腔痛症状复发，原手术部位出现大积血腔，手术切除证实为残余有功能的宫颈组织。故切除残角子宫时应注意将其宫颈切除。尚无资料证明切除这样的残角能改善生殖预后。Gabriel等报道1例左侧单角子宫的不交通右输卵管异位妊娠，成为精子和卵子在腹膜腔外游走的证据。Hand等首次报道不交通无宫腔残角子宫的输卵管妊娠破裂。因此，如果未能切除残角子宫，应结扎或切除该侧输卵管。

二、手术适应证

大多数子宫中隔妇女能正常生育，仅20%～25%妊娠失败，常在妊娠早期末或中期之初先有出血，继而胚胎死亡。子宫中隔与不育的关系存在争议，普查发现此型子宫异常并不引起不孕。然而，在这类畸形的治疗已经进步的今天，需辅助生育技术的原发不孕症或难以治疗的不育症应考虑为子宫畸形患者施行矫形术的适应证。Zabak的指征为有≥2次流产史及原因不明的不育症及欲做辅助生育者。

三、术前准备和麻醉

1. 术前评估：子宫中隔的诊断方法较多，包括HSG、超声、宫腔镜及MRI等。Kupesic等报道子宫中隔诊断敏感性：HSG100%、TVCD99.3%、TVS95%。而Sheth等报道HSG诊断为双角子宫的36例患者中，经腹腔镜和宫腔镜联合检查后发现34例为中隔子宫，HSG诊断误差较大，认为可能与放射科医师的经验有关。MRI也是诊断子宫中隔的较好方法，准确性为95%～100%。在进行矫形手术之前，应该进行妊娠失败其他因素的评估，包括夫妇双方的染色体检查，黄体中期血清孕激素水平，黄体晚期子宫内膜活检评价成熟度，检测血TSH评价亚临床甲状腺功能低下，查部分凝血酶原时间（PTT）、抗心磷脂抗体（ACA）和抗核抗体（ANA），检测自体和异体免疫情况，人组织相容性抗原（HLA）的检测仅选择性用于有多次早期流产史而无其他原因的患者，做子宫内膜活检排除慢性子宫内膜炎。由于副中肾管与中肾管在胚胎时期的密切关系，发生子宫畸形时，应排除肾脏畸形。泌尿系畸形不常与子宫畸形同时存在，曾报道子宫畸形有双肾盏、肾下垂和其他类似畸形，因此，对这些患者应做静脉肾盂造影评估。

2. 手术时间选择：手术必须在月经净后近期进行，以免窄小宫腔被覆较厚内膜，视野不清，手术操作困难。

3. 手术准备：手术前晚插一个宫颈扩张棒，完全中隔时宫颈扩张棒插入任何一个宫腔均可，以达到软化宫颈的目的。

4. 麻醉：腹腔镜监护者全身麻醉，B超监护者硬膜外麻醉。

四、手术步骤

（一）宫腔镜下剪刀机械切除术

用外鞘7～8 mm的手术宫腔镜，灌流液可含电解质，不过仍需连续灌流装置监测出入液量，以预防体液超负荷的发生。宫腔镜剪刀可分为软剪、半硬剪、硬剪；软剪不易操作，半硬剪最为常用（图9-5-1），可对组织直接分离，即在一个有良好全景的视野条件下，可对需分离处进行选择性地分离并随意退回。这种半硬剪刀在宫腔镜手术时不需用太多力量和技巧，但必须保持锐利和坚固。钩式剪刀在切除中隔时最为实用，特别对基底宽大的中隔，需对残

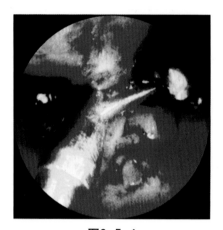

图9-5-1

半硬剪刀剪开子宫中隔

留中隔组织进行小的、浅表的切割而避免深部肌层穿孔。硬剪可用于分离纤维性和宽大的中隔。使用这种剪刀时，需良好的全景式视野。由于这种剪刀尖端锐利，朝向子宫壁用力时易造成子宫穿孔，因而使用时要特别小心。

应用宫腔镜剪刀分离子宫中隔的技术，包括准确地在中隔的中线、纤维化无血管处剪切。子宫肌层血管由子宫前后壁进入中隔组织，初学者施术应避开子宫前后壁，以避免不必要的出血。切割应从一侧开始，逐渐向对侧剪切，每次剪切下一小块中隔组织，一旦看到子宫输卵管开口，切割应变浅，并应仔细观察来自子宫肌层的小血管，避免穿透子宫肌层。中隔切除后，在器械退出之前，应在宫腔镜下观察宫底部，降低宫内压力来观察有无明显出血。如有动脉出血，可进行选择性的电凝止血。

剪刀分离子宫中隔手术有以下优点：①操作简单，速度快，适用于各种子宫中隔。②剪刀很容易放置到子宫中隔的凹陷处。③由于不使用电源，灌流液可选用含电解质的液体，发生体液超负荷的危险性减少。缺点为中隔的肌肉组织并未切除掉，术后可能发生粘连，又形成后天的中隔。

（二）宫腔电切镜切除子宫中隔术（TCRS术）

用外鞘8~9 mm的连续灌流宫腔电切镜。针状或环形电极切除子宫中隔的优点为由于有电凝作用，可减少出血，并且有连续灌流系统冲洗宫腔，使视野清晰，操作简单。不利之处为单极电凝可凝固邻近正常的内膜组织。具体手术步骤如下：

1.子宫畸形的诊断有赖于子宫底的形态，故最好同时进行腹腔镜诊断（图9-5-2~图9-5-6）及监护。

2.先观察子宫中隔和宫腔的大小与形态特征（图9-5-7~图9-5-11），包括区分完全中隔和不完全中隔，中隔尖端的宽度，中隔尖端至子宫底的长度（上下径），子宫前壁至子宫后壁的中隔长度（前后径），两个宫腔的大小及是否对称等。

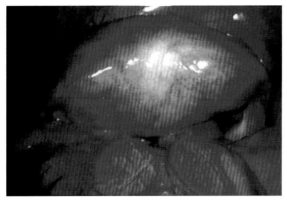

图9-5-2

子宫中隔，腹腔镜诊断，子宫底宽，前后壁隆起

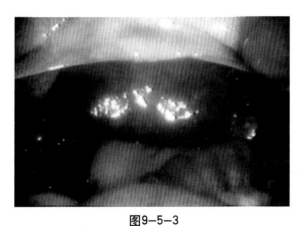

图9-5-3

子宫中隔，腹腔镜下子宫底内凹，子宫底宽，前后壁
略内陷

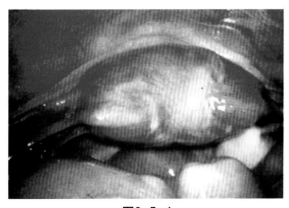

图9-5-4

子宫中隔，腹腔镜下子宫底稍凹陷，呈扁宽形

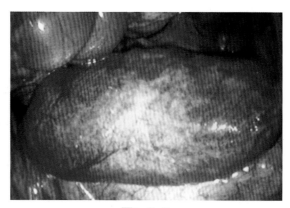

图9-5-5

子宫中隔，腹腔镜诊断，宫底宽，前后壁平坦

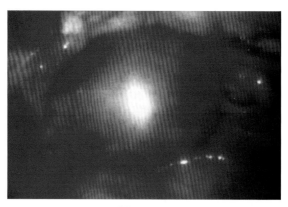

图9-5-6

子宫中隔，腹腔镜检查，子宫底正常

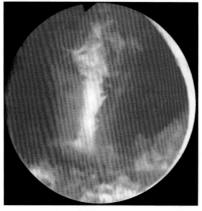

图9-5-7

子宫中隔，行TCRS术前远观中隔，尖
端窄，两腔等大，左右对称

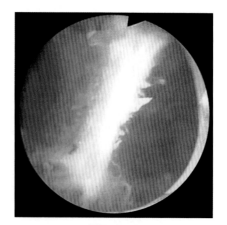

图9-5-8

子宫中隔，近观中隔，前后径较长

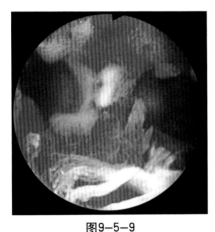

图9-5-9

子宫不完全中隔，前后径短，尖端宽

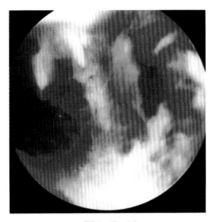

图9-5-10

子宫中隔，TCRS术前宫腔形态，两腔不对称，右腔大，左腔小，中隔前后径较短

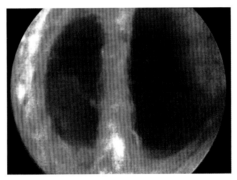

图9-5-11

子宫中隔，宫腔镜下中隔前后径长

3．用B超监护时，以环形电极抵住中隔的尖端，通过B超扫描，测量中隔尖端至基底的长度（图9-5-12）。

4．切除完全中隔多数学者赞同保留宫颈段的隔板，以免日后妊娠宫颈功能不全，采用外鞘8~9 mm的连续灌流宫腔电切镜，用针状电极切割中隔（图9-5-13，图9-5-14）或用针状电极划开中隔（图9-5-15~图9-5-18）并用针状电极不断修整子宫底（图9-5-19），并与中隔基底完全划开。子宫底前后壁有多余组织时，用环形电极切除（图9-5-20），两侧宫腔打通，形成一个对称的宫腔（图9-5-21）。

5．矫治弓形子宫的宫底，需用针状电极划开并修整内突的子宫底（图9-5-22），直达宫角部（图9-5-23），形成平坦的子宫底（图9-5-24）。

6．切割时应注意电极的方向及穿透深度，左右对等进行切割，每侧一刀，轮流进行（图9-5-25~图9-5-31）。注意观察宫腔的对称性，避免一

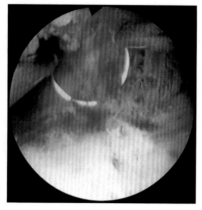

图9-5-12

子宫中隔，环形电极抵住中隔尖端，
通过B超监护测量中隔

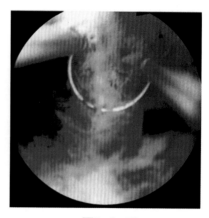

图9-5-13

TCRS术中，环形电极准备切割中隔

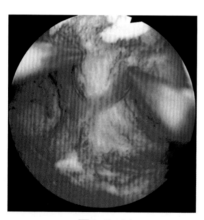

图9-5-14

TCRS术中，环形电极切除中隔

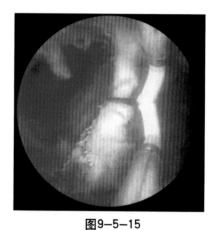

图9-5-15

针状电极置于中隔尖端

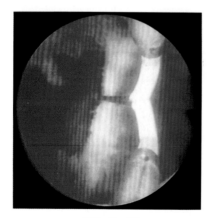

图9-5-16

针状电极划开中隔

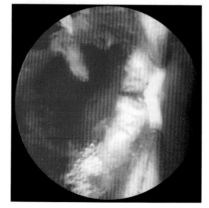

图9-5-17

针状电极划开中隔，渐及共性中隔基底

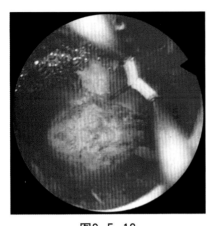

图9-5-18

针状电极划开中隔基底部

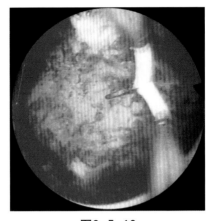

图9-5-19

针状电极修整子宫底

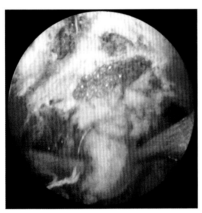

图9-5-20

电切子宫底前壁多余组织

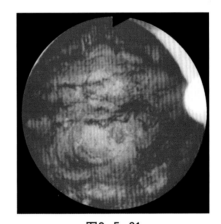

图9-5-21

TCRS术后，两侧宫底打通，形成一个
对称的宫腔

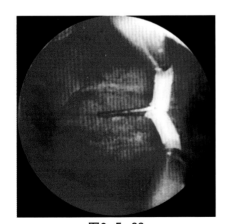

图9-5-22

针状电极划开弓形子宫的宫底

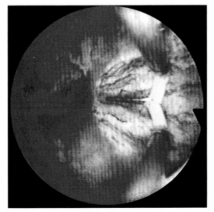

图9-5-23

针状电极修整弓形子宫的右侧宫角

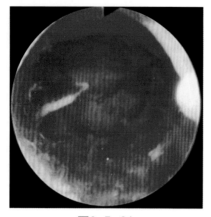

图9-5-24

弓形子宫行TCRS术后子宫底平坦

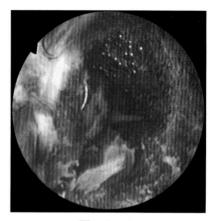

图9-5-25A

环形电切环自右向左电切第1刀

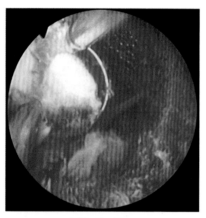

图9-5-25B

环形电极自右向左电切第2刀

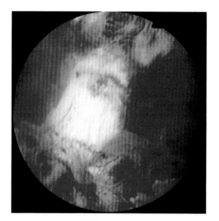

图9-5-26

电切第1刀后中隔形态

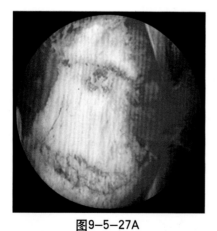

图9-5-27A

环形电极置于中隔左侧,自左向右电切第2刀

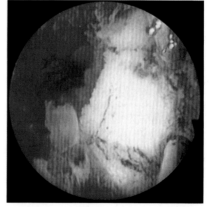

图9-5-27B

环形电极自左向右电切第2刀,环形电极切入中隔中

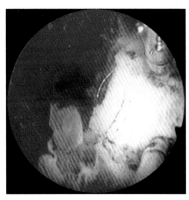

图9-5-27C

环形电极自左向右电切第2刀，环形
电极已在中隔右侧显露

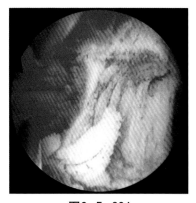

图9-5-28A

环形电极置于中隔右侧，向左电切
第3刀

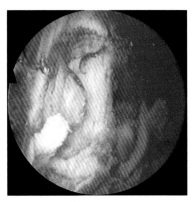

图9-5-28B

环形电极自右向左电切第3刀，因
中隔较宽，环形电极自中隔中线露
出，只切除了中隔的1/2宽

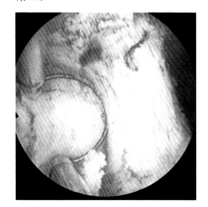

图9-5-28C

环形电极自右向左补切第4刀

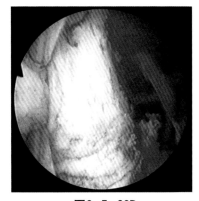

图9-5-28D

环形电极自右向左补切第4刀，切入
中隔中

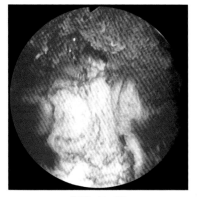

图9-5-29

环形电极电切后子宫底形态

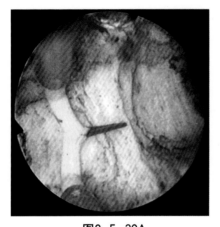

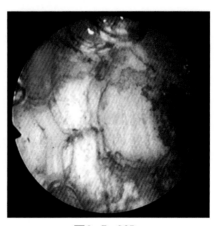

图9-5-30A
针状电极自右向左，由下向上划开子
宫底嵴状内突组织

图9-5-30B
针状电极自右向左刺入后，回拉划开
子宫底嵴状的内突组织

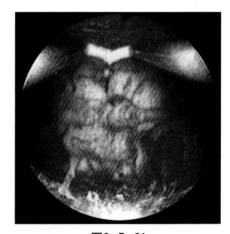

图9-5-31
针状电极电切术后

侧切割过深，导致子宫变形。

7．切割至中隔基底部时，必须注意勿切割过深伤及子宫底，否则极易子宫穿孔。

8．术终宫腔内放置IUD，2个月后取出。

宫腔电切镜切除子宫中隔的优点为：①手术用混合电流，兼有电切和电凝作用，故出血很少。②如术者技术娴熟，可将中隔组织自子宫前后壁完全切除，包括宽大的中隔，术后不易发生子宫前后壁的粘连。缺点为操作难度较大，不易掌握。

（三）宫腔镜激光切除子宫中隔术

子宫中隔可通过Nd-YAG激光、氩气或KTP-532激光进行分离。激光不能传导，故灌流液可使用含电解质的液体，如生理盐水、5%葡萄糖生理盐水和乳酸林格液等，可获得清晰的视野。激光分离子宫中隔应自中隔的基底部中线开始，从一侧开始向另一侧移动，注意要连续移动光导纤维，以免发生子宫穿孔。Cho和Baggish认为激光手术尤其适合子宫中隔宽而厚者。

宫腔镜激光分离子宫中隔的优点如下：①由于激光的凝固作用，避免出血。②激光切割操作容易，比宫腔电切镜易于掌握。③能量不传导，可使用含电解质的灌流液。缺点有：①价格昂贵。②由光导纤维散射回的激光可损伤术者的视网膜，故需戴特殊的防护镜。③散射的激光可影响中隔周围正常的子宫内膜，导致邻近内膜的损伤处上皮化缓慢。④手术时间较长。

（四）宫腔镜子宫壁切开术（Transcervical uterine incision，TCUI术）

宫腔镜子宫壁切开术（TCUI术）是切除位于子宫侧壁过多的肌肉组织，或切开一侧或两侧壁肥厚的肌层，改善子宫形态，扩展宫腔面积，减轻宫内压，改善子宫内膜血流，以利于受精卵着床及防止流产，改善生殖预后。此术式可用于"T"型子宫、单角子宫及斜隔子宫等。详见第九章第八节。

（五）宫腹腔镜联合完全双角子宫融合术

宫腹腔镜联合双角子宫融合术是在腹腔镜监护下，用宫腔电切镜切开子宫内隔板和子宫底，达浆膜层，形成人工穿孔，然后腹腔镜下横向切开宫底全层，再将创面纵向缝合，使子宫获得一个正常形态宫腔的手术。详见第十章。

五、术中复杂情况及处理

宽大中隔影响宫腔电切镜操作，使切除中隔发生困难，可改用剪刀行机械性分离切除或激光光纤切开。完全性子宫中隔只需切除宫体部分的中隔，术时可在一侧宫腔内放置一根10 mm的Hegar扩宫器，由对侧宫腔的内口上方向Hegar扩宫器切通中隔，然后取出扩宫器继续手术。Romer报道将球囊放入第2个宫腔，取得良好效果。Rock等报道1985~1998年宫腔镜手术治疗完全子宫中隔21例，均保留宫颈中隔，术后尝试妊娠的15例中14例分娩活婴，术后发病率低。

六、术中及术后监护与处理

由于子宫中隔与子宫底部并无界线，子宫两角较深，子宫底的浆膜面可能有凹陷等因素，TCRS术容易发生宫底部穿孔。因此，术中最好用腹腔镜和（或）B超监护。

（一）B超监护

于手术开始前先测量中隔的长度、中隔末端与基底的宽度及宫底厚度。在B超监护下，先放好电切环位置，设计好切割方向，B超确认无误后通电切除中隔组织，B超经常做横切扫描，观察切除基底组织的强回声光带是否居中，中隔完全切除后，两个宫腔打通，形成一个宫腔，保留宫底厚度为0.7~1.1 cm，提示术者停止切割。Coccia等前瞻性研究超声监护TCRS和TCRM术81例，与45例腹腔镜监护比较，结果未因超声不能像腹腔镜那样看清盆腔结构而发生并发症，无需中转腹腔镜监护者。超声监护TCRS可使中隔切除范围较大，残留子宫中隔小或无，该组无1例需再次切割，而腹腔镜监护组有4例因手术不够彻底需二次手术。

（二）腹腔镜监护

先做腹腔镜检查，观察子宫外形，与双角子宫相鉴别。中隔子宫的宫底较宽，切割子宫中隔时进行腹腔镜监护，以提醒宫腔镜术者可能发生穿孔。切割接近子宫底时，腹腔镜放置适当位置并调暗光线，或将腹腔镜贴在子宫底部的浆膜上，取下光源，腹腔镜术者观察子宫肌壁宫腔镜透光度，宫腔镜电极接触的子宫壁愈薄，腹腔镜术者在腹腔镜下观察的光亮愈清晰，如可看到宫腔镜的光亮，说明宫底已薄，提示即将发生子宫穿孔，告诫术者应终止手术。

因患者皆为不孕或不育而施术，故应加强使用预防性抗生素，预防宫腔或输卵管感染。术前30 min给予头孢噻肟钠（cefotamine；凯福隆，kefzol）1 g静脉注射，术后口服头孢类抗生素3～4 d。

术后是否使用大剂量天然雌激素和放置IUD皆有争议。多数有经验的术者不放IUD。雌激素可加速切除中隔后裸露区的上皮化，故术后服用大剂量雌激素，如倍美力（premarin）1.25～2.5 mg/次，2次/d，30～40 d为1个周期，每周期最后10 d加服孕激素醋酸甲羟孕酮（安宫黄体酮，provera）10 mg/d，共行2个人工周期。应用预防性及治疗性抗生素至关重要。术后4周做宫腔镜检查二探（图9-5-32），术后8周行宫腔镜检查（图9-5-33）及HSG评估宫腔的对称性。若效果良好，该患者可尝试妊娠。HSG可观察到宫腔的轴线，是评价手术效果的良好方法，偶见造影显示子宫底部有残留中隔，当<1 cm时并无临床意义，可不处理。

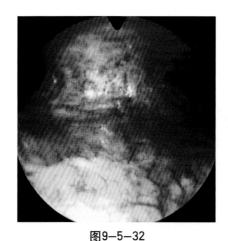

图9-5-32

TCRS术后4周，宫腔镜检查宫腔形态

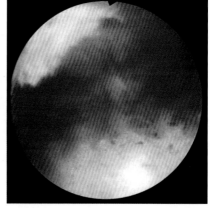

图9-5-33

TCRS术后8周，宫腔镜检查宫腔形态

七、手术并发症的发现与处理

手术并发症的发现与处理的详细内容见第十二章。

TCRS术已经成为治疗子宫中隔的一种可供选择的方法，但在宫腔镜手术中，子宫穿孔的发生率高，Roge等资料介绍102例TCRS术中6例（5.8%）子宫穿孔。Chen等报道8例TCRS术，于术前及术后做HSG，术后发现2例HSG示宫腔有粘连，3例宫内瘢痕无变化或恶化。术后宫腔镜复查发现中隔未完全切除者，可再次手术。Fedele等报道17例TCRS术后残留0.5～1 cm中隔组织，与50例无残留或残留<0.5 cm者进行比较，TCRS术用剪刀法或电切法，术后1个月B超检查，残留中隔>1 cm者二次手术，术后18个月残留中隔者44.5%妊娠，无残留者52.7%妊娠，两组无差异。术后18个月分娩率各为27.5%和36%，两组无差异，提示B超确定中隔残留0.5～1 cm的生殖预后与完全或近完全切除者无区别。

Propst等报道925例手术宫腔镜并发症的发生率为2.7%，有子宫穿孔、灌流液过量吸收（≥1 L）、低钠血症、出血（≥500 mL）、肠管或膀胱损伤、宫颈扩张困难和与手术有关的住院延长等。宫腔镜子宫肌瘤切除和中隔切除的OR最高（7.4），以灌流液过量吸收最常见，息肉和内膜切除的OR最低（0.1）。

八、手术经验与评估

（一）中隔子宫

1．TCRS治疗效果：宫腔镜电切术治疗有症状子宫中隔的效果等于或优于传统的开腹子宫成形术，首都医科大学附属复兴医院宫腔镜诊治中心刘等回顾分析1992年4月～2001年9月107例子宫中隔患者联合腹腔镜和（或）B超行宫腔镜子宫中隔切开术（TCRS）的效果。全部患者均在B超监护下行TCRS，宫腔镜手术平均时间21.23 min±7.42 min，无并发症发生。随访97例患者，随访率90.65%，术后5个月至10年，流产率由术前的93.10%下降至术后的29.09%；分娩率由术前的3.45%上升至术后的52.73%，差异显著。认为TCRS患者不经历开腹术和子宫切开术，减少了盆腔粘连和相应的疼痛，无体力活动受限，联合腹腔镜和（或）B超行TCRS是目前治疗子宫中隔的最佳选择；手术可显著地改善妊娠结局。Fedele等的经验是在TCRS术后4周即可妊娠，且并不需要行选择性剖宫产。TCRS术后妊娠有子宫破裂的危险，Creainin和Chen报道1例TCRS术时宫底穿孔，术后双胎妊娠，剖宫产时见宫底部有7 cm的缺损。Howe报道1例29岁妇女，TCRS术时有小的宫底穿孔，妊娠33周子宫破裂，新生儿死亡，母亲患病率增加。Gabriele等报道1例在复杂的TCRS术后妊娠，用前列腺素E_2（PGE_2）引产子宫破裂，急诊剖宫产。2年后B超检查见在相当原剖宫产子宫撕裂处有子宫肌壁病损。认为复杂的TCRS术后妊娠不宜用PGE_2引产，超声能探查子宫壁的病变。Sentilhes等复习英文、德文和法文有关宫腔镜手术后子宫破裂的文献，共有14例报道，其中12例为TCRS术，其中8例术中曾子宫穿孔，9例为电切。TCRS与术后妊娠的间隔为1个月至5年，平均16个月。6例HSG随访，5例正常。2例妊娠期连续超声扫描探测子宫破裂先兆未成功。TCRS是日后妊娠子宫破裂的高危因素。术中子宫穿孔和/或使用电手术有增加妊娠子宫破裂的危险，但不是独立危险因素。

2．不同手术方法及其预后：近年在欧美，宫腔镜下剪刀切除子宫中隔已积累了很多经验，应用激光切除中隔的术后生育效果与剪刀切除效果相似。曾有研究报道，与剪刀和激光切除法相比，应用宫腔电切镜切除子宫中隔，术后妊娠率下降30%，原因是无法切除全部中隔，特别对于比较宽大的中隔，治疗受限与电切环的类型有关，尤其是90°电切环。新型的水平或前倾式电切环较适合切割这些部位，术后效果与剪刀和激光切除相似。器械的选择部分取决于手术者的熟练程度和处理各种情况的经验。西方医生多数喜欢宫腔镜剪刀切除法治疗子宫中隔。法国Ohl报道他在7年中治疗的97例经验，随访结果，术后早产率由过去的13%下降到现在的9.4%，过期流产由过去的78%减少到现在的24.5%，足月分娩率由过去的5.7%急剧提高到现在的62.3%。Cararach等报道切除有症状的子宫中隔81例，17例用剪刀法，53例用电切镜法，术前指征为不孕、反复流产、AUB和不能控制的痛经等，73%术后妊娠，两组自然流产、妊娠足月数和手术至妊娠的间隔时间等均相同，剪刀组有3例子宫穿孔，电切组有1例肺水肿，认为虽然各种方法有各自的优点，剪刀组妊娠率高些，但术者的经验是最重要的因素。Vercellini等行TCRS术23例，12例做电切镜法（1组），11例做剪刀法（2组），1组与2组相比，手术时间分别为22 min±6 min及17 min±5 min（$P=0.006$），灌流液用量分别为890 mL±153 mL及671 mL±170 mL（$P=0.003$）；1组1例完全中隔手术时子宫穿孔，保守治愈。2个月后超声和宫腔镜检查，1组有4例宫底残留痕≥1 cm，均再次手术，2组有2例，可见两种方法效果相同。Assaf认为TCRS术的关键问题是医生的技术和术中的照顾，精湛和小心的手术术后妊娠率很高。为术后不致发生宫颈功能不全，完全子宫中隔手术一般不切除宫颈管的中隔。但2006年Parsanezhad等研究28例有复发流产史或不孕的完全子宫中隔患者，TCRS时切除宫颈中隔是否与术中出血、宫颈功能不全和继发不孕有关。随机分为两组，A组TCRS切除宫颈中隔，B组TCRS保留宫颈中隔。结果手术时间A组为36.40 min±10.67 min，B组为73 min±14.40 min。膨宫介质差值A组为456.66 mL±165.68 mL，B组为673.84 mL±220.36 mL。B组有2例肺水肿，和3例多量出血（>150 mL），剖宫产率也高。两组间生殖预后无差异。可见，完全子宫中隔TCRS时切除宫颈中隔安全、容易，值得推荐。Hollett-Caines等报道26例复发性流产或不孕的子宫中隔患者，23%用宫腔镜双极电针分割，77%用宫腔镜电切刀切除，19例有复发流产史者术后妊娠率95%，活产率72%。7例有不孕史者，术后妊娠率43%，活产率29%。认为无论单、双极宫腔镜子宫中隔整形均安全、有效，明显改善活产率。用针状电极行子宫腔切开术（tTCUI）可治疗导致宫腔狭窄和不孕的子宫畸形。Katz等报道8例27～43岁的不育妇女，HSG和宫腔镜诊断"T"型子宫，曾有过10次自然流产和1次宫外孕，宫腔镜切开子宫侧壁，直至形成正常宫腔，8例均无手术并发症，术后宫腔均正常。术后3例患者有4次足月妊娠，1例宫外孕，无流产。作者指出TCUI术可纠正"T"型子宫，改善其生育能力。Serafini等为2例大子宫中隔做TCRS术，第1例在采卵的同时手术，第2例在早期妊娠自然流产刮宫的同时手术，两例手术后结果均良好，妊娠成功。第1例化验提示雌激素水平高，第2例有早期流产史，均可能增加TCRS术中出血和术后并发症，周密的计划和娴熟的操作仍可获得成功。

3．子宫中隔伴有宫腔疾患的治疗问题：手术时先治疗宫腔疾患，然后再进行子宫中隔切除，这样可以获得一个更良好的宫腔对称视觉效果。有时也可以先行切除子宫中隔以形成单一宫腔，然后再切除宫腔内病变。2008年Caliskan等报道第1例肌瘤位于阴道纵隔、双宫颈和子宫中隔的宫体上。患者43岁，原发不孕，月经过多。手术分两次进行，第一次行剖腹探查，粘连松解，肌瘤剔除和阴道纵隔切除术。第二次做宫腔镜子宫完全中隔切除术，妊娠26周测得宫颈正常长短。TCRS应同时注意阴道有无畸形，2007年美国Ziebarth等报道2例延迟诊断的部分阻塞苗勒管畸形。第1例30岁，起初有不规则阴道流血，痛经，性交困难，体检发现阴道前壁包块，近宫颈处有瘘管，窥器挤压有血液和黏液流出。第2例为40岁未产妇，求治不孕和性交困难，曾经做过开腹子宫融合术，体检发现临近宫颈的阴道顶膨胀。经TVS，瘘管造影和HSG，诊断阴道斜隔。

4．TCRS的术前药物预处理：Romer报道术前用GnRH-a与未用者比较，手术时间、灌流液差值、并发症、术后解剖学结局（残留中隔）和妊娠率均无差异。故认为一般不需要GnRH-a预处理，手术必须在周期的增生期进行。

5．术中监护：腹腔镜是手术治疗有症状子宫中隔的良好监护手段，精确评估子宫底的轮廓，明确子宫畸形的诊断，并可检查输卵管及腹膜病变。B超也可用于监护、测量隔板的长度、高度，尖端和基底的宽度，术终进行宫底成形试验。由于术者在切割中隔过程中子宫不断移动，将B超的扫查探头放于宫腔镜或电切镜同一平面，并于术中连续追踪手术镜比较困难，找到适合观察子宫壁和子宫中隔的平面也不容易，但在腹腔镜禁忌或不宜采用时，术中B超监护可加强TCRS术的安全性。超声监护还可发现卵巢明显增大或卵巢囊肿，但与腹腔镜比较，它不具备同时检查盆腔结构和处理盆腔病变的优点。

6．TCRS的术后处理：Milad和Valle研究TCRS术后高剂量雌激素治疗能否加速子宫内膜修复。10例TCRS随机分为治疗组和对照组，每组各5例，术前均未做药物预处理，手术均于子宫内膜增生期进行。治疗组术后接受雌激素5.0 mg/d，共30 d，对照组不用药。术后每周超声检查，第3周评估子宫内膜情况，5例治疗组中2例术后1周内即修复，说明TCRS术后雌激素治疗可加速子宫内膜生长，但不是重要的处理。术后宫腔内放置IUD的作用不明。术后2～3个月行宫腔二探，<1 cm的残隔无临床意义。

7．预防性TCRS：Grimbizis等认为TCRS术可用以治疗有症状的患者，同时也可对无症状者作为预防性手术，以改善成功妊娠的机会。完全子宫中隔、双宫颈、阴道纵隔罕见，诊断困难。Patton等报道16例，其中9例主诉复发流产，7例未产妇性交困难，联合HSG、超声和（或）磁共振正确识别了16例中的15例。11例用宫腔镜，5例经腹矫形。术前流产率81%，术后12例妊娠17次。14例（82%）娩活婴或进入晚期妊娠，早期流产率18%。9例宫腔镜手术活产率75%（9/12）。5例改良Tompkins 法均娩活婴或进入晚期妊娠。Heinonen 回顾分析与原发不孕无关，不手术亦可成功妊娠。

（二）双角子宫

1996年美国Pelosi首报宫腹腔镜阴式辅助完全双角子宫融合术，用宫腔镜在子宫角内照明，显示宫腔形态，腹腔镜单极电针楔形切开子宫两角相连处组织，自后穹隆取出子宫，缝合子宫肌壁后复位，缝合后穹隆。以后足月剖宫产一健康婴儿，子宫完整。2009年夏恩兰等在我国首报宫腹腔镜联合完全双角子宫融合术。这一术式可最大限度地恢复宫腔形态，又满足微创手术要求。目前，夏恩兰等施行的首例双角子宫融合术患者已剖宫产二次获两个健康女婴。另有5例双角子宫融合术患者已成功生育，其中包括一例双角子宫融合术后一年又行宫颈环扎术，术后亦成功妊娠并获健康活婴者。同年Alborzi等报道2例双角子宫和2例双子宫有2次复发性流产史患者，在宫腔镜检查确定双子宫腔后腹腔镜矫形，效果良好。

（三）"T"型子宫

1993年Nagel和Malo首次报道8例DES致子宫畸形的TCUI术，5例继发不孕术后获活婴，3例原发不孕术后未妊娠。此后有多篇报道TCUI术后流产率下降，足月分娩率上升，最高达87.5%。

首都医科大学附属复兴医院宫腔镜诊治中心于2012年在国内首次报道3例先天性"T"型子宫畸形患者行TCUI，术后均获活婴，健在。在各类子宫畸形中，"T"型子宫的矫形术后足月妊娠率最高（66.7%），完全和不全中隔子宫62.8%，弓形子宫55.6%。这些结果提示了"T"型子宫宫腔镜矫形术的有效性。但宫腔镜矫形并非"T"型子宫不孕症的治疗方法，更非首选，子宫腔小于4cm时不推荐使用。因为可能存在其他不孕因素，如着床问题、过期流产和早产等。所以一般仅推荐给子宫有狭窄环为唯一不孕因素，诊断不孕后治疗失败，原因不明的ART失败，以及有不明原因重复流产的患者。TCUI术时有子宫穿孔的报道。2008年Velemir等报道1例DES暴露妇女子宫扩容矫型后26周妊娠子宫破裂。此外，Golan等报道"T"型子宫和单角子宫的30%有宫颈功能不全，其宫颈环扎者早产和晚期流产率为50%，未环扎者21%（*P*<0.001）。Kaufman报道537例宫内DES暴露史妇女33%（178例）宫颈异常。因此，为提高治疗效果，"T"型子宫矫形术后应注意宫颈功能不全问题，可进行预防性宫颈环扎或有症状时的紧急宫颈环扎。我中心3例未行预防性宫颈环扎，孕期亦未对宫颈内口的变化进行监护，均妊娠至足月。

（四）单角子宫

单角子宫不孕症的治疗办法不多，Markham和Waterhouse认为除中隔子宫外，双子宫、双角子宫和单角子宫矫形手术改善生殖预后效果不明显。首都医科大学附属复兴医院宫腔镜诊治中心于2013年在国内首报宫腔镜手术治疗单角子宫成功妊娠，3例患者均无其他不孕因素，在B超/腹腔镜监护下行TCUI术子宫扩容，分别于术后8、5、3个月妊娠，其中1例宫腔镜仅见右宫角，术前误诊为宫腔粘连，宫腹腔镜联合手术时发现为右单角子宫，术后

8个月妊娠，20周因宫角功能不全流产。Golan等报道单角子宫30%有宫颈功能不全，其宫颈环扎者早产和晚期流产率为21%，未环扎者50%，差异显著（$P<0.001$）。Abramovic指出子宫畸形的宫颈肌肉成分增加，结缔组织减少，宫颈不足以对抗妊娠后增加的不对称的宫腔压力，而致流产、早产。他曾为15例有反复流产和早产史的畸形子宫患者，在妊娠11～12周行宫颈环扎术，15例并无宫颈功能不全的临床或放射证据，术后13例足月产，2例早产，婴儿均存活。据此经验，作者认为对因子宫畸形而不孕者，在考虑手术矫形之前，尽管缺乏宫颈功能不全的证据，推荐先行宫颈环扎，以延长孕周，提高胎儿存活率。有多篇报道说明有中期妊娠流产史的单角子宫患者，通过宫颈环扎提高了胎儿存活率。经阴道超声检查能精确预测早产，但在子宫畸形人群中研究不够。Airoldi等前瞻研究14～23W^{+6}畸形子宫妊娠的宫颈扫描，<2.5 cm为宫颈过短，结果单角子宫的宫颈缩短和早产率最高。因此，对单角子宫的治疗，还应关注宫颈功能不全问题。

（五）斜隔子宫

首都医科大学附属复兴医院宫腔镜诊治中心曾治疗1例，28岁，14岁初潮，渐进性痛经加重。曾在外院行左侧巧克力囊肿剥除术+左输卵管切除术，术后2年结婚，不孕。HSG提示右侧输卵管不通，未予治疗。试管婴儿2次均失败。后在北京复兴医院行腹腔镜下肠粘连松解术+盆腔子宫内膜异位消融术+通液术，术中检查发现子宫外形正常，右侧输卵管通畅。术后3个月自然怀孕，孕2个多月阴道流血，因难免流产行清宫术，清宫术后4 d行宫腔镜下子宫斜隔电切术。术后5个多月妊娠。妊娠39W^{+5}剖宫产一健康女婴，体重3 500 g，现健在。这是1例典型Robert's子宫左侧宫腔闭锁患者，从青春期到生育期经历了痛经、左侧输卵管积血、左卵巢巧克力囊肿、盆腔粘连、IVF失败、自然妊娠胎停育的症状和诊治过程。可见斜隔子宫的宫腔镜治疗有效微创，易恢复，无瘢痕，有利于术后妊娠。

（六）弓形子宫

Gergolet等前瞻研究至少有一次胎停育史的不全中隔和弓形子宫，宫腔镜矫形术前两组胎停育明显较高，矫形后的胎停育发生率相似，前者14%，后者11%，矫形前后比较，差异均显著（$P<0.001$），并据此认为弓形子宫矫形前后的生殖预后与不全中隔相同。

（夏恩兰　于　丹）

参考文献

[1] 刘欣友，胡萌，陆萍. 经阴道三维超声在不全中隔子宫和弓形子宫鉴别中的诊断标准.

临床超声医学杂志，2013,15(8)：580—581．

[2] 刘玉环，夏恩兰，张书巧．子宫中隔107例诊治分析．中国实用妇科与产科杂志，2002,18(9)：559—560．

[3] 夏恩兰，段华，冯力民，等．宫腔镜手术B超与腹腔镜监护的应用体会．中国内镜杂志，1998,4：55—56．

[4] 夏恩兰，刘玉环，黄晓武．宫腹腔镜联合完全双角子宫矫形术——附一例报告．中华临床医师杂志(电子版)，2009，3 (1)：135—139．

[5] 夏恩兰，彭雪冰，马宁．宫腔镜手术治疗单角子宫成功妊娠三例报告及文献复习．中华妇产科杂志，2013,45(9)：689—691．

[6] 夏恩兰，段华，黄晓武．宫腔镜电切治疗子宫肌瘤962例疗效分析，中华医学杂志2005,85(3)：173—176．

[7] 夏恩兰，刘玉环，马宁，等．宫腔镜手术治疗T型子宫成功分娩三例报告及文献复习．中华妇产科杂志，2013,48(6)：457—459．

[8] 张丹，孟焱，刘剑飞，等．超声监导宫腔镜子宫成形术．中国医学影像学杂志，1998，6：197—198．

[9] Abramovici H, Faktor JH, Pascal B. Congenital uterine malformations as indication for cervieal suture (cerclage) in habitual abortion and premature delivery. Int J Fertil, 1983, 28.161—164.

[10] Acien P. Incidence of Mullerian defects in fertile and infertile women. Hum Reprod, 1997, 12：1372—1376.

[11] Airoldi J, Berghella V, Sehdev H, et al. Transvaginal ultrasonography of the cervix to predict preterm birth in women with uterine anomalies. Obstet Gynecol, 2005, 106.553—556.

[12] Akar ME, Bayar D, Yildiz S, et al. Reproductive outcome of women with unicornuate uterus. Aust N Z J Obstet Gynaecol, 2005, 45.148—150.

[13] Alborzi S, Asadi N, Zolghadri J. Laparoscopic metroplasty in bicornuate and didelphic uteri. Fertil Steril, 2009,92(1).352—355.

[14] Ali M. El Saman, Ahmed Y. Shahin, Ahmed Nasr, et al. Hybrid septate uterus, coexistence of bicornuate and septate varieties. A genuine report. Journal of Obstetrics and Gynaecology Research, 2012, 38(11).1308—1314.

[15] Aubriot FX, Chapron C. Diethylstilbestrol exposure in utero. Polemics about metroplasty. The pros. Gynecol Obstet Fertil. 2007, 35(9).826—831.

[16] Aupriot FX, Hamou J , Dubuisson JB. Hysteroplasty for enlargement ：apropos of the results. Gynecol Obestet Fertil. 2001.29(12).888—893.

[17] Baggish MS, Barbot J, Valle RF. Diagnositic and operative hysteroscopy. 2nd edition. St. Louis：Mosby Inc, 1999, 269—288.

[18] Barranger E, Gervaise A, Doumerc S, et al. Reproductive performance after hysteroscopic metroplasty in the hypoplastic uterues：a study of 29 cases. BJOG, 2002, 109(12)：1331—1234.

[19] Blitz MJ, Appelbaum H. Torsion of Fallopian Tube Remnant Associated with Noncommunicating Rudimentary Horn in Adolescent Girl with Unicornuate Uterus. J Pediatr Adolesc Gynecol, 2014, 27.(5).e97—99.

[20] Braun P, Gran FV, Pons RM, et al. Is hysterosalpingography able to diagnose all uterine malformations correctly? A retrospective study. Eur J Radiol, 2005, 53(2).274—279.

[21] Brucker SY, Rall K, Campo R, et al. Treatment of congenital malformations. Semin Reprod Med, 2011, 29(2).101—112.

[22] Caliskan E, Cakiroglu Y, Turkoz E. Leiomyoma on the septum of a septate uterus with double cervix and vaginal septum. a challenge to manage. Fertil Steril, 2008, 89(2).456.

[23] Capito C, Sarnacki S.Menstrual retention in a Robert's uterus.J Pediatr Adolesc Gynecol,2009, 22(5):e104—106.

[24] Cararach M, Penella J, Ubeda A, et al. Hysteroscopic incision of the septate uterus: scissors versus resectoscope. Hum Roprod, 1994,9:87—98.

[25] Chen MY, Edwards VH, Ott DJ et al. Hysterosalpingography after hysteroscopic surgery. Abdom Imaging, 1994,19:477—480.

[26] Chervenak FA, Neuwirth RS. Hysteroscopic resection of the uterine septum. Am J Obstet Gynecol, 1981,141:351—353.

[27] Choe JK, Baggish MS. Hysteroscopic treatment of septate uterus with neodymium—YAG laser. Fertil Steril, 1992,57:81—84.

[28] Coccia ME, Becattini C, Bracco GL, et al. Intraoperative ultrasound guidance for operative hysteroscopy. A prospective study. J Reprod Med, 2000,45:413—418.

[29] Console D, Tamburrini S, Barresi D, et al. The value of the MR imaging in the evluation of Mullerian duct anomalies. Radiol Med (Torino), 2001,102(4):226—232.

[30] Creainin M, Chen M. Uterine defect in a twin pregnancy with a history of hysteroscopic fundal perforation. Obstet Gynecol, 1992,79:879—880.

[31] Dalal RJ, Pai HD, Palshetkar NP, et al. Hysteroscopic metroplasty in women with primary infertility and septate uterus: reproductive performance after surgery. J Reprod Med, 2012, 57(1—2):13—16.

[32] DeCherney AH: Hysteroscopic management of mullerian fusion defects. In: Siegler AM, Lindemann HJ. (eds). Hysteroscopy priciples and pratice, Philadelphia, JB Lippincott, 1984:204—205.

[33] Engmann L, Schmidt D, Nulsen J, et al. An unusual anatomic variation of a unicornuate uterus with normal external uterine morphology. Fertil Steril, 2004, 82(4):950—953.

[34] Enlan Xia, Limin Feng, Huilan Duan, et al. Combination of hysteroscopy and laparoscopy. In gynecologic operation: an analysis of 65 cases. Chinese Medical Journal, 1998, 111:1001—1003.

[35] Fedele L, Arcaini L, Parazzini F, et al. Reproductive prognosis after hysteroscopic metroplasty in 102 women: life—table analysis. Fertil Steril, 1993, 59:768—772.

[36] Fedele L, Bianchi S, Marchini M, et al. Residual uterine septum of less than 1 cm after hysteroscopic metroplasty does not impair reproductive outcome. Hum Reprod, 1996,11:727—729.

[37] Gabriel B, Fischer DC, Sergius G. Unruptured pregnancy in a non—communicating right fallopian tube associated with left unicornuate uterus: evidence for transperitoneal sperm and oocyte migration. Acta Obstet Gynecol Scand, 2002, 81(1):91—92.

[38] Gabriele A, Zanetta G, Pasta F, et al. Uterine rupture after hysteroscopic metroplasty and labor induction. A case report. J Reprod Med, 1999,44:642—644.

[39] Garbin O, Ohl J, Bettahar—lebugle K, et al. Hysteroscopic in diethystilboestrol—exposed and hypoplastic uterus: a report on 24 cases, Hum Reprod, 1998, 13(10):2751—2755.

[40] Gergolet M1, Campo R, Verdenik I, et al. No clinical relevance of the height of fundal indentation in subseptate or arcuate uterus: a prospective study. Reprod Biomed Online, 2012, 24(5):576—582.

[41] Giacomucci E, Bellavia E, Sandri F, et al. Term Delivery Rate after Hysteroscopic Metroplasty in Patients with Recurrent Spontaneous Abortion and T—Shaped, Arcuate and Septate Uterus. Gynecol Obstet Invest, 2011, 71(3):183—188.

[42] Golan A, Langer R, Neuman M, et al. Obstetric outcome in women with congenital uterine malformations. J Reprod Med, 1992, 37(3):233—236.

[43] Grimbizis GF, Camus M, Tarlatzis BC, et al. Clinical implications of uterine malformations and hysteroscopic treatment results. Hum Reprod Update, 2001, 7:161—174.

[44] Gupta N, Mittal S, Dadhwall V, et al. A unique congenital mullerian anomaly: Robert's uterus. Archives of Gynecology and Obstetrics, 2007, 276(6):641-643.

[45] Handa Y, Hoshi N, Yamada H, et al. Tubal pregnancy in a unicornuate uterus with rudimentary horn: a case report. Fertil Steril, 1999, 72(2):354-355.

[46] Hassialos DK, Zourlas PA. Transcervical division of the uterine septa. Obstet Gynaecol Surv, 1990,45: 165-173.

[47] Haydardedeoglu B, Simsek E, Kilicdag EB, et al. A case of unicornuate uterus with ipsilateral ovarian and renal agenesis. Fertil Steril, 2006, 85:750.e1-4.

[48] Heinonen PK, Pystynen PP. Primary infertility and uterine anomalies. Fertil Steril, 1983, 40(3): 311-316.

[49] Heinonen PK. Complete septate uterus with longitudinal vaginal septum. Fertil Steril, 2006, 85(3): 700-705.

[50] Hollett-Caines J, Vilos GA, Abu-Rafea B, et al. Fertility and pregnancy outcomes following hysteroscopic septum division. J Obstet Gynaecol Can, 2006, 28(2):156-159.

[51] Homer HA, Li TC, Cooke ID. The septate uterus: a review of management and reproductive outcome. Fertil Steril, 2000,73:1-14.

[52] Howe RS. Third-trimester uterine rupture following hysteroscopic uterine perforation. Obstet Gynecol, 1993, 81: 827-829.

[53] Jayasinghe Y, Rane A, Stalewski H, et al. The presentation and early diagnosis of the rudimentary uterine horn. Obstet Gynecol, 2005, 105(6):1456-1467.

[54] Katz Z, Ben-Arie A, Lurie S, et al. Beneficial effect of hysteroscopic metroplasty on the reproductive outcome in a 'T-shaped' uterus. Gynecol Obstet Invest, 1996, 41(1):41-43.

[55] Kaufman RH. Structural changes of the genital tract associated with in utero exposure to diethylstilbestrol. Obstet Gynecol Annu, 1982, 11:187-202.

[56] Kupesic S, Kurjak A. Diagnosis and treatment outcome of the septate uterus. Croat Med J, 1998, 39(2): 185-190.

[57] Liatsikos SA, Tsikouras P, Souftas V, et al. Diagnosis and laparoscopic management of a rudimentary uterine horn in a teenage girl, presenting with haematometra and severe endometriosis: our experience and review of literature. Minim Invasive Ther Allied Technol, 2010, 19(4):241-247.

[58] Lin PC. Reproductive outcomes in women with uterine anomalies. J Womens Health (Larchmt), 2004, 13(1): 33-39.

[59] Lolis DE, Paschopoulos M, Makrydimas G, et al. Reproductive outcome after strassman metroplasty in women with a bicornuate uterus. J Reprod Med, 2005, 50(5):297-301.

[60] Lourdel E, Cabry-Goubet R, Merviel P, et al. Septate uterus: role of hysteroscopic metroplasty. Gynecol Obstet Fertil, 2007, 35(9):811-818.

[61] March CM, Isreal R. Hysteroscopic management of intrauterine adhesions. Am J Obstet Gynecol, 1978, 130:65.

[62] Markham SM, Waterhouse TB. Structural anomalies of the reproductive tract. Curr Opin Obstet Gynecol, 1992, 4(6):867-783.

[63] Milad MP, Valle RF. Does hormone therapy after hysteroscopic metroplasty hasten endometrial healing? J Am Assoc Gynecol Laparosc, 1995 2(4, Suppl):S32.

[64] Moutos DM, Damewood MD, Schlaff WD, et al. A comparison of the reproductive outcome between women with a unicornuate uterus and women with a didelphic uterus. Fertil Steril, 1992, 58(1):88-93.

[65] Mucowski SJ, Herndon CN, Rosen MP. The arcuate uterine anomaly: a critical appraisal of its diagnostic and clinical relevance. Obstet Gynecol Surv, 2010, 65(7):449-454.

[66] Nagel TC, Malo JW. Hysteroscopic metroplasty in the diethylstilbestrol exposed uterus and simillar nonfusion anomalies: effects on subsequent reproductive performance: a preliminary report. Fertil steril, 1993, 59(3): 502—506.

[67] Nakhal RS, Cutner AS, Hall—Craggs M, et al. Remnant functioning cervical tissue after laparoscopic removal of cavitated noncommunicating rudimentaryuterine horn. J Minim Invasive Gynecol. 2012, 19(6): 768—771.

[68] Ohl J, Bettahar—Lebugle K. Ultrasound—guided transcervical resection of uterine septa: 7 years experience. Ultrasound. Obstet Gynecol, 1996, 7: 328—334.

[69] Parsanezhad ME, Alborzi S, Zarei A, et al. Hysteroscopic metroplasty of the complete uterine septum, duplicate cervix, and vaginal septm. Fertil Steril, 2006, 8 5(5): 1473—1477.

[70] Patton PE, Novy MJ, Lee DM, et al. The diagnosis and reproductive outcome after surgical treatment of the complete septate uterus, duplicated cervix and vaginal septum. Am J Obstet Gynecol, 2004, 190(6): 1669—1675.

[71] Pellerito JS, McCarthy SM, Doyle MB, et al. Diagnosis of uterine anomalies: relative accuracy of MR imaging, endovaginal sonography, and hysterosalpingography. Radiology, 1992, 183(3): 795—800.

[72] Pelosi MA 3rd, Pelosi MA. Laparoscopic—assisted transvaginal metroplasty for the treatment of bicornuate uterus: a case study. Fertil Steril, 1996, 65(4): 886—890.

[73] Propst AM, Liberman RF, Harlow BL, et al. Complications of hysteroscopic surgery: predicting patients at risk. Obstet Gynecol, 2000, 96(4): 517—520.

[74] Robert H Asymmetrical bifidities with unilateral menstrual retention (apropos of 12 cases. Chirurgie, 1970, 96(11): 796—799.

[75] Rock JA, Roberts CP, Hesla JS. Hysteroscopic metroplasty of the Class Va uterus with preservation of the cervical septum. Fertil Steril, 1999, 72: 942—945.

[76] Roge P, D'Ercole C, Cravello L, et al. Hysteroscopic manegement of uterine synechiae: a series of 102 observations. Eur J Obstet Gynecol Reprod Bio, 1996, 65: 189—193.

[77] Romer T, Lober R. Hysteroscopic correction of a complete septate uterus using a balloon technique. Hum Reprod, 1997, 12: 478—479.

[78] Romer T. The value of GnRH agonist treatments before hysteroscopic septum dissection. Zentralbl Gynakol, 1998, 120: 42—44.

[79] Sentilhes L, Sergent F, Roman H, et al. Late complications of operative hysteroscopy: predicting patients at risk of uterine rupture during subsequent pregnancy. Eur J Obstet Gynecol Reprod Biol, 2005, 120(2): 134—138.

[80] Serafini P, Nelson J, Batzofin J. Resection of large uterine septum during early pregnancy and at the oocyte retrieval—peculiarities of two cases. Hum Reprod, 1994, 9: 1519—1521.

[81] Sheth SS, Sonkawde R. Uterine septum misdiagnosed on hysterosalpingogram. Int J Gynaecol Obstet, 2000, 69(3): 261—263.

[82] Singhal S, Agarwal U, Sharma D, et al. Pregnancy in asymmetric blind hemicavity of Robert's uterus—a previously unreported phenomenon. Eur J Obstet Gynecol Reprod Biol, 2003, 107(1): 93—95.

[83] Sugaya S. Twin pregnancy after in vitro fertilization in a woman with a unicornuate uterus. Clin Exp Obstet Gynecol, 2010, 37(4): 317—318.

[84] Tehraninejad, Ghaffari, Jahangiri, et al, Reproductive Outcome following Hysteroscopic Monopolar Metroplasty: An Analysis of 203 Cases. Int J Fertil Steril, 2013, 7(3): 175—180.

[85] Valle, R.F. Hysteroscopic treatment of partial and complete uterine septum. Int J Fertil Menopausal Stud. 1996, 41(3): 310—315.

[86] Velemir L, Gallot D, Jardon K, et al. Uterine rupture at 26 weeks after metroplasty for uterine enlargement in diethylstilbestrol—exposed uterus: a case report. Eur J Obstet Gynecol Reprod Biol, 2008, 138(2):243—244.

[87] Vercellini P, Vendola N, Colombo A, et al. Hysteroscopic metroplasty with resectoscope or microscissors for the correction of septate uterus. Surg Gynecol Obstet, 1993, 176:439—442.

[88] Zabak K, Benifla JL, Uzan S. Septate uterus and reproduction disorders: current results of hysteroscopic septoplasty. Gynecol Obstet Fertil, 2001, 29(11):829—840.

[89] Ziebarth A, Eyster K, Hansen K. Delayed diagnosis of partially obstructed longitudinal vaginal septa. Fertil Steril, 2007, 87(3):697.

[90] Zlopasa G, Skrablin S, Kalafati D, et al. Uterine nomalies and pregnancy outcome following resectoscope metroplasty. J Gynaecol Obstet, 2007, 98(2):129—133.

[91] Zorluc G, Yalcin H, Ugur M, et al. Reproductive outcome after metroplasty. Int J Gynecol Obstet, 1996, 55(1):45—48.

第六节　宫腔镜宫腔粘连切除术

宫腔粘连(intrauterine adhesion，IUA)主要由于对妊娠或者非妊娠子宫的创伤，造成子宫内膜基底层受损，导致内膜纤维化和宫腔粘连。目前一致认为，对妊娠子宫的创伤是宫腔粘连形成的主要原因。创伤经常发生在产后或流产后1～4周因过量出血需刮宫者。在此易感期，任何创伤都可引起子宫内膜基底层的脱落，导致子宫壁互相黏着，形成永久性的粘连，子宫腔变形和对称性消失。其次，对非孕子宫内膜的创伤也可引起宫腔粘连。文献报道，宫腔粘连可发生在诊断性刮宫、开腹肌瘤剔除、宫颈活检、子宫内膜息肉取出术、宫内置避孕器或者应用放射线治疗后。此外宫腔粘连还可以发生在各种宫腔镜手术后，例如宫腔镜下子宫肌瘤切除术、子宫中隔切除术后等。罕见情况下，子宫动脉栓塞或者子宫血管阻断术后也可引起宫腔粘连。

宫腔粘连的患者通常表现为月经异常，包括月经稀发和闭经。宫颈内口机械性梗阻可导致继发闭经，出现周期性腹部不适或腹痛、子宫腔积血，甚至输卵管积血。宫腔粘连还可导致不孕。在妊娠病例，患者还可出现自然流产、复发性流产、早产、胎盘植入、异位妊娠等。此外，文献中还有宫内生长发育迟缓（Intrauterine growth restriction，IUGR）的报道。

宫腔粘连根据粘连的性质不同可分为膜样、肌性或纤维结缔组织性粘连；根据粘连的部位不同可分为中央型和周边型粘连；根据HSG和宫腔镜检查等所见将粘连严重程度分为不同的类型（详见第八章第二节）。目前应用比较广泛的分类方法是美国生育学会在1988年根据月经异常、宫腔镜检查所见及HSG所见制定的宫腔粘连分类标准，以及欧洲妇科内镜学会在1995年根据宫腔镜检查所见制定的宫腔粘连分类标准。

宫腔粘连常用的诊断方法有妇科二维或三维超声、宫腔声学造影

（SHG）、子宫输卵管碘油造影（HSG）、核磁共振成像检查（MRI）、宫腔镜检查等。在宫腔镜发明之前，HSG是显示宫腔轮廓的首选检查方法。HSG能够显示粘连闭锁区域，显示特定的充盈缺损，提供对宫角区域、输卵管管腔形态，以及输卵管通畅度的评估。超声检查曾被用来诊断子宫内膜纤维化或者宫腔粘连，可以显示HSG或者宫腔镜检查无法显示的宫腔轮廓，目前常用于初步筛查宫腔粘连。MRI也曾被某些学者用来诊断宫腔粘连，尤其是宫腔镜无法诊断的子宫腔或者宫颈管完全闭锁病例。宫腔镜检查可以直视粘连的存在，明确粘连的范围和程度，以及子宫内膜的状态，更精确地诊断宫腔粘连，故宫腔镜检查是诊断宫腔粘连的金标准。

宫腔粘连的治疗方法为手术分离或切除粘连。过去通常采用盲视法，如刮宫、探针和扩张棒分离宫腔粘连。如此盲目地分离宫腔粘连，不仅不能获得满意的临床效果，术后妊娠结果也令人失望。也有通过子宫切开术，在直视下进行粘连分离，但是术后效果不佳，现多已摒弃。宫腔镜宫腔粘连切除术（transcervical resection of adhesions，TCRA）是在直视下有针对性地分离或切除宫腔粘连，使患者恢复正常月经周期，改善与提高妊娠及分娩结果，因而已成为治疗宫腔粘连的标准方法。宫腔粘连的治疗不仅包括宫腔镜手术恢复宫腔形态，而且需要采取各种方法促进内膜的修复和再生，预防术后粘连复发。

一、手术适应证与禁忌证

（一）适应证

凡与宫腔粘连相关的月经异常、痛经、妊娠失败及不孕均为手术适应证，并需满足以下条件：

1. 有子宫内膜病理检查排除恶性疾患。

2. 子宫≤9周妊娠大小，宫腔长度≤12 cm。

（二）禁忌证

1. 宫颈瘢痕，不能充分扩张者。

2. 子宫屈度过大，宫腔镜不能进入宫底者。

3. 生殖道感染的急性期。

4. 心、肝、肾衰竭的急性期。

二、术前准备

1. 宫腔镜宫腔粘连手术前需要详细地询问病史和全面的术前评估。包括盆腔B超检查了解子宫的大小、形态、位置、回声、宫腔线的方向、内膜厚度及附件有无包块等（图9-6-1）；宫腔镜检查确定宫腔形态、内膜状态、粘连程度分级、有无占位性病变，同时直视下进行活体组织检查，除外恶性病变（图9-6-2）。

2. 一般选择月经周期的前半期施行手术。手术前夜宫颈插扩张棒或海藻棒，如插入宫颈扩张棒有困难或宫腔闭锁者可阴道后穹隆放置米索前列

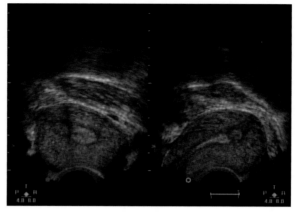

图9-6-1

B型超声扫查子宫。子宫后位，45 mm×53 mm×40 mm，肌层回声均，内膜线居中，回声中等，全层厚8 mm，局部有中断。超声诊断：宫腔粘连

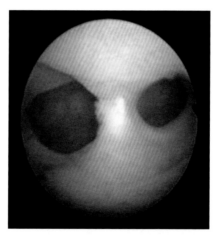

图9-6-2

宫腔镜检查宫腔。宫腔形态失常，宫腔中段可见粘连带，呈柱形，略偏左侧，连接宫腔前后壁。宫腔镜下诊断：宫腔粘连（中央型）

醇400 μg。

3．手术日晨禁食，不排尿，以便于术中B超监护。操作者预先准备好手术中使用的器械和设备，并确保其可正常使用。患者取截石位，常规消毒手术区域，取出宫颈扩张棒。

三、麻醉

宫腔镜宫腔粘连电切术麻醉方式的选择取决于手术方式和手术时间。轻度宫腔粘连手术时间短者可用静脉复合麻醉；有静脉麻醉禁忌或手术较为复

杂者选用硬膜外麻醉；手术非常困难有脏器损伤可能或同时行腹腔镜监护/手术时则行全身麻醉。

四、手术步骤

（一）宫腔镜宫腔粘连电切切除术

宫腔镜宫腔粘连手术根据宫腔粘连的严重程度和粘连部位不同其手术方法也不同。如膜样疏松粘连可用宫腔镜的镜鞘分离；宫腔内的陈旧、致密粘连，可用宫腔镜电切切除。手术原则为打开宫腔正常形态，暴露两侧宫角与输卵管开口，减少对残留内膜的损伤。宫腔粘连广泛者可能一次手术难以完全分离，需行多次手术。具体手术方法为：

1．充盈膀胱，在B超监护下小心放置探针，并用Hegar扩宫器逐号扩张宫颈及宫腔。宫腔闭锁者探针无法探达宫底部，或仅探入宫颈管，可待稍后宫腔镜手术打开，也可在B超引导下探针沿宫颈和子宫中线向前用力探及宫底（图9-6-3）。

2．在B超引导下将宫腔镜沿宫颈外口、宫颈管置入宫腔。检查宫颈管和宫腔形态，观察双侧宫角和输卵管开口，显露粘连组织（图9-6-4，图9-6-5）。

3．对宫颈管内和宫腔内新生成的疏松膜样粘连只需用宫腔镜的镜鞘尖端机械性推压分离即可（图9-6-6）。

4．对宫颈管内致密的纤维粘连组织，可用宫腔电切镜针状电极划开或环形电极切除（图9-6-7）。

5．对宫底部的广泛粘连，需用针状电极横向划开，或用环形电极横行切割，并向宫角处移行，完全打开宫底（图9-6-8A、B）。

6．宫腔粘连手术需尽量打开双侧宫角，暴露输卵管开口。一般需在B

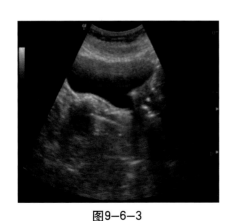

图9-6-3

充盈膀胱后，B型超声监护下放置宫腔探针。探针无法探达宫底部时，B超引导探针前进方向

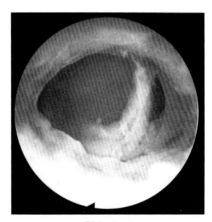

图9-6-4

宫腔镜显露宫腔粘连带

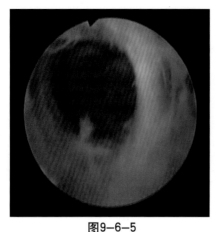

图9-6-5

宫腔镜显露宫腔粘连组织

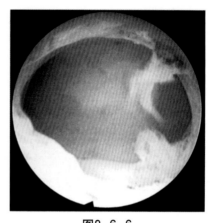

图9-6-6

宫腔内粘连带由宫腔镜镜鞘尖端机械
性分离

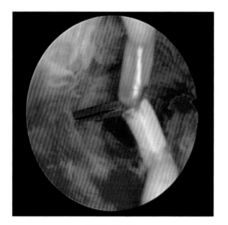

图9-6-7

宫颈管内粘连瘢痕组织，宫腔镜针状
电极划开

超监护下，用针状电极分离宫角处粘连带，必要时辅以环形电极切割粘连组织，逐步显露宫角和输卵管开口，恢复双侧宫角正常形态（图9-6-9A～D，图9-6-10A～D）。需注意保护宫角处正常的内膜组织。

7. 对宫腔内的中央型纤维粘连组织，可用宫腔镜环形电极电切切除（图9-6-11）。对宫腔内致密的中央型纤维粘连组织也可用宫腔镜针状电极直接划开分离（图9-6-12）。

8. 对于宫腔前、后壁和侧壁的粘连瘢痕组织，可用针状电极沿子宫长轴划开，必要时用环形电极电切切除（图9-6-13A、B，图9-6-14A～C）。

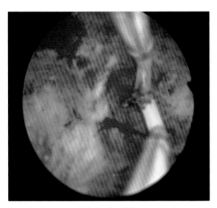

图9-6-8A

宫腔镜针状电极横向划开宫底部纵向粘连带

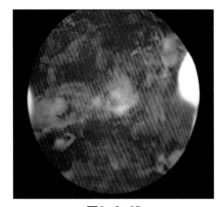

图9-6-8B

宫腔镜完全打开宫底部粘连

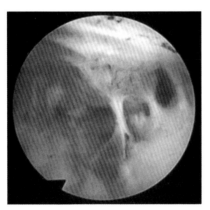

图9-6-9A

宫腔镜下左侧宫角及左侧壁，可见多发柱状粘连

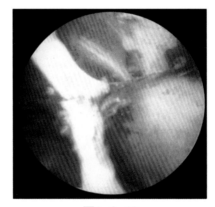

图9-6-9B

宫腔镜针状电极分离左侧宫角处柱状粘连

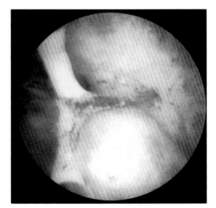

图9-6-9C

宫腔镜针状电极分离左侧壁粘连瘢痕

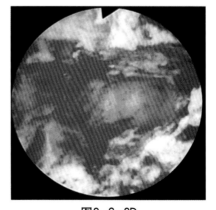

图9-6-9D

宫腔镜下打开左侧宫角，显露左侧输卵管开口

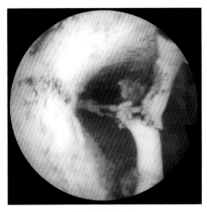

图9-6-10A

宫腔镜针状电极分离右侧宫角处粘连
瘢痕

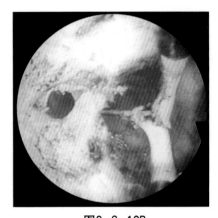

图9-6-10B

宫腔镜针状电极分离右侧宫角处粘连

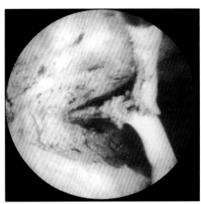

图9-6-10C

宫腔镜针状电极分离右侧宫角处粘连

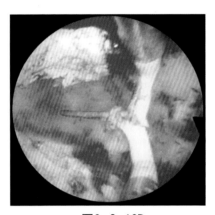

图9-6-10D

宫腔镜下打开右侧宫角，显露右侧输卵
管开口

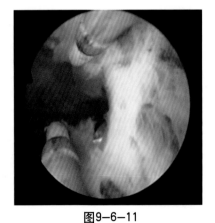

图9-6-11

宫腔镜环形电极电切切除宫腔内纤维
粘连组织

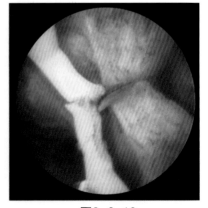

图9-6-12

宫腔镜针状电极划开宫腔内纤维粘连
组织

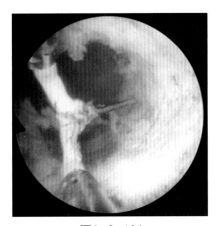

图9-6-13A

宫腔镜针状电极纵向划开左侧壁瘢痕

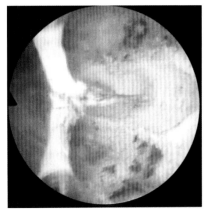

图9-6-13B

宫腔镜针状电极纵向划开左侧壁瘢痕

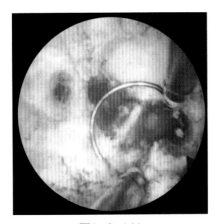

图9-6-14A

宫腔镜环形电极切割右侧壁粘连

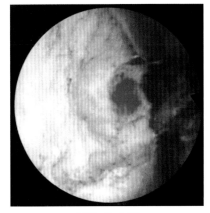

图9-6-14B

宫腔镜环形电极切割右侧壁粘连

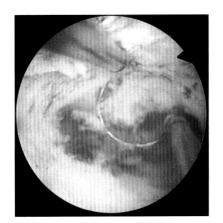

图9-6-14C

宫腔镜环形电极切割右侧壁粘连

9. 对于子宫壁瘢痕挛缩致宫腔缩窄者，可用针状电极沿子宫长轴纵向放射状划开瘢痕组织4～5条，扩大宫腔容积（图9-6-15A～C）。

10. 若宫腔闭锁，镜体前方为盲端者，可在B超引导下，沿宫颈和子宫中线用针状电极或环形电极通电向前轻推，尝试打开粘连组织，切割出孔隙，显露宫腔（图9-6-16A～C）。然后按照上述步骤切除宫腔粘连，恢复正常宫腔形态（图9-6-17）。

11. 手术即将结束时将物镜退至子宫颈内口处，观察子宫腔的形态和对称性（图9-6-18）。

12. 有腹腔镜监护者，宫腔可注入亚甲蓝溶液，做输卵管通畅试验，腹腔镜下观察输卵管的通畅度(图9-6-19)。

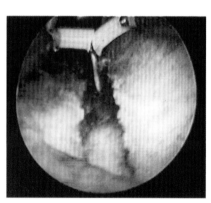

图9-6-15A

宫腔镜针状电极沿子宫长轴纵向划开子宫壁瘢痕组织

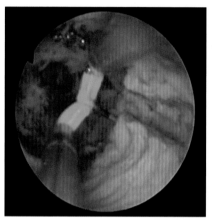

图9-6-15B

宫腔镜针状电极沿子宫长轴纵向划开子宫壁瘢痕组织

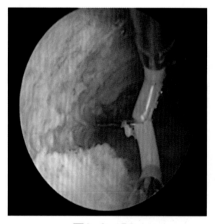

图9-6-15C

宫腔镜针状电极沿子宫长轴纵向划开子宫壁瘢痕组织

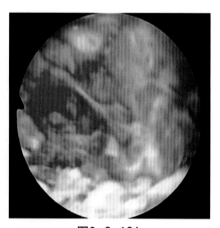

图9-6-16A

宫腔闭锁，宫腔镜仅见一盲端。可见不规则粘连带

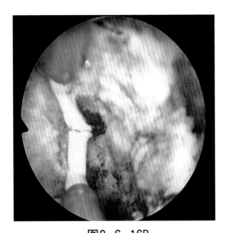

图9-6-16B

B型超声引导下，宫腔镜针状电极沿子宫中线分离，打开粘连组织，见孔隙

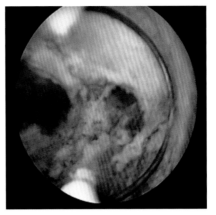

图9-6-16C

宫腔镜环形电极切除粘连组织，逐步显露宫腔

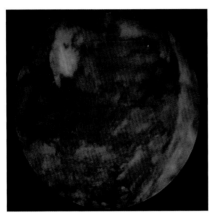

图9-6-17

宫腔镜手术恢复正常宫腔形态

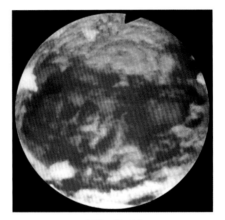

图9-6-18

手术结束时宫腔镜物镜端退至宫颈内口水平，观察子宫腔形态

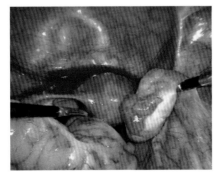

图9-6-19

宫腔镜宫腔粘连电切术腹腔镜监护。术中行输卵管通畅试验，腹腔镜下观察右侧输卵管通畅

（二）宫腔镜剪刀分离法

许多学者习惯应用宫腔镜剪刀机械性分离宫腔粘连。

1．其操作方法与子宫中隔切除术相似。用可弯曲的半硬剪或硬剪，自宫腔中央分离粘连，使宫腔扩大。当宫腔全部闭锁时，应自宫颈内口向宫腔逐步进行分离，达宫底部及双侧宫角部，直至打开一个新的宫腔（图9-6-20 A～D）。

2．宫腔镜剪刀分离法的优点在于：①机械分离粘连，可提供良好的标志，特别对于接近肌层的粘连，切割至肌层时可观察到出血，提醒术者停止切割，避免子宫穿孔。②广泛粘连时，正常健康子宫内膜较少，保留正常子宫内膜很重要。剪刀切除法没有电能或激光切除所致的瘢痕形成和对正常子宫内膜的破坏，可最大程度地保护子宫内膜。

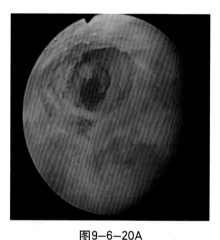

图9-6-20A

闭锁宫腔，宫腔镜见宫颈管前方为一盲端

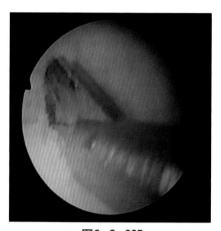

图9-6-20B

宫腔镜剪刀分离宫腔粘连

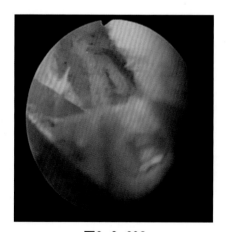

图9-6-20C

宫腔镜剪刀分离宫腔粘连

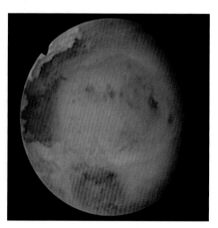

图9-6-20D

宫腔镜剪刀分离宫腔粘连后宫腔

3．宫腔镜剪刀分离法的缺点为：①剪刀分离法使用含电解质的灌流液，由于粘连靠近子宫肌层，广泛的裸露区有利于膨宫液的吸收，液体超负荷机会增加。故手术时膨宫压力应低于平均动脉压，以避免液体超负荷。②有时使用半硬剪时操作困难，特别当切割后壁粘连时。③剪刀咬合不好时，切割粘连不够锋利，操作困难。

（三）宫腔镜激光光纤切除法

应用宫腔镜激光光纤操作简单，但比剪刀法和电切法的手术时间长，且费用昂贵，目前应用较少。

五、术中复杂情况及注意事项

1．中、重度粘连的患者宫腔严重变形，宫壁挛缩，宫腔可自宫颈管或宫腔中、下段闭锁，宫腔镜手术时很难辨别宫颈和宫腔内解剖位置、判断切割方向，手术难度大，术中发生假道形成、子宫穿孔的风险增高，需行经腹部二维超声监护或腹腔镜监护。在超声引导下，宫腔电切镜沿宫颈和子宫中线操作，打开粘连组织，显露宫腔。术中超声或腹腔镜观察子宫底部，以及前、后和侧壁的肌壁厚度，避免假道形成和发生子宫穿孔。

2．有多次宫腔操作史者，子宫可有陈旧假道或穿孔，宫腔镜下极易进入假道，识别解剖结构困难，再次发生穿孔的可能性增加（图9-6-21，图9-6-22）。手术时需用腹腔镜或超声监护，观察子宫浆膜层的完整性和子宫肌壁厚度，协助观察宫腔形态，区别粘连瘢痕组织和正常内膜或肌层。

3．纤维肌性粘连与子宫肌层之间的分界不易区分，手术时需注意切割深度和范围，避免损伤正常肌肉组织。宫腔的粘连带一般无血管，而切割达子宫肌层时会出现小血管出血，可电凝止血，同时提醒术者停止切割。

4．手术过程中需注意保护正常子宫内膜。切割时需注意电能引起的瘢痕和对临近正常子宫内膜的损伤。

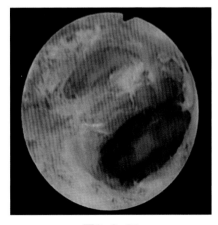

图9-6-21

宫腔镜下见宫腔前壁陈旧假道

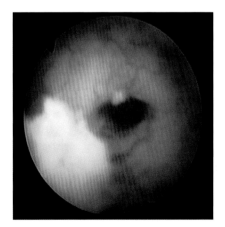

图9-6-22

宫腔镜下见子宫陈旧穿孔

六、术中监护

子宫粘连使子宫腔变形、狭窄，宫腔闭锁者尤甚，故手术操作难度大，容易发生子宫穿孔。因此术中最好用腹腔镜B超联合监护。

（一）B超监护

同其他类型的宫腔镜手术比较，宫腔镜宫腔粘连手术是成功率相对较低、并发症风险较大的手术操作，尤其是中、重度宫腔粘连的手术。此时可行经腹部二维超声监护，以提高手术成功率和安全性。Kresowik等回顾性分析发现，经腹部二维超声监护可明显减少子宫穿孔的发生，是宫腔粘连手术理想的监护方法。

经腹部二维超声监护宫腔镜手术可导引探针或宫腔镜行进方向，观察切割深度，监护手术过程，及时提示术者终止手术，防止子宫穿孔，最大限度地提高手术成功率，减少并发症的发生。

1．于手术开始前先全方位扫描，结合宫腔镜下图像，了解宫腔粘连的水平及宫腔的方向和大小（图9-6-23A、B）。

2．在B超监护下，先放好电切环位置，设计好切割范围，B超确认无误后通电切除粘连组织（图9-6-24A、B）。

3．术中B超经常做横切扫描，观察切除的强回声光带是否居中（图9-6-25）。粘连带完全切除后，宫腔镜退至宫颈内口水平，膨胀宫腔，B型超声行横切及纵切扫描，子宫形态为四壁等厚、左右对称（图9-6-26，图9-6-27）。

4．对于宫颈和（或）宫腔闭锁者，在超声监导下，宫腔镜经宫颈管进入粘连部的下端，行超声横切及纵切扫查，引导术者沿子宫中轴水平逐步切除粘连组织，打开宫颈管及宫腔。

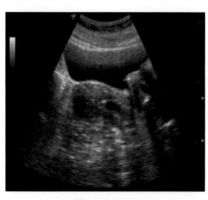

图9-6-23A

B型超声扫描子宫，检查宫腔方向和大小

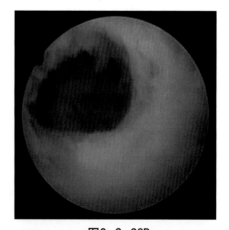

图9-6-23B

宫腔镜下显示子宫腔形态。宫底部粘连封闭，宫腔四壁见纤维瘢痕

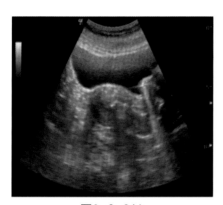

图9-6-24A

B型超声引导宫腔镜和针状电极切割方向

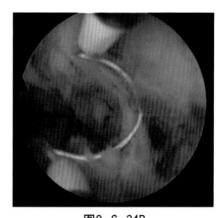

图9-6-24B

宫腔镜环形电极分离宫腔左侧壁粘连瘢痕组织

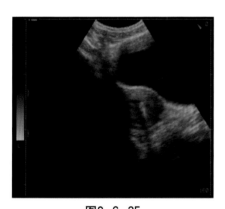

图9-6-25

宫腔镜术中B型超声行横切扫描，确认宫腔内电切镜及切割方向居中

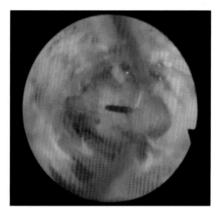

图9-6-26

手术结束时宫腔镜退至宫颈内口水平，观察宫腔形态

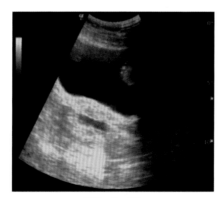

图9-6-27

宫腔镜手术结束时B型超声行纵切扫描，观察子宫形态

（二） 腹腔镜监护

腹腔镜监护可以探查盆腔情况，检查输卵管通畅度，观察子宫浆膜层变化，及时发现并修补宫壁损伤，是宫腔粘连手术有效的监护方法。

1．手术开始时常规探查盆腔，观察子宫形态，子宫浆膜层的完整性，有无陈旧损伤，判断宫腔镜位置，观察宫壁透光度（图9-6-28A、B）。

2．宫腔镜手术过程中注意子宫浆膜面的变化，如起小水疱，说明即将穿孔，应立即停止操作（图9-6-29A、B）。

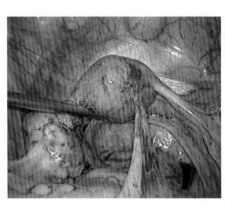

图9-6-28A

宫腔镜宫腔粘连手术时行腹腔镜监护。腹腔镜探查盆腔情况，子宫中位，宫底右侧浆膜层与网膜粘连，右侧宫底后壁可见陈旧凹陷。左侧输卵管水肿、迂曲、粘连包裹

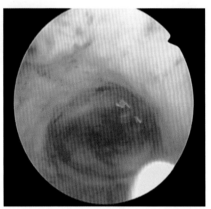

图9-6-28B

宫腔镜下见宫腔狭窄，宫壁广泛纤维瘢痕

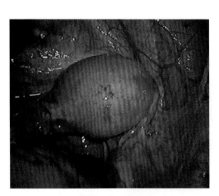

图9-6-29A

宫腔镜手术过程中行腹腔镜监护，观察子宫肌壁的透光度。见子宫右侧宫底后壁透光度明显，说明此处宫壁很薄

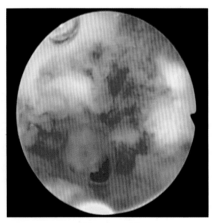

图9-6-29B

宫腔镜手术打开宫腔，显露右侧宫角，见陈旧穿孔瘢痕

3. 宫腔镜手术过程中亦可行腹腔镜透光试验和反向透光试验。将腹腔镜物镜端贴近子宫底的浆膜层，降低腹腔镜光源强度，如腹腔镜可通过子宫壁看到宫腔镜的较强光亮，说明此处宫底已薄，告诫术者应终止此处手术，此为透光试验（图9-6-30A、B）。将腹腔镜物镜端贴近子宫底的浆膜层，降低宫腔镜光源强度，如宫腔镜可通过子宫壁看到腹腔镜的较强光亮，说明此处宫壁较薄，为反向透光试验（图9-6-31A、B）。

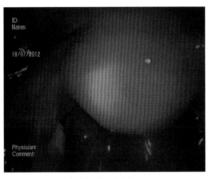

图9-6-30A

宫腔镜手术过程中行腹腔镜监护，腹腔镜物镜端贴近子宫底的浆膜层，降低腹腔镜光源强度，观察子宫肌壁的透光度。见子宫左后壁局部透光明显，说明此处宫壁较子宫其他部位薄

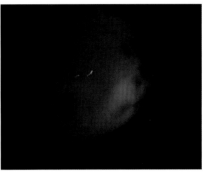

图9-6-30B

宫腔镜手术过程中行腹腔镜监护，腹腔镜物镜端贴近子宫底的浆膜层，降低腹腔镜光源强度，观察子宫肌壁的透光度。见子宫右侧宫角部局部透光明显，说明此处宫壁较子宫其他部位薄

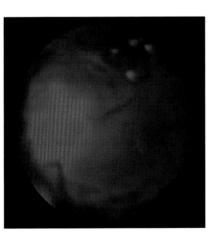

图9-6-31A

宫腔镜手术过程中行反向透光试验，腹腔镜物镜端贴近子宫底的浆膜层，宫腔镜降低光源强度，观察子宫肌壁的透光度。见子宫底部轻度透光，右侧宫角处透光明显

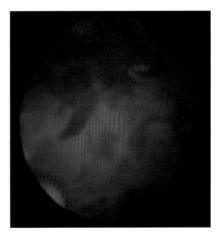

图9-6-31B

宫腔镜手术过程中行反向透光试验，腹腔镜物镜端贴近子宫底的浆膜层，宫腔镜降低光源强度，观察子宫肌壁的透光度

4．有生育要求的患者在手术即将结束时于宫腔注入亚甲蓝液，腹腔镜观察输卵管伞端有无亚甲蓝排出。

七、术后处理及辅助治疗

宫腔粘连手术可分离粘连，恢复宫腔形态，但是宫腔粘连患者子宫内膜发生纤维化，破坏严重，宫腔镜术后创面愈合困难，粘连复发率高，因此宫腔粘连的治疗不仅包括宫腔镜手术恢复宫腔正常形态，还应采取措施促进子宫内膜的修复，预防宫腔粘连的复发，以达到恢复患者正常生育功能的最终目的。

（一）激素治疗

纤维化的子宫内膜再生能力很差，宫腔镜术后予一定剂量的女性激素治疗可刺激子宫内膜腺体和间质的增生，加速子宫内膜的修复，故女性激素治疗刺激子宫内膜的再生已经成为宫腔粘连术后常规的辅助治疗方法。常用的方法为雌激素、孕激素续贯治疗2～3个周期。其雌激素用量为4～9 mg/d，连用4周，后2周联合应用孕激素。常亚杰等报道宫腔镜宫腔粘连电切术后人工周期治疗，子宫内膜厚度较术前可明显增加，但仍较正常对照组薄，未能达到正常内膜厚度。

因为纤维化的子宫内膜对女性激素的反应较差，人工周期治疗不能获得满意效果，一些学者尝试应用大剂量雌激素长期口服，强化刺激内膜再生。首都医科大学附属复兴医院宫腔镜诊治中心刘等应用戊酸雌二醇10 mg/d，连服3个月，最后5 d应用安宫黄体酮口服，停药后撤退性出血，认为中重度粘连分离术后辅以大剂量雌激素治疗能有效提高治愈率，连续用药优于人工周期治疗。但是需注意子宫内膜受大剂量雌激素刺激发生子宫内膜病变的可能。首都医科大学附属复兴医院宫腔镜诊治中心马等报道了一例重度宫腔粘连反复应用大剂量雌激素致子宫内膜非典型增生的病例。Myers和Hurst研究应用小剂量雌激素，延长用药时间对子宫内膜的作用。对重度宫腔粘连患者术前、术后应用口服长效雌激素4～6 mg/d，连续应用4～10周，取得了一定的效果。

（二）宫腔置入屏障物

宫内屏障物包括机械性屏障物，如宫内节育器、Foley球囊导管、Cook球囊和人类羊膜等；生物可吸收屏障物，如透明质酸钠凝胶、Seprafilm生物膜等。宫内屏障物在宫腔创面愈合期机械性分离子宫腔，预防裸露的创面接触生成粘连。常同时联合女性激素治疗加速裸露创面的上皮化。

1．宫内节育器：宫腔镜手术结束时宫腔放置宫内节育器，1～3个月后取出是宫腔粘连手术后比较常用的辅助治疗方法，且常与人工周期激素治疗联合应用。宫内节育器为机械性屏障物，在宫腔创面愈合期机械性分离子宫腔，预防裸露的创面接触生成粘连。一般常用的宫内节育器有金属圆环、"T"型节育器、含铜节育器等（图9-6-32）。劳金美等报道宫腔电切术后放置"T"型节育器对预防宫腔或宫颈管粘连有效。国外一些学者针对宫腔粘连术后适宜应用何种宫内节育器进行了研究。结果金属圆环因为其接触面积大被视为最佳选择。而"T"型节育器的接触面积过小，含铜节育器可发生过度炎性反应，被认为不宜用于宫腔镜术后粘连的预防。

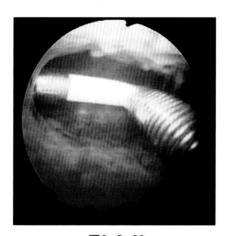

图9-6-32

宫腔镜术后宫腔放置T型节育器（宫腔镜术后15 d宫腔镜二探图像）

2．宫内球囊：除了宫内节育器，一些学者还在宫腔粘连术后宫腔应用Foley球囊导尿管或Cook球囊导管扩张宫腔，预防复发。

（1）其作用机制：

1）机械屏障作用。宫腔内注水扩张的球囊可有效分离子宫各壁，起到屏障作用。

2）支架作用。球囊的支架作用使子宫内膜沿球囊表面增生修复。

3）引流作用。球囊导尿管可充分引流宫腔内的积血和积液，有利于子宫内膜的修复。

4）扩张作用。球囊注水加压可钝性扩张宫腔，分离宫腔残存的粘连。

（2）宫腔镜宫腔粘连手术后宫腔置入Foley球囊导尿管的操作方法：

1）先于导管球囊内注入1 mL气体作为球囊边缘的指示，将Foley导尿管球囊以上的导管用剪刀剪去（图9-6-33）。

2）将球囊导尿管置入宫腔。

3）球囊注入3～5 mL灭菌生理盐水，向外轻轻牵拉无脱出即可。

4）球囊导管放置1周，同时应用抗生素预防感染。

Foley球囊的外形为球形，宫腔粘连术后应用比较常见。Cook球囊外形为三角形，与子宫腔的形状更加契合，可有效隔离宫腔四壁，故为某些学者所推崇。

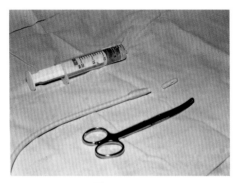

图9-6-33

Foley导管球囊内注入1 mL气体作为球囊边缘的指示，将Foley导尿管球囊以上部分用剪刀剪去

3．人类羊膜：羊膜由滋养细胞分化而来，表面光滑，半透明，无神经、血管及淋巴管，已广泛应用于眼表疾病、皮肤烧伤和溃疡、人工阴道等。2006年Amer等首次报道了宫腔镜宫腔粘连手术后应用羊膜包裹球囊放置于宫腔辅助治疗宫腔粘连，取得了较好的效果。此后2010年Amer等和2012年国内首都医科大学附属复兴医院宫腔镜诊治中心彭等再次报道了人类羊膜应用于宫腔粘连术后预防粘连复发，证实了其安全性和有效性。

（1）人类羊膜预防宫腔粘连形成的作用机制：

1）生物屏障作用。人类羊膜分为上皮层、基底膜层、致密层、纤维母细胞层和海绵层，是人体最厚的基底膜，同时羊膜有效面积充足，并且有报道新鲜的羊膜可在宫腔内保持21 d，可以有效分离子宫内膜创面并维持较长的时间。

2）支架作用。羊膜基底膜含胶原纤维和网状纤维，富含生物活性因子，可促进周围正常内膜以其为支架进行移行和生长，从而促进子宫内膜的修复和再生，预防宫腔粘连。

3）抑制炎症反应。羊膜紧密贴敷于创面，可抑制创面的细菌繁殖。羊膜作为生物膜阻碍了细菌的通过。羊膜中含有多种蛋白抑制剂，抑制相应的蛋白酶发挥抗炎作用。

4）抗纤维化作用。羊膜基质可抑制成纤维细胞增殖及肌纤维母细胞分化，减少纤维化及瘢痕形成。

5）免疫相容性。人类新鲜羊膜为一种特殊的低免疫原性物质，置入异体一般不会引起免疫反应。

（2）人类羊膜的应用方法：

1）将羊膜裁剪适当大小，基底层向外包裹Foley导尿管球囊端，置入宫腔（图9-6-34）。

2）置入宫腔后，球囊内注入生理盐水3~5 mL固定于宫腔内。

3）导管末端接引流袋，导管7 d后取出。

4）放置Foley球囊的同时应用抗生素预防感染。

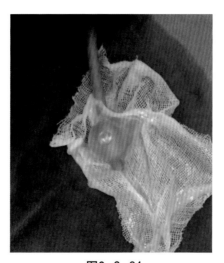

图9-6-34

羊膜的制备。将羊膜裁剪适当大小，基底层向外包裹Foley导尿管球囊端，置入宫腔

4．透明质酸钠凝胶：透明质酸钠凝胶是生物可降解性高分子聚糖类生物材料制成的高浓度凝胶，在预防粘连和修复软组织方面有明显的作用。宫腔粘连术后向宫腔注射透明质酸钠凝胶同样能起到机械性预防粘连的作用。

常用方法为手术结束时将连接凝胶注射器的导管置入宫腔，将凝胶推入宫腔，剂量为3~5 mL。

（三）预防性抗生素

宫腔镜宫腔粘连手术通常不需常规应用抗生素预防感染。宫内放置节育器、Foley球囊、人类羊膜或透明质酸钠凝胶者应常规使用广谱抗生素预防感染，一般应用3~7 d。

（四）宫腔镜二探

宫腔镜宫腔粘连术后粘连形成的关键时期是术后1~2个月，术后2个月激素治疗撤退性出血停止后，行二次宫腔镜探查，新生的膜样粘连可用检查镜机械性分离，复发中、重度粘连需行再次手术，宫腔形态正常者可尝试妊娠（图9-6-35A~C）。

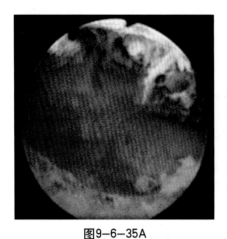

图9-6-35A

宫腔镜宫腔粘连电切术后1个月宫腔镜二探。宫腔形态正常，宫腔中段可见坏死未脱落组织

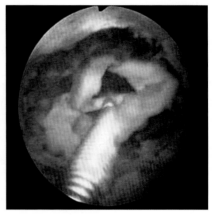

图9-6-35B

宫腔镜宫腔粘连电切术后1个月宫腔镜二探。宫腔形态正常，宫腔内见"T"型节育器，位置正常。宫腔内可见坏死脱落组织

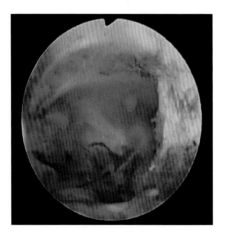

图9-6-35C

宫腔镜宫腔粘连术后4个月宫腔镜二探。宫腔左侧壁可见纤维粘连组织

八、手术并发症的发现与处理

　　宫腔镜宫腔粘连切除术手术并发症的发现与处理具体内容详见第十二章。

　　在所有宫腔镜电切术中，TCRA的操作最易发生子宫穿孔，Jansen等报道TCRA术并发症发生风险较TCRP高12倍。子宫穿孔同时也是TCRA手术最常见并发症。文献报道子宫穿孔发生率为1.1%～2.7%，尤其在重度粘连子宫穿孔发生率达3.6%～50%。Bukulmer等为子宫内膜结核所致的宫腔粘连行TCRA术，子宫穿孔的发生率高达25%。其次，术中及术后出血也是TCRA手术并发症，文献报道发生率16.7%～27.3%。TCRA术后患者妊娠也可能发生流产、早产、胎盘粘连等并发症。TCRA术后极易发生宫腔再次粘连，文献报道，TCRA术后粘连复发率为3.1%～23.5%，重度粘连复发率为20%～62.5%。术后辅助治疗，术后近期宫腔镜二探分离再次形成的粘连是有效的预防和治疗方法。

九、TCRA术的经验与评估

（一）手术成功率

宫腔镜宫腔粘连手术的成功一般以恢复宫腔正常形态为标准。文献报道一次手术成功恢复正常宫腔形态的比率为57.8%～97.5%。

子宫前后壁黏着所形成的柱状中央型粘连容易切除，成功率高。广泛的中央型粘连治疗复杂，但手术成功率仍然很高。宫腔边缘型粘连的处理比较困难，宫腔的中央和周边均有粘连瘢痕致宫腔变形者更为困难，手术成功率相对降低。宫腔闭锁、双侧宫角封闭者手术非常困难，手术成功率很低，需在B型超声或腹腔镜监护下手术，有时需要多次手术方可获得成功。能够打开宫腔、暴露双侧输卵管开口者预后良好。

（二）术后月经改善情况

术后月经情况是评估宫腔镜手术效果的另一指标。但是，宫腔镜手术仅能打开正常宫腔形态，而对内膜功能的修复影响不大。因此宫腔粘连术后通常辅助女性激素治疗刺激内膜生长，提高月经改善率。

文献报道，宫腔镜宫腔粘连术后月经情况的改善率在52.4%～90.3%不等。Preutthipan和Linasmita报道宫腔镜宫腔粘连手术治疗不同程度的宫腔粘连，原44例继发闭经者宫腔镜术后40例（90.9%）恢复正常月经，4例（9.1%）月经过少，原6例月经过少者术后5例（83.3%）月经正常。Donnez用激光治疗宫腔粘连，月经恢复正常率达80%以上。Roge报告102例宫腔粘连患者，术后75%月经改善，术前无月经者月经改善率为95.5%。首都医科大学附属复兴医院宫腔镜诊治中心于等统计了国内外文献中报道的625例宫腔粘连患者，术后528例（84.5%）恢复正常月经。继而又研究了1998～2005年在首都医科大学附属复兴医院宫腔镜诊治中心宫腔镜手术治疗的不孕患者，在64例月经过少或闭经的患者中，术后月经改善率为65.6%（42/64）。

（三）术后粘连复发

宫腔粘连患者子宫内膜纤维化，再生能力差；宫腔创面裸露的肌层无上皮覆盖，宫腔镜术后再次形成粘连的可能性很大。而粘连的复发成为手术成功的主要阻碍。文献报道，宫腔镜术后粘连复发率为3.1%～23.5%，在重度粘连病例复发率更高（20%～62.5%）。

宫腔粘连的复发与术前宫腔粘连的严重程度密切相关，术前宫腔粘连越重，术后复发概率越高。Pabuccu等观察40例因宫腔粘连导致反复妊娠失败和不孕的患者，宫腔镜分离粘连后，轻度和中度粘连均治愈，而一开始即为严重粘连者，术后60%再次形成粘连。Preutthipan和Linasmita报道宫腔镜宫腔粘连手术治疗不同程度宫腔粘连65例，其中轻度粘连29例，中度粘连26例，重度粘连10例。轻度和中度粘连术后均未再发生粘连，10例重度粘连中2例（20%）术后再次粘连。首都医科大学附属复兴医院宫腔镜诊治中心于等报道，宫腔粘连术后行宫腔镜二探，宫腔粘连复发率为27.9%（17/61），术前重度粘连的患者术后宫腔粘连复发率为41.9%（13/31）。

宫腔粘连复发时可再次行宫腔镜手术，甚至多次手术，术后仍可获得满意效果。Roge报道102例宫腔粘连行148次粘连切开术，其中4例（3.9%）行3次手术，5例（4.9%）行4次手术。Capella-Allouc等报道31例永久性严重粘连行宫腔镜粘连松解术，所有病例治疗后至少显露1侧输卵管开口，16例经历1次手术，7例2次，7例3次，1例4次。

（四）术后妊娠及妊娠结局

宫腔镜宫腔粘连手术可提高患者妊娠率。Pace等统计宫腔粘连的患者，治疗前的妊娠率为28.7%，宫腔镜手术后提高至53.6%。在一项研究中，术前有两次以上妊娠失败的宫腔粘连患者，活产率从术前的18.3%提高至术后的68.6%。首都医科大学附属复兴医院宫腔镜诊治中心于等统计国内外文献后发现，在有生育要求的宫腔粘连患者中，宫腔镜宫腔粘连手术后妊娠率为74%（468/632），明显高于术前的妊娠率（46%）；在不孕患者术后妊娠率为45.6%（104/228）；在妊娠失败的宫腔粘连患者术后妊娠率为89.6%（121/135）；活产率为77.0%（104/135）。Preutthipan和Linasmita报道宫腔镜宫腔粘连手术治疗不同程度宫腔粘连，45例宫腔粘连合并不孕症者，16例（35.6%）妊娠。

宫腔镜宫腔粘连手术后妊娠率与术前宫腔粘连程度相关，术前粘连程度越重，术后妊娠率的改善越差。文献报道，宫腔粘连所致不孕患者宫腔镜手术后妊娠率为34.9%～62.0%，而在重度粘连患者妊娠率只有20.0%～43.3%。Valle和Sciarra切除43例轻的膜样粘连，预后良好，35例（81%）足月妊娠；97例中度纤维肌性粘连，64例（66%）足月妊娠；47例重度结缔组织粘连，15例（32%）足月妊娠；总月经恢复率为90%，足月妊娠率为79.7%，明显高于以往盲目操作的效果。

宫腔镜宫腔粘连切除术后妊娠还可发生流产、胎盘植入、产后出血等并发症。Roge报道28例宫腔粘连患者术后妊娠34次，其中10例流产，24例获活婴，Baggish统计了40篇相关文献，发现1 000多例宫腔粘连患者中，未经宫腔镜治疗的患者妊娠率约50%，其中仅半数妊娠至足月；而宫腔镜治疗的患者术后妊娠率达到75%，而且妊娠失败率低，分娩并发症极少。国内徐延华等报道，13例宫腔粘连术后有生育要求者妊娠9例，4例足月分娩，胎盘粘连1例，前置胎盘1例，自然流产3例。首都医科大学附属复兴医院宫腔镜诊治中心于等统计本院行宫腔镜宫腔粘连手术患者85例，宫腔镜术后妊娠39例，妊娠率45.9%。39例妊娠中活产25例（64.1%），持续妊娠5例（12.8%），自然流产8例（20.5%），要求终止妊娠1例。25例活产者中胎盘异常者5例，包括产后出血、胎盘植入切除子宫者2例，另有2例于妊娠26～28周分娩低体重儿。Capella-Allouc等报道31例重度宫腔粘连行宫腔镜粘连松解术者。28例平均随访31个月（2～84个月），12例妊娠15次，其妊娠结局如下：2例妊娠早期过期流产，3例中期妊娠流产，1例因多发胎儿畸形中期引产，9例获活婴。术后妊娠率42.8%（12/28），活婴分娩率32.1%（9/28）。在9例活婴中，1例因胎盘粘连剖宫产子宫切除，1例因严重出血和胎盘粘连行下腹动脉结扎。

可见，宫腔粘连术后妊娠应被视为具有高度流产危险和胎盘异常的高危妊娠，在妊娠和分娩过程中要密切注意胎盘及子宫情况，密切监护，防止并发症出现。

（五）影响宫腔粘连生殖预后的因素

宫腔粘连致不孕患者的治疗效果和生殖预后一直是很多学者探讨的课题。许多专家认为，宫腔粘连的治疗效果和生殖预后与粘连的类型、范围及子宫内膜的损伤程度密切相关，但是国内外一直缺乏对宫腔粘连手术生殖预后影响因素的科学数据分析。首都医科大学附属复兴医院宫腔镜诊治中心于等对影响宫腔粘连手术生殖预后的可能因素进行了科学统计。评估因素包括术前月经方式、术后月经方式、术前粘连程度和术后粘连复发。85例不孕或复发性流产的宫腔粘连患者共施行109次宫腔镜宫腔粘连手术。术后随访3.9年±0.6年，妊娠39例。术后仍无月经者2例妊娠（2/11≈18.2%），妊娠率明显低于术后有月经者（37/74=50%），$P<0.05$。术后二探宫腔粘连复发的患者妊娠率（2/17≈11.8%）明显低于宫腔无粘连复发者（26/44≈59.1%），$P<0.05$。术前闭经、月经过少、正常月经者其术后妊娠率未见显著性差异（分别为39.4%；48.3%；52.2%。$P>0.05$）。术前轻度、中度、重度粘连的患者术后妊娠率分别约为64.7%（11/17），53.6%（15/28），32.5%（13/40），无统计学差异（$P=0.05$）。可见术后月经方式、术后粘连复发情况为宫腔粘连术后妊娠率的影响因素。而术前宫腔粘连的严重程度是否为宫腔粘连术后生殖预后的影响因素尚需进一步研究确认，如选用更加科学的分类方式、增加病例数等。

宫腔镜手术分离或切除宫腔粘连，可以恢复宫腔形态、改善月经、提高患者妊娠率，已经成为宫腔粘连患者最理想的手术方法。尽管宫腔镜手术治疗得到了广泛应用，宫腔粘连的术后复发仍然常见，生殖预后仍不理想。宫腔镜宫腔粘连手术，术后宫腔放置屏障物，配以周期性女性激素治疗，术后定期宫腔镜二探探查并分离新生粘连等综合治疗措施是宫腔粘连最佳的治疗方式。

（于　丹）

参考文献

[1] 常亚杰，张祖威，陈玉清．中重度宫腔粘连电切术后辅以人工周期治疗临床疗效观察．中山大学学报（医学科学版），2013，1：104—108．

[2] 成九梅，夏恩兰，段华．宫腔镜治疗结核引起的重度宫腔粘连14例分析．中国内镜杂志，2005，11：148—153．

[3] 林奕，李莉，雷丽，等．戊酸雌二醇用于宫腔粘连分离术后防止再粘连的研究．重庆医科大学学报，2011，36：359—361．

[4] 刘玉环，赵玉婷，蒋东桥，等．大剂量雌激素对中重度宫腔粘连预后的影响．山东医药，2012，12：14—16．

[5] 马宁．重度宫腔粘连反复应用大剂量雌激素致子宫内膜非典型增生1例．山东医药，2012，12：41—42．

[6] 彭雪冰，夏恩兰．羊膜宫腔内植入+人工周期治疗中、重度宫腔粘连的安全性及有效性．生殖与避孕，2012，12：857—861．

[7] 夏恩兰，段华，冯力民，等．宫腔镜手术B超与腹腔镜监护的应用体会．中国内镜杂志，1998，4：55—56．

[8] 谢晖亮．宫腔镜宫腔粘连分离术45例分析．实用妇产科杂志，2006，22：353—354．

[9] 徐延华，薛芳，王翠丽．宫腔镜在宫腔粘连诊治中的应用．中国内镜杂志，2005，11：1196—1197．

[10] 张冉，段华．羊膜移植在预防宫腔粘连中的应用．中华妇产科杂志，2012，47：470—472．

[11] Acunzo G, Guida M, Pellicano M, et al. Effectiveness of auto—cross—linked hyaluronic acid gel in the prevention of intrauterine adhesions after hysteroscopic adhesiolysis: a prospective, randomized, controlled study. Hum Reprod, 2003, 18: 1918—1921.

[12] Amer MI, Abd—El—Maeboud KH, Abdelfatah I, et al. Human amnion as a temporary biologic barrier after hysteroscopic lysis of severe intrauterine adhesions: pilot study. J Minim Invasive Gynecol, 2010, 17: 605—611.

[13] Amer MI, El Nadim A, Hassanein K. The role of intrauterine balloon after operative hysteroscopy in the prevention of intrauterine adhesion: A prospective controlled study. MEFS J, 2005, 10: 125—129.

[14] Amer MI, Abd—El—Maeboud KH. Amnion graft following hysteroscopic lysis of intrauterine adhesions. J Obstet Gynaecol Res, 2006, 32: 559—566.

[15] Baggish MS, Barbot J, Valle RF. Diagnositic and operative hysteroscopy. 2nd ed. St. Louis. Mosby Inc, 1999: 277—280.

[16] Capella—Allouc S, Morsad F, Rongieres—Bertrand C, et al. Hysteroscopic treatment of severe Asherman's syndrome and subsequent fertility. Hum Reprod, 1999,14: 1230—1233.

[17] Coccia ME, Becattini C, Bracco GL, et al. Pressure lavage under ultrasound guidance: a new approach for outpatient treatment of intrauterine adhesions. Fertil Steril, 2001,75: 601—606.

[18] Colacurci N, Fortunato N, Nasto R, et al. Reproductive outcome of hysteroscopic lysis of intrauterine adhesions. Minerva Ginecol, 1997, 49: 325—327.

[19] Dawood A, Al—Talib A, Tulandi T. Predisposing factors and treatment outcome of different stages of intrauterine adhesions. J Obstet Gynaecol Can, 2010, 32: 767—770.

[20] Donnez J. Nisolle M. Hysteroscopic lysis of intrauterine adhesions (Asherman's syndrome) An atlas of laser operative laparoscopy and hysteroscopy. New York: Parthenon Publishing Group Inc, 1994: 305—340.

[21] Feng ZC, Yang B, Shao J, et al. Diagnostic and therapeutic hysteroscopy for traumatic intrauterine

adhesions after induced abortions: clinical andalysis of 365 cases. Gynaecol Endosc, 1999, 8: 95—98.

[22] Fraser IS, Song JY, Jansen RPS, et al. Hysteroscopic lysis of intra—uterine adhesions under ultrasound guidance. Gynaecol Endosc, 1995, 4: 35.

[23] Guida M, Acunzo G, Di Spiezio Sardo A, et al. Effectiveness of auto—crosslinked hyaluronic acid gel in the prevention of intrauterine adhesions after hysteroscopic surgery: a prospective, randomized, controlled study. Hum Reprod, 2004, 19: 1461—1464.

[24] Jansen FW, Vredevoogd CB, van Ulzen K, et al. Complications of hysteroscopy: a prospective, multicenter study. Obstet Gynecol, 2000, 96: 266—270.

[25] Kresowik JD, Syrop CH, Van Voorhis BJ, et al. Ultrasound is the optimal choice for guidance in difficult hysteroscopy. Ultrasound Obstet Gynecol, 2012, 39: 715—718.

[26] Leung PL, Tam WH, Yuen PM. Hysteroscopic appearance of the endometrial cavity following thermal balloon endometrial ablation. Fertil Steril, 2003, 79: 1226—1228.

[27] Mais V, Cirronis MG, Peiretti M, et al. Efficacy of auto—crosslinked hyaluronan gel for adhesion prevention in laparoscopy and hysteroscopy: a systematic review and meta—analysis of randomized controlled trials. Eur J Obstet Gynecol Reprod Biol, 2012, 160: 1—5.

[28] March CM. Asherman's syndrome. Semin Reprod Med, 2011, 29: 83—94.

[29] Mavrelos D, Ben—Nagi J, Davies A, et al. The value of pre—operative treatment with GnRH analogues in women with submucous fibroids: a double—blind, placebo—controlled randomized trial. Hum Reprod, 2010, 25:2264—2269.

[30] Muzii L, Boni T, Bellati F, et al. GnRH analogue treatment before hysteroscopic resection of submucous myomas: a prospective, randomized, multicenter study. Fertil Steril, 2010, 94: 1496—1499.

[31] Myers EM, Hurst BS. Comprehensive management of severe Asherman syndrome and amenorrhea.Fertil Steril, 2012, 97: 160—164.

[32] Nappi L, Sardo AD, Spinelli M, et al. A Multicenter, Double—Blind, Randomized, Placebo—Controlled Study to Assess Whether Antibiotic Administration Should Be Recommended During Office Operative Hysteroscopy. Reprod Sci, 2013, 20: 755—761.

[33] Newton JR, MacKenzie WE, Emens MJ, et al. Division of uterine adhesions (Asherman's syndrome) with the Nd—YAG laser. Br J Obstet Gynaecol, 1989, 96: 102—104.

[34] Pabuccu R, Atay V, Orbon E, et al. Hysteroscopic treatment of intrauterine adhesions is safe and effective in the restoration of normal menstruation and fertility. Fertil Steril, 1997, 68: 1141—1143.

[35] Preutthipan S, Linasmita V. Reproductive outcome following hysteroscopic lysis of intrauterine adhesions: a result of 65 cases at Ramathibodi Hospital. J Med Assoc Thai, 2000, 83: 42—46.

[36] Renier D, Bellato P, Bellini D, et al. Pharmacokinetic behaviour of ACP gel, an autocrosslinked hyaluronan derivative, after intraperitoneal administration. Biomaterials, 2005, 26: 5368—5374.

[37] Robinson JK, Colimon LM, Isaacson KB. Postoperative adhesiolysis therapy for intrauterine adhesions (Asherman's syndrome). Fertil Steril, 2008, 90: 409—414.

[38] Roge P, D'Ercole C, Cravello L, et al. Hysteroscopic management of uterine synechiae: a series of 102 observations. Eur J Gynecol Reprod Biol, 1996, 65: 189—193.

[39] Sadrzadeh S, Wamsteker K, Hummel P, et al. Secondary amenorrhea due to intrauterine: Asherman's syndrome. Ned Tijdschr Geneeskd, 1998, 142: 2329—2332.

[40] Salat—Baroux J, Pamboo O, Guyot B. Hysteroscopic cure under ultrasonic control of complex and/or recurrent uterine synechaie. Presse Med, 1995, 24: 811—814.

[41] Schenker JG. Etiology of and therapeutic approach to synechia uteri. Eur J Obstet Gynecol Reprod Biol,

1996，65：109—113.

[42] Shalev E，Shimoni Y，Peleg D. Ultrasound controlled operative hysteroscopy. J Am Coll Surg，1994，179：70—71.

[43] Taylor PJ，Cumming DC，Hill PJ. Significance of intrauterine adhesions detected hysteroscopically in eumenorrheic infertile women and role of antecedent curettage in their formation. Am J Obstet Gynecol，1981，139：239—242.

[44] Valle RF，Sciarra JJ. Intrauterine adhesions：hysteroscopic diagnosis，classification，treatment，and reproductive outcome. Am J Obstet Gynecol，1988，158：1459—1470.

[45] Wamsteker K，Blok SD. Diagnostic hysteroscopy：technique and documentation. In：Sutton C，Diamond MP. (eds). Endoscopic surgery for gynecologists. 2nd ed. London：Wb Saunders，1998，515—516.

[46] Yu Dan，Li Tin—Chiu，Xia Enlan，et al. Factors affecting reproductive outcome of hysteroscopic adhesiolysis for Asherman's syndrome. Fertility and Sterility，2008，89：715—722.

[47] Yu Dan，Wong Yat—May，Cheong Ying，et al. Asherman syndrome—one century later. Fertil Steril，2008，89：759—779.

第七节　宫腔镜宫腔异物取出术

宫腔镜宫腔异物取出术（transcervical resection of uterine foreign body，TCRF）是用宫腔电切镜在直视下取出异物组织的手术。宫腔镜检查可发现宫内异物，定位精确，TCRF术安全，成功率高，创伤小，是取出宫内异物的最佳选择（图9-7-1～图9-7-3）。

一、宫内节育器（IUD）

1. 有尾丝或容易取出的IUD，一般并不需要在宫腔镜下取出，但在尾丝拉断、盲视取出困难疑IUD嵌顿、仅取出部分IUD而有部分IUD断片宫内残留（图9-7-4）及可逆性输卵管节育器深嵌于宫角或残留时；或为绝经期妇女（绝经时间越长，生殖器官萎缩越严重），取IUD的困难程度大，也易致感染。以上情况均需借助宫腔镜取出或B超介入下宫腔镜取出。

2. 宫腔治疗镜配有鳄鱼嘴钳、异物钳等，可在直视下夹取异物（图9-7-5，图9-7-6），如力度不够，或有嵌顿，则需换手术宫腔镜。

3. 手术宫腔镜适于取出嵌顿的IUD（图9-7-7）：可用环形电极钩取IUD的残端（图9-7-8），并取出（图9-7-9）。也可用开放式半环形电切环套入不锈钢圈丝之间钩出（图9-7-10～图9-7-13）。如IUD嵌顿入宫壁（图9-7-14，图9-7-15），穿过肌瘤（图9-7-16）或套于肌瘤上（图9-7-17～图9-7-19），则可用电切环切开嵌顿环周围的肌壁或切除肌瘤后取出之（图9-7-20～图9-7-23），或在B超定位下夹出，IUD嵌顿深者，应同时行腹腔镜检查，以确定IUD是否已经穿出子宫浆膜层（图9-7-24）。

4. 可逆性输卵管节育器的弹簧及尾丝常深嵌于输卵管开口及子宫角内，一旦尾丝拉断，取出极为困难，需用21Fr手术宫腔镜，配关闭型电极，深入宫角取出。有时在月经期中，会因子宫的收缩致IUD自动排出，而患者并没

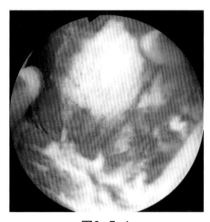

图9-7-1

环形电极切割取环钩嵌顿肌壁

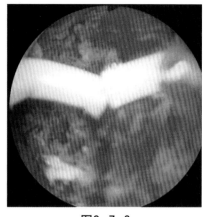

图9-7-2

针状电极划开肌壁，松解取环钩

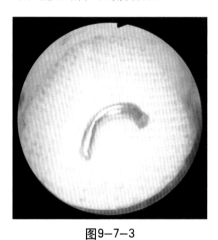

图9-7-3

取出取环钩断端

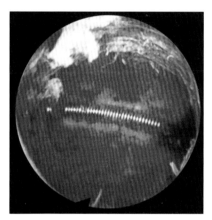

图9-7-4

IUD断片宫内残留，IUD有1/3已取出，两侧断端嵌入两侧宫角

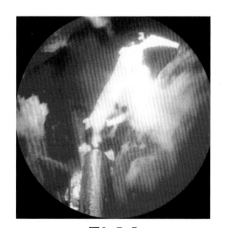

图9-7-5

异物钳直视下夹取异物

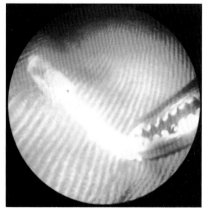

图9-7-6

异物钳取出异物

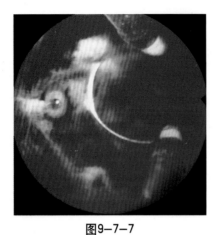

图9-7-7

右前壁IUD残端嵌顿

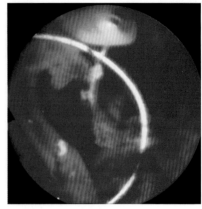

图9-7-8

环形电极钩取IUD残端

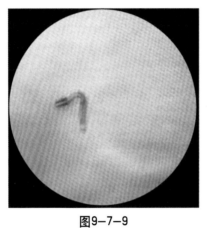

图9-7-9

取出IUD残端

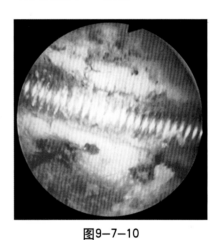

图9-7-10

宫腔内IUD嵌顿

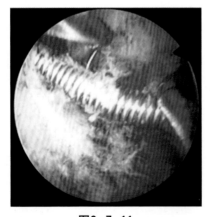

图9-7-11

环形电极套入不锈钢圈丝之间，钩取
IUD

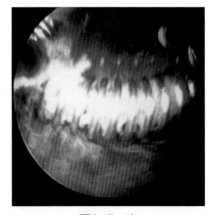

图9-7-12

环形电极套入不锈钢圈丝之间，钩取
IUD

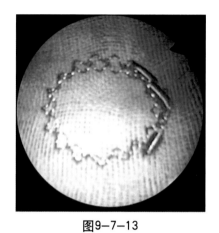

图9-7-13

取出IUD

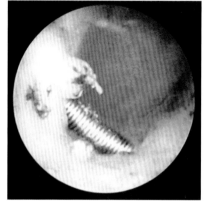

图9-7-14

IUD环嵌顿于宫壁内

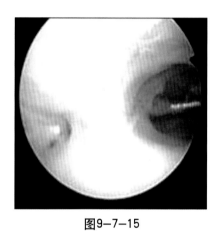

图9-7-15

IUD嵌顿于宫壁

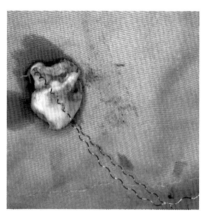

图9-7-16

IUD穿过肌瘤

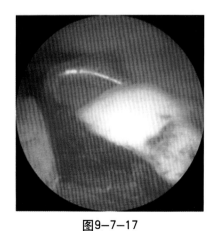

图9-7-17

IUD套在肌瘤基底部

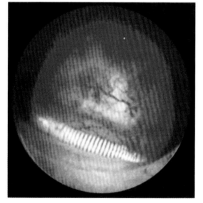

图9-7-18

IUD套于黏膜下肌瘤上

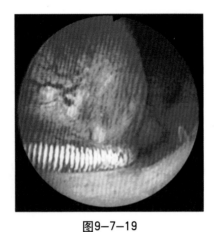

图9-7-19

IUD套于黏膜下肌瘤上

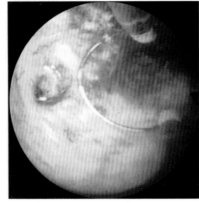

图9-7-20A

残留IUD嵌入肌壁，切开周围肌层，
暴露IUD

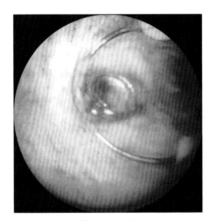

图9-7-20B

残留IUD嵌入肌壁，切开周围肌层，
暴露IUD

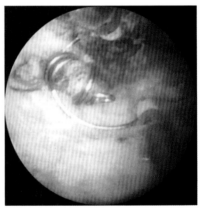

图9-7-20C

环形电极钩取IUD

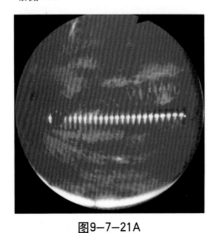

图9-7-21A

IUD残端位于宫底部

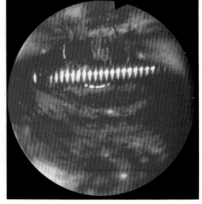

图9-7-21B

环形电极钩取IUD

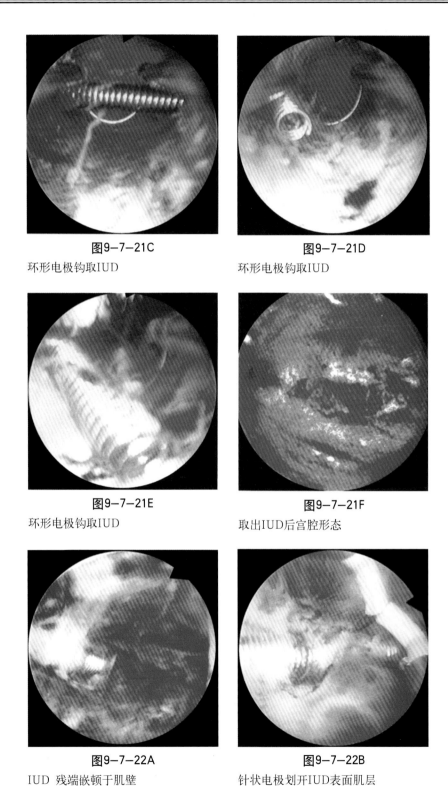

图9-7-21C

环形电极钩取IUD

图9-7-21D

环形电极钩取IUD

图9-7-21E

环形电极钩取IUD

图9-7-21F

取出IUD后宫腔形态

图9-7-22A

IUD 残端嵌顿于肌壁

图9-7-22B

针状电极划开IUD表面肌层

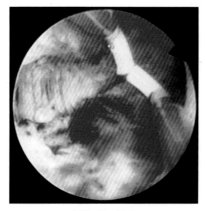

图9-7-22C

IUD取出后，可见IUD压迹

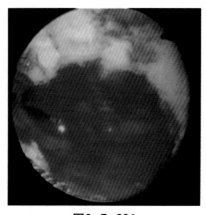

图9-7-23A

切开宫颈内口粘连进宫腔，IUD在宫底部，嵌顿于肌层

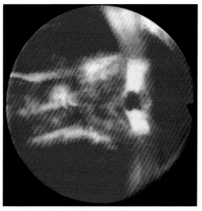

图9-7-23B

针状电极划开宫底肌层，暴露IUD

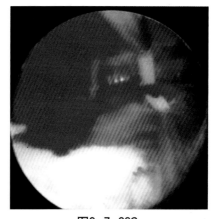

图9-7-23C

针状电极划开宫底肌层，暴露IUD

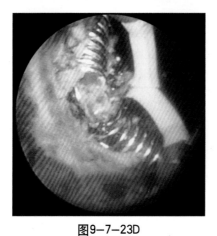

图9-7-23D

针状电极钩取IUD

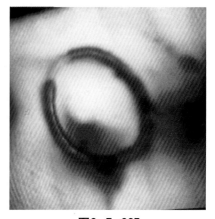

图9-7-23E

金属圆环完整取出

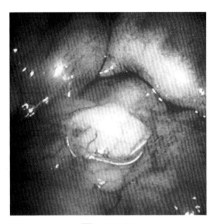

图9-7-24

金属圆环异位于腹腔大网膜

注意到，以为仍有，以致医生取不到IUD，超声也难确认有无，这时只要做宫腔镜检查就可确知有无IUD。Valle等报道为15例妇女在宫腔镜下取IUD，11例成功取出，4例宫腔内并无IUD。Siegler和Kemmann报道宫腔镜检查10例隐蔽的IUD，其中2例IUD异位（一例完全埋藏在子宫肌壁内，一例被羊膜腔遮盖），另一例IUD自子宫下段穿出，宫腔镜仅看到很小一部分，该例适合腹腔镜取出。首都医科大学附属复兴医院宫腔镜诊治中心曾遇一例T铜IUD一侧臂穿入膀胱内，引起尿频及血尿，在膀胱镜监护下，用宫腔镜取出，放置开放引流尿管2周，膀胱症状消失；另一例宫腔镜仅见T铜IUD的尼龙尾丝，IUD异位于盆腔，被大网膜包裹，用腹腔镜取出。

二、胎骨残留

流产后胎骨残留是罕见的并发症，做大月份人工流产时，有时会发生胎骨残留（图9-7-25），常造成异常子宫出血、性交困难和继发不孕。Elford和Claman报道1例36岁妇女4个月引产胎骨残留致继发不孕15年。Verma等报道1例长期胎骨存留引起慢性盆腔痛，宫腔镜去除胎骨后疼痛消失。Sahinoglu和Kuyumcuoglu报道1例17年前中期引产，长期胎骨残留导致绝经期持续阴道出血和盆腔痛。Cepni等报道中止妊娠后8年不孕，月经过多，持续阴道排液。残留的胎骨有时可占据宫腔的大部分，HSG无所发现，B超可见宫腔内有强回声光点，只有宫腔镜可以直接观察到残留的胎骨。以往的处理方法是盲目刮宫和子宫切除，现已摒弃。Letterie和Case报道1例妊娠中期流产胎骨残留，在腹部超声介导下，用宫腔镜的环形电极将胎骨取出。

小的胎骨残留需与子宫内膜骨化相鉴别。胎骨较大或长轴与子宫长轴相垂直时，需于术前夜插宫颈扩张棒，术时扩张宫颈管至Hegar12号，宫腔镜定位后，在B超监护下，用卵圆钳夹出或电切环带出（图9-7-26，图9-7-27A～E）。有嵌顿者切开肌肉层，然后夹出或切除。

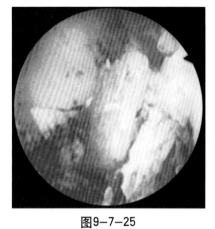

图9-7-25

胎骨残留

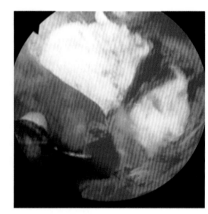

图9-7-26

环形电极钩取胎骨

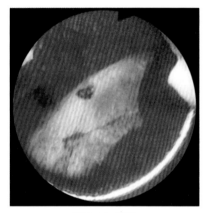

图9-7-27A

引产术后1年，宫腔内胎骨残留

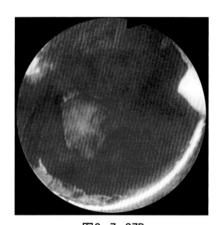

图9-7-27B

取出大块胎骨后，宫腔内可见小块胎骨

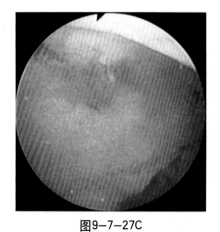

图9-7-27C

取出胎骨后的宫腔

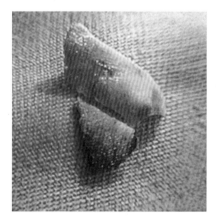

图9-7-27D

取出的胎骨

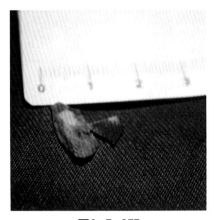

图9-7-27E

取出的胎骨

三、子宫内膜骨化和宫颈管骨化

　　子宫内膜骨化和宫颈管骨化均为罕见情况，子宫内膜骨化报道的病例中多数有流产和胎骨残留的历史，少数病例可解释为骨性化生，临床表现包括异常阴道出血或排液、痛经、盆腔痛和继发不孕等。通常治疗的方法有子宫切除或扩刮术。近来一些病例用宫腔镜电切术治疗。Torne等报道1例6周妊娠人工流产，流产后4个月出现痛经、性交困难、盆腔痛等症状，超声显示宫腔内有强回声光带，用宫腔电切镜成功取出。他指出，作为子宫内膜骨化的病因，新鲜的胎骨残留较易用宫腔镜取出。Rodriguez报道宫腔镜治疗子宫骨化（osseous metaplasia of the uterus）1例，术时用宫腔镜和腹腔镜确定钙化的子宫内膜呈针状与子宫内膜垂直，大量出现在子宫底的后部，开始先用活检钳夹取，然后用刮匙轻刮，最后放入电切镜，在宫腔镜直视下将看到残留的针状骨组织电切取出。术中和术后经阴道超声协助识别骨组织，确认其取出。取出的组织病理学检查提示为良性骨组织。术后用天然雌激素5周，以后宫内妊娠5~6周时超声检查，见宫内有各1 mm的两小片钙化灶，患者分娩一健康婴儿，未复发。Garcia和Kably报道1例罕见的子宫内膜骨化引起的不孕症，术前B超提示宫腔内钙化，腹腔镜监护下宫腔镜手术取出。病理证实，术后第2个自然月经周期妊娠，认为宫腔镜是治疗子宫内膜钙化的首选方法，术时需腹腔镜监护。2007年墨西哥Nevarez等报道1例罕见的子宫内膜骨化，并提出子宫内膜骨化的诱发因素为刮宫史导致的子宫内膜代谢异常，可引起继发不孕和妊娠早期流产伴有痛经和性交困难，病史和超声提示诊断。以往用D&C和子宫切除治疗，如今宫腔镜已成为治疗此症的捷径。慢性宫颈炎可引起宫颈管骨化，Cicinelli等报道1例41岁原发不孕、盆腔痛和慢性宫颈炎妇女，宫颈管上1/3骨化。经抗生素治疗后，宫腔镜下用抓钳去除骨片，随访1年无复发。Cepni等报道中止妊娠后8年间不孕，月经过多，持续阴道排液的患者，刮宫刮出了胎骨碎片。

四、胚物残留

过期流产、不全流产、粘连胎盘、植入胎盘等胚物存留在宫腔内可引起宫腔粘连，闭经或不规则出血，如粘连严重，D&C可能探不到或刮不净残留的胚物。宫腔镜既可诊断，又可在B超监护下用电切环将胚物刮出或切除，取出的组织送病理学检查（图9-7-28A～E）。Goldenberg等报道18例宫腔镜直视下取出残留胚物的经验，其中16例为流产后，2例为分娩后，均有持续出血，手术均一次顺利完成，平均手术时间10 min（8～20 min），取出的可疑残留组织经病理证实均为胚物，所有病例术后出血迅速停止，B超见宫腔空虚，5例术后数周再次宫腔镜检查，宫腔无胚物残留迹象，认为此法处理胚物残留操作容易，手术时间短，定位准确，明显优于常规D&C。首都医科大学附属复兴医院宫腔镜诊治中心发现过1例绒毛膜癌，系人工流产术后80 d，持续阴道出血不止，刮宫无效，B超未发现异常，血HCG有上升趋势，宫腔镜检查见子宫前壁中段有3 mm直径的紫蓝色结节，电切环将其自肌层完整切除，病理学检查结果为绒毛膜癌，经化疗治愈，3年后剖宫产一健康女婴。Cohen等评估比较宫腔镜下选择性刮除与传统的、无选择的、盲目的刮宫刮除残留滋养细胞组织的效果。70例流产或分娩后，临床或超声怀疑滋养细胞组织残留，24例做传统的刮宫，46例宫腔镜下选择刮宫。5例（20.8%）传统刮宫因组织残留需宫腔镜手术，而行宫腔镜下选择性刮宫者无需二次手术的，均无麻醉并发症、子宫穿孔、体液超负荷或其他手术并发症。两组生殖预后相似，宫腔镜组有妊娠早的倾向，但妊娠率无区别。认为滋养细胞组织残留宫腔镜手术及选择性刮宫应考虑替代无选择的、盲目的刮宫。

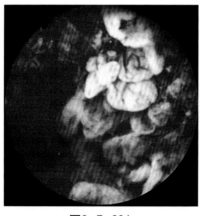

图9-7-28A

胚物残留，胎盘息肉形成

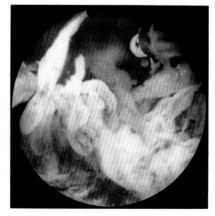

图9-7-28B

电切胚物组织

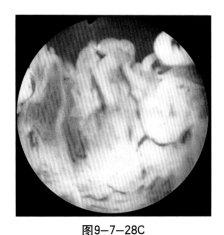

图9-7-28C

电切胚物组织

图9-7-28D

切割创面

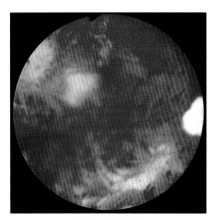

图9-7-28E

术后宫腔形态

五、宫颈妊娠

适用于胚胎已死，出血不多，无感染迹象者。胡氏报道2例宫颈妊娠，手术宫腔镜电切治疗均获成功。因宫颈管不能存留灌流液并使之膨胀，故不能像处理宫腔出血那样便于止血，有大量活动出血皆应视为本术的禁忌证（图9-7-29A～C）。

六、剖宫产瘢痕妊娠

随着剖宫产率的升高，剖宫产术后瘢痕妊娠也随之增加。胚胎种植于剖宫产后的子宫瘢痕处是少见而危险的并发症（图9-7-30A、B）。可能与剖宫术后子宫切口愈合不良，瘢痕宽大有关。位于瘢痕处妊娠应按异位妊娠处理。传统的手术方法是在充分术前准备下行刮宫术，常可引起大量出血，需行髂内动脉结扎，甚至子宫切除。剖宫产术后瘢痕妊娠的发展有两种可能

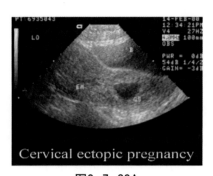

图9-7-29A

宫颈妊娠B超所见

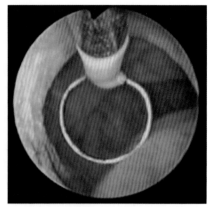

图9-7-29B

宫颈妊娠，颈管左下方为胚囊

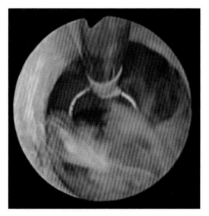

图9-7-29C

宫颈妊娠宫腔镜切取胚物

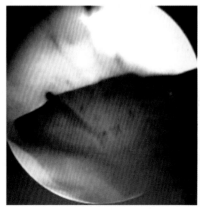

图9-7-30A

剖宫产瘢痕妊娠，胚物向子宫肌壁内发展，左侧的红线为血管出血

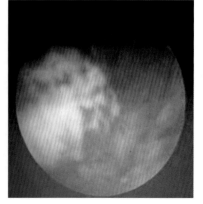

图9-7-30B

剖宫产瘢痕妊娠，胚物向宫腔内发展

性，其一是胚物向子宫肌壁内发展，其二是胚物向宫腔内发展，后者可行宫腔镜手术。在宫腔镜直视下切除可作为一种手术治疗选择，其预后好，并保留生育能力。Wang等报道该院1999～2004年11例剖宫产后瘢痕妊娠，超声诊断，内镜（腹腔镜和/或宫腔镜）治疗并保留生育能力。术时孕龄6～11周。4例腹腔镜治疗，6例宫腔镜治疗，1例行宫、腹腔镜联合手术。平均出血量为110.9 mL（20～300 mL），平均住院时间为1.7 d（0.25～3 d）。无并发症，患者血清β–hCG均于术后4周内降至正常。

七、断裂的宫颈扩张棒或海藻棒

断裂的宫颈扩张棒或海藻棒比较少见，是在宫腔镜手术或人工流产前放置宫颈扩张棒或海藻棒，以软化宫颈，在取出宫颈扩张棒或海藻棒时，有时会断裂在宫颈内，进而掉入宫腔内。可在宫腔镜下定位，用电切环带出，如断裂的宫颈扩张棒或海藻棒过于糟软，可用吸引器吸出。Borgatta等报道1例32岁未产妇，流产前宫颈放置1根海藻棒，术时发现海藻棒紧紧楔入宫颈，试行取出反将海藻棒推入子宫腔，做完流产后3 d，先放入另1根渗透性扩张棒扩张宫颈，然后取出粉碎的海藻棒。15个月后，又有小块的海藻棒自然排出，宫腔镜下取出近30小块。

八、手术缝合线

剖宫产时会留下的丝线（图9-7-31）。以前剖宫产手术中用不吸收丝线缝合时，有时宫腔镜检查可于宫颈内口处看到残留的丝线头或丝线结，此异物可能引起子宫内膜出血或发炎，宫腔镜下可用鳄鱼嘴钳钳抓取出，或用环形电极将残留的丝线头或丝线结带入镜鞘内夹出。

Szlyk和Jarrett报道深埋在下尿道的异物3例，曾试用标准膀胱镜取出无效，而用20 Fr宫腔镜则很容易通过尿道取出。

取宫腔异物时均需精确定位，取出时注意防止子宫穿孔，故手术应在B超和（或）腹腔镜的监护下进行。腹腔镜超声检查（laparoscopic ultrasonography，LUS）的分辨率高于B超（图9-7-32A、B），操作方法是先建立气腹，置入腹腔镜，盆腔注入生理盐水200～300 mL，在腹腔镜直视下将腹腔镜超声探头（Sharplan 探头扇扫范围180°、频率8 mHz、直径10 mm、探测深度达6 cm）经脐部或下腹侧方的套管插入腹腔，游离扫查子宫，腹腔镜和超声图像经混合器同时在监视器上显示，有助于精确了解子宫的形态、大小，辨认病变及切割范围，对ＴＣＲＦ患者可准确定位微小病灶，发现或排除侵入宫壁的病变和嵌入宫壁的异物。

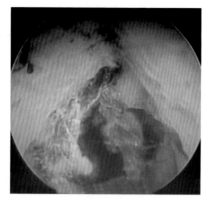

图9-7-31

剖宫产术后4个月，阴道出血不止，宫
腔镜下见残留丝线

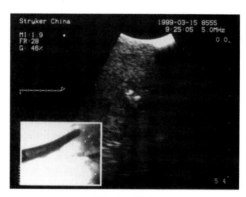

图9-7-32A

LUS，左下图为腹腔镜下图像，腹腔镜探头（黑色）置于子宫前壁。右上
图为腹腔镜超声图像，显示宫腔内残留胎骨（白色斑块），后方有声影

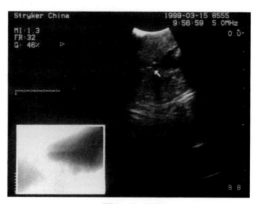

图9-7-32B

LUS，左下图为腹腔镜下图像，腹腔镜探头（黑色）置于子宫前
壁。右上图为腹腔镜超声图像，箭头所示为宫腔内粘连组织

（夏恩兰）

参考文献

[1] 胡玉玲,孙玉秀,杨国华.宫腔镜电切术治愈宫颈妊娠2例.中国内镜杂志,1999,5(5):77.

[2] 夏恩兰,段华,冯力民,等.宫腔镜手术B超与腹腔镜监护的应用体会.中国内镜杂志,1998,4:55—56.

[3] Baggish MS,Barbot J,Valle RF.Diagnositic and operative hysteroscopy.2nd ed.St Louis:Mosby Inc,1999:274—288.

[4] Borgatta L,Barad D.Prolonged retention of laminaria fragments:an unusual complication of laminaria usage.Obstet Gynecol,1991,78:988—990.

[5] Cepni I,Kumbak B,Ocal P,et al.Infertility due to intrauterine residual fetal bone fragments.J Clin Ultrasound,2004,32(5):253—255.

[6] Cicinelli E,Stanziano A,Parisi C,et al.Hysteroscopic diagnosis and treatment of endocervical ossification:a case report.J Minim Invasive Gynecol,2005,12(2):159—161.

[7] Cohen SB,Kalter-Ferber A,Weisz BS,et al.Hysteroscopy may be the method of choice for management of residual trophoblastic tissue.J Am Assoc Gynecol Laparosc,2001,8 (2) :199—202.

[8] Elford K,Claman P.Novel treatment of a patient with secondary infertility due to retained fetal bone.Fertil Steril,2003,79(4):1028—1030.

[9] Garcia Leon F,Kably Ambe A.Osseous metaplasia of the endometrium as a cause of infertility.Hysteroscopic approach.Ginecol Obstet Mex,1999,67:37—41.

[10] Goldenberg M,Schiff E,Achiron R,et al.Managing residual trophoblastic tissue.Hysteroscopy for directing curettage.J Reprod Med,1997,42:26—28.

[11] Graham O,Cheng LC,Parsons JH.The ultrasound diagnosis of retained fetal bones in West African patients complaining of infertility.Br J Obstet Gynecol,2000,107:122—124.

[12] Letterie GS,Case KJ.Intraoperative ultrasound guidance for hysteroscopic retrieval of intrauterine foreign bodies.Surg Endosc,1993,7:182—184.

[13] Nevarez Bernal R,Vilchis Nava P,et al.Endometrial ossification:a report of four cases and literature review.Ginecol Obstet Mex,2007,75(3):168—171.

[14] Puri M,Jain S,Goyal B.Secondary infertility due to retained fetal bones—a diagnostic dilemma.Acta Obstet Gynecol Scand,2000,79:148.

[15] Rodriguez BD,Adamson GD.Hysteroscopic treatment of ectopic intrauterine bone:a case report.J Reprod Med,1993,38:515—520.

[16] Sahinoglu Z,Kuyumcuoglu U.An unusual case of postmenopausal vaginal bleeding:retention of fetal bone.Arch Gynecol Obstet,2003,267(3):160—162.

[17] Siegler AM,Kemmann EK.Hysteroscopic removal of occult intrauterine contraceptive device.Obstet Gynecol,1975,46:604—606.

[18] Szlyk GR,Jarrett TW.Use of rigid hysteroscope for extraction of foreign bodies embedded in lower urinary tract.J Endourol,1999,13:47—48.

[19] Torne A,Jou P,Pagano R,et al.Endometrial ossification successfully treated by hysteroscopic resection.Eur J Obstet Gynecol Reprod Biol,1996,66:75—77.

[20] Valle RF,Sciarra JJ.Freeman DW.Hysteroscopic removal of intrauterine devices with missing filaments.Obstet Gynecol,1977,49:55—60.

[21] Verma U,Chong D,Perez I,et al.Fetal bones retained in the uterine cavity as a rare cause of chronic

pelvic pain.a case report.J Reprod Med,2004,49(10):853—855.

[22] Wang CJ,Chao AS,Yuen LT,et al.Endoscopic management of cesarean scar pregnancy.Fertil Steril,2006,85(2):494.

第八节 其他宫腔镜电切术

一、子宫腔切开术

子宫腔切开术（transcervical uterine incision，TCUI）是采用宫腔镜针状电极纵向划开子宫肌壁，或环形电极纵向切割子宫肌壁，从而改善子宫形态，扩展宫腔面积的手术。术后子宫腔内压力降低，子宫内膜血流改善，有利于受精卵着床及防止流产，改善生殖预后。这一术式主要用于治疗重度瘢痕缩窄的宫腔粘连患者及导致宫腔狭窄和不孕的子宫畸形。

（一）适应证

1. 宫腔粘连致宫壁瘢痕化，使宫腔狭小，无月经者。

2. 诊断为"T"型子宫、单角子宫及斜隔子宫，且有以下一种情况者：

（1）有自然流产史两次以上。

（2）有原因不明的不育。

（3）需辅助生育技术的原发不孕症患者。

（二）手术步骤

1. 手术方法为用针状电极沿子宫长轴划开子宫肌壁，或环形电极沿子宫长轴切割肥厚的肌层。一般切割4~5条（图9-8-1~图9-8-3），使宫腔扩大。

2. 术后予激素治疗，促进创面愈合，恢复月经周期。

（三）手术经验与评估

Katz等报道8例27~43岁的不育妇女，HSG和宫腔镜诊断"T"型子宫，曾有过10次自然流产和1次宫外孕，宫腔镜切开子宫侧壁，直至形成正常宫

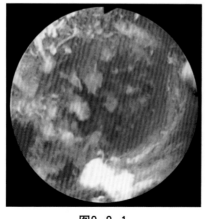

图9-8-1

窄筒状宫腔

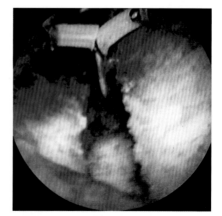

图9-8-2

针状电极沿子宫长轴划开

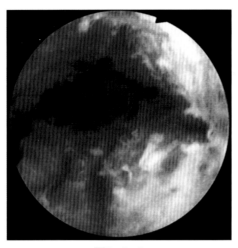

图9-8-3

TCUI术后的宫腔

腔，8例均无手术并发症，术后宫腔均正常。术后3例患者有4次足月妊娠，1例宫外孕，无流产。作者指出TCUI术可纠正"T"型子宫和幼稚子宫，改善其生育能力。首都医科大学附属复兴医院宫腔镜诊治中心于2012年在国内首报3例先天性"T"型子宫畸形患者行TCUI，术后均获活婴。

二、子宫壁活检术

（一）诊断子宫腺肌病

子宫腺肌病是子宫肌层的疾病，可用宫腔镜诊断，Keckstein报道用经宫颈的打孔活检钳或环形电极切割可了解腺肌病的深度，浅表腺肌病可用经宫颈子宫内膜电凝或切除治疗，但可导致医源性子宫腺肌病，可经宫腔镜二探治疗。子宫腺肌病也可因不完全的EA或TCRE引起。对有选择的病例，宫腔镜治疗有症状的局灶性腺肌病成为可能。McCausland于1991年提出用宫腔电切镜切除子宫肌壁2 cm长、3～5 mm深的肌条，做组织病理学检查，可能诊断子宫腺肌病，但不适合欲生育者，其准确性尚需与子宫切除标本的常规组织学检查相对照。但2000年Neis和Brandner的资料提示宫腔镜切除子宫肌层病检，只能诊断少数子宫腺肌病，多数漏诊。Mercader曾报道1例子宫壁活检术（transcervical resection for biopsy，TCRB）致膀胱子宫瘘的罕见并发症，应引以为戒。1992年McCausland又报道子宫腺肌病的深度与月经过多的严重程度相关，轻者可行宫腔镜子宫肌内膜切除治疗，重者需子宫切除。Wood等用宫腔镜手术保守治疗子宫腺肌病，包括子宫内膜切除，电凝去除子宫内膜和子宫肌内膜切除，术后症状缓解率各为4/7，3/4和3/3，减少了30%的子宫切除术。McCausland经验为子宫内膜侵入深度<2.5 mm（浅表肌腺病），TCRE效果好，侵入深度>2.5 mm（深部腺肌病）术后常有问题，甚至再次TCRE术后还需子宫切除。Neis和Brandner报道由于定义不同，子宫腺肌病的发生率为8%～

61%。EA术后失败行子宫切除标本的腺肌病发生率占75%～100%，认为子宫腺肌病可能是治疗失败的主要原因。提出凡有痛经同时子宫>10周者，高度怀疑子宫腺肌病，因其增加失败率，应属TCRE术的相对禁忌证。

（二）诊断子宫内膜结核

英国Agboola等报道TCRE组织活检，使1例子宫内膜结核得到正确诊断。该患者62岁，原发不孕，自然绝经30年，曾多方求治，均未查出原因，从此一直用各种方法行激素替代治疗。此次因阴道断续出血住院，宫腔镜检查见宫腔正常，取子宫内膜活检，病理报告：部分为良性内膜息肉，部分为单纯子宫内膜增生和慢性肉芽肿性子宫内膜炎，后者周围有淋巴细胞，病理学家怀疑结核，建议进一步检查。2个月后做第2次宫腔镜检查，见广泛子宫内膜增生，尤其在子宫右侧壁，内膜到处是瘢痕，这些瘢痕是上皮下<5 mm的小结节，经电切镜放大后，很容易看到，切除小结节及其他部位的子宫内膜送检，结果为结核性子宫内膜炎。

三、囊性子宫腺肌病宫腔镜电切术

子宫腺肌病是异位的子宫内膜腺体和间质侵入子宫肌层，形成弥漫性或局限性的病变，为生育年龄妇女常见疾病。子宫腺肌病有时可表现为充满血液的囊腔，但是这种囊性结构通常范围很小，一般不超过0.5 cm，当囊性病变较大时称为囊性子宫腺肌病。其早期一般多无症状，病情加重时可引起痛经及慢性盆腔痛。囊性子宫腺肌病的发生可能与既往的子宫手术有关。超声检查时囊性子宫腺肌病可见子宫壁内无回声区，可为单个或多个大小不等囊腔，可作为诊断依据。当囊性病变的位置接近子宫腔时可行宫腔镜手术切开或切除病灶。

（一）适应证

囊性子宫腺肌病宫腔镜电切术的适应证为有痛经及慢性盆腔痛等症状，且需满足以下条件：

1．囊性子宫腺肌病病变位置接近子宫腔。

2．囊性子宫腺肌病病变未贯穿子宫壁全层。

3．排除子宫恶性病变。

（二）手术步骤

1．首先用宫腔镜检查宫腔形态，观察宫腔内有无占位病变。结合腹部超声监护，明确囊肿的大小和位置，以及与子宫浆膜层的距离（图9-8-4A）。

2．在超声监护下用宫腔镜环形电极逐次电切囊肿表面子宫内膜及子宫肌层，显露囊壁（图9-8-4B）。

3．切开囊壁，可见咖啡色黏稠液体涌出（图9-8-4C）。排净咖啡色黏稠液体后可见囊壁内表面有子宫内膜样组织（图9-8-4D）。逐个切除各处内膜样组织及其间的小囊腔。

4．囊腔位置深者其基底表面内膜组织可用宫腔镜滚球电极电凝破坏（图9-8-5）。

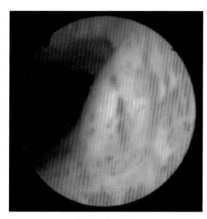

图9-8-4A

宫腔镜检查宫腔，囊性病变位于宫腔左后壁

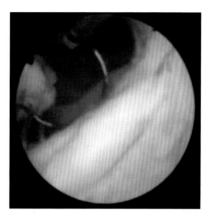

图9-8-4B

宫腔镜环形电极电切宫腔左后壁囊肿表面子宫内膜及浅肌层

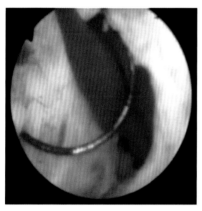

图9-8-4C

宫腔电切镜切开囊壁，可见咖啡色黏稠液体涌出

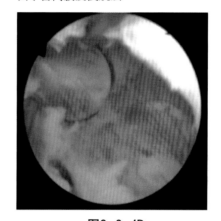

图9-8-4D

宫腔镜环形电极切割囊腔之囊壁，囊壁内表面可见子宫内膜样组织

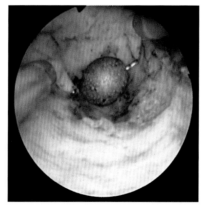

图9-8-5

宫腔镜滚球电极电凝宫腔后壁囊肿的囊壁

（三）手术经验与评估

囊性子宫腺肌病接近子宫浆膜层时用腹腔镜手术切除病灶疗效显著。囊性子宫腺肌病接近子宫黏膜层时可用宫腔镜切除囊肿壁，术时B超监护便于囊腔定位。Gianna等报道在经阴道超声的提示下宫腔双极电切除了囊性变的组织，病理检查：典型的囊性子宫腺肌病。首都医科大学附属复兴医院宫腔镜诊治中心曾施行宫腔镜手术3例，首例发生在剖宫产术后，形成的巨大囊肿在B超监护下行单极宫腔镜电切术，但因囊腔过大（5.6 cm×5.4 cm×5.8 cm），未能控制其发展，最终切除子宫。第2例宫腔镜手术切除了病变组织，以环形电极切开宫腔左后壁囊壁，囊壁内表面有内膜样组织生长，逐个切除各处内膜样组织及其间的小囊腔，最大直径2.9 cm。预后良好。第3例在宫腔镜宫腔粘连电切术的同时行囊肿切开术，以环形电极打开子宫后壁肌壁，见其内散在岛状内膜及异位病灶，最大腔隙位于后壁夹层内，直径约3 cm，距子宫浆膜菲薄，不足3mm，囊肿基底内膜电凝破坏。预后良好。

四、宫腔镜宫颈病变切除术（transcervical resection of cervical lesion，TCRC术）

宫颈良性病变包括宫颈糜烂、宫颈息肉样增生（图9-8-6）、宫颈息肉、宫颈那氏腺囊肿等，是已婚妇女的常见病及多发病。临床多采取宫颈电灼、冷冻、激光或宫颈环形锥切（Loop Eletrosurgical Excision Procedure，LEEP）术治疗。子宫颈癌前病变，即子宫颈上皮内瘤变（Cervical Intraepithelial Neoplasia，CIN）是指宫颈上皮细胞部分或大部分被不同程度异型细胞代替，分为CIN1级、CIN2级和CIN3级。CIN的治疗方法有LEEP术、激光锥切术、冷刀锥切术、全子宫切除术等。宫腔镜宫颈病变切除术是用宫腔电切镜环形电极切除宫颈病变组织的手术。除了可切除宫颈表面的糜烂，环形电极还可深入宫颈管，在强冷光的照明下，检视、切除位于宫颈管内的病变，并可有效止血。

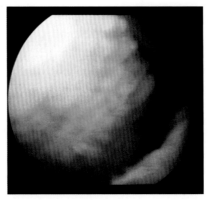

图9-8-6

宫颈息肉样增生

（一）TCRC的适应证

1. 宫颈良性病变，尤其是位于宫颈管内的病变，如宫颈息肉样增生、宫颈息肉、宫颈糜烂、宫颈那氏腺囊肿等。

2. 宫颈上皮内瘤变1～2级（CIN1、CIN2）。

3. 宫颈细胞学检查和（或）活体组织病理诊断排除恶性病变。

（二）TCRC的手术步骤

1. 应用单极宫腔镜时设定电切功率60 W，电凝功率40 W。不用开启灌流液开关。检查宫颈病变，决定切除范围（图9-8-7A）。对于CIN患者，宫颈需涂2.5%碘酊，用于判断宫颈病变的危险部位。

2. 切割通常自6点开始，将宫腔镜环形电极全部推出，置于宫颈管内轻柔接触颈管后壁组织，距宫颈外口0.7～0.8 cm，通电后环形电极缓慢切割宫颈后壁组织，由内向外，弧形切割，达宫颈外口病变组织外0.1 cm（图9-8-7B）。

3. 根据病变范围，顺时针或逆时针方向顺序放射状切割宫颈组织。病变较浅者，切割后的宫颈创面呈蘑菇形，病变较深者呈锥形（图9-8-7C）。

4. 切割创面的活动性出血应随时用环形电极电凝出血点止血，或者打开灌流液开关，在灌流液冲洗下自监视器检查创面出血点，并用环形电极电凝止血（图9-8-8）。创面渗血可用滚球电极电凝止血。

5. 当有那氏腺囊肿时，可用宫腔镜环形电极切割，破坏那囊。宫颈那氏腺囊肿位置较深者，应在B超监导下手术，囊肿较大者，仅能切除部分囊壁，打开囊腔，再用滚球电极电凝或汽化电极汽化囊壁（图9-8-9A、B）。

6. 若同时存在颈管息肉样增生或息肉，应在灌流液冲洗下宫腔镜直视下切割（图9-8-10A、B）。

7. 切除组织全部送病理检查，CIN患者应分点送检。

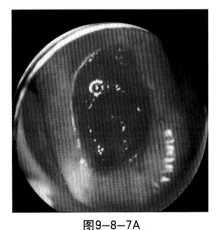

图9-8-7A

TCRC术前，宫颈糜烂，可见息肉样增生

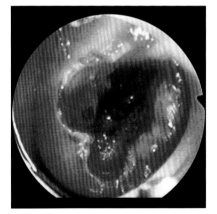

图9-8-7B

TCRC术中，切割数刀后

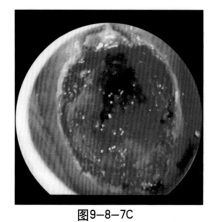

图9-8-7C

TCRC术后，宫颈创面呈蘑菇形

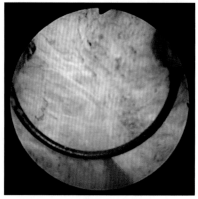

图9-8-8

TCRC术中，宫腔镜环形电极电凝宫颈创面活动性出血

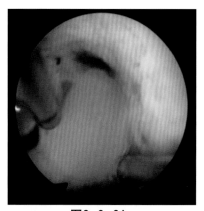

图9-8-9A

宫腔镜环形电极电切打开那囊囊壁，可见白色黏稠液体流出

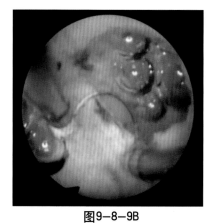

图9-8-9B

宫腔镜环形电极切割那囊囊壁后显露那囊基底部

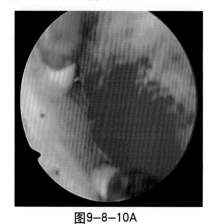

图9-8-10A

宫腔镜环形电极电切宫颈管前壁息肉样增生

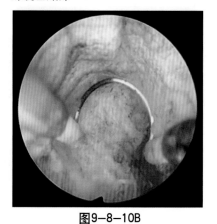

图9-8-10B

宫腔镜环形电极电切宫颈息肉样增生后创面

（三）手术经验与评估

1．TCRC术前均必须有宫颈细胞学检查和（或）活体组织病理诊断。术中切除范围要足够。切割前唇时，以阴道窥器后叶为支点，切割后唇时，常无确切支点。

2．TCRC治疗CIN病变目前尚有争议。临床普遍认为，TCRC可有效切除CIN1级、CIN2级病变，而不适于切除CIN3级病变。不过也有医师尝试TCRC治疗CIN3级，取得了一定效果。

3．TCRC与LEEP的比较　限于器械的性能，LEEP手术治疗范围均较浅表，尤其对宫颈息肉样增生和位于宫颈管内的息肉或那氏腺囊肿，常达不到治疗效果。此外，LEEP手术切割时出血较多，止血困难，也为手术增加了难度。宫腔电切镜的电切环可深入宫颈管，在强冷光的照明下，检视、切除位于宫颈管内的病变。术中膨宫液可冲洗创面，直视下迅速、准确地电凝活动性出血点，有效止血。张宏伟等报道，TCRC手术治疗CIN1级115例，LEEP手术治疗CIN1级116例，结果TCRC组比LEEP组术中出血量明显减少（$P=0.000$），且TCRC组创面愈合时间显著短于LEEP组（$P=0.021$）。

（夏恩兰）

参考文献

[1] 张宏伟，刘惜时，沈蓉，等．宫腔镜宫颈病变电切术与宫颈环形电切术治疗宫颈上皮内瘤样病变I级的对比研究．中国微创外科杂志，2008，11:1004—1006．

[2] Agboola AJ，Walton SM，Hoffman J．Postmenopausal endometrial tuberculosis．Gynaecol Endosc，2000，9:209—211．

[3] Keckstein J．Hysteroscopy and adenomyosis．Contrib Gynecol Obstet，2000，20:41—50．

[4] McCausland AM．Hysteroscopic myometrial biopsy:its use in diagnosing adenomyosis and its clinical application．Am J Obstet Gynecol，1992，166:1619—1626．

[5] McCausland V，McCauland A．The response of adenomyosis to endometrial ablation/resection．Hum Reprod Update，1998，4:350—359．

[6] Mercader VP，McGuckin JF Jr，Caroline DF．CT of vesicocorporeal fistula with menouria:a complication of uterine biopsy．J Comput Assist Tomogr，1995，19:324—326．

[7] Neis KJ，Brandner P．Adenomyosis and endometrial ablation．Gynaecol Endosc，2000，9:141—145．

[8] Wood C，Maher P，Hill D．Biopsy diagnosis and conservative surgical treatment of adenomyosis．Aust N Z J Obstet Gynaecol，1993，33:319—321．

[9] Wortan M，Daggett A．Hysteroscopic endocervical resection．J Am Assoc Gynecol Laparosc，1996，4(1):63—68．

第九节　其他方法的子宫内膜去除术

　　子宫内膜去除术是20世纪末期妇科治疗方面一项最大的进步，然而宫腔镜激光或高频电去除子宫内膜需要熟练的宫腔镜手术技巧，并且有发生严重并发症的可能。近几年出现了一些非宫腔镜的子宫内膜去除器械和方法，又称第2代子宫内膜去除术，其特点为有热、无电；优点为操作简单、迅速、安全，都有一定的治疗效果；缺点为无病理组织送检，有赖于宫腔形态、占位病变需另行处理，器械的价格较贵。

一、热球子宫内膜去除术

　　热球子宫内膜去除术（uterine balloon thermo-ablation,UBT）是利用球囊中的热水破坏子宫内膜。子宫热球治疗系统包括控制器及球囊导杆两部分（图9-9-1）。控制器可以控制球内温度，连续监视压力和治疗时间。球囊导杆长16.0 cm，球囊长径3.5 cm，其球泡由乳胶类物质（latex）制成，内有电偶加热器，另一端为可注入膨球溶液的接口和连接控制器的端口。在治疗时，如果球内压力超过45～200 mmHg这一压力范围或温度>92 ℃时，控制器可以自动切断加热元件，中断治疗过程。患者一般为患有月经过多症且不再考虑生育的妇女。患者可以在术前行刮宫术，也可以应用一段时期的达那唑或GnRH-a类药物行术前子宫内膜预处理，以薄化子宫内膜提高疗效，也可不行子宫内膜预处理。患者术前应用吲哚美辛或扑热息痛可以防止术后发生子宫痉挛。患者可以采用全麻、静脉麻醉加局部阻滞麻醉、腰麻，以及单纯静脉麻醉或单纯局部阻滞麻醉。研究表明局麻下进行此项治疗时患者即具有良好的耐受性，同时可以减少全麻带来的并发症。手术应于患者月经干净后3～7 d内进行。患者取膀胱截石位，静脉麻醉，先接好子宫热球治疗系统的各项端口，抽空乳液球内的空气，使控制器显示负压（-200～-100 mmHg），将导杆经宫颈插入宫腔，直至导杆上的刻度与宫腔长度相等，缓慢向球囊内注入无菌的5%的葡萄糖溶液，当压力显示稳定后，加热随即开始，当球内的葡萄糖溶液

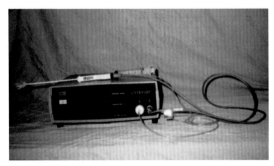

图9-9-1

控制器及球囊导杆

加热到87 ℃±5 ℃，维持这样的温度约8 min时，加热停止，待球内温度显示降至50 ℃左右时，抽出球中的液体，撤出导杆，治疗完毕。以腹腔镜监护治疗全过程，当子宫腔受到87 ℃±5 ℃、170 mmHg左右的热处理时，未发现治疗中子宫体积增大或子宫表面明显膨胀、痉挛现象；子宫浆膜表面无充血、出血或瘀斑形成及其他改变；未出现穿孔和热球破裂导致液体外渗现象；周围脏器未受影响。子宫在UBT处理结束后，立即行宫腔镜检查，发现宫腔内前、后壁及宫底部位的子宫内膜由治疗前的粉红色变成淡黄色或棕黄色，子宫内膜表面无片状充血和出血区，无穿孔及液体外漏现象。在经过治疗后的子宫的剖开面上，可以见到黏膜层水肿，大部分脱落，浅肌层呈现苍白色或浅黄色，距黏膜层表面1～2 mm处的黏膜下层和浅肌层内有一厚为3～7 mm的粉红色热凝固带，其上方与下方的红色逐渐变浅，深肌层则无改变。此红色热凝固区域在宫底及前后壁最宽，宫体宫颈交界处次之，宫角部位最窄，部分宫角处无热凝固现象发生（图9-9-2）。治疗后观察阴道排液情况大致为：1～3 d，阴道内有粉红色排出物；4～7 d有粉红色水样排液；8～14 d为水样排液，并可能有一些坏死黏膜脱落。术后患者可能出现无月经、点滴量月经、正常量月经和月经过多等几种不同情况，前三种情况为治疗成功标志，术后的无月经率为20.6%。Gervaise等比较73例UBT和74例TCRE治疗DUB的成功率，UBT为83.0%±5%，TCRE为76.3%±6%，两者无显著性差异，前者的失败因素是子宫后位，后者的失败因素是小于43岁，认为UBT治疗DUB安全，有效，且方法简单。另有报道UBT治疗的总有效率为83%～98.3%，与宫腔镜子宫内膜去除术相比治愈率也基本相近。术中少有并发症发生，术后并发症发病率为3%～4%，主要包括宫腔粘连、宫腔狭窄、子宫积血、持续性盆腔痛、膀胱炎等。

首都医科大学附属复兴医院宫腔镜诊治中心通过临床研究得到以下结论：①患者的经产状况、子宫位置对于治疗效果来说没有明显的统计学差异。②治

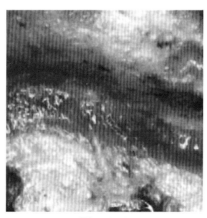

图9-9-2

子宫剖面所见

疗时间为12 min或8 min对治疗效果来说无明显差异。③该系统在治疗开始后有时会出现压力逐渐下降现象，如果压力处于较低水平则会影响治疗效果，在较高的热球压力状态下，当热球压力下降时，向热球内加注极少量液体就可提高治疗过程中的压力和平均压力，在治疗过程早期加注液体，治疗温度与不加注液体组相比无明显差异，热损伤深度有明显差异；子宫热球系统处理子宫壁组织时采用不同的起始压力，经病理学证实可以获得不同的宫壁损伤深度，在热球压力为110～180 mmHg范围，治疗平均压力越高，对宫壁损伤深度就越深，这一结果与临床上所获治疗效果相同，即在一定范围内越高的起始压力及终末压力就会有越好的临床治疗效果，Aletebi等发现当UBT起始压力为80～140 mmHg范围治疗月经过多的患者时，有38%的患者随访1年后仍表现为月经过多；起始压力为140～180 mmHg时，治疗后仍然表现为月经过多的患者降为13%，结果提示起始压力为140～180 mmHg提高了治疗效果。Vilos将热球压力由140 mmHg以下提高到140 mmHg以上，使患者治疗有效率从62%上升到89%，也说明起始压力越高治疗效果越好。这证明了临床上的治疗效果与较高的起始压力及终末压力有关。④年龄越大、子宫腔越小、治疗前月经过多的程度越低疗效越显著。多元回归分析证明只有治疗前的出血量多少与治疗后效果相关。⑤治疗前刮宫作为预处理使治疗失败率增加，GnRH-a类药物的使用有助于治疗后患者无月经及少量月经发生率的提高。⑥Albert曾在UBT最初使用阶段对一位合并有心脏病的月经过多患者进行治疗，取得了良好的效果。Aletebi对有血液系统疾病、心脏病、心肺移植术后等46例有并发症的高危月经过多患者进行治疗有效率达79%，国内学者曾应用UBT对患有血小板减少性紫癜的月经过多患者进行治疗，另有国内报道称曾对患肾衰竭、尿毒症、肝硬化及肾移植术后，以及患有再生障碍性贫血的患者进行治疗，同样取得了良好的效果。所以应用子宫热球系统，对有严重内科合并症的高危月经过多患者进行了治疗，使这类药物治疗无效又不能耐受开腹手术的高危患者得到了很好的医治，这证明子宫热球系统具有安全、高效，麻醉依赖性低的特点，因此具有良好的应用前景。Gervaise等报道206例因DUB行热球EA术患者，58例中3例（5.2%）妊娠，其中2例自然流产，1例孕26周植入胎盘。导致热球EA术不能作为避孕方法。但由于可引起子宫内膜和宫腔的变化（如宫腔粘连），故不适用于有生育愿望者。Leung和Yuen报道热球EA术后出现输卵管绝育术后子宫内膜去除术后综合征。

二、热水循环子宫内膜去除术

热水循环子宫内膜去除术（hydro thermo-ablation，HTA）的原理是把加热到90 ℃的0.9%氯化钠液，经宫腔镜灌入宫腔内，以破坏子宫内膜，一方面热水的刺激使子宫角收缩闭锁了输卵管口，热水不会流入腹腔内，造成腹腔脏器的热损伤。方法是先用冷生理盐水灌流做宫腔镜检查，观察宫腔内的状态，宫腔镜的外鞘套有隔离套，防止灌注热生理盐水宫颈管过度受热，然后于宫腔镜的直视下灌入90 ℃热生理盐水，在45 mmHg的压力下做持续循环灌流10

min，为了避免热水经输卵管大量进入腹腔内造成热损伤的可能，进出热生理盐水的差值如大于10 mL，器械会自动检出而停止液体灌流。子宫内膜热损伤深度为4～5 mm，不伤基底层，术时宫颈温度42 ℃。法国Guillot等报道6个中心143例HTA治疗DUB或月经过多，患者平均年龄48岁（37～67岁）。半数以上患者因持续月经过多施术。42.4%患有子宫肌瘤，术中小并发症4例。术后随访9个月，72.7%满意，44%无月经，37%月经过少，13%月经正常，7例子宫切除。术后并发症13例，多数为盆腔痛。认为HTA是简单和有效的治疗月经过多的方法，可用于有子宫肌瘤和子宫形状不规则的病例。HTA应在宫腔镜下进行，以评估手术后的成功率。术前必须做子宫内膜病理学检查，以排除其他疾病。

有研究报道HTA治疗月经过多20例，随访12个月，术后无月经率为58%，手术成功率为94.5%。

三、多电极性气囊子宫内膜去除术

多电极性气囊子宫内膜去除术（multi-electrode balloon ablation，MEBA）的原理是利用单极高频电流造成的热能破坏子宫内膜。器械包括三部分，即前端的多电极性气囊导杆、中间的连接部及后端的电脑控制器。多电极性气囊内的前面有6个电极，后面也有6个电极，放入宫腔内后通电（钝切割电流45～50 W）4 min，子宫腔温度保持75 ℃，两侧宫角部保持75 ℃，术后的无月经率为38%。

四、微波子宫内膜去除术

微波子宫内膜去除术（microwave endometrial ablation，MEA）的原理是利用微波能源来破坏子宫内膜。器械包括3部分，即前端的微波导杆、中间的连接部及后端的电脑控制器。宫腔内的温度在电脑控制器上以曲线表示、温度保持在80～95 ℃。转动微波导杆，使微波与子宫腔的各面接触，手术时间仅2～3 min。术后无月经率为57%。Tawfeek等报道1997～2005年35例全身麻醉或局部麻醉MEA术后，3个月后间断做HSG，30例（85.7%）子宫上段完全闭锁，5例（14.3%）不全闭锁。Lo和Pickersgill回顾文献，子宫内膜破坏术后妊娠的发生率为0.7%。报道第1例MEA术后妊娠的病例。Cooper等比较MEA和TCRE的远期疗效，239例（90%）回答问卷，手术治疗后至少5年，两组满意率为86%：74%，接受率为97%：91%，愿意推荐给别人为97%：89%。两组术后出血和疼痛评分均明显减少，无月经率为65%和69%。术后5年以上的子宫切除率为16%：25%。可见两法均明显改善月经症状和生活质量。MEA的满意率和接受率高于TCRE。说明在治疗月经过多方面MEA较TCRE更为有效和满意。2005年日本Kanaoka等报道1例未孕妇女患伴异型子宫内膜复杂增生，因有高危因素用MEA代替子宫切除。MEA频率2.45 GHz。保护宫颈内口，避免宫腔积血。接近宫颈内口的内膜活检为显示任何子宫内膜增生。术后2年，子宫内膜活检未见复发。第二次MEA后1个月MRI提示宫腔线完全被无血管区替代，无任何子宫内膜或宫颈内口增生的迹象。又过去18个月，无复发。

五、双极射频子宫内膜去除术

双极射频子宫内膜去除术（radiofrequency endometrial ablation，RFEA）又称诺舒子宫内膜去除系统（NovaSure endometrial ablation，NovaSure），是应用精确阻抗控制的双极射频能量去除子宫内膜的技术。诺舒子宫内膜去除系统是由一次性的消融器和射频控制器组成。射频频率为500 kHz，电流输出功率为50 W，治疗温度为85 ℃，平均治疗时间只持续90 s。术时先用宫腔镜观察宫腔和子宫内膜情况。腹部B超引导射频电极插入宫腔右侧角，启动作用开关。B超观察作用部位回声逐渐增强，作用结束时射频治疗仪自动关闭电能输出。同法治疗子宫左侧角→宫底正中→宫腔下段正中，若宫腔较宽大则加上相应两侧治疗点。术毕待电极温度下降至60 ℃以下时取出电极。重新用宫腔镜观察宫腔治疗后情况。射频治疗对靶组织周围正常组织影响很小。可实时温度、功率、阻抗显示，具有自动保护装置，遇有错误连接、设置或线路故障、温度超过110 ℃、阻抗超过500 Ω等情况时将自动终止射频输出。因此安全性高。国外学者Thijssen、Sabbah、Cooper等对射频、热水、热球和冷冻等第2代子宫内膜去除技术进行比较后认为射频子宫内膜消融术在手术成功率、闭经率和患者满意度方面均具有优势。2005年加拿大Basket等报道200例NovaSure术后，146例随访1～4年，43.1%无月经，41.8%经量极少，4.1%月经正常，11%月经仍多。146例中12例（8.2%）需再次手术，计有10例子宫切除，2例再次EA术。200例中1例在做术前宫腔镜检查时子宫穿孔做了腹腔镜。2例术后子宫肌内膜炎用了抗生素。随访1～4年的患者满意率为81.5%，97.3%的患者愿意推荐给朋友。2007年美国Alperin等报道1例44岁妇女，出现危及生命的子宫出血，骨髓活检诊断出早幼粒细胞白血病，激素治疗和子宫动脉栓塞（UAE）均失败，行NovaSure治疗，获得成功。

六、冷冻法子宫内膜去除术

冷冻法子宫内膜去除术（cryo-endometrial ablation）是最新的子宫内膜去除术。利用氧化亚氮冷冻破坏子宫内膜。术后无月经率为50.3%，Heppard报道术后54%无月经和仅有点滴出血，认为是安全和有效治疗AUB的方法。

七、子宫内膜激光热疗

子宫内膜激光热疗（endometrial laser intrauterine thermo-therapy，ELITT）的每单位激光功率是传统Nd-YAG激光子宫内膜去除功率的1‰，术后无月经率为68%。

八、微型双极电外科宫内系统

微型双极电外科宫内系统（versapoint）能源为双极电，可用生理盐水宫腔灌流，行子宫内膜去除术，操作安全，效果好，局部麻醉即可手术。2002年Clark等报道versapoint治疗有症状黏膜下肌瘤的可行性（安全性、效果和价格），预后的权衡有出血量、满意度、恢复工作时间和术后6个月的治疗费用等，37例手术均顺利完成，无严重手术并发症，术后6个月时出血较减少，78%出血症状改善，满意率为92%，无需要再次手术者。 随访6个月，费用较子宫切除开腹肌瘤切除便宜40%（1 266英镑：2 123英镑）。故此认为此法安全、有效、价廉。

最近美国Isaacso十分肯定地指出，虽然现在研制了许多可以成功地去除子宫内膜的新设备，但不能改变宫腔镜手术治疗宫内良性病变的牢固地位。

（郑 杰 夏恩兰）

参考文献

[1] 施永鹏,冯缵冲,徐琳佩,等.热球法子宫内膜剥离治疗月经过多.中华妇产科杂志,1999,34：49.

[2] 余淑兰.子宫热球治疗功血疗效分析.温州医学院学报,1999,29：77—78.

[3] 郑杰,夏恩兰,冯力民.子宫热球系统治疗月经过多合并严重内科病4例报告.中国实用妇科与产科杂志,2000,16：443—444.

[4] Aletebi FA,Vilos GA,Eskandar MA,et al.Effect of intrauterine pressure and duration of thermal balloon ablation.Abstract for the Global Congress of Gynecologic Endoscopy 28th Annual Meeting of the American Association of Gynecologic Laparoscopests.Las Vegas,Nevada,1999：2.

[5] Alperin M,Quaas A,Johnson NR,et al.Endometrial ablation in a woman with a persistent uterine hemorrhage due to acute promyelocytic leukemia：a case report.J Reprod Med,2007,52(6)：548—550.

[6] Amso NN,Stabinsky SA,McFaul P,et al.Uterine thermal balloon therapy for the treatment of menorrhagia：the first 300 patients from a multi-center study.Br J Obstet Gynecol,1998,105：517—523.

[7] Carter JE.Hysteroscopic surgery——avoid the complication of hyponatraemic，encephalopathy.Min Invas Ther & Allied Technol,1997：241—248.

[8] Clark TJ,Mahajan D,Sunder P,et al.Hysteroscopic treatment of symptomatic submucous fibroids using a bipolar intrauterine system：a feasibility study.Eur J Obstet Gynecol Reprod Biol,2002,100(2)：237—242.

[9] Cooper J,Gimpelson RJ.Summary of safety and effectiveness data from FDA：a valuable source of information on the performance of global endometrial ablation devices.J Reprod Med,2004,49(4)：267—273.

[10] Cooper KG,Bain C,Lawrie L,et al.A randomised comparison of microwave endometrial ablation with transcervical resection of the endometrium：follow up at a minimum of five years.BJOG,2005,112(4)：470—475.

[11] Fernandez H,Capella S,Audibert F.Uterine thermal balloon therapy under local anaesthesia for the treatment of menorrhagia：a pilot study.Eur Soci Human Repro Embry,1997,12：2511—2514.

[12] Forin CA,Fulop T,Garza-Leal JG.Long term outcomes of a 3-D bipolar endometrial ablation system.J Am Assoc Gynecol Laparosc,1999,6：S17.

[13] Gervaise A,de Tayrac R,Fernandez H.Contraceptive information after endometrial ablation.Fertil Steril,2005,84(6)：1746—1747.

[14] Gervaise A,Fernandez H,Capella-Allouc S,et al.Thermal balloon ablation versus endometrial resection for the treatment of abnormal uterine bleeding.Hum Reprod,1999, 14：2743—2747.

[15] Goldrath MH,Barrionuevo M,Husain M.Endometrial ablation for hysteroscopic instillation of hot saline solution.J Am Assoc Gynecol Laparosc,1997,4：235—240.

[16] Goldrath MH. Hysteroscopic endometrial ablation.Obatet Gynecol Clin North Am,1995,22：559—572.

[17] Guillot E,Omnes S,Yazbeck C,et al.Endometrial ablation using hydrothermablator.Results of a French multiecnter study.Gynecol Obstet Fertil,2008,36(1):45—50.

[18] Heppard M,Coddington C,Duleba A.Preliminary data from multi-center study using cryogen first option uterine cryoblation therapy in women with abnormal uterine bleeding.Obstet Gynecol,2000,95,S28.

[19] Isaacson K.New developments in operative hysteroscopy.Obstet Gynecol Clin North Am,2000,27: 375—383.

[20] Kanaoka Y,Kato M,Tokuyama O,et al.A case of complex endometrial hyperplasia with atypia treated by microwave endometrial ablation.Gan To Kagaku Ryoho,2005,32(11):1652—1653.

[21] Leung PL,Yuen PM.Postablation-tubal sterilization syndrome following thermal balloon endometrial ablation.Acta Obstet Gynecol Scand,2006,85(4):504—505.

[22] Lissak A,Fruchter O,Mashiach S,et al.Immediate versus delayed treatment of perimenopausal bleeding due to benign causes by balloon thermal ablation.J Am Assoc Gynecol Laparosc,1999,6:145—150.

[23] Lo JS,Pickersgill A.Pregnancy after endometrial ablation.English literature review and case report. J Minim Invasive Gynecol,2006,13(2):88—91.

[24] Neuwirth RS,Duran AA,Singer A,et al.The endometrial ablator:a new instrument.Obstet Gynecol,1994, 83:792—796.

[25] Pittrof R,Majid S,Murrny A.Initial experience with transcervical cryoablation of endometrium using saline as a uterine distension medium.Minimal Invasive Therapy,1993,2:69—73.

[26] Sabbah R,Desaulniers G.Use of the NovaSure impedance controlled endometrial ablation system in patientswith intracavitary disease:12-month follow-up results of a prospective,single-arm clinical study.J Minim Invasive Gyneco,2006,13(5):467—471.

[27] Sharp NC,Cronin N,Feldberg I,et al.Microwave for menorrhagia,a new fast technique for endome trial ablation.Lancet,1995,346:1003—1004.

[28] Singer A,Almanza R,Gutierrez A,et al.Preliminary clinical experience with a thermal balloon endometrial ablation method to treat menorrhagia.Obstet Gynecol.1994,83:732—734.

[29] Soderstrom RM,Brooks PG,Corson SL,et al.Endometrial ablation using a distensible multielectrode balloon.J Am Assoc Gynecol Laparosc,1996,3:403—407.

[30] Tawfeek S,Sholapurkar S,Sharp N.Incidence of upper genital tract occlusion following microwave endometrial ablation.BJOG,2006,113(8):958—960.

[31] Thijssen RFA,Rolland R.Radiofrequency endometrial ablation and GnRHa pretreatment.Gynaecol Endosc, 1995,4:49—52.

[32] Vilos GA,Fortin CA,Sanders B,et al.Clinical trial of the uterine thermal balloon for treatment of menorrhagia.J Am Assoc Gynecol Laparosc,1997,4:559—565.

[33] Vilos GA,Thomas B.A new bipolar system for performing operative hysteroscopy in normal saline. J Am Assoc Gynecol Laparosc,1999,6(3):331—336.

[34] Vilos GA,Vilos EC,Pendley L.Endometrial ablation with a thermal balloon for the treatment of menorrhagia.J Am Assoc Gynecol Laparosc,1996,3:383—387.

[35] Vilos GA.Global endometrial ablation.J Soc Obstet Gynaecol Can,2000,22:668—675.

[36] Vilos GA.Intrauterine surgery using a new coaxial bipolar electrode in normal saline solution (Versapoint):a pilot study.Fertil Steril,1999,72(4):740—743.

[37] Zurawin RK,Pramanik S.Endometrial balloon ablation as a therapy for intractable uterine bleeding in an adolescent.J Pediatr Adolesc Gynecol,2002,14(3):119—121.

第十章
宫腹腔镜联合手术

内镜技术的发展完善和手术器械的不断改进，使微创技术在妇科领域的应用日益普及，越来越多的妇科疾患得以在微创环境下进行治疗。与开腹手术相比，内镜手术具有创伤小、出血少、脏器干扰少、术后疼痛或不适轻微、恢复快等优点。目前，我国妇科腹腔镜技术的开展已比较普遍，腹腔镜下对于盆腔良性病变的治疗已有取代传统开腹手术的趋势；宫腔镜技术起步虽晚，但发展很快，手术适应证的不断扩大，手术难度已由单纯的诊治过渡到复杂的手术操作，如宫腔镜下切除较大的无蒂黏膜下肌瘤和壁间内突肌瘤，甚至邻近黏膜的壁间肌瘤；复杂的子宫成形手术，如畸形子宫矫治手术和严重宫腔粘连分离，以及宫腔镜下输卵管插管和配子输卵管内移植等腔内操作。尽管如此，临床上仍有许多宫腔内与盆腹腔内的疾患亟待同期进行诊断与治疗，如不孕症输卵管子宫因素的诊断与治疗、宫腹腔内病变的同期手术及疑难宫腔内操作的手术监护等。因此，实现宫腔镜与腹腔镜联合手术将成为临床上更为有效的诊治方法。

宫腹腔镜联合手术是指在一次麻醉下同时实施宫腔内及腹腔内2种以上疾病的治疗。国外自20世纪90年代已有报道。与单一内镜治疗相比，联合手术实现了两种微创手术的优势互补，使患者只需经历一次麻醉，一期手术，融诊断与治疗为一体，解决了以往单纯宫腔镜或腹腔镜治疗不能同时诊治的宫腔内与腹腔内病变。二者的有机结合，对于提高妇科疾患诊断的正确性和手术治疗的有效性将在临床工作中产生积极的作用。2006年Kaminski等为636例20～41岁的不孕妇女行腹腔镜和（或）宫腔镜724例次，其中88例行宫腹腔镜联合手术，476例腹腔镜，72例宫腔镜。结果原发不孕症比继发不孕症盆腔无异常所见者少（30%），输卵管通畅者和子宫畸形多。原发不孕症的另70%为多囊卵巢综合征和子宫内膜异位症。继发不孕症患者输卵管周围粘连、不通畅及黏膜下肌瘤较原发不孕者多，所发现的上述病变均可同时治疗。认为宫腹腔镜在不孕症诊治方面有重要作用。

（一）宫腔镜腹腔镜联合手术的适应证

1．不孕症的诊断与治疗。

2．慢性盆腔痛的病因学检查与治疗。

3．监护复杂的宫腔镜手术。

4．完全双角子宫的矫形手术。

5．子宫动脉阻断宫腔镜治疗有出血高危因素的宫内病变。

6．宫腔与盆腔内占位病变的诊断与治疗。

（二）宫腹腔镜联合手术的禁忌证

宫腹腔镜联合手术的禁忌证与宫腹腔镜手术禁忌证相同。

（三）宫腹腔镜联合手术操作方法

第一步：宫腹腔镜联合检查。

常规消毒腹部皮肤、会阴及阴道，臀部铺手术巾，套腿套，腹部手术野呈菱形铺四块手术巾，布巾钳固定，腹部铺盖大手术单，暴露腹部及会阴部手术视野。放置导尿管排空膀胱。在脐轮下缘纵形切开皮肤约1.0 cm至皮下组织，气腹针穿刺成功后注入CO_2气体至腹腔内压力达15 mmHg，拔出气腹针，穿刺置入5 mm或10 mm套管，置入腹腔镜。此时，会阴部放置举宫器举起子宫，检查子宫大小、形状、双输卵管卵巢外形及盆腔其他部位存在的病变。若盆腔脏器暴露不满意，可在左或右侧下腹部增加5 mm穿刺套管，插入无齿抓钳或拨杆，推开肠管，或分离粘连组织，明确盆腔内病变；与此同时，放入阴道窥器，宫颈钳把持并向外牵拉宫颈，在腹腔镜直视下，Hegar扩张器逐号扩张宫颈至10～12号，单极电切选择5%葡萄糖（糖尿病患者可选用5%甘露醇膨胀宫腔），双极电切选择0.9%生理盐水为灌流介质，设置膨宫压力100 mmHg，灌流液流速240～260 mL/min，置入宫腔镜，顺序观察子宫颈管、子宫底部、双侧输卵管开口、子宫前后、左右侧壁的内膜厚度及病变情况，然后对照腹腔镜所见，确定治疗方案（图10-1A、B）。

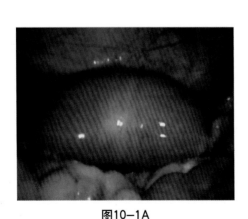

图10-1A

腹腔镜检查中隔子宫。子宫底横宽，宫底正中略凹陷

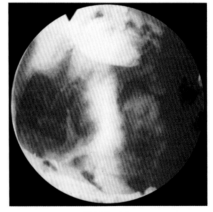

图10-1B

宫腔镜见子宫不完全中隔

第二步：宫腔镜手术与腹腔镜监护。

连接宫腔电切镜，调试光源，设置单极作用电极输出功率的切割功率80～100 W，凝固功率40～60 W，双极作用电极输出功率的切割功率300～

310 W，凝固功率90～100 W，连接并开启灌流系统，在腹腔镜监视下开始宫腔内手术操作。

1．子宫内膜切除术：使用环形电极切割子宫内膜，深度包括功能层、基底层及其下方2～3 mm的肌层组织，术中若遇活动性子宫出血，可通过滚球电极电凝止血，对于术中所见的子宫腺肌病组织，也可使用滚球或滚筒电极破坏肌层内膜。

2．宽蒂黏膜下肌瘤和壁间内突肌瘤切除术：无蒂黏膜下肌瘤或内突壁间肌瘤在肌壁间都有较宽的基底，在切割过程中应注意识别肌瘤和包膜的界面，在切割过程中应特别注意不能使切割环挖向子宫肌壁内，切割的深度与子宫肌壁水平即可，使用缩宫素或稀释垂体后叶素，使子宫肌壁收缩将埋入肌壁内的瘤体挤入宫腔，大部分的瘤体可被切除，少量残留在肌层内的肌瘤组织可待日后坏死而消融，过度切除埋入肌壁间的肌瘤将会引起术中大量出血和子宫穿孔。剩余在子宫壁间的肌瘤组织即使日后再次生长突入宫腔，仍可进行二次、三次宫腔镜手术。

3．子宫中隔矫治手术：宫腔镜下子宫中隔矫治手术自中隔的最低点开始切割，横向左右交替直到中隔基底部（图10-2A、B）。在手术过程中注意操作的对称性极为重要，越靠近宫底，越应格外注意避免损伤子宫肌壁组织。一方面，子宫输卵管开口可作为鉴别标志；另一方面，借助腹腔镜介入，严密监测子宫底部避免穿孔发生（图10-3）。当宫腔镜操作达宫底部位时，如果看到小动脉血管出血，则提示切割深度已深达子宫肌壁，应停止在该处继续操作。中隔组织完全分离后，要适当减低膨宫压力，认真检查宫底部位，对活动性出血区域，要进行凝固止血，必要时放置球囊压迫止血。

4．严重宫腔粘连分离手术：对于范围较大的肌纤维性和结缔组织性粘连，操作要十分小心，尤其是使用高频电或激光为手术能源时，手术在恢复

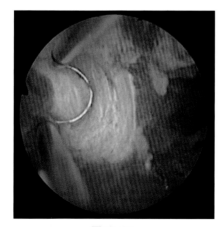

图10-2A

宫腔镜环形电极切割中隔

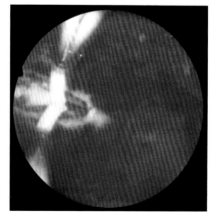

图10-2B

宫腔镜针状电极划开中隔

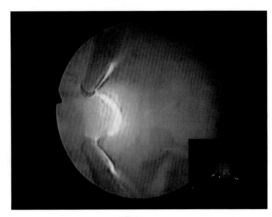

图10-3

腹腔镜监护宫腔镜子宫中隔电切术。宫腔镜环形电极切割至宫底部，腹腔镜监护宫底肌壁透光度（画中画图像）

宫腔正常形态的同时，还应尽量避免损伤正常内膜和黏膜下肌层，当粘连带接近子宫角部时，切勿分离过深，伤及子宫肌壁造成穿孔。手术过程要在B超介入和（或）腹腔镜监导下进行，分离操作不能偏离宫腔中线方向，术毕将物镜退至子宫内口处，观察子宫腔的对称性。

对于复杂的宫腔内操作，在宫腔镜手术的同时，通过腹腔镜观察子宫浆膜面局部的变化，如起小水疱、局部组织苍白或有瘀血斑，说明作用电极已接近子宫肌壁较深部位，穿孔即将发生，应立即停止操作。监护过程中可将腹腔镜的光源调暗观察子宫，如果在子宫体表面的某个部位看到光亮自宫腔内透出，说明该部位子宫肌壁已经很薄，应提醒术者终止该部位手术。也有学者主张在腹腔镜监护宫腔镜手术过程中，采用腹腔内和宫腔内反向交替监护子宫肌壁厚度的方法，腹腔内监护法如上述，宫腔内监护时将腹腔镜贴近子宫体表面，调暗或关闭宫腔镜的光源，如果宫腔内看到腹腔镜透过的光亮，应停止在透光部位进行操作。这种方法不仅可以向术者提示剩余子宫肌壁的厚度，而且也有助于术者了解切割不够充分的部分。

第三步：腹腔镜手术与宫腔镜监护。

某些腹腔镜手术需宫腔镜监护与定位。如剖宫产切口瘢痕憩室，需于腹腔镜手术前先行宫腔镜检查，观察剖宫产切口瘢痕憩室的位置和范围，指示憩室位置及边界，然后于腹腔镜下行憩室修补术。手术过程中随时行透光及反向透光试验，腹腔镜或宫腔镜下观察憩室壁的透光度，以确定其位置（图10-4）。

第四步：腹腔镜探查及手术。

宫腔内操作结束后取出宫腔电切镜，再次举起子宫，检查盆腔内情况，观察子宫浆膜面有无水疱、血肿、破损或电凝所致组织变性的苍白痕迹，输卵管腔有无积血，盆腔有无血液或积液等。如果发现子宫穿孔和活动性出血，在腹腔镜下可进行电凝或缝合止血。对盆腔内其他器官的病变，如需要行输卵管通液检查、卵巢囊肿剥除、盆腔子宫内膜异位症及粘连分离等操作，可在下腹部适当增加辅助穿刺套管，进行相应的腹腔镜手术（图10-5A、B）。

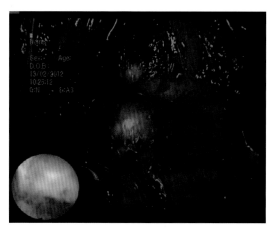

图10-4

剖宫产瘢痕憩室宫腹腔镜联合修补术。腹腔镜下分离子宫下段粘连，宫腔镜贴近瘢痕憩室部位（画中画图像），腹腔镜下观察憩室位置及憩室壁的透光度

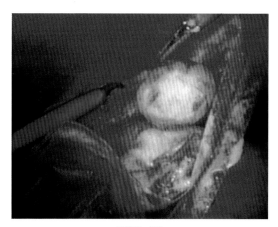

图10-5A

腹腔镜下左侧卵巢畸胎瘤

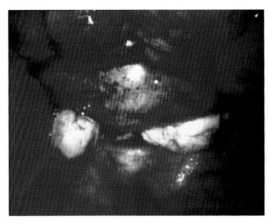

图10-5B

腹腔镜下剥出畸胎瘤

（四）宫腹腔镜联合手术的应用

1. 不孕症的诊断与治疗：引起女性不孕的原因复杂，包括输卵管因素、子宫与宫颈因素、内分泌因素、免疫因素和不明原因引起的不孕。在输卵管和子宫宫颈因素所致的不孕中，常见的有输卵管闭锁、扭曲、粘连；子宫和宫颈肌瘤、子宫内膜息肉、子宫内膜异常增生、宫腔异物残留（尤其是胎骨残留）、宫腔粘连及子宫畸形等。目前认为，宫腹腔镜联合检查是用于诊断和评估宫腔、输卵管、盆腔等不孕因素的最佳方法（图10-6A、B）。宫腔镜手术直观、准确，可切除宫腔内的占位病变、分离宫腔粘连、矫治子宫畸形等，使患者术后恢复正常的宫腔形态和月经周期，改善与提高妊娠及分娩结果，已成为治疗宫腔内病变的标准方法。腹腔镜联合宫腔镜手术，还可同期诊断子宫腔以外的不孕因素。

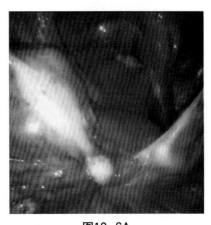

图10-6A

腹腔镜下见盆腔结核，可见钙化灶

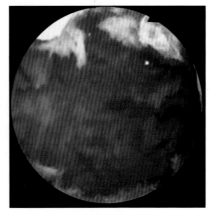

图10-6B

宫腔镜下宫腔粘连

（1）宫腹腔镜联合诊治子宫畸形：首都医科大学附属复兴医院宫腔镜诊治中心1995年1月～2002年9月联合诊断子宫畸形82例，经腹腔镜观察子宫底，确定诊断为中隔子宫75例，其中宫腔镜进一步诊断为不全中隔71例，完全子宫中隔4例。腹腔镜诊断双角子宫4例。宫腔镜进一步完善诊断，完全双角子宫2例，不全双角子宫2例，腹腔镜诊断单角子宫合并残角子宫2例，宫腔镜仅诊断为单角子宫（表10-1）。

表10-1　宫腹腔镜联合诊断子宫畸形（例）

畸形类别		宫腔镜诊断	腹腔镜诊断	联合诊断
双子宫		0	—	1☆
双角	完全双角	—	—	2☆
子宫	不全双角	—	—	2
中隔	完全中隔	5*	—	4
子宫	不全中隔	75●	—	71
单角子宫		2	0	0
单角合并残角子宫		0	2	2☆
合计		82	2	82

注：— 只能提示可疑。
　　* 1例经联合诊断为双子宫。
　　● 4例经联合诊断2例为完全双角子宫，2例为不全双角子宫。
　　☆ 未手术。

子宫畸形的治疗见第九章第5节。Adolph于2002年首次报道腹腔镜切除妊娠的残角子宫，该患者于术后15个月妊娠成功并足月分娩，指出腹腔镜手术减少了手术时间、住院时间和术后粘连。腹腔镜手术是切除残角子宫的最佳选择。本文2例残角子宫，因双侧输卵管均严重阻塞，故未切除。

Martinez等通过宫腔镜联合腹腔镜手术诊断和治疗了40例由于苗勒管畸形所致不孕患者，并对其生殖预后进行了随访评价，其中发现子宫中隔畸形23例（57.5%），双角子宫6例（15%），双子宫5例（12.5%），弓形子宫4例（10%），单角子宫2例（5%）。23例子宫中隔畸形手术矫治后，13例妊娠，占56.5%，其中2例流产、4例足月分娩、7例妊娠中包括1例双胎；4例双角子宫矫治后2例妊娠；弓形子宫切除部分突入宫腔内组织；单角子宫1例术后妊娠3个月流产，1例妊娠至足月。由此认为宫腹腔镜联合不仅能够正确诊断苗勒管畸形，而且也是改善畸形子宫生育率的最好方法。

（2）诊治输卵管性不孕：对不孕症患者实施子宫输卵管造影检查提示，10%～20%的患者存在输卵管近端阻塞，其中的20%～30%可能是由于生理性痉挛所致。目前认为，腹腔镜直视下疏通输卵管和治疗其他盆腔内的病变是最为有效的治疗方法。经腹腔镜确诊输卵管近端阻塞后，以往的治疗方法是通过显微外科手术切除阻塞部分然后进行输卵管的吻合重建，但观察切除的病变区域输卵管发现，管腔的纤维化或阻塞程度与患者的临床表现并不完全一致。Sulak等报道，大多数情况下输卵管腔内造成的阻塞是由于组织碎屑或蛋白质样物质的滞留所致，此时，进行输卵管的插管疏通是首选的治疗方法。在腹腔镜监导下，通过宫腔镜插管技术不仅可以解除输卵管腔的痉挛，而且可使导管直接插入输卵管间质部并准确进入输卵管腔内，宫腹腔镜联合输卵管插管操作，有助于了解输卵管的形状，评价其通畅情况而且还可同时诊治其他盆腔内病变，如盆腔粘连、子宫内膜异位症和输卵管伞端的微小病变等（图10-7A～C）。

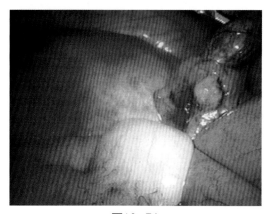

图10-7A

腹腔镜下见右侧输卵管伞端有亚甲蓝液体流出

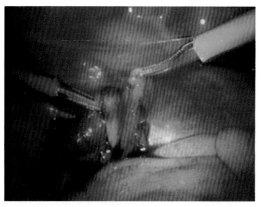

图10-7B

腹腔镜下见左侧输卵管伞端有亚甲蓝液体流出

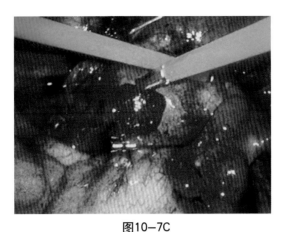

图10-7C

腹腔镜下见双侧输卵管伞端有亚甲蓝液体流出，示
双侧通畅

随着设备和技术的改进，输卵管插管治疗的效果也不断提高，有报道宫腹腔镜联合输卵管插管治疗，手术复通率达70%~92%，术后随访时间12个月以上，宫腔妊娠47%，异位妊娠率8%。首都医科大学附属复兴医院宫腔镜诊治中心回顾分析2006年6月~2009年6月行腹腔镜检查及治疗324例不孕患者的盆腔因素及其对生育能力的影响。结果输卵管异常和（或）盆腔粘连是不孕症的第1位原因，占53.06%（156/294）；子宫内膜异位症是第2位原因，占16.66%（49/294），失访30例（9.25%），随访到294例（90.75%），腹腔镜术后妊娠率41.38%（123/294）。其中因输卵管因素和（或）盆腔粘连导致不孕的术后妊娠率36.53%（57/156）；因子宫内膜异位症导致不孕的术后妊娠率48.97%（24/49）；因多囊卵巢综合征导致不孕的术后妊娠率约为58.65%（17/29）；因子宫肌瘤导致不孕的术后妊娠率约为56.52%（13/23）；10例子宫腔和子宫内膜病理学检查正常的腹膜结核患者中，1例腹腔镜下取病灶进行活检明确诊断，抗痨治疗后行人工授精妊娠；7例良性卵巢囊肿术后有1例妊娠；不明原因不孕症，经腹腔镜双侧输卵管通液术妊娠率为50%（10/20）。认为腹腔镜检查可直观观察盆腹腔内病变并进行手术治疗，应用腹腔镜技术对不孕症的诊断和治疗有重要价值。

2．慢性盆腔痛的病因学检查与治疗：慢性盆腔痛是妇科常见症状之一，也是临床比较难以诊断的疾病之一。本症大多是由于妇科疾病或其他病症的相关因素所致，如生殖系统炎症、子宫肌瘤、子宫内膜息肉、子宫内膜异位症、卵巢肿瘤、生殖道畸形、宫颈的有关病变、盆腔瘀血综合征、既往盆腔手术史及宫内节育器等。由于慢性盆腔疼痛的病因较为复杂，有时单单依靠传统的妇科检查或影像学检查，不易确诊，延误治疗。宫腔镜与腹腔镜技术由于其直观、具有放大作用的特点，对于诊断子宫腔和盆腹腔内的病变，具有独特的优势（图10-8）。Nezhat等研究了547例慢性盆腔痛患者的致病因素，排除48例以往行子宫切除的患者，其余均行宫腔镜联合腹腔镜检查。结果发现：191例腹腔镜诊断盆腔子宫内膜异位症的患者中，62例（32.5%）同时发现宫腔镜下异常改变；105例腹腔镜下单发或多发子宫肌瘤患者中，46例（43.8%）同时存在宫腔内病变；11例腹腔镜下卵巢囊肿患者中，4例（40%）宫腔镜发现宫颈狭窄；118例盆腔粘连和96例子宫内膜异位症和盆腔粘连并存的患者中，也分别有24例（27%）和26例（28.0%）合并子宫腔内病理改变；8例腹腔镜无异常发现的患者，2例宫腔镜检查正常。由此得出，宫腔镜在慢性盆腔疼痛诊断中能够提供子宫腔内的致病因素，腹腔镜联合宫腔镜是提高慢性盆腔疼痛诊断和治疗预后的有效方法。

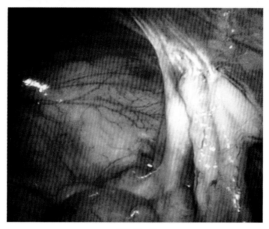

图10—8

腹腔镜下见盆腔侧壁粘连

3．监护疑难宫腔镜手术：由于子宫特殊的形状构造，内膜再生能力强，宫壁厚度有限，壁间血运丰富等因素，给宫腔镜下手术操作带来很大难度，尤其是进行子宫腔的重建和整复性手术如严重宫腔粘连分离、子宫中隔矫治，以及无蒂和壁间内突肌瘤切除手术等，术中子宫穿孔难以避免。Loffer及Lewis报道宫腔镜手术中子宫穿孔引起严重出血；Pittrof和Wortman也报道了宫腔镜手术中穿孔和肠管、输尿管的损伤。因此，进行宫腔镜手术的监护，避免手术并发症非常必要。早在宫腔镜手术开展的初期，腹腔镜即已用于监护宫腔镜手术。近年来，随着腹腔镜技术的不断发展和完善，在宫腔镜手术中的监护和辅助治疗作用也得到了更好的应用。腹腔镜监护可以直接观察子宫浆膜面的变化，在宫腔镜的作用电极进行切割或凝固过程中，一旦出现切割或凝固肌壁组织过深即将发生子宫穿孔时，由于局部组织受热传导，在子宫浆膜面会产生水疱，或在腹腔镜下看到宫腔镜透出的光亮，此时应提醒术者停止局部操作。与此同时，在腹腔镜下还可及时拨开肠管或其他邻近器官，避免宫腔镜作用电极及其热传导造成的损伤。与超声监护相比，虽然腹腔镜监护不能预测子宫穿孔，但是能够及时诊断子宫穿孔，以及发现是否由于穿孔造成的盆腔其他脏器的损伤，同时还可以及时修补穿孔的脏器，这些优点是其他监护方法不能比拟的。

首都医科大学附属复兴医院宫腔镜诊治中心通过腹腔镜监护复杂的宫腔内操作165例，包括宫腔粘连29例，粘连面积达宫腔1/3以上或发生于双侧子宫角部的肌性粘连，行TCRA术；TCRS52例；TCRF16例，取出胎骨碎片、嵌入子宫肌壁的IUD残片等；TCRM68例，切除多发或直径大于4.5 cm的黏膜下肌瘤。手术中发生不全子宫穿孔6例，子宫穿孔3例。不全子宫穿孔分别发生在TCRM4例（3例肌瘤直径大于4.5 cm，1例多发黏膜下和壁间内突肌瘤）；TCRA、TCRS各1例，腹腔镜下所见子宫浆膜面局部苍白，有水疱及出现瘀斑，子宫穿孔发生在TCRA2例、TCRM1例，腹腔镜所见子宫浆膜面有破口，并有活动性出血。TCRA1例穿孔在子宫体前部，穿孔范围约0.6 cm，有活动出血，立即在腹腔镜下电凝止血；1例穿孔在子宫后壁下段，范围约1.5 cm，腹腔镜下缝合创面止血。上述子宫穿孔分别发生在较大黏膜下肌瘤切除术和宫腔肌性、大面积粘连闭锁进行宫腔分离手术中，由于子宫内膜破坏严重，宫腔严重变形，失去了宫腔轴线的引导方向，再加之带电手术操作，致使手术中作用电极穿透子宫肌壁，造成穿孔。腹腔镜监护通过直接观察子宫浆膜面的变化，克服了单一B超监护只能提示但不能处理子宫穿孔的局限。与此同时，在腹腔镜下还可及时拨开肠管或其他邻近器官，避免宫腔镜作用电极及其热传导造成的损伤。上述6例不全子宫穿孔均在腹腔镜下发现，及时终止手术，避免了严重的手术并发症发生，3例子宫穿孔也在腹腔镜下及时处理，免除了开腹手术，将宫腔镜并发症的危害降低到最低程度。

通过腹腔镜监护高难度的宫腔内手术操作，不仅对于及时发现和处理子宫穿孔，避免严重并发症的发生具有重要的临床意义，而且对同时合并有盆腔内病变者，可以明确诊断，一次治疗。避免了再次住院手术治疗另一种疾病的麻烦，减轻了患者的痛苦和经济负担。

4. 完全双角子宫矫形术：在腹腔镜监护下，用水平电极或针状电极横向切开双角子宫的隔板和宫底，人为穿孔至两侧宫角。然后腹腔镜纵向全层缝合（图10-9，图10-10A～F，图10-11A～F）。

5. 子宫动脉阻断宫腔镜治疗有出血高危因素的宫内病变。宫腔镜手术中子宫出血的高危因素包括子宫穿孔、植入胎盘、宫颈妊娠、剖宫产瘢痕妊娠、子宫动静脉瘘和凝血功能障碍等。早在1999年，法国Perrotin即用子宫动脉阻断辅助子宫矫形的矫治术。2000年，Liu氏报道腹腔镜双极电凝阻断子宫动脉和卵巢动脉吻合支治疗有症状子宫肌瘤3例，有效地改善了其月经过多和痛经症状，子宫和优势肌瘤体积缩小。此后，国内外应用此技术治疗功能失调性子宫出血、子宫肌瘤、子宫腺肌病，或用于腹腔镜子宫肌瘤剔除、次全子宫切除和全子宫切除术的报道甚多。在传统开腹手术的基础上行腹腔镜

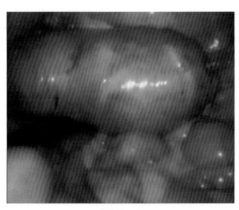

图10-9

双角子宫宫底（融合前）

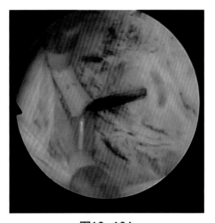

图10-10A

针状电极横行切开宫底

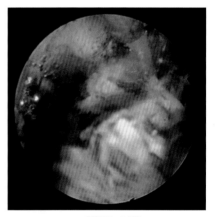

图10-10B

针状电极横行切开宫底人为穿孔接近右角

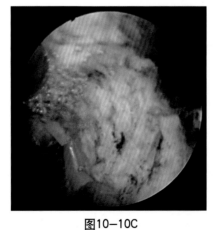

图10-10C

针状电极横行切开宫底人为穿孔接近左角

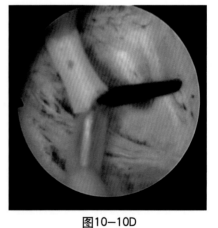

图10-10D

针状电极横行切开宫底即将穿孔

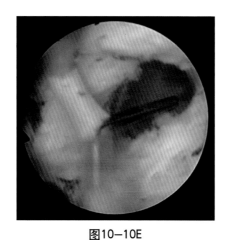

图10-10E

针状电极横行切开宫底穿孔

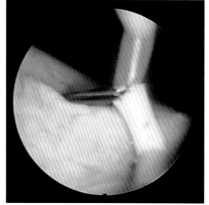

图10-10F

针状电极横行切开宫底与腹腔相通

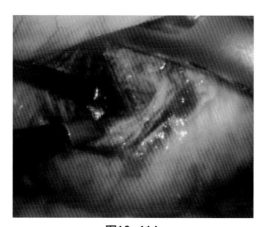

图10-11A

腹腔镜下横行延长子宫底的切口

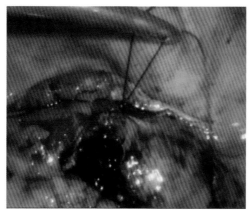

图10-11B

腹腔镜下纵行缝合子宫底第1针

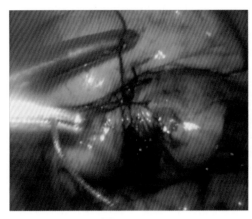

图10—11C
腹腔镜下纵行缝合子宫底第2针

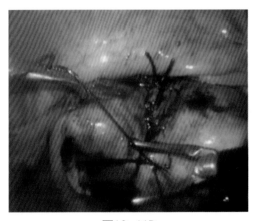

图10—11D
腹腔镜下纵行缝合子宫底第3针

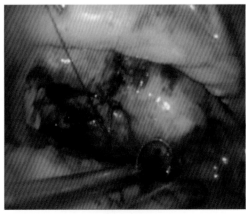

图10—11E
腹腔镜下纵行缝合子宫底第4针

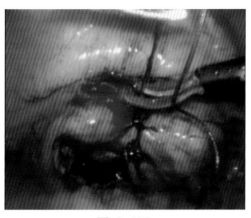

图10-11F

腹腔镜下纵行缝合子宫底第5针宫底融合完成

下阻断子宫动脉的技术难度不大，文献报道阻断子宫血管应用钛夹、电凝、缝扎、结扎等多种方法，能取得异曲同工的效果，均无并发症发生。已有用于治疗子宫动静脉瘘，辅佐甲氨蝶呤治疗宫颈妊娠。说明对有子宫出血高危因素的宫腔镜手术行腹腔镜联合手术，行预防性子宫动脉阻断是可行和有效的。子宫动脉阻断的方法如图10-12A～C所示。

6.诊治盆腔与宫腔共存的病变：妇科内镜技术的发展使宫腔镜和腹腔镜两种微创手术联合应用付诸于临床。任何宫腔内病变若合并盆腔内疾患，均可行宫腹腔镜联合检查和（或）手术（图10-13，图10-14）。首都医科大学附属复兴医院宫腔镜诊治中心对275例患者均实施了宫腔镜手术，联合腹腔镜诊断及术中监护并进行了不同种类的手术治疗，其中108例行腹腔镜诊断及

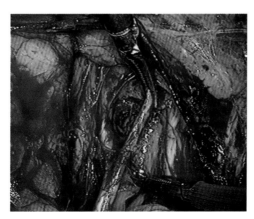

图10-12A

高端分离子宫动脉，上方钳夹的是左侧子宫动脉主干，其左侧的管状组织为左侧闭锁的膀胱上动脉，右侧的管状组织为左侧输尿管

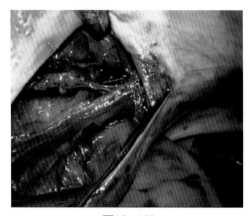

图10-12B

后路分离子宫动脉,自阔韧带后叶子宫骶骨韧带上方分离出的左侧子宫动脉

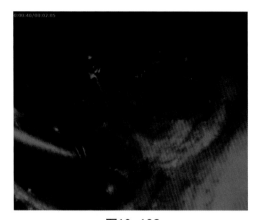

图10-12C

前路分离子宫动脉上行支,下方钳夹者为左侧子宫动脉上行支

监护,167例在腹腔镜下进行了1～3项手术治疗,17例做了4种以上手术(表10-2)。无手术并发症发生。

术后除2例急性泌尿系感染、1例上呼吸道感染、1例中转开腹外,其余271例术后经过顺利,并未因联合手术增加患者痛苦或推迟住院时间,术中大出血致中转开腹子宫切除是宫腔镜手术的并发症,非联合手术所致,术后感染也不是联合手术的特有并发症,对症治疗预后良好。欲保留子宫的多发子宫肌瘤可在腹腔镜下剔除浆膜下、壁间和贯通性肌瘤,宫腔镜切除黏膜下和壁间内突肌瘤。

联合手术的有效结合较好地发挥了宫腔镜与腹腔镜的优势,拓宽了内镜手术诊治的范围和种类,不仅能够同期诊治盆腹腔内多种病患,而且不增加患者的创伤和痛苦,充分体现了微创手术的优越性。

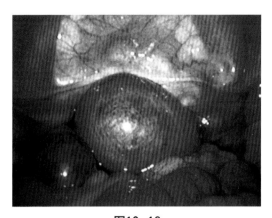

图10—13

子宫肌瘤合并卵巢囊肿

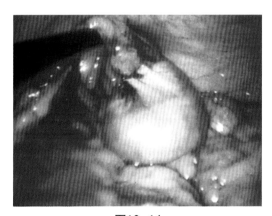

图10—14

子宫黏膜下肌瘤合并大网膜肿物

表10—2　275例宫腔镜与腹腔镜联合手术情况（例）

腹腔镜 宫腔镜	EMS		卵巢 囊肿 剥除	多囊 卵巢 打孔	粘连 分离	输卵 管造 口	肌瘤 剔除	输卵 管通 液	单侧输 卵管切 除	附件 切除
	减灭	囊肿 剥除								
TCRS	77	7	1	5	2	10	1	2	20	0	0
TCRA	33	6	1	4	1	8	1	2	13	0	0
TCRM	70	6	2	4	0	12	0	14	5	1	0
TCRE	43	11	3	23	1	6	0	9	0	2	1
TCRF	18	2	1	0	0	5	0	0	3	0	1
TCRP	29	9	4	4	3	4	1	1	8	0	1
未手术	5	0	0	0	0	1	0	0	0	0	0
合计	275	41	12	40	7	45	3	28	49	3	3

　　注：1例腹腔镜下可行多种病变治疗。

（夏恩兰）

参考文献

[1] 丁平.50例腹腔镜子宫切除术中先结扎子宫动脉的意义.泸州医学院学报,2005,28(7):64.

[2] 段华,夏恩兰,段惠兰,等.电视宫腹腔镜联合手术85例报道.中国内镜杂志,1997,3(5):36—39.

[3] 冯缬冲,黄玉莲,曹凤珍,等.宫腔镜腹腔镜联合检查在有排卵性不育症中的应用.生殖与避孕,1990,10:57—60.

[4] 郭艳,夏恩兰,肖豫.腹腔镜诊治294例女性不孕病因与生殖预后分析.中国内镜杂志,2013,19(10):1115—1117.

[5] 夏恩兰,段华,冯力民.宫腔镜手术B超与腹腔镜监护的应用体会.中国内镜杂志,1998,4:55—56.

[6] 夏恩兰.宫腹腔镜联合治疗有出血高危因素的宫内病变.中国实用妇科与产科杂志,2007,23(8):592—594.

[7] Adelusi B,al-Nuaim L,Makanjuola D,et al.Accuracy of hysterosalpingography and laparoscopic hydrotubation in diagnosis of tubal patency.Fertil Steril,1995,63(5):1016—1020.

[8] Adolph AJ,Gilliland GB.Fertility following laparoscopic removal of rudimentary horn with an ectopic pregnancy.J Obstet Gynaecol Can,2002,24(7):575—576.

[9] Castaing N,Darai E,Chuong T,et al.Mechanical and metabolic complications of hysteroscopic surgery:report of a retrospective study of 352 procedures.Contracept Fertil Sex,1999,27:210—215.

[10] Choe JK,Baggish MS.Hysteroscopic treatment of septate uterus with Neodymium-YAG laser.Fertil Steril,1992,57:81—84.

[11] Cravello L,Porcu G,Roger V,et al.Hysteroscopic surgery and fertility.Contracept Fertil Sex,1998,26(7—8):589—592.

[12] Holub Z,Lukac J,Kliment L,et al.Minimally invasive surgical treatment of symptomatic myomas using laparoscopic dissection of uterine vessels:prospective clinical study (part I).Ceska Gynekol,2003,68(3):147—152.

[13] Homer HA,Li TC,Cooke ID.The septate uterus:a review of management and reproductive outcome.Fertil Steril,2000,73(1):1—14.

[14] Kaminski P,Gajewska M,Wielgos M,et al.The usefulness of laparoscopy and hysteroscopy in the diagnostics and treatment of infertility.Neuro Endocrinol Lett,2006,27(6):813—817.

[15] Kivnick S,Kanter M.Bowel injury from roll-ball ablation of the endometrium.Obstet Gynecol,1992,79:833—835.

[16] Li C,Guo Y,Liu Y,et al.Hysteroscopic and laparoscopic management of uterine defects on previous cesarean delivery scars.J Perinat Med,2014,42:363—370.

[17] Lichtinger M,Hallson L,Calvo P,et al.Laparoscopic uterine artery occlusion for symptomatic leiomyomas.J Am Assoc Gynecol Laparosc,2002,9(2):191—198.

[18] Lin H,Kung FT.Combination of laparoscopic bilateral uterine artery ligation and intraamniotic methotrexate injection for conservative management of cervical pregnancy.J Am Assoc Gynecol Laparosc,2003,10(2):215—218.

[19] Liu WM.Laparoscopic bipolar coagulation of uterine vessels to treat symptomatic leiomyomas.J Am Gynecol Laparosc,2000,7(1):125—129.

[20] Loffer FD.Complications of hysteroscopy—their cause,prevention,and correction.J Am Assoc Gynecol Laparosc,1995,3(1):11—26.

[21] Loffer FD.Removal of large symptomatic intrauterine growths by the hysteroscopic resectoscope. Obstet Gynecol,1990,76:836.

[22] McComb,P F,Wagner,BL.Simplified therapy for Asherman's syndrome.Fertil Steril,1997,68(6): 1047—1050.

[23] Mittal S,Kumar S,Roy KK.Role of endoscopy in retrieval of misplaced intrauterine device.Aust N Z J Obstet Gynaecol,1996,36(1):49—51.

[24] Nezhat F,Nezhat C,Nezhat CH,et al.Use of hysteroscopy in addition to laparoscopy for evaluating chronic pelvic pain.J Reprod Med,1995,40(6):431—434.

[25] Perrotin F,Bertrand J,Body G.Case Report.Laparoscopic surgery of unicornuate uterus with rudimentary uterine horn.Human Reprod,1999,14(4):931—933.

[26] Phillips DR,Milim SJ,Nathanson HG.Experience with laparoscopic leiomyoma coagulation and concomitant operative hysteroscopy.J Am Assoc Gynecol Laparosc,1997,4(4):425—433.

[27] Pittrof R,Darwish DH, Shabib G.Nearfatal uterine perforation during transcervical endometrial resection.Lancet,1991,338:197—198.

[28] Propst AM,Liberman RF,Harlow BL, et al.Complications of hysteroscopic surgery:predicting patients at risk.Obstet Gynecol,2000,96(4):517—520.

[29] Schenk LM,Coddington CC.Laparoscopy and hysteroscopy.Obstet Gynecol Clin North Am,1999,26(1): 1—22.

[30] Sinha RY,Hegde A,Warty N,et al.Laparoscopic devascularization of uterine myomata followed by enucleation of the myomas by direct morcellation.J Am Assoc Gynecol Laparosc,2004,11(1):99—102.

[31] Sulak PJ,Letterie GS,Hayslip, CC,et al.Hysteroscopic cannulation and lavage in the treatment of proximal tubasl occlusion.Fertil Steril,1987,48:493—494.

[32] Valle RF.Hysteroscopic treatment of partial and complete uterine septum.Int J Fertil Menopausal Stud,1996,41:310—315.

[33] Valle RF.Tubal cannulation.Obstet Gynecol Clin North Am,1995,22(3):519—540.

[34] Wang CJ,Yen CF,Lee CL,et al.Laparoscopic uterine artery ligation for treatment of symptomatic adenomyosis.J Am Assoc Gynecol Laparosc,2002,9(3):293—296.

[35] Wortman M,Daggett A.Hysteroscopie management of intractable uterine bleeding.J Reprod Med,1993, 38:505—509.

[36] Wu YC,Liu WM,Yuan CC, et al.Successful treatment of symptomatic arteriovenous malformation of the uterus using laparoscopic bipolar coagulation of uterine vessels.Fertil Steril,2001,76(6):1270—1271.

[37] Yen YK,Liu WM,Yuan CC,et al.Laparoscopic bipolar coagulation of uterine vessels to treat symptomatic myomas in women with elevated Ca 125.J Am Assoc Gynecol Laparosc,2001,8(2): 241—246.

[38] Zabak K,Bmonifla JL,Uzan S.Septate uterus and reproduction disorders:current results of hysteroscopic septoplasty.Gynecol Obstet Fertil,2001,29(11):829—840.

第十一章
超声监导宫腔镜手术

宫腔镜手术是应用宫腔电切镜完成的手术，属腔内妇科学。包括用半环形电极头即宫腔镜电切环经宫颈切除子宫内膜（transcervical resection of the endometrium，TCRE）、子宫黏膜下肌瘤（transcervical resection of myoma，TCRM）、子宫中隔（transcervical resection of septa，TCRS）、宫腔粘连（transcervical resection of adhesion，TCRA）、宫内异物（transcervical resection of foreign body，TCRF），以及用滚球电极去除子宫内膜（endometrial ablation，EA）。

二维超声检查通过对子宫的纵切、横切扫查，检查子宫轮廓、子宫肌壁回声及宫腔形态，同时进行子宫腔、子宫壁、子宫外形轮廓和宫颈等径线的测量，可以诊断大部分子宫异常，是筛查子宫占位和形态异常的常规检查方法。

经腹超声是监导宫腔镜手术的方法之一，通过在二维图像上观察宫腔内的操作及监导复杂的手术进程，可达到减少并发症、提高手术安全性的作用。通过宫腔内的灌流液与充盈的膀胱形成双项对比的透声窗，超声扫查可清晰显示子宫轮廓和宫腔形态，实时显示宫内手术器械的位置和操作情况，提示切割范围与深度，及时提示术者终止手术，防止子宫穿孔。保证手术成功，保障手术安全。

一、监视方法

患者取膀胱截石位。充盈膀胱，膀胱充盈的量因人而异。未施行过盆腔手术的患者，只需显示子宫体的上半部。行宫腔镜手术时，宫颈钳将子宫颈向下牵拉即可暴露出子宫底，不致因膀胱充盈过度而影响术者操作。施行过盆腔手术的患者，如有盆腔粘连，宫颈钳向下牵拉时子宫移动的幅度小。因此，膀胱充盈的量要较未施行过盆腔手术的患者稍多，以暴露出子宫底为宜。

在声像图上观察探针进入子宫腔，明确探针到达宫底的方向。监导宫腔镜置入宫颈口内（图11-1），将0.28 mol/L葡萄糖或0.28 mol/L甘露醇作为灌流液注入子宫腔。注入宫腔内的灌流液与充盈的膀胱形成双项对比的透声窗（图11-2）。

自手术开始至结束持续两维超声双项对比法监视手术过程。观察内容包括：

1. 子宫壁厚度的变化及切割镜的位置，以防止子宫穿孔。

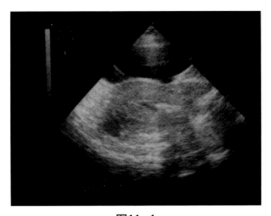

图11-1

超声扫查监导宫腔镜置入宫颈内口

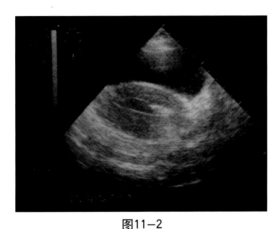

图11-2

注入宫腔内的灌流液与充盈的膀胱形成双项对比
的透声窗

2．提示子宫内壁及肌壁在电热作用下的回声变化，确定电切深度、范围及肌壁内病变。

3．确定子宫腔内病变的位置、大小及子宫肌壁病变与宫腔的关系，并监视子宫腔及子宫肌壁内病变的切除。

4．探查有无术前不易诊断的子宫畸形及子宫肌壁的陈旧性损伤，以完善诊断。

5．观察术中用药的效果。

6．对膨宫压力的观察：监视子宫周围是否有灌流液经输卵管开口进入腹腔及灌流液进入腹腔的量。

二、监导术中操作

（一）经宫颈子宫内膜切除术（TCRE术）

TCRE术是采用宫腔镜电切环切除子宫内膜功能层、基底层及其下2~3 mm

的肌肉组织，以达到减少月经量、减轻痛经及人为闭经的目的。由于手术时切割环的高频电热作用，切割后的子宫内壁受热脱水、皱缩，子宫内壁由线状强回声变为3～4 mm宽的强回声光带（图11-3）。当切割深度达肌层时，在切割后15～40 min，强回声光带逐渐消失。当切割深度仅限于黏膜层时，形成的强回声光带迅速消失。术中，子宫受电热作用收缩后，膨宫效果差，内壁形成皱褶，易造成漏切，超声观察强回声光带是否完整是防止漏切的重要指征。观察强回声光带的持续时间是提示切割深度的超声指征。密切监视切割器的位置，防止电切环紧顶或穿出宫壁。当强回声光带的外缘达肌层深部时，提示术者停止局部切割，可有效地预防子宫穿孔。

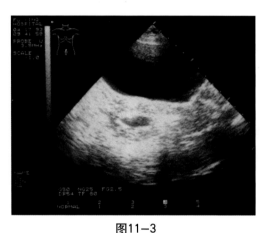

图11-3
切除后的子宫内壁呈3～4 mm宽的强回声光带

（二）经宫颈子宫内膜去除术（EA术）

EA术采用宫腔镜滚球电极经宫颈进入宫腔破坏子宫内膜，以达到减少月经，治疗功能失调性子宫出血的目的。EA术中，当滚球电极将子宫内膜破坏后，子宫内壁受电热作用影响脱水、皱缩，形成与TCRE手术相同的强回声光带，但EA术后所形成的强回声光带消失快，持续时间约5 min。由于滚球电极的作用强度随烧灼时间的延长而增强，随功率增加而减弱。因此，当功率不变时，局部烧灼时间过长可造成宫壁电热损伤过深，其为EA术中子宫穿孔的主要原因。手术中，当子宫壁某一部位所形成的强回声达肌层深部，接近浆膜层时，是停止局部烧灼的重要指征。与监视TCRE术相比，超声监视EA术的指征是观察子宫内壁所形成的强回声的深度，而不是强回声光带持续时间的长短。

（三）经宫颈子宫肌瘤切除术（TCRM术）

TCRM术包括经宫颈切除子宫黏膜下肌瘤及经宫颈切除内突型子宫壁间肌瘤。

子宫黏膜下肌瘤分窄蒂、宽蒂、无蒂三种。窄蒂子宫黏膜下肌瘤（图

11-4）在其生长过程中，随着瘤体的增大，蒂也逐渐增长变窄。在宫腔内的瘤体对子宫形成异物样刺激，使子宫收缩，致瘤体脱入宫颈或悬于阴道中，而瘤蒂的根部仍留在宫体部。有时可合并瘤蒂部子宫壁内翻。术时，超声监导的作用是提示瘤蒂部切除的深度，引导术者于蒂的瘤体缘处切割，避免伤及内翻的子宫壁。对于宽蒂或无蒂黏膜下肌瘤，先确定其基底部的位置。如基底部位置较低，瘤体直径<3.0 cm，可监导术者自瘤体的基底部切除。如瘤体基底部位置较高或瘤体较大且充满子宫腔，手术需从瘤体的下缘或一侧开始。术中超声应提示进镜深度及切割方向，监导术者将瘤体切薄或呈扁圆形，以便用卵圆钳夹住瘤体扭转取出。较大的瘤体往往要经历多次的切割与钳夹才能完全切除。术中，声像图显示切割面呈强回声（图11-5）。术后，肌瘤被全部切除，宫腔通畅，切割面呈强回声（图11-6）。

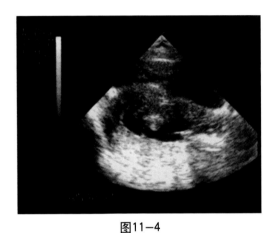

图11-4

术前，前壁窄蒂黏膜下肌瘤

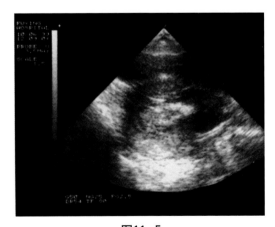

图11-5

术中，前壁窄蒂黏膜下肌瘤部分切除，切除面呈强回声内突型子宫壁间肌瘤瘤体的1/2～2/3位于子宫肌壁内，使瘤体外正常的子宫壁被挤压的很薄，瘤体的1/3～1/2突入子宫腔（图11-7）。手术在超声监导下先将瘤体切除至与子宫内壁平行。此时，术中超声可以观察到：由于电切环的切割作用促使子宫收缩，当子宫肌壁内的瘤体因子宫收缩而被挤入子宫腔后，瘤体外缘被挤压的子宫壁可逐渐恢复，瘤体与子宫壁分界清晰，壁内瘤体逐渐向子宫腔内突入，提示术者可继续切割及钳夹瘤体。反复的切割及钳夹作用，使瘤体与正常肌壁逐渐分离，灌流液及汽化作用产生的气体渗入瘤体与肌壁之间，在瘤体与肌壁间形成弧形强回声带（图11-8），此征象提示瘤体可全部挤入宫腔，并可经宫腔镜手术一次切除。如果子宫收缩差，声像图上则显示壁内瘤体未挤入子宫腔，提示静冲缩宫素10 u，促进子宫收缩。静冲缩宫素后，超声监视的重点是观察残存瘤体与子宫壁之间有无

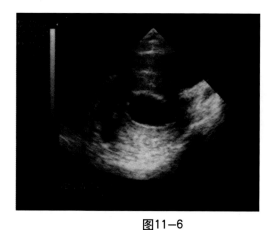

图11-6

术后，前壁黏膜下肌瘤全部切除，切割面呈强回声

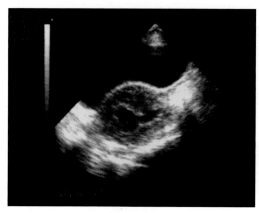

图11-7

内突型子宫壁间肌瘤切除术前

弧形强回声带，瘤体是否向宫腔移动，以及被压薄的子宫壁是否渐渐变厚。子宫肌壁内瘤体的挤出与被压薄的子宫壁的恢复是随手术进程逐渐完成的，因而超声监导要不断提示瘤体的切除范围及子宫的恢复状况，以保证手术的顺利进行。如一次静冲缩宫素后子宫收缩不明显，可反复使用。作者在监导宫腔镜子宫肌瘤切除术中使用缩宫素的量最多达30 u。当瘤体全部切除后，声像图显示瘤床部与周围正常子宫壁基本平行或形成凹陷。如果反复使用缩宫素后，残留在子宫壁内的瘤体仍未挤入子宫腔或未与子宫壁分离，则提示瘤体不能一次切除，需二次手术完成。壁间肌瘤全部切除后，宫腔通畅，切割面呈强回声（图11-9）。

在初期的研究中，切除肌瘤的目的是为了使子宫腔通畅，彻底切除子宫内膜。近期的研究发现：患有子宫黏膜下肌瘤或内突壁间肌瘤的患者，子宫腔通常增大，宫壁薄。因此，切除肌瘤后再切除内膜极易引起子宫穿孔。从病理解剖学分析，子宫黏膜下肌瘤及内突壁间肌瘤使子宫内膜面积增大，是

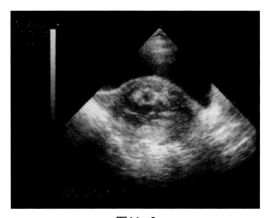

图11-8

术中，瘤体与肌壁间形成弧形强回声带

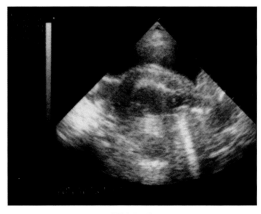

图11-9

术后，宫腔通畅，切割面呈强回声

引起月经过多的原因之一。排除其他病因，单纯切除瘤体即可有效地减少月经量，手术成功率几乎100%。此外，子宫黏膜下肌瘤占女性不育症的5%，内突型子宫壁间肌瘤可导致流产。应用宫腔镜切除肌瘤可避免开腹手术，避免妊娠后瘢痕子宫破裂。因此，行宫腔镜手术切除子宫肌瘤对需要保持生育功能的患者更为合适。

（四）宫腔镜子宫中隔电切术（TCRS术）

子宫是由两侧副中肾管向中线横行伸延会合而形成的。在子宫发育过程中，如两侧副中肾管已全部会合，而中隔未退化，称为完全中隔子宫。声像图显示除子宫底横径较宽外，其外形是正常的，子宫腔被隔离成两部分。如中隔未全退化，则形成不完全中隔子宫。典型的子宫中隔畸形，子宫腔在宫体部分为两个腔，其声像图的横切面显示子宫横径较宽，子宫内可见两个宫腔回声，中央有纵行界线（图11-10）；纵切面上，中隔组织至宫底部增厚（图11-11）。注入灌流液后，声像图横切面显示宫腔中央为肌性组织形成的均匀细小密集光点，与子宫肌层回声一致。两侧为膨宫液充盈的子宫腔，构成"猫眼征"（图11-12）。

TCRS术前，在二维声像图上测量中隔的长径、基底部及末端的宽径。

第一步，切除中隔。用宫腔镜电切环或针状电极在超声双项对比法监视下自中隔末端向基底部切除或划开中隔。术中超声监视切割深度及切割方向。如中隔较长、较高，其末端一般较窄，通常采用电切环左、右交替切割中隔；如果中隔较短、较扁，其末端一般较宽，常采用针状电极纵行分离划开中隔。不论采用哪种方法，切至宫底时，宫腔底部常呈锥形或表面不规整（图11-13）。

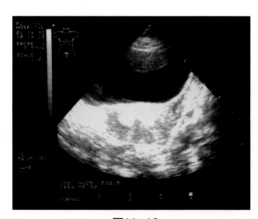

图11-10

子宫横切面，可见两个宫腔回声，中央有纵行界线

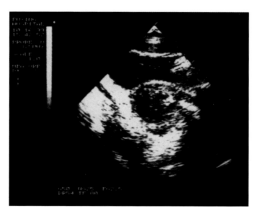

图11-11

子宫纵切面，增厚的宫底为不全中隔组织

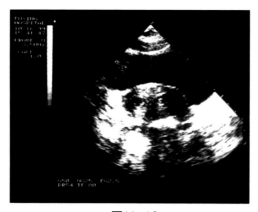

图11-12

子宫横切面，注入灌流液后，中隔两侧的子宫腔
构成"猫眼征"

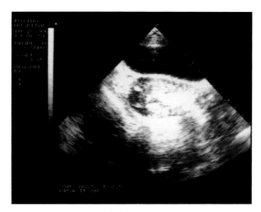

图11-13

术中（宫腔底部呈锥形）

第二步，宫底成形。先在声像图上准确测量宫底前后壁的厚径，然后监导术者将多余的组织切除。每切完一刀，则要注入灌流液，在声像图上观察宫腔的形态。当声像图显示子宫底部厚度与宫体前后壁厚度一致，宫底部宫腔呈弧形，切割面平坦，手术即可结束（图11-14）。

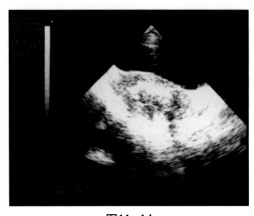

图11-14

子宫中隔切除术后，宫底部宫腔呈弧形

子宫不全中隔畸形是引起习惯性流产的原因之一。宫腔镜手术问世以前，子宫成形术的方法为经腹部切开子宫后切除中隔。与宫腔镜手术相比，经腹手术损伤大，恢复慢，术后1～2年后方可妊娠。宫腔镜手术免除了开腹手术的痛苦，并可避免妊娠后瘢痕子宫破裂及盆腔粘连。由于宫腔镜手术恢复快，患者在术后2～3个月即可妊娠。因此，宫腔镜手术切除中隔较经腹手术简单，并发症少，易被患者接受。

（五）宫腔镜宫腔粘连切除术（TCRA术）

TCRA术适用于各种原因造成的宫腔粘连、积血。患者表现为周期性腹痛、月经过少、闭经及不孕。有时经血流入腹腔，可出现类似宫外孕样的严重腹痛，如不及时处理可发生子宫内膜异位症。子宫腔粘连的传统治疗方法为：用宫颈扩张器或探针在宫腔内左、右摆动，分离粘连。这种方法对轻度、膜性及部分结缔组织性粘连是有效的，但重度、肌性粘连及部分结缔组织性粘连，甚至宫腔闭合，盲目分离粘连组织极易损伤子宫肌壁组织，重者可造成子宫穿孔。用超声扫查，可提示探针探入的方向，作用电极切割的方向及深度，即可准确切除粘连组织，保证手术效果，又能有效地防止子宫穿孔。

轻度宫腔粘连合并积血，在超声监视下，试用探针或宫颈扩张器向宫腔探测，如能穿破粘连带，撤空积血，则宫腔镜下视野清楚，然后在超声监导下切除宫壁上的粘连带。如探针或宫颈扩张器不能穿破粘连带或宫腔严重粘连，甚至完全闭合，则不能用探针或宫颈扩张器用力向宫腔探入，以避免子宫穿孔。需在超声监导下，用宫腔镜作用电极经宫颈进入粘连部的下端，引导术者沿子宫中轴水平切开及切除粘连组织。粘连切除后，向宫腔内注入灌流液，当声像图显示子宫腔膨胀良好、内壁光整，提示手术完成（图11-15，图11-16）。为防止宫腔再度粘连，术后宫内放置避孕器，3个月后取出。

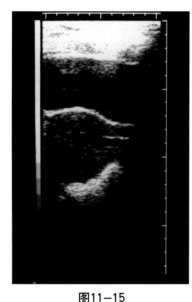

图11-15
边缘性宫腔粘连术前，子宫内壁为粘连组织，宫腔形态不规则

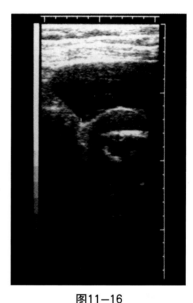

图11-16
宫腔粘连切除术后，子宫腔膨胀良好

（六）宫腔镜宫内异物取出术（TCRF术）

TCRF术适用于节育器嵌顿、节育器断裂残留宫腔及胎盘或胚胎滞留宫腔等。因异物均可引发不同程度的临床症状和超声图像特征。根据不同病因可采取相应的手术方法。

1. 取残环：首先在声像图上确定残环的位置。如果残环部分嵌入子宫肌壁，宫腔镜下可看到残环的部位，超声应提示嵌入端距浆膜层的距离。如果合并宫腔或宫颈粘连或避孕环完全嵌入肌壁（图11-17），宫腔镜下则看不到残环。可先在声像图上定位，测量残环距离宫腔面的距离。在超声监视下，先切除或划开粘连组织或切开残环表面的内膜层及肌壁组织，使残环断端露出。然后用宫腔镜电切环或卵圆钳取出。

2. 取完整或断裂金属环：金属环嵌入肌壁造成取环困难，在超声监导下先确定嵌顿部位，用宫腔镜电切环切开嵌顿组织，然后用取环钩或卵圆钳将环取出。在钳取过程中，常发生节育环金属丝拉开和（或）丝断裂。因此，超声必须连续监视取环的整个过程。如发生环丝拉开或断裂，则需提示环是否完整取出，以及对残留在肌层内的断端定位。

3．取胎骨：单纯胎骨残留子宫腔在超声图像上显示为强回声块伴声影。在宫腔镜下见到胎骨，可经宫腔镜直接取出。如果胎骨较大，可经超声提示胎骨长轴与宫腔长轴的关系，有助于宫腔镜下取出。如果残留胎骨嵌顿肌壁或合并宫腔粘连，超声图像上可见到强回声块部分位于子宫肌壁内或强回声块周围有不规则无回声区，此为宫腔粘连合并宫腔积血或积液的征象。在超声监导下，用宫腔镜电切环将粘连组织和残留胎骨一起切除，或切开嵌顿部位肌壁组织，取出胎骨。

4．切除残留胎盘组织：胎盘残留宫腔与子宫壁粘连、植入或形成机化组织。在声像图上显示为子宫腔水平内不均质回声团块，与子宫壁分界不清（图11-18）。在超声引导下，先切除宫腔内的残留胎盘、粘连及机化组织，再切除与肌壁粘连或植入肌壁的组织。当超声提示植入或机化组织达肌层深部或浆膜层，应以超声提示的深度进行切除，避免切除过深造成子宫穿孔。

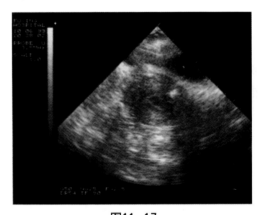

图11-17

残环嵌入子宫前壁，显示为强回声

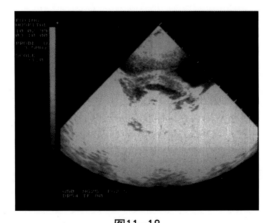

图11-18

残留胎盘组织位于子宫后壁，呈强回声，合并宫
腔粘连、积液

三、关于子宫穿孔

宫腔镜手术的操作全部在宫腔内进行，因视野狭小，电能的传导又难以估量，子宫穿孔时有发生，其发生率可高达2%。因此，术前对高危病种的认识及术中及时发现子宫穿孔是非常重要的。

（一）子宫穿孔的原因

1．子宫肌瘤：宽蒂或无蒂子宫黏膜下肌瘤，其基底部往往深达肌层。内突型子宫壁间肌瘤，瘤体的1/2～2/3位于子宫肌壁内，使肌瘤外缘的正常肌壁被挤压得很薄。二者在超声监导下经宫腔镜手术单纯切除瘤体很少发生子宫穿孔。切除肌瘤后，子宫内壁因瘤体的剖出而形成凹陷、内突或不平整。较大的子宫肌瘤使肌瘤周围正常子宫肌纤维过度牵拉致子宫收缩功能差。如切除瘤体后在不平整、收缩能力差的子宫壁上行TCRE术极易造成子宫穿孔。

2．子宫腺肌病：子宫内膜由基底层向肌层生长，局限于子宫肌层，称为子宫腺肌病。子宫内膜在肌层内可呈弥漫性分布，也可呈局灶性分布，引起肌纤维及纤维组织的反应性增生，使子宫呈均匀性或不均性增大。不均匀增大者在声像图上常见后壁增厚较前壁显著，也可为前壁增厚较后壁显著。如果病灶集中在局部，使子宫外形不规则，其声像图酷似子宫肌瘤，但无明确包膜，此为与肌瘤鉴别的特点。不典型的子宫腺肌病，常规声像图检查可无异常。ＴＣＲＥ手术的切除深度达肌层时，肌纤维受电热作用形成的强回声光带可持续15 min以上。当子宫内膜向子宫肌层呈弥漫性或局限性侵入形成腺肌病时，尽管切除深度已达肌层，但由于肌层内有侵入的内膜组织，肌纤维与内膜组织受电热作用产生的强回声带持续的时间不同，子宫内壁形成的强回声光带迅速消失或呈断续状消失（图11-19）。此声像图与非腺肌病子宫行ＴＣＲＥ术后形成的带状强回声不同，容易使超声监视医师误认为切除深度不够。同时，术者可观察到切除过的肌层面重新出现内膜组织，并可见陈旧

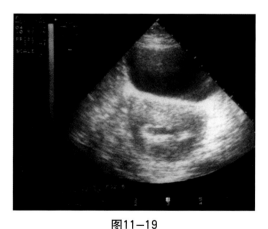

图11-19

子宫内壁形成的强回声光带呈断续状消失

出血及蜂窝状结构，也会认为尚未达到切除深度。术中，当遇到子宫腺肌病时，如反复切割极易造成子宫穿孔。此外，由于病灶在肌层内分布不均匀，致使子宫在电热作用下产生不均匀且形态多变的收缩。在声像图上显示为子宫肌壁的局限性增厚，随着手术进程可由子宫的一侧壁转移至另一侧壁。如果术者在镜下看到子宫肌壁向腔内呈局限性隆起而忽略子宫不均匀与多变的收缩特点，在隆起部位反复切割，容易造成子宫穿孔。

3．胎盘残留：当蜕膜发育不良，残留的胎盘粘连于子宫壁上，不能自行剥落，则形成胎盘粘连。如果子宫蜕膜层发育不良或完全阙如，胎盘绒毛直接植入子宫肌层内，构成植入性胎盘。不论是胎盘部分粘连还是胎盘部分植入均可影响子宫的正常收缩和缩复。陈旧性胎盘粘连和植入可致患者产后或人工流产后出现不规则阴道出血。声像图显示残留胎盘呈不均匀回声团块突入宫腔。粘连或植入部分子宫肌壁产生炎性细胞浸润，肉芽组织增生，最后形成纤维瘢痕，声像图显示局部回声增强。粘连或植入部子宫肌壁质地较硬，而周围正常子宫肌壁则相对松软。宫腔镜电切环在硬度不均的肌壁上切除陈旧的粘连组织或植入的胎盘组织时，容易造成子宫穿孔。如果胎盘植入肌壁深层，当电切深层病变时，子宫穿孔的概率则更大。

4．胎骨残留宫腔及嵌顿：大块胎骨残留宫腔可导致不孕，但一般不引起子宫肌壁结构的改变。如果胎骨碎片嵌入子宫肌壁，则引起局部肌壁的排异反应，继而引起周围组织的炎性细胞浸润，纤维组织包裹，最后形成玻璃样变，使局部组织质地硬且弹性差。声像图显示肌壁内有点片状强回声，其周边呈不均质中等回声。如胎骨嵌入较深，宫腔镜电切环切除时易造成子宫穿孔。如果为多发胎骨碎片较密集地嵌在一侧肌壁，则导致局部子宫壁结构呈软硬交错状排列。当宫腔镜电切环切开表面内膜及肌层暴露出胎骨后，即使用刮匙刮除肌壁内的胎骨碎片也容易造成子宫穿孔。

5．重度宫腔粘连：子宫腔发生广泛粘连，致使宫腔狭窄，甚至闭锁。由于粘连组织质地较硬，而正常肌壁组织较软。用探针或宫颈扩张器向闭合的宫腔探入时，如果用力过猛或探入的方向与宫腔偏离，探针或宫颈扩张器在穿过粘连组织后插入较软的肌层组织，可造成子宫穿孔或不全穿孔。如果为不全穿孔，则在宫壁上形成一个假道。如超声监导医师和手术操作医师均未发现宫壁损伤，而继续在宫壁假道内操作，最终将导致子宫穿孔。

6．子宫肌壁的陈旧性损伤：清宫术、人工流产、诊断性刮宫等各种宫腔内的手术，如操作不当均可造成子宫穿孔或不全穿孔。如果子宫穿孔，因其临床症状显著，可经临床或超声诊断而及时处理。如果子宫不全穿孔，或穿孔面积较小，临床症状不典型，则临床不易发现。子宫不全穿孔导致的子宫陈旧性损伤，超声和宫腔镜联合检查时，在声像图上显示局部肌壁呈现楔形缺损。因其肌壁的厚度、软硬度、弹性均与周围正常子宫肌壁不同，构成了宫腔镜手术中子宫穿孔的因素之一。陈旧性子宫穿孔，如果损伤的肌壁尚未修复，不论术前是用探针探宫腔或是用宫颈扩张器扩张宫颈，或是术中用宫腔镜电切环切除内膜或病变，均易发生子宫穿孔。

7. 子宫的位置：宫腔镜手术操作的最佳位置为水平位（中位）。大多数前位及后位子宫在手术时因宫颈钳的牵拉作用而转为水平位。少数前倾前屈或严重后倒，以及伴有盆腔粘连的子宫，位置较固定。宫颈钳的牵拉也难以改变其前倾或后倒的位置。手术中，用探针探测宫深、用宫颈扩张器扩张宫颈，以及宫腔镜的置入过程，均可因器械进入宫腔的角度不当而造成子宫壁的损伤，重者可造成子宫穿孔。尤其是因宫腔粘连而行宫腔镜手术的患者，子宫的前倾或后倒加大了宫腔内操作的难度和危险性。因此，子宫的位置也是影响宫腔内安全操作的原因之一。

（二）子宫穿孔的声像图特征

因探针操作不当导致的子宫穿孔，损伤面积小，如果没有灌流液的渗入，声像图上无特征性改变。因宫颈扩张器造成的子宫穿孔，损伤面积较大，声像图显示子宫浆膜层回声中断。由电热损伤造成的子宫穿孔，在声像图上显示为电热作用形成的强回声贯穿子宫肌层，局部浆膜层回声中断（图11-20）。术中，电热损伤造成的子宫穿孔导致灌流液迅速经穿孔部位进入盆腔、腹腔，在声像图上出现不规则液性暗区。如果超声监导医师或术者能及时发现穿孔，停止灌流液的注入，声像图上仅显示盆腔内有液性暗区。如未能及时停止灌流液的注入，则显示肝肾之间甚至肠管之间出现液性暗区。

（三）术中监导与子宫穿孔

为提高手术的安全性，实施宫腔镜手术的医生采用超声或采用腹腔镜，甚至腹腔镜超声来预防子宫穿孔。超声可根据子宫壁厚度的变化监导术者的操作；腹腔镜可根据子宫浆膜面的变化预防子宫穿孔；腹腔镜超声可将二者的优点结合起来，但因此设备尚未普及而使其应用受到限制。应当强调的

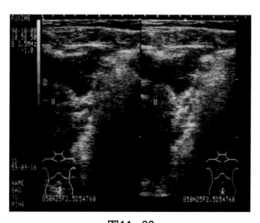

图11-20

子宫穿孔部位浆膜层回声中断

是：宫腔镜手术涉及的病种多，宫腔内及宫壁的异常改变常常是始料不及的。手术的难易程度也因病因的不同、病史的长短不一及术者的临床经验的差别而有显著差异。对于超声监导而言，对难以控制的宫腔内操作、突发的宫壁结构的改变、宫腔镜电切时的高频电干扰，以及金属器械在宫腔内操作时产生的伪像，即便是非常有经验的监导医生，也逃脱不了子宫穿孔的厄运。就腹腔镜而言，因其只能观察子宫表面的变化，又受观察角度的影响，同样不能完全避免子宫穿孔。因此，不论是采用超声，还是采用腹腔镜，对于瞬间发生的子宫穿孔都难以避免，有时甚至在见到穿孔危象的即刻子宫已经穿孔。一旦发生子宫穿孔，超声观察到的是子宫穿孔的间接征象，如浆膜层回声的中断及子宫周围迅速出现的液性暗区。在超声监导下可以观察缩宫、止血等药物对创伤子宫的作用及监导术者抽出进入腹腔的液体，其操作是无创的，其作用是间接的。腹腔镜可直接确诊子宫穿孔，并可以直接修补损伤的子宫壁，其操作是微创伤性，其作用是直接的。

四、超声监导宫腔镜手术的价值

经宫颈子宫内膜切除（TCRE）、子宫内膜去除（EA）、子宫肌瘤切除（TCRM）、切除子宫中隔（TCRS）、解除宫腔粘连（TCRA）、去除宫内异物（TCRF）均为宫腔镜手术。它的临床应用，为患有功能性子宫出血或宫腔内良性病变的患者提供了治愈机会，特别是不能耐受开腹手术的患者。但因手术在宫腔内操作，手术视野狭小，手术用的电能又有一定的穿透力，子宫穿孔成为该术式难以普及、推广的主要原因。在开展这项手术的初期，学者们曾倡导腹腔镜监视手术。但因腹腔镜不能提示子宫后壁穿孔，子宫穿孔时有发生。1987年日本Lin BL首创使用超声监导宫腔镜手术，主要应用于TCRM及TCRS术。1990年首都医科大学附属复兴医院宫腔镜诊治中心开始用超声监导TCRE术，之后扩展到TCRM、TCRS、TCRA、TCRF及EA术，为宫腔镜手术的发展和普及创造了条件。

简单的宫腔镜手术如子宫内膜切除、子宫内膜去除术，采用经腹超声监视手术即可达到预防子宫穿孔的目的。经验丰富的手术医师甚至可以不用任何监视手段。但复杂的宫腔镜手术，如宫内异物嵌入肌壁、重度宫腔粘连及大的内突型子宫壁间肌瘤等，通常需要采用超声或腹腔镜监导手术。如果术前有反复的宫内操作史，可造成宫壁损伤、宫腔粘连；如有开腹手术史，可造成盆腔粘连。二者不仅使手术难度加大，而且增加了经腹超声诊断及术中超声监导的困难。宫壁损伤包括子宫穿孔和子宫不全穿孔，穿孔部位多见于宫底部。陈旧性子宫穿孔经腹腔镜检查可以发现；子宫不全穿孔，腹腔镜和宫腔镜检查均难以发现，经阴道超声检查也不易发现；超声和宫腔镜联合检查可提高其诊断率。此外，近年发展的腹腔镜超声对子宫不全穿孔的观察更为清晰。腹腔镜超声还可以区别子宫肌壁内的强回声灶和残留胎骨，区别电切肌壁后形成的强回声和嵌入肌壁的残环或胎骨。对于复杂的宫腔镜手术而言，腹腔镜超声既可完善诊断，又可准确提示手术进程，有效地防止子宫穿孔。

总之，经腹超声因其操作简便、无创，为监导宫腔镜手术的首选方法；腹腔镜的介入，无疑可以及时发现子宫壁的损伤，甚至缝合子宫穿孔，避免发生严重后果，弥补了经腹超声监导的不足。腹腔镜超声的问世，为复杂的宫腔镜手术提供了成功的机会。由于腹腔镜和腹腔镜超声属微创伤检查，不宜作为宫腔镜手术的常规监导方法。

（张　丹）

参考文献

[1] 陈常佩，陆兆龄.妇产科彩色多普勒诊断学.北京:人民卫生出版社,1998:25-29.

[2] 段华，夏恩兰，段惠兰.电视宫腔镜矫治子宫中隔畸形27例报告.中国内镜杂志,1998,4:48-49.

[3] 林保良，夏恩兰.妇科内镜学.北京:人民卫生出版社, 2001:62-80.

[4] 夏恩兰，张玫，段惠兰，等.子宫内膜切除术治疗月经过多400例分析.中华妇产科杂志,1997,32:148-151.

[5] 夏恩兰.宫腔镜手术的进展与前景.中华妇产科杂志,1997,5: 259-262.

[6] 夏恩兰，段华，冯力民，等.宫腔镜手术B超与腹腔镜监护的应用体会.中国内镜杂志,1998,4:55-56.

[7] 张丹，夏恩兰，李燕东.介入性超声诊断子宫腺肌症.中国医学影像学杂志,1998,6:34-36.

[8] 张丹，孟焱，刘剑飞，等.超声监导宫腔镜子宫成形术.中国医学影像学杂志,1998,6:197-198.

[9] 张丹，孟焱，刘剑飞.腹腔镜超声在妇科手术中应用.中华超声影像学杂志,1999,8:344-346.

[10] 张丹，罗庆春，段华.腹部超声和宫腔镜检查绝经后子宫出血的诊断价值.中国医学影像学杂志,2000,8:30-31.

[11] 张丹，刘剑飞，孟焱.超声监导宫腔镜下切除宫内异物.中国医学影像学杂志,2000,8:438-439.

[12] 张丹，李玉凡，孟焱，等.介入性超声在经宫颈子宫肌瘤切除术中的应用.中国医学影像学杂志,2001,9:268-269.

[13] Coccia ME,Becattini C,Bracco GL,et al.Intraoperative ultrasound guidance for operative hysteroscopy. A prospective study.J Reprod Med,2000,45(5):413-418.

[14] Gabriele A,Zanetta G,Pasta F,et al.Uterine rupture after hysteroscopic metroplasty and labor induction.A case report.J Reprod Med,1999,44(7):642-644.

[15] Graham O,Cheng,LC,Parsons JH.The ultrasound diagnosis of retained fetal bones in West African patients complaining of infertility.BJOG,2000,107(1):122-124.

[16] Homer HA,Li TC,Cooke ID.The septate uterus:a review of management and reproductive outcome. Fertil Steril,2000,73(1):1-14.

[17] Kresowik JD, Syrop CH, Van Voorhis BJ, Ryan GL. Ultrasound is the optimal choice for guidance in difficult hysteroscopy. Ultrasound Obstet Gynecol. 2012, Jun,39(6):715-718.

[18] Kupesic S,Kurjak A.Diagnosis and treatment outcome of the septate uterus.Croat Med J,1998, 39(2):185-190.

[19] Kuzel D,Toth D,Fucikova Z,et al.Hysteroscopic resection of submucosal myomas in abnormal uterine bleeding:results of a 4-year prospective study.Ceska Gynekol,1999,64(6):363—367.

[20] Letterie GS.Ultrasound guidance during endoscopic procedures.Obstet Gynecol Clin North Am,1999,26(1):63—82.

[21] Salle B,Gaucherand P,de Saint Hilaire P,et al.Transvaginal sonohysterographic evaluation of intrauterine adhesions.J Clin Ultrasound,1999,27(3):131—134.

第十二章
宫腔镜手术并发症

并发症的定义为手术中发生并需要进一步治疗的意外事件而停止手术，术后需长时间监护，进一步进行腹腔镜检查或手术等。2000年Propst等报道925例宫腔镜手术并发症的发生率为2.7%，有子宫穿孔、灌流液过量吸收（≥1 L）、低钠血症、出血（≥500 mL）、肠管或膀胱损伤、宫颈扩张困难和与手术有关的住院时间延长等，其中TCRM和TCRS的OR最高（7.4），以灌流液过量吸收最多见，TCRP和TCRE的OR最低（0.1）。宫腔镜手术并发症虽少见，但严重，其主要并发症有4项：①低钠血症性脑病，即TURP综合征，是最严重的并发症，绝经前妇女罹患低钠血症性脑病的神经系统后果26倍于绝经后妇女及男性，这些妇女有永久性脑损害，瘫痪，甚至死亡。为预防此并发症，手术前绝经前妇女必须过渡到绝经后状态，可以用充足量和充足时间的GnRH-a诱导绝经。Carter报道1例健康年轻妇女，宫腔镜切除小肌瘤时低钠血症导致了不可逆的神经系统后遗症，手术医生和医院被判赔偿2 400万美元。②子宫穿孔（有/无肠损伤）。③出血。④感染。此外还有可能导致猝死的空气栓塞。因此，要安全地进行宫腔镜手术，手术者必须充分了解各种并发症的发生原因，如何早期发现及其防治方法。

第一节　脏器损伤

一、子宫穿孔

子宫穿孔是宫腔镜手术最常见的和与术者操作相关的并发症。如未及时发现，大量灌流液进入腹腔，常规器械或带有激光或电能的器械通过穿孔的子宫，伤及邻近器官，并发体液超负荷，消化道、泌尿道损伤和大血管破裂，引起腹膜炎、瘘管、大出血和空气栓塞等致命的并发症，也是最严重的并发症（图12-1-1A、B）。

（一）发生率

子宫穿孔是宫腔镜手术最常见的并发症，2005年MacNeil报道其发生率为1%～10%。查阅近15年文献，其发生率为0.25%～25%（表12-1-1），平均发生率为1.22%（785/64 198）。

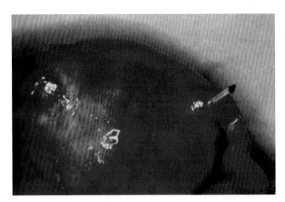

图12-1-1A

激光光纤穿孔

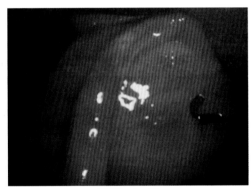

图12-1-1B

剪刀穿孔

表12-1-1　宫腔镜手术子宫穿孔情况

| 作者 | 年份 | 例数 | 方法 | 子宫穿孔 | | 备注 |
				例数	%	
Peterson等	1990	7 293	电切术	95	1.3	AAGL汇总
Magos等	1991	250	TCRE	4	1.6	—
Pecrutto等	1991	54	HEAL	2	3.7	肠管损伤1例
Horak等	1992	141	TCRA	3	2.13	均腹腔镜监护
Itzkowic等	1992	—	EA	3	—	2例剖宫产史 1例刮宫史
Daniell等	1992	64	EA	1	1.56	既往有HEAL史
Hucke等	1992	39	TCRM	1	2.6	小肠损伤1例
Choe等	1992	19	TCRS	1	5.26	—
Sullivan等	1992	—	TCRM	1	—	术中可疑,腹腔镜证实,开腹发现结肠穿孔并修补
Hulka等	1993	17 298	电切术	190	1.1	AAGL汇总,8例肠损伤
Chen等	1994	28	电切术	1	3.57	—

续表

| 作者 | 年份 | 例数 | 方法 | 子宫穿孔 | | 备注 |
				例数	%	
Huvar等	1994	34	电切术	1	2.9	TCRM穿孔
Hulka等	1995	14 707	电切术	208	1.42	AAGL汇总
Osei等	1995	90	HEAL	1	1.1	可疑子宫穿孔，立即子宫切除，未得证实
Tapper等	1995	86	TCRE	1	1.16	—
Hallez等	1995	284	TCRM	1	0.35	—
苏格兰宫腔镜审核署等	1995	987	电切术	10	1	伴明显体液超负荷
Valos等	1996	800	EA	7	0.88	54家医院资料
Cravello等	1996	395	电切术	1	0.25	伴腹腔内出血
Cravello等	1996	102	TCRE	1	0.98	均为绝经期妇女
Alford等	1996	—	EA	1	—	为第二次EA
Erian等	1996	126	TCRE	2	1.59	无严重后果
Roge等	1996	102	TCRS	6	5.88	—
Leuschner等	1997	3 144	电切术	62	2	99家医院资料
Mints	1998	70	TCRE	1	1.42	
Castaing等	1999	352	电切术	14	4	3例合并肠穿孔
Toth等	1999	1 410	电切术	1	0.7	—
Bukulmez等	1999	12	TCRA	3	25	腹腔镜缝合
Jansen等	2000	2 500	电切术	19	0.76	
Schiotz	2001	348	TCRE	3	0.9	1例剖腹探查
Ravi等	2001	70	TCRE	6	8.6	1例伴膀胱输尿管损伤
L.Cravello等	2002	2 116	电切术	34	1.61	33例术中处理，无后遗症
夏恩兰	2003	3 541	电切术	16	0.45	5家医院资料
Agostini	2003	2 116	电切术	34	1.61	74（3.5%）并发症
R.B.Parkar	2004	463	电切术	2	0.43	均发生在TCRM
段　华	2005	4 171	电切术	11	0.26	7例为不全穿孔
Boe等	2006	386	电切术	31	8	2例做腹腔镜
D.Shveiky等	2007	600	电切术	6	1	有经验者手术并发症3%

（二）发生子宫穿孔的因素

1．术者的经验：子宫穿孔的发生显然与术者的经验有关，多数穿孔发生在开展此术的初始阶段。在无经验者手中此并发症常难避免，且难处理。随着培训、经验和技术的进步，子宫穿孔会越来越少。可见医生的培训很重要，今后的目标是教会手术室人员如何识别和处理并发症，以保证患者可能达到的最好预后。

2．解剖学部位：穿孔多发生在子宫底的角部、子宫峡部等易穿孔的部位，也是最难切的部位。

3．作用电极：最常用的电能及激光均可发生意外损伤，因为在狭窄的宫腔内使用长杆带电器械或激光光柱,眼、脑、手、足的配合十分重要,要求定位精确,到位精确后才能放电或放光。目前应用的电凝、电切,其高频电流在组织中产生的热破坏量是无法计算的,热传导的距离也难以预料。酶变性热值是57 ℃,达到这个温度,组织就会发生届时不能发现的热坏死,如果发生在肠管、膀胱上,其后果不堪设想。国外报道过TCRE术后泛发性腹膜炎的病例,开腹探查见子宫壁局部苍白变性、小肠两处穿孔。应用机械性能源较激光或电能安全,TCRE用环形电极切割较滚球电极电凝EA术易于穿孔,经验较少的术者可用滚球电极处理容易穿孔的部位,但亦非绝对安全,EA术早期曾有发生子宫小肠瘘的报道。

4. 手术种类:TCRA、TCRS术较TCRM、TCRE及TCRP术易于穿孔。首都医科大学附属复兴医院宫腔镜诊治中心统计宫腔镜电切术2 006例次,发生子宫穿孔8例(0.4%),其中3例为宫腔粘连;Horak等报道发生率为2.13%,Bukulmez等为子宫内膜结核所致的宫腔粘连行TCRA术,子宫穿孔的发生率高达25%;Roge等报道TCRS术的子宫穿孔率为5.88%,Choe等报道TCRS术的子宫穿孔率为5.26%,可见子宫中隔和宫腔粘连是术时子宫穿孔的高危因素,应严密监护防范。

5.既往子宫创伤史:Itzkowic等报道的3例子宫穿孔中,2例有剖宫产史,1例有刮宫史;Daniell等报道的1例有HEAL史;Alford等报道的1例有EA术史。

Jansen等报道荷兰82家医院1997年登记的宫腔镜诊断和手术的并发症,分两类:操作步骤的(置入)和技术的(手术器械)。13 600例中发生38例,发生率为0.28%。

(三)子宫穿孔的识别

一般术时子宫穿孔通过以下诸环节发现。

1. 一旦发生子宫穿孔,灌流液溢入腹腔,B超可先于临床症状,看到子宫周围有游离液体,或B超监护中突然见灌流液大量翻滚着进入腹腔。

2. 穿孔处与腹腔相通,宫腔镜下可看到腹膜、肠管或网膜,有腹腔镜手术基础的术者比较容易识别,而对无腹腔镜经验者据此诊断仍十分困难。

3. 腹腔镜监护见到浆膜透亮、起水疱、出血、血肿或穿孔的创面。

4. 患者情况突然恶化,血压下降,心率加速,B超扫查见腹腔内有大量游离液体。

5. 自宫腔夹出肠管:可为卵圆钳自穿孔处进入腹腔夹出,或肠管自穿孔处疝入宫腔而被卵圆钳夹出。

6. 腹腔镜监护见腹腔内液体急速增多。

7. 腹腔渐进性膨胀时应警惕此症。

首都医科大学附属复兴医院宫腔镜诊治中心统计3个医院共发生子宫穿孔11例,其中宫腔镜检查子宫穿孔3例,发生率为0.03%,3例的指征均为宫腔粘连;宫腔镜电切术8例,发生率为0.4%,其发病及处理情况见表12-1-2和表12-1-3。

表12-1-2　3例宫腔镜检查子宫穿孔的发病及处理情况

序号	检查指征	穿孔器械	临床表现	处理
1	宫腔粘连	探针	无	缩宫素、抗生素，治愈
2	宫腔粘连	探针	下腹痛	缩宫素、抗生素，治愈
3	宫腔粘连	刮匙	严重下腹痛，48 h后泛发性腹膜炎	开腹，子宫体切除

表12-1-3　8例宫腔镜电切术子宫穿孔的发病及处理情况

序号	手术经过	穿孔器械	临床表现	处理
1	TCRE左角切割过深	环形电极	休克，B超见腹腔大量液体	缩宫素、抗生素，治愈
2	TCRE宫底切割过深	环形电极	宫腔镜见腹膜	缩宫素、抗生素，治愈
3	黏膜下肌瘤7.2 cm TCRM切内膜过深，伤及乙状结肠1.8 cm	环形电极	下腹部剧痛	开腹，切除子宫体，修补肠管，切口Ⅰ期愈合
4	5.4 cm内突壁间肌瘤，TCRM术宫腔狭窄	环形电极	腹腔镜发现子宫破损及出血	开腹，切除子宫体
5	宫腔粘连TCRA术，宫腔过于狭窄	针状电极	B超见灌流液进腹腔	缩宫素、抗生素，治愈
6	宫腔粘连，胎骨残留TCRA+TCRF术	环形电极	腹腔镜见子宫浆膜透强光，子宫不全穿孔	缩宫素、抗生素，治愈
7	功血合并子宫腺肌病，TCRE过深，开腹见膀胱底部损伤1 cm	环形电极	宫腔镜见大网膜组织，B超见灌流液流向腹腔	开腹，子宫全切，修补膀胱，切口Ⅰ期愈合
8	宫腔粘连，胎骨残留，TCRA+TCRF术	环形电极	腹腔镜监护，见子宫底部穿孔	双极电凝止血，治愈，已妊娠60 d

　　尽管有以上提示，有的子宫穿孔仍未能及时发现，而于在术后1～2 d出现急腹症。Osei等用激光光纤做HEAL术怀疑子宫穿孔1例，立即切除子宫，但未证实穿孔，说明宫腔镜下判断子宫穿孔也有不准确的时候。

　　（四）子宫穿孔的严重性

　　子宫穿孔的严重性取决于穿孔的器械和发现的时间，只要及时发现并处理，均无严重后果。

　　1. 手术器械引起，例如扩宫器、电切镜、卵圆钳和刮匙等的穿孔，Valos报道1例海藻棒穿孔，4例扩张器穿孔，2例电切镜穿孔。Magos等报道1例置入电切镜时穿孔，Serden和Brooks报道1例钳取肌瘤碎片时穿孔。这些穿孔都不会伤及腹腔脏器和血管，只是发生在手术开始阶段，手术将被迫停止，如发生在手术进行中，通过腹腔镜检视即可解决；如穿孔部位出血，可在腹腔镜下缝合或热凝出血点，而不必开腹探查。

2. 穿孔来源于电切电极或激光光纤，则可伤及子宫的邻近器官，如肠管、膀胱、大血管和输尿管等，应立即开腹探查。如穿孔来自滚球电极电凝时，电热损伤可波及膀胱、肠管等邻近脏器，术后数日出现血尿、腹泻、发热、疼痛等症状。

（五）子宫穿孔的处理

先仔细查找穿孔部位，决定处理方案。子宫底部穿孔可见到腹膜、网膜或小肠，因子宫底肌肉肥厚，血管相对较少，出血少，故可用缩宫素及抗生素，进行观察，流入腹腔的灌流液可经后穹隆穿刺抽出，一般无严重后果。子宫侧壁及峡部穿孔危险，因可能伤及子宫血管，应立即开腹探查。穿孔情况不明者，应行腹腔镜检查，即使全身情况正常也要做，以观察有无出血及其来源。穿孔处出血可在腹腔镜下用双极电凝止血，破孔较大者需缝合。Choe和Baggish报道激光TCRS，发生小子宫穿孔1例，未处理。

术后24 h的疼痛应进行全面检查，疑及子宫穿孔时，均应及时进行腹腔镜检查。

（六）子宫穿孔的预防

1. 宫腔镜和（或）腹腔镜监护：B超监护时，激光汽化或电切的高热使其基底肌肉组织受热脱水，形成强回声，该强回声达浆膜层时预示继续在此处切割，将发生子宫穿孔。术时用腹腔镜观察子宫浆膜面的变化，如子宫局部透光增强或浆膜起水疱，预示子宫穿孔即将发生。首都医科大学附属复兴医院宫腔镜诊治中心分析子宫穿孔8例，术时均有B超和（或）腹腔镜监护，但并未能完全防止。Loffer认为术中腹腔镜和超声监护的作用有限。Shalev等报道在超声引导下做宫腔镜术128例，术中及术后均无并发症，无子宫穿孔，认为对已知有宫内病变的病例，超声监控下宫腔镜手术，可避免不必要的腹腔镜。

2. 操作问题：视野不清时一定不能通电，TCRE切割时要掌握好深度。EA通电时滚球或汽化电极必须滚动。TCRM如肌瘤较大，充塞宫腔，致手术的可视空间狭小，电切环回旋困难时，电切环容易伤及肌瘤对侧的肌壁，引起穿孔，或肌瘤的膨胀性生长，使邻近肌瘤边缘的肌壁伸展变薄，切肌瘤时如环形电极滑到此处，也容易造成穿孔。有些中隔子宫的宫底呈鞍状，故TCRS术时宫底部容易穿孔，腹腔镜监护有帮助。TCRA最易发生子宫穿孔，概因宫腔狭小所致，在有经验的B超医生介导下，用外径小（7 mm）的电切镜细心地操作，可减少其发生。

（七）子宫穿孔的远期预后

随着宫腔镜手术应用普遍，远期并发症逐渐出现，综合文献报道，近些年有10例宫腔镜手术后妊娠发生子宫破裂者（表12-1-4）。5例为TCRS术后，2例为TCRA术后，1例为TCRM术后。其中6例曾有宫腔镜电切术时子宫穿孔史，于妊娠晚期原穿孔瘢痕破裂。值得注意的是，有2例无术时子宫穿孔史者，在妊娠晚期亦发生了子宫破裂；此2例子宫比较薄弱，1例曾有放IUD子宫穿孔史，另1例有反复刮宫史，提示经过宫腔镜手术的子宫有产科子宫破裂的危险。

表12-1-4 宫腔镜手术后妊娠子宫破裂情况

作者	年代	例数	既往手术情况		妊娠情况
			种类	穿孔	
Creinin等	1992	1	TCRS	有	双胎足月剖宫产,宫底有7 cm缺损
Halvorson等	1993	1	TCRS	有	术后妊娠子宫破裂
Howe	1993	1	TCRS	有	33周子宫破裂,新生儿死亡
Yaron等	1994	1	TCRM	有	33周急腹痛,子宫破裂
Lobaugh等	1994	1	TCRM	无	早产剖宫产。术时发现子宫底穿孔3.5 cm×3.5 cm大小
Gurgan等	1996	1	TCRA	有	36周剧腹痛,剖宫产,宫底原穿孔处有2 cm的破口
Tannous等	1996	2	TCRS	无	妊娠子宫破裂
			TCRA	无	妊娠子宫破裂
Gabriele等	1999	1	TCRS	有	用PGE$_2$引产子宫破裂
Chokri等	2000	1	TCRS	无	妊晚期子宫破裂

二、子宫穿孔所致的邻近脏器损伤

子宫穿孔所致的邻近脏器损伤以肠管损伤最为常见，占子宫穿孔的2.25%（14/622），多为结肠和直肠，小肠极罕见。术中发现可在腹腔镜下缝合，结肠穿孔时，因结肠内容物菌群极为复杂，为避免其污染腹腔，肠管缝合后应彻底冲洗腹腔，并放置引流管或肠外置。术时未发现者可于术后数日内出现腹膜炎，因此，对有子宫穿孔的患者，需住院严密观察数日。膀胱损伤偶有发生，尿液外溢，因尿液无菌，及时缝合，预后良好。腹腔镜检查可发现和确定脏器损伤情况，但并非完全可靠。Sullivan等报道1例31岁妇女切除有蒂黏膜下肌瘤时可疑子宫穿孔，腹腔镜证实了穿孔，但仍需开腹探查以检查脏器是否完整，发现了结肠穿孔，修补缺损，故认为腹腔镜不足以评估子宫穿孔可能出现的后果。

三、子宫穿孔伤及大血管

有损伤主动脉、髂外及髂内血管的个例报道，可致血腹，导致猝死，还有伤及肠系膜、骶血管的报道。伤及宫旁血管，出血迅速，形成血肿，可使子宫向对侧移位。

四、其他损伤

Valos报道过宫颈扩张时假道形成6例（图12-1-2），还有宫颈扩张操作不畅导致后穹隆撕裂者。

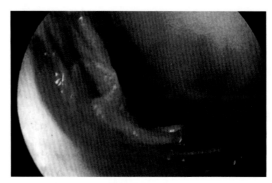

图12-1-2

宫腔镜致假道形成（镜体进入肌壁，形成假道，正
常宫腔在假道左下方）

（夏恩兰）

参考文献

[1] 段华,夏恩兰,张玫,等.宫腔镜手术并发症36例临床分析.中华妇产科杂志,2005,40(7):435—
437.

[2] 夏恩兰,段华,张军,等.宫腔镜电切术子宫穿孔16例分析.中华妇产科杂志,2003,38(5):280—
283.

[3] Alford WS,Hopkins MP.Endometrial rollerball ablation.J Reprod Med,1996,41:251—254.

[4] Boe Engelsen I,Woie K,Hordnes K.Transcervical endometrial resection:long—term results of 390
procedures.Acta Obstet Gynecol Scand,2006,85(1):82—87.

[5] Bukulmez O,Yarali H,Gurgan T.Total corporal synechiae due to tuberculosis carry a very poor
prognosis following hysteroscopic synechialysis.Hum Reprod,1999,14:1960—1961.

[6] Castaing N,Darai E,Chuong T et al.Mechanical and metabolic complications of hysteroscopic surgery:report
of a retrospective study of 352 procedures.Contracept Fertil Sex,1999,27:210—215.

[7] Chen MY,Edwards VH,Ott DJ,et al.Hysterosalpingography after hysteroscopic surgery.Abdom Imaging,1994,19:
477—480.

[8] Choe JK,Baggish MS.Hysteroscopic treatment of septate uterus with Neodymium-YAG laser.Fertil
Steril,1992,57:81—84.

[9] Chokri A,Chekib M,Fethi Z,et al.Uterine rupture in the third trimester after a hysteroscopic
metroplasty.Tunis Med,2000,78(8—9):527—529.

[10] Cravello L,D'Ercole C,Roge P,et al.Hysteroacopic management of menstrual disorders:a review of 395
patients.Eur J Obstet Gynecol Reprod Biol,1996,67:163—167.

[11] Cravello L,de Montgolfler R,D'Ercole C,et al.Hysteroscopic surgery in postmenopausal women.Acta Obstet
Gynecol Scand,1996,75:563—566.

[12] Creinin M,Chen M.Uterine defect in a twin pregnancy with a history of hysteroscopic fundal
perforation.Obstet Gynecol,1992,79:879—880.

[13] Daniell JF,Kurtz BR,Ke RW.Hysteroscopic endometrial ablation using the rollerball electrode.Obstet Gynecol,
1992,80(3Pt1):329—332.

[14] Erian MM,Goh JT.Transcervical endometrial resection.J Am Assoc Gynecol Laparosc,1996,3:263—266.

[15] Gabriele A,Zanetta G,Pasta F,et al.Uterine rupture after hysteroscopic metroplasty and labor induction.A case report.J Reprod Med,1999,44:642—644.

[16] Gurgan T,Yarali H,Urman B,et al.Uterine rupture following hysteroscopic lysis of synechiae due to tuberculosis and uterine perforation.Hum Reprod,1996,11:291—293.

[17] Hallez JP.Single-stage total hysteroscopic myomectomies:indications,techniques,and results.Fertil Steril,1995,63:703—708.

[18] Halvorson LM,Aserkoff RD,Oskowitz SP.Spontaneous uterine rupture after hysteroscopic metroplasty with uterine perforation:a case report.J Reprod Med,1993,38:236—238.

[19] Horak S,Blecharz A,Rzempoluch J,et al.Complications of endoscopy in gynecology.Ginekol Pol,1992,63:619—622.

[20] Howe RS.Third—trimester uterine rupture following hysteroscopic uterine perforation.Obstet Gynecol,993,81:827—829.

[21] Hucke J,Campo RJ,De Bruyne F,et al.Hysteroscopic resection of submucous myoma.Geburtshikfe Frauenheilkd,1992,52:214—218.

[22] Hulka JF,Peterson HA,Phillips JK,et al.Operatiove hysteroscopy:American Association of Gynecologic Laparoscopists 1993 membership survey.J Am Assoc Gynecol Laparosc,1995,2:131—132.

[23] Hulka JF,Peterson HA,Phillips JK,et al.Operative hysteroscopy:American Association of Gynecologic Laparoscopists 1991 membership survey.J Reprod Med,1993,38:572—573.

[24] Huvar I,Tinga D,Pilka L.Hysteroscopic resection of myomas.Ceska Gynekol,1994,59:114—116.

[25] Itzkowic D,Beale M.Uterine perforation associated with endometrial ablation.Aust N Z J Obstet Gynaecol,1992,32:359—361.

[26] Jansen FW,Vredevoogd CB,van Ulzen K,et al.Complications of hysteroscopy:a prospective,multicenter study.Obstet Gynecol,2000,96(2):266—270.

[27] Parkar RB,Thagana NG.Hysteroscopic surgery at the Aga Khan Hospital,Nairobi.East Afr Med J,2004,81(7):336—340.

[28] Leuschner H,Riedel HH,Anders M.Hysteroscopic survey from 1994 to 1996 in the eastern part of Germany.J Am Assoc Gynecol Laparosc,1997,4(Suppl 4):S28.

[29] Lobaugh ML,Bammel BM,Duke,et al.Uterine rupture during pregnancy in a patient with a history of hysteroscopic metroplasty.Obstet Gynecol,1994,83(5Pt2):838—840.

[30] Loffer FD.Complications of hysteroscopiy——their cause,prevention,and correction.J Am Assoc Gynecol Laparosc,1995,3:11—26.

[31] MacNeil JS.Uterine perforation is the most common complication of operative hysteroscopic,occurring in 1%～10%.OB/GYN News,2005:15.

[32] Magos AL,Baumann R,Lockwood GM,et al.Experience with the first 250 endometrial resection for menorrhagia.Lancet,1991,227:1074—1078.

[33] Magos AL,Baumann R,Turnbull AC.Transcervical resection of endometrium in women with menorrhagia.Br Med J,1990,298:1209—1212.

[34] Osei E,Tharmaratnam S,Opemuyi I,et al.Laser endometrial ablation with the neodynium:yttrium-aluminium garnet(Nd-YAG)laser:a review of ninety consecutive patients.Acta Obstet Gynecol Scand,1995,74:619—623.

[35] Peterson HB,Hulka JF,Phillips JM.American Association of Gynecologic Laparoscopists 1988 membership survey on operative hysteroscopy.J Reprod Med,1990,35:590—591.

[36] Petrucco OM,Gillespie A.The neodymium:YAG laser and the resectoscope for the treatment of

menorrhagia.Med J Aust,1991,154:518—520.

[37] Ravi B,Schiavello H,Chandra P,et al.Safety and efficacy of hysteroscopic endomyometrial resection-ablation for menorrhagia.J Reprod Med,2001,46(8):717—723.

[38] Propst AM,Liberman RF,Harlow BL,et al.Complications of hysteroscopic surgery:predicting patients at risk.Obstet Gynecol,2000,96(4):517—520.

[39] Roge P,D,rcole C,Cravello L,et al.Hysteroscopic manegement of uterine synechiae:a series of 102 observations.Eur J Obstet Gynecol Reprod Bio,1996,65:189—193.

[40] Schiotz HA.Transcervical resection of the endometrium.Tidsskr Nor Laegeforen,2001,121(23): 2706—2709.

[41] Scottish Hysteroscopy Audit Group.A Scottish audit of hysteroscopic surgery for menorrhagia: complications and follow up.Br J Obstet Gynaecol,1995,102:243—254.

[42] Serden SP,Brooks PG.Treatment of abnormal uterine bleeding with gynecologic resectoscope.J Reprod Med,1991,36:697—699.

[43] Shalev E,Shimoni Y,Peleg D.Ultrasound controlled operative hysteroscopy.J Am Coll Surg,1994,179: 70—71.

[44] Shveiky D,Rojansky N,Revel A,et al.Complications of hysteroscopic surgery:"Beyond the learning curve".J Minim Invasive Gynecol,2007,14(2):218—222.

[45] Sullivan B,Kenney P,Seibel M.Hysteroscopic resection of fibroid with thermal injury to sigmoid. Obstet Gynecol,1992,80(3Pt2):546—547.

[46] Tannous W,Hamou J,Henry-Suchet J,et al.Uterine rupture during labor following surgical hysteroscopy.Press Med,1996,25:159—161.

[47] Tapper AM,Heinonen PK.Hysteroscopic endomyometrial resection for the treatment of menorrhagia— follow-up of 86 cases.Eur J Obstet Gynecol Reprod Biol,1995,62:75—79.

[48] Toth D,Kuzel D,Fucikova Z,et al.Importance of operative hysteroscopy in the treatment of intrauterine pathology:method of first choice.Ceska Gynekol,1999,64:234—238.

[49] Valos GA,Valos EC,King JH.Experience with 800 hysteroscopic endometrial ablations.J Am Assoc Gynecol Laparosc,1996,4:33—38.

[50] ven Herendael BJ.Hazard and dangers of operative hysteroscopy.In:Sutton C,Diamond MP.(eds). Endoscopic surgery for gynecologists.2nd ed.London:WB Saunders,1998,641—648.

[51] Yaron Y,Shenhav M,Jaffa AJ,et al.Uterine rupture at 33 weeks' gestation subsequent to hysteroscopic uterine perforation.Am J Obstet Gynecol,1994,170:786—787.

第二节　体液超负荷

随着内镜设备的发展和手术器械的完善，手术宫腔镜在过去的二十多年里有了长足发展，即使对过去经盲目宫腔内操作不能充分治疗而需要子宫切除的出血性疾患，如今也能够在微创伤环境下得到有效治疗。20世纪80年代初期，宫腔镜手术和电切镜等新技术的应用，使高频电能源用于宫腔镜手术，为临床开辟了一条经济、实用、简便的治疗宫腔内疾患的途径。在宫腔内手术操作中，根据使用的器械不同，需要使用低黏度液体介质膨胀宫腔，这类介质可以是电解质或非电解质液体。然而，液体膨宫介质在膨胀宫腔，提供良好手术视野的同时，也给患者带来了潜在的危险，在一些比较复杂的手术操作中，如子宫内膜切除、宽蒂或壁间内突黏膜下肌瘤切除等，术中开放的内膜和肌层血管长时间暴露在膨宫介质中，可造成大量低黏度液体的吸收而出现体液超负荷现象；使用不含钠离子的液体，还有引起肺水肿和低钠血症的可能。这一问题已经引起了内镜医生们的关注并采取了预防这一并发症的措施，对已经出现症状的患者进行积极正确治疗。

一、低黏度液和电解质的生理

在临床上，采用非肠胃道途径补充液体（如静脉补液）时，必须使血浆的渗透压维持在280～300 mOsm/L。大多数经静脉注射的液体内含有维持血浆渗透压的物质。对于电解质液体来讲，电解质离子是维持渗透压的主要物质，而非电解质液体中，如甘氨酸、山梨醇、甘露醇等，这些物质在血管内很快被机体代谢，因而使血浆的总体渗透压水平下降，出现体液超负荷现象。

电解质液体如乳酸林格液、生理盐水、5%葡萄糖盐水，钠、氯和碳酸氢离子可以维持血浆的总体渗透压水平，在一定限度内即使过量的液体吸收，患者也可能不出现肺水肿和低钠血症；但是非电解质液体如1.5%的甘氨酸、3%的山梨醇和5%的甘露醇，由于缺乏电解质成分，不能维持血浆的总体渗透压水平，所以，液体在微循环内积聚的早期即可诱发肺水肿和低钠血症。

1.5%甘氨酸液是一种非电解质膨宫介质，由于其无菌、不致热和具有较低的渗透性，被广泛应用于前列腺电切术中。这种液体的渗透压浓度为200 mOsm/L，其降解产物中的氨和草酸盐除引起精神紊乱外，草酸盐还可以结晶的形式在肾脏内沉积。

3%山梨醇也是一种非电解质膨宫介质，不具导电性，渗透压浓度为165 mOsm/L，其还原产物葡萄糖，在体内代谢形成二氧化碳和水经过肾脏排泄。

5%甘露醇是渗透压浓度为270 mOsm/L的惰性液体，具有利尿作用，有助于排出体内吸收过多的液体。6%～10%被吸收入体内的甘露醇参与代谢，未经代谢的部分由肾脏排泄。虽然甘露醇在血浆中的半衰期仅为15 min，但作为一种渗透性物质，使用时仍有增加血浆容量的可能。

早在20世纪70年代末期和80年代初期，宫腔镜操作中通常使用高黏度液体作为膨宫介质，例如32%右旋糖酐或Hyskon液。与低黏度液体相比，这种液体黏稠，在宫腔内回流差，在没有连续灌流设备时，不能产生清晰的手术视野，因而目前在临床已经较少使用。然而，正是由于其较高的黏稠度，用作宫腔灌流时回流量少，只需较少量的膨宫液体即可完成手术操作，所以仍可选择作为特殊的膨宫介质；但是必须注意高黏度液体较强的渗透特性，实施较长时间的宫腔内操作时，宫腔灌流液回流量的减少意味着机体吸收量的增加，这种高黏度液体进入血液循环后，通过增加血浆渗透压而诱发肺水肿，当体内吸收量超过500 mL时，还可能引起凝血因子功能障碍，导致大出血，以及纤维蛋白原、凝血因子V、凝血因子Ⅷ、凝血因子Ⅸ和Ⅷ-Von Willebrand复合因子出现异常，此时，大约有10倍于被吸收的右旋糖酐量通过渗透性吸收滞留在毛细血管内。需要指出的是，右旋糖酐的相对分子质量较大（＞70 000），不能经肾脏滤过，而且在血液循环中的半衰期长达6～7 d，一旦出现体液超负荷应用利尿剂纠正无效时，只能采取血浆透析法治疗。

二、体液超负荷与稀释性低钠血症

不是所有的宫腔镜手术必须通过高频电实施。宫腔镜下机械操作或以激光为能源的手术操作临床上也广为应用，在这类手术中没有电的介入，不排斥膨宫介质中导体的存在。因此，应尽量选用电解质液体介质膨胀宫腔，如乳酸林格液、生理盐水和5%的葡萄糖盐水。尽管这类液体中由于电解质离子的存在引起水中毒的威胁相对较小，但是过量吸收仍有体液超负荷的可能。因此手术中仍要严密监测膨宫介质的灌流和回收量，当体内吸收量超过1.5～2 L时，应立即使用利尿剂防止肺水肿的发生（表12-2-1，表12-2-2）。

表12-2-1　电解质液体介质中的氯化钠含量和能量（近似值）

液体名	能量（cal）	Na+（mmol/L）	Cl-（mmol/L）
0.45%氯化钠	—	77	77
5%葡萄糖含0.45%NaCl	170	77	77
10%葡萄糖含0.45%NaCl	340	77	77
生理盐水（0.9%NaCl）	—	154	154
5%葡萄糖0.9%NaCl	170	154	154
10%葡萄糖0.9%NaCl	340	154	154
3%的氯化钠溶液*		513	513
5%的氯化钠溶液*		855	855

*高渗溶液，一般不用于静脉注射。

表12-2-2　平衡液中的能量和离子含量

液体名	能量（cal）	Na+（mmol/L）	Cl-（mmol/L）
乳酸林格液（HARTMANN'S）	9	130	110
5%葡萄糖林格液	179	130	110
5%葡萄糖+20 KCl林格液	179	130	129
5%葡萄糖+40 KCl林格液	179	130	149

液体名	K+（mmol/L）	Ca2+（mmol/L）	乳酸根
乳酸林格液（HARTMANN'S）	4	1.5	28
5%葡萄糖林格液	4	1.5	28
5%葡萄糖+20 KCl林格液	24	1.5	28
5%葡萄糖+40 KCl林格液	44	1.5	28

当膨宫液体灌注宫腔时，必须注意下列因素：①宫腔内压力应控制在100 mmHg以下，不能超过平均动脉压（MAP）水平。②手术时间尽量不超过1 h。③避免切除过多的子宫肌层组织。

虽然电动膨宫设备可以控制宫腔内的压力，但对于病变在肌壁间的手术操作，仍应格外注意宫腔内的压力变化，若肌层切割深度达3~4 mm时，随着宫腔内压力的增加，进入血管内的膨宫液体量也将相应增加。此时，宫腔内压力必须控制在100 mmHg以下，在准确记录灌流液体出、入量的同时，尽快结束手术操作（表12-2-3）。

表12-2-3　膨宫介质进入血循环的影响因素

介质种类：CO_2、Hyskon液、低黏度膨宫液
宫腔内压力：＞平均动脉压；子宫肌层破坏深度＞4 mm
手术时间：＞1 h
膨宫液用量
无出水或无连续灌流装置的宫腔镜操作
出水管道阻塞
宫口较紧膨宫液不能外流
手术类型：破坏深度超过肌壁中层或达浆膜层，不全子宫穿孔
膨宫液灌注过多

在宫腔镜手术中为保持液体的出入平衡，可通过多种途径测量灌流液的注入和流出量。例如，在宫腔灌流液中加入1%的乙醇，将收集到的宫腔回流液通过特殊的呼吸分析仪测量其乙醇含量，可间接推测机体内液体的吸收量。但是，使用这种方法不能测算液体的准确吸收量，特别是进入组织间隙的液体量，只能作为一种辅助的监测方法。

在临床上，体液超负荷现象通常发生在使用非电解质液体灌流和膨胀宫腔时。因此，在使用这类膨宫介质的手术中，连续检测血液中的电解质离子浓度极为重要，尤其是血钠浓度。目前通过微型计算机控制的检测设备，在手术操作的同时即能进行各项血液生化指标监测，这种方法仅需少量血液即可了解电解质离子水平，特别是钠离子含量，2 min内显示结果。这类设备非常适用于宫腔镜手术的监护，不仅能够随时提供手术即刻的血浆电解质离子水平，而且还可以指导稀释性低钠血症的治疗。

与电解质膨宫介质相比，非电解质介质水中毒的阈值相对很低。在手术中准确记录液体的出入量极为重要。当入、出水量的差值≥1 L时，应立即检测血中电解质（Na^+）浓度，给予利尿剂和静脉补充含电解质的液体，麻醉医师应积极配合全方位严密监护，特别是对全身麻醉状态下的患者，如测量血氧饱和度、食道温度、各种生命体征和排尿量的监测等（表12-2-4~表12-2-6）。

表12-2-4　TCRM术体液超负荷的预防

与麻醉师讨论：手术的复杂性、术中静脉补液量、患者可能出现的并发症等

对高危患者考虑选择硬膜外麻醉

留置尿管监测排尿量

精确估算膨宫液体的出、入量差值

观察失代偿体征：包括各项生命体征的改变、血氧饱和度下降、体温降低（食道探针测温）、心电图异常等

灌流液出、入量差值>800 mL：检测血电解质离子含量（Na^+），综合考虑手术进行情况及患者当时状况

出、入量差值>1 000 mL：如血电解质离子含量（Na^+）下降，出现功能代偿失调的征象，手术在短时间内尚不能结束时，应停止操作

表12-2-5　1.5%甘氨酸吸收量与血清钠下降值的关系

液体吸收量（mL）	血钠下降值（mmol/L）
<500	0～2.5
=500	4～5
=1 000	8～10
=2 000	16～20
>2 000	>20

表12-2-6　宫腔镜手术中体液超负荷的处理

血钠下降值（mmol）	灌流液出、入量差值（mL）	处理原则
0～5	≤500	不需处理
8～10	=1 000	严密观察（测血钠值、使用利尿剂）
16～20	=2 000	停止手术（动态观察血钠浓度、补钠、利尿）
>20	>2 000（警戒值,可致死）	ICU（会诊、补钠、利尿）

三、TURP综合征

在宫腔镜双极系统问世之前，ＴＵＲＰ综合征是由于行单极宫腔镜电切时，体内吸收大量非电解质灌流介质后所引起的一系列症状和体征。患者首先表现为心率缓慢和血压增高，继而出现血压降低、恶心、呕吐、头痛、视物模糊、焦虑不安、精神紊乱和昏睡。这些症状是由于血容量增加、稀释性低钠血症和血浆渗透压降低所致。如果诊断和治疗不及时，还有可能出现抽搐、心血管功能衰竭，甚至死亡。这一综合征已被泌尿科和麻醉科医生所熟知。在宫腔镜手术中，对于女性患者来讲，特别是在行经期，由于大脑中ATP-酶功能紊乱，使得自身调节排水的能力下降，因而如果在出现ＴＵＲＰ综合征的早期没有得到及时诊断和治疗，其危害和死亡的可能性将明显增加。但是，由于人类大脑本

身具有调节体液平衡的作用，防止液体的过量吸收和低钠血症，使得低钠血症的临床表现较为缓慢，通常在48 h以后才出现症状。因此，在临床上应警惕发生低钠血症，一旦出现症状要积极治疗。值得注意的是，静脉补钠必须格外小心，切忌快速、高浓度静脉补钠，以免造成暂时性脑内低渗透压状态，使脑组织间的液体转移到血管内，引起脑组织脱水，导致大脑损伤。

在低钠血症的急性期，以每小时提高1~2 mOsm/L渗透压浓度的速度补充钠离子即可缓解症状，但24 h内血浆总体渗透压的提高值不能超过12 mOsm/L。此外，还需要对患者进行特殊护理，连续监测血浆电解质浓度和排尿量。通常不必使用高盐溶液纠正低钠血症，补充生理盐水极为有效，临床症状一般在12~24 h即可恢复。

基于上述原因，如果估计术中切除子宫组织较多，应选用区域阻滞麻醉，使患者处于清醒状态，以便医生及早发现诸如神志不清、震颤、恶心和头痛等

表12-2-7　5例TURP综合征发病及治疗情况

序号	手术情况	手术时间 (min)	灌流液用量/差值 (mL)	临床表现	术终血清钠 (mmol/L)	治疗
1	功血TCRE术	40	21 000/1 500	精神萎靡、表情淡漠、反应迟钝	130	肌内注射呋塞米20 mg，快速静脉滴注生理盐水1 000 mL，16 h后血清钠正常
2	有蒂黏膜下肌瘤6.4 cm，TCRM术	100	32 000/2 000	精神萎靡、表情淡漠、反应迟钝、颜面水肿、头痛	122	肌内注射呋塞米20 mg×2，快速静脉滴注生理盐水1 500 mL，24 h后血清钠正常
3	4 cm内突壁间肌瘤，TCRM切除100%	80	6 000/未测	精神萎靡、颜面水肿、头晕、头痛、恶心	125	肌内注射呋塞米20 mg，快速静脉滴注3%氯化钠100 mL，生理盐水1 000 mL，15 h后血清钠正常
4	内突壁间肌瘤4.4 cm，TCRM切除80%	55	4 000/2 000	——	128	快速静脉滴注呋塞米20 mg，生理盐水1 000 mL，4 h后血清钠正常
5	2个3 cm黏膜下肌瘤TCRM切净，4.4 cm内突壁间肌瘤切除20%	45	6 000/2 500	烦躁不安、咳粉色泡沫痰、肺部湿啰音、心率138次/min、鼻扇、意识淡漠、血氧饱和度84%	105	快速静脉滴注呋塞米20 mg及10%氯化钠40 mL，去乙酰毛花苷0.4 mg，面罩给氧，50%乙醇吸入，4 h后血清钠125 mmol/L；静脉滴注呋塞米20 mg，4 h后血清钠130 mmol/L

中毒的早期症状。

对于低钠血症患者的纠正治疗，不要急于使血钠浓度快速恢复到正常水平，血钠水平只要保持在不致发生严重的继发性并发症即可。

首都医科大学附属复兴医院宫腔镜诊治中心曾发生5例，其发病及治疗情况见表12-2-7。

四、TURP综合征的预防

1. 术前宫颈和子宫内膜、子宫肌瘤的预处理有助于减少灌流液的回吸收。

2. 在视野清晰的前提下，尽量采取低压灌流。

3. 对无禁忌者，在宫颈3点和9点的位置分别注射10 mL垂体后叶素稀释液（垂体后叶素10 u+生理盐水80 mL），能够使子宫强烈收缩并持续至少20 min。Corson等报道经此法处理的患者液体过度吸收的危险是采用安慰剂处理组的1/3。

4. 避免切除过多的子宫肌层组织；宫腔内压力应控制在100 mmHg以下，不能超过平均动脉压（MAP）水平；手术时间不应超过1 h。手术达30 min可静脉注射呋塞米20 mg。

5. 严密监测灌流液差值，达1 000~2 000 mL时尽快结束手术，>2 000 mL时立即停止手术，检测血中电解质浓度。

五、TURP综合征的治疗

1. 术后血钠离子浓度在130~140 mmol/L，不需要治疗。

2. 术后血钠离子浓度下降至120~130 mmol/L，静脉给予呋塞米10~20 mg，并限制液体入量。仔细记录液体进出量，每4 h检测1次血钠离子浓度，直到超过130 mmol/L为止。

3. 血浆钠离子浓度低于120 mmol/L需要高渗盐水治疗，并进行仔细监护。

4. 对于出现明显的脑病症状者，不管血钠离子浓度如何，均应给予高渗盐水。

5. 高渗盐水治疗：见第九章第二节中的低钠血症的治疗。

Kumar等报道20例在手术后期停止10 min的甘氨酸灌注，可减少进入血管内液体的38.75%~85.81%，平均67.09%，可能由于凝血块封闭了血管，防止了灌流液进入体循环。

双极宫腔电切镜在术中可以使用0.9%生理盐水灌流，不会发生低钠血症，但仍有体液超负荷的危险，Baggish报道已经有几例因使用生理盐水而忽略了液体控制而导致肺水肿和死亡。

六、预防体液超负荷的监测设备（便携式）

宫腔镜手术中，体液超负荷现象常发生在切割或破坏了大面积的子宫肌壁组织时，例如，切除宽蒂黏膜下肌瘤，切除子宫内膜，剪开或切开宽大的子宫中隔及大面积宫腔粘连手术等。

在这类手术操作中，对于液体吸收量超过1 L的患者可采用专门的评分标准评估体液超负荷的程度。Molnar等制定了一套TCRE术中患者液体吸收量超过

1 L时的评分标准（表12-2-8，表12-2-9），最后的总体得分是极为重要的指标，在术中通过这项评分进行评估，对医师了解患者的整体状况很有帮助，值得指出的是，在较大的子宫腔内进行操作时，有可能使手术时间延长，而对于较大的黏膜下肌瘤切除，不仅手术时间长，还有可能切割到子宫肌壁深层，而且不进行内膜预处理也会增加手术难度，长期使用GnRH-a治疗，可使子宫内膜及肌壁血管缩窄，减少术中灌流液量的吸收。

表12-2-8　子宫内膜去除术前体液超负荷的高危评分

评分	0	1	2	3
经产妇	是	—	—	否
内膜预处理	有	无	—	—
宫腔长度（cm）	<8	8	9~10	>10
合并黏膜下肌瘤	无	—	—	有

表12-2-9　TCRE术中体液超负荷的高危评分（灌流液吸收量＞1 L时）

低危	0~2
中危	3~7
高危	≥8

七、新型手术器械——模拟双极系统

能够在电解质溶液中进行手术的操作电极问世，引起了内镜医生们极大的关注。这种电极并非真正的双极凝固电极，但其原理类似双极凝固系统，在操作时电流从电极的一侧流向另外一侧，通过增加电流密度以汽化的形式破坏电极间的组织，如Versapoint目前已经应用于临床。值得提出的是，以电解质液体为膨宫介质的宫腔镜手术，如果不进行液体监护，过量的电解质溶液吸收，仍有引发肺水肿的可能，而且使用大量电解质溶液而不注意监测尿量时，患者可出现排泄大量含钠和钾盐的高渗尿液，产生所谓的脱盐作用，同时，积聚在微循环内的水分不仅可诱发肺水肿，而且还可能引起迟发性低钠血症。在只使用等渗盐溶液的患者中，上述情况最终还将发展为迟发性低钠血症，甚至造成死亡。因此，使用电解质液体膨宫时，也必须在连续监测系统的控制下，严密监测灌流液的注入和流出量，并根据其差值推算液体吸收量，如果机体内灌流液的吸收量已达到极限值，应立即停止手术操作，对于电解质液体吸收量超过1.5~2 L的患者，还应及时应用利尿药物治疗。

八、结论

毋庸置疑，在过去的20年里宫腔镜技术有了长足的发展，广大妇科医生们不断提高手术技能，不断开发和拓宽宫腔镜手术新的治疗领域。随着技术的超前发展，也极大地激发了内镜制造业开发和生产性能更为优越的宫腔镜及其配套设备，特别是连续灌流式宫腔镜和宫腔切割镜的问世，使宫腔内的电外科

手术成为可能。临床实践证明，低黏度液体以其循环好、术视野清晰等优势，已经成为宫腔镜下手术操作的主要膨宫介质，除了宫腔内电手术操作时避免使用电解质介质外，其他宫腔内的手术操作均可在电解质溶液中实施。但是，无论使用电解质或非电解质介质膨宫，实施较长时间的宫腔内操作时，都有引起液体过量吸收的可能，而且低黏度非电解质溶液过量吸收的早期即可诱发肺水肿甚至低钠血症。因此，在手术操作中，严密监护宫腔灌流液的出、入量非常重要，必须准确记录液体的灌入和流出量，避免其差值加大。与此同时，麻醉医生、手术室护士和手术医生还要密切合作，随时警惕并尽量避免出现液体的过量吸收。一旦发生体液超负荷的先兆，要早期诊断及时治疗，避免造成严重后果。建立专门的宫腔镜手术操作规程，对早期诊断，正确治疗术中液体超负荷，避免严重并发症发生具有极为重要的意义。

（Rafeal F. Valle　夏恩兰　黄晓武）

参考文献

[1] Arieff AI,Ayres JC.Endometrial ablation complicated by fatal hyponatremic encephalopathy.JAMA, 1993,270:1230—1232.

[2] Baggish MS,Brill AF,Rosenweig B,et al.Fatal acute glycine and sorbitol toxicity during operative hysteroscopy.J Gynecol Surg,1993,9:137—143.

[3] Baggish MS,Davaluri C,Rodriquez F,et al.Vascular uptake of Hyskon (Dextran 70) during operative and diagnostic hysteroscopy.J Gynecol Surg,1992,8:211—217.

[4] Garry R,Hasham F,Kokri MS.The effect of the pressure on fluid absorption during endometrial ablation. J Gynecol Surg,1992,8:1—10.

[5] Hahn RG.Ethanol monitoring of irrigation fluid absorption.European J Anesthesiol,1996,13:102—115.

[6] Hasham MS,Garry R,Kokri MS,et al.Fluid absorption during laser ablation of the endometrium in the treatment of menorrhagia.British Journal of Anesthsia,1992,68:151—154.

[7] Hulka JF,Peterson HB,Philips JM.American Association of Gynecologic Laparoscopists 1991 Membership Survey.J Reprod Med,1993,38:572—573.

[8] Indam PD,Brooks PG,Cooper JM.Complications of fluid overload from resectoscopic surgery.J Am Assoc Gynecol Laparosc,1998,5:63—67.

[9] Istre O,Bjoennes J,Naess R.Postoperative central oedema after transcervical endometrial resection and uterine irrigation with 1.5% glycine.Lancet,1994,344:187—189.

[10] Istre O,Skajaa K,Schjoensby AP.Changes in serum electrolytes after transcervical resection of endometrium and submucous fibriods with use of glycine 1.5% for uterine irrigation.Obstet Gynecol,1992,80:218—222.

[11] Kumar A,Kumar A.A simple technique to reduce fluid intravasation during endometrial resection.J Am Assoc Gynecol Laparosc,2004,11(1):83—85.

[12] Loffer FD.Complications from uterine distention during hysteroscopy.In Corfman RS,Diamond MP, DeCherney A.Complications of laparoscopy and hysteroscopy.London:Blackwell Scientific Publications,

1993：177—186.

[13] Mclucas B.Hyskon complications in hysteroscopic surgery.Obstet Gynecol Surv,1991,46：196—200.

[14] Morris wortman.Complicationd of Hysteroscopic Surgery.In Keith Isaacson.(ed).Complications of Gynecologic Endoscopic Surgery.Saunders Elssevier,2006.192.

[15] Molnar BG,Broadbent JAM,Magos AL.Fluid overload risk score for endometrial resection.Gynaecol Endosc,1992,1：133—138.

[16] Molnar BG,Magos AL,Kay J.Monitoring fluid absorption using 1% ethanol tagged glycine operative hysteroscopy.J Am Assoc Gynecol Laparosc,1997,4：357—362.

[17] Peterson HB,Hulka JF,Philips JM,et al.Operative Hysteroscopy.American Association of Gynecologic Laparoscopists 1988 Membership Survey.J Reprod Med,1990,25：590—591.

[18] Steels A,Gowrishanker M,Abrahamson S,et al.Postoperative hyponatremia despite near-isotonic saline infusion：A phenomenon of desalination.Ann Intern Med,1997,126：20—25.

[19] Taskin O,Buhur A,Birincioglu M.Endometrial Na^+,K^+-ATPase pump function and vasopressin levels during hysteroscopic surgery in patients pretreated with GnRH agonist.J Am Assoc Gynecol Laparosc,1998,5：119—124.

[20] Valle RF.A manual of clinical hysteroscopy.New York：Partheron Publishing Group,1998：41—46.

[21] Vugaropulos SP,Haley AC,Hulka JF.Intrauterine pressure and fluid absorption during continuous flow hysteroscopy.Am J Obstet Gynecol,1992,167：386—391.

[22] Witz CA,Sliverberg KM,Burns WN.Complications associated with the absorption of hysteroscopic fluid media.Fertil Steril,1993,60：745—756.

第三节 术中及术后出血

宫腔镜手术出血并发症包括宫腔镜手术中、手术后近期、手术后远期等子宫出血超过正常出血量，需要采取措施控制出血的情况。

在宫腔镜应用的早期，术中及术后近期出血是继子宫穿孔后第二位常见的宫腔镜手术并发症。Jansen等报道，总结13 600例宫腔镜检查和宫腔镜手术，发生出血并发症者22例（0.16%），且皆与穿孔有关。Agostini等评估2 116例宫腔镜手术，发生大出血者13例（0.61%）。首都医科大学附属复兴医院宫腔镜诊治中心统计1995年1月至2001年1月行宫腔镜手术1 747例，发生出血并发症5例（0.29%）。各类宫腔镜手术中，子宫肌瘤尤其是壁间内突肌瘤出血的危险性最大，可达2%～4%。其次是子宫内膜电切及Nd：YAG激光或滚球电凝，另外也可发生在中隔切除或宫颈及子宫下段损伤时。

随着宫腔镜手术技术的进步，常规宫腔镜手术出血并发症的发生率明显降低。而在某些困难的宫腔镜手术，如宫角妊娠、宫颈妊娠、剖宫产瘢痕妊娠、宫颈肌瘤、子宫壁间内突肌瘤等，宫腔镜手术术中和术后出血发生率较高。

一、术中及术后出血的发生因素及机制

（一）TCRE、TCRA、TCRP术切割深达子宫血管层

子宫是多血器官，子宫肌壁富含血管，其血管层位于黏膜下5～6 mm，

大约在子宫肌壁内1/3处，有较多的血管穿行其间。TCRE、TCRA、TCRP手术通常切割深度在此血管层之上，当切割达血管层时，可致大量出血。

（二）TCRS切割宫底肌壁，损伤血管出血

TCRS手术切割至宫底部，切割过深达宫底肌壁血管层，或发生宫底部穿孔损伤肌壁血管时，可致大量出血。

（三）切除直径较大、特殊部位子宫肌瘤瘤床出血

直径较大的肌瘤、Ⅱ型黏膜下肌瘤、壁间内突肌瘤和邻近宫腔的子宫壁间肌瘤因瘤床较深，宫腔镜下切割接近或达到肌瘤基底部时，易损伤较粗血管，止血困难。若肌瘤基底部肌层很薄，切割肌瘤后基底部肌壁收缩困难，出血较难控制；当切割穿透基底部肌壁，发生穿孔，可致多量出血。

另一特殊部位子宫肌瘤是宫颈肌瘤。如电切肌瘤时切割宫颈侧壁过深，可伤及子宫动脉下行支，引起大量出血。

（四）子宫特殊部位妊娠的宫腔镜手术损伤肌层血管

子宫特殊部位妊娠包括宫角妊娠、宫颈妊娠、剖宫产瘢痕妊娠等。

宫角妊娠者因妊娠宫角部膨大，宫角部肌层菲薄，血运丰富，可见粗大血管。宫腔镜手术时极易损伤血管或发生穿孔，导致出血。

宫颈主要由结缔组织组成，肌肉组织含量少，且壁薄，故子宫颈收缩力差，开放的血管不易闭锁，宫颈妊娠时宫腔镜手术容易引起大出血和出血不止。

剖宫产瘢痕妊娠因妊娠处的子宫肌层菲薄，宫腔镜手术时发生损伤的概率较大，又因此处肌层弹性较差，收缩不良，出血不易控制。

此外，妊娠组织植入子宫肌层时宫腔镜手术切割过深也可发生穿孔或子宫收缩不良，继而出血。

（五）合并子宫腺肌病或子宫肌瘤影响宫缩

子宫腺肌病或子宫多发肌瘤会影响子宫收缩力，宫腔内病变行宫腔镜手术时，子宫收缩困难将导致术中和术后近期出血较多。

（六）子宫动静脉瘘

子宫动静脉瘘是由先天或后天因素使子宫血管异常发育或增殖导致子宫动脉和静脉管壁相连形成瘘管。宫腔镜手术损伤子宫肌壁动静脉瘘管时可导致大量出血。

（七）合并相关内科疾病

若患者合并凝血功能异常的疾病，如血液病、肝功能严重损害和肝硬化、肾衰竭、心脏瓣膜置换术后长期服用抗凝药物等，宫腔镜手术中出血不易止血。

二、宫腔镜手术术中出血

（一）宫腔镜手术术中出血的识别

对于有经验的医师，宫腔镜手术术中大量出血是很少见的。TCRE常规

切割深度是切至内膜下2~3 mm，此深度足以切净除腺肌病外的全层子宫内膜，又不致切到较大的血管，而子宫内膜下血管口径很小，电切时不致引起出血。其次，切割时含有凝固电流的混合电切电流封闭了小血管。而且，灌流液使宫内压升高，形成了血管出血的对抗力量，减少了静脉来源的出血。因此，TCRE术几乎可被视为"无血"手术。

同TCRE手术相比，TCRM手术出血量明显增加。首都医科大学附属复兴医院宫腔镜诊治中心于等（2006年）研究发现，TCRM术中出血量在电切小肌瘤（直径≤3.5 cm）时平均为17 mL，电切较大肌瘤（直径>3.5 cm）时平均为64 mL。

当宫腔镜手术术中切割肌壁过深，损伤血管层时；当宫腔内肌瘤较大、位置较深，电切损伤较大血管时；当宫腔镜手术发生子宫穿孔，损伤宫壁血管时；当子宫因妊娠血运丰富，切割损伤粗大血管时；当病变位于宫颈管内，手术伤及侧壁动脉或穿孔时；当有子宫动静脉瘘手术损伤瘘管时，可引起较多量的出血。

手术中创面出血过多严重影响手术视野，导致宫腔镜操作困难，手术时间延长，发生子宫穿孔、灌流液吸收过多等其他并发症的概率也相应增加。

（二）宫腔镜手术术中出血的防治

1．术前药物预处理：许多研究表明宫腔镜术前子宫药物预处理可以使子宫内膜萎缩变薄，血管减少，致术中出血减少。Cooper等认为术前应用一段时期口服避孕药或GnRH-a可以纠正贫血，减少术中出血。

2．术中电凝止血：对于宫腔镜术中出血，如有明显的出血点，用环形电极、滚球或滚筒电极，40~60 W的凝固电流电凝出血的血管即可有效止血（图12-3-1，图12-3-2）。如为肌瘤出血，可围绕假包膜电凝血管（图12-3-3）。

3．提高膨宫压力止血：适当提高膨宫压力，宫腔内灌流液体可压迫宫腔创面裸露的破裂血管，达到止血的作用。但是需要注意膨宫压力增加，灌流液迅速吸收引起稀释性低钠血症的危险。

4．术终降低宫内压，检查出血点，电凝止血：手术结束前可将膨宫压力降低，宫内压力降低导致宫腔创面破裂血管的出血可见。宫腔镜下仔细寻找出血点，有波动的动脉性出血必须确切电凝止血（图12-3-4，图12-3-5）。

5．宫腔球囊压迫止血：若在手术结束时有渗血，尤其同时切除肌瘤者，宫腔可置入Foley导尿管，球囊注水10~30 mL，压迫6~8 h，一般能够充分止血（图12-3-6）。首都医科大学附属复兴医院宫腔镜诊治中心曾遇3例一般处理无效的术中出血，其处理情况见表12-3-1。

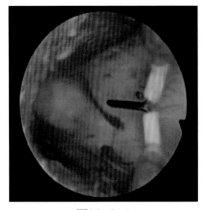

图12-3-1

TCRS电切达宫底部时，宫底创面见
活动性出血，针状电极电凝出血点

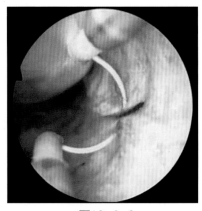

图12-3-2

TCRE术中宫腔侧壁见活动性出血点，
环形电极电凝止血

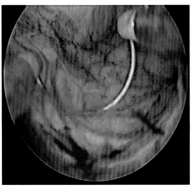

图12-3-3

宫腔镜电切子宫肌瘤，肌瘤包膜创面
见活动性出血

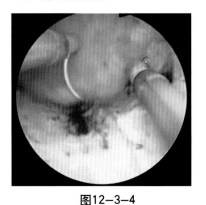

图12-3-4

TCRE手术结束前降低宫腔压力，检
查创面，宫腔后壁可见活动性出血，
环形电极电凝创面

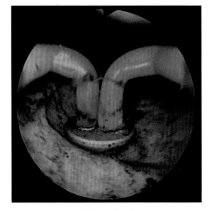

图12-3-5

TCRE手术结束前检查创面，纽扣式
汽化电极电凝宫腔后壁活动性出血

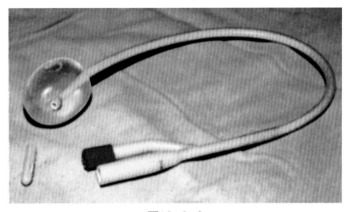

图12-3-6

膨胀Foley导尿管球囊压迫止血

表12-3-1　3例宫腔镜术中出血的发病及处理情况

序号	手术情况	出血量	临床表现	处理
1	宽蒂黏膜下肌瘤5 cm，TCRM术中出血多，术终宫缩极差，出血不止	700 mL	血压下降	立即开腹切除子宫体
2	TCRP术终子宫出血不止，催产素效差	200 mL	—	球囊压迫4 h出血停止
3	子宫壁间肌瘤6.5 cm，内突30%，开窗切除70%，瘤床止血困难	200 mL	—	球囊压迫9 h出血120 mL后出血停止

6．预防性子宫动脉阻断：腹腔镜子宫动脉阻断术是应用腹腔镜阻断双侧子宫动脉的手术。对于具有出血高危因素的宫腔镜手术，手术开始前先行腹腔镜子宫动脉阻断术，可使子宫血流量减少，术中出血减少，手术视野清晰，手术难度降低，手术安全性提高。

腹腔镜子宫动脉阻断术根据阻断子宫动脉的途径和部位不同分为子宫动脉高位阻断和宫旁子宫动脉阻断。腹腔镜高位阻断子宫动脉一般自侧盆壁先分离髂内动脉，再寻找其前干的第一分支子宫动脉，游离并自起始处电凝阻断，故也称为侧入方法，是目前临床应用较多的子宫动脉阻断方法。腹腔镜宫旁子宫动脉阻断在宫颈内口水平打开阔韧带前叶或后叶，寻找并游离子宫动脉，电凝阻断。

7．治疗内科原发疾病：对于合并内科凝血功能障碍疾病的患者，需在手术前和手术后治疗内科原发疾病，调整和评估凝血功能状态，做好术中药物准备，术中严密监护，以减少出血并发症的发生。

三、宫腔镜手术后近期出血

（一）宫腔镜手术后近期出血的识别

一般认为，宫腔镜术后近期出血是指术后1周内的出血。Isaacson认为因为手术结束时宫腔内压力下降，术后出血要比术中出血多见。几乎所有的宫腔镜手术术后都会有少量出血。文献报道，TCRE术后24 h出血量大约30 mL，TCRM术后24 h出血量为20~80 mL。如果手术结束时出血持续较多，在患者离开手术室之前应该采取一些止血措施。

（二）宫腔镜手术后近期出血的防治

1．Foley球囊机械压迫止血：局部填塞压迫止血在外伤急救、外科手术中应用已久。球囊压迫止血亦在前列腺电切术、食道静脉曲张等中一直应用。1981年Goldrath最先将Foley尿管球囊压迫引入妇科子宫出血及妇科内镜手术领域。在1例用5%葡萄糖盐水为膨宫液的激光内膜去除术中，手术操作完成时出现大量子宫出血，宫腔置入Foley尿管，球囊注入盐水膨胀后，出血迅速停止。

（1）Foley球囊压迫止血作用机制：Foley球囊机械性压迫子宫壁，压迫创面开放血管，可达到止血的作用。通过球囊注入造影剂，X线观察，Goldrath还发现，子宫和球囊的形状是互相适应的，至于谁适应谁多一些取决于子宫腔和球囊各自的大小。对于出血通过输卵管逆流的可能性Goldrath也进行了探讨。他认为宫腔内球囊有足够压力填塞宫角部。血凝块也可填塞输卵管口，所以任何时候宫角部空隙内的血液通过输卵管窄腔逆流的量都是很少的。临床观察也证实应用球囊压迫止血的患者没有一例有腹腔内出血的表现。Foley尿管球囊压迫止血方法简单、有效、不需要特殊的技术，并且费用低廉，已逐渐成为宫腔镜手术预防术后出血最常用的方法之一。

（2）Foley球囊压迫止血操作方法：

1）应用双腔Foley导尿管，先于导管球囊内注入1~3 mL气体作为球囊边缘的指示，将球囊顶端的导管用剪刀剪去（图12-3-7）。注意不要剪破球囊。球囊以上部分剪去可使宫腔内球囊成球形，与子宫壁紧密接触，子宫壁受力均匀。

2）手术结束时将Foley导尿管置入宫腔，球囊注入适量无菌生理盐水，向外牵拉无脱出，同时观察阴道出血情况（图12-3-8A、B）。

3）导管末端连接收集袋，收集并观察宫腔内出血情况。

4）术后6~8 h取出Foley尿管。

5）常规应用抗生素预防感染。

（3）Foley球囊压迫止血注意事项：

1）球囊注水量：正常子宫腔的容积是5~10 mL。根据患者宫腔大小和子宫肌瘤大小，球囊注水量一般为10~20 mL。对于较大子宫和肌瘤的严重出血，可注入15~30 mL。日本的林保良教授认为，对于宫腔镜下子宫肌瘤

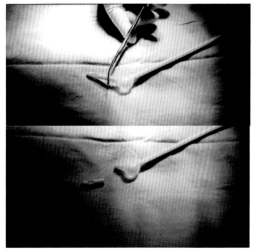

图12-3-7

尿管顶端球囊以上部分剪去

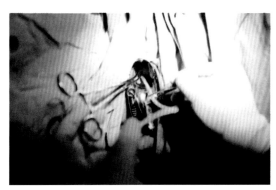

图12-3-8A

手术结束时将Foley导尿管置入宫腔

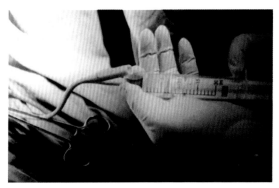

图12-3-8B

球囊注入无菌生理盐水压迫止血

电切术，球囊内的液体注入量应少于切除肌瘤组织的重量。B超显示球囊大小应小于术前肌瘤的大小（图12-3-9A、B）。如球囊压迫仍不能止血时，多因球囊内注水量不足，应再多追加注水，或用丝线缝合子宫颈外口，以提高宫内压止血。向外牵拉球囊，可压迫颈管内的出血。取出球囊导尿管时，同时拆除子宫颈外口的缝合线。

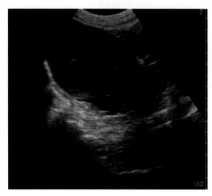

图12-3-9A	图12-3-9B
TCRM术前B超纵向扫查图像。子宫前位，子宫内Ⅱ型黏膜下肌瘤，位于子宫后壁，直径4 cm	TCRM术后B超纵向扫查图像。宫腔内置Foley球囊，注生理盐水30 mL

2）球囊压迫时间：一般球囊宫腔内压迫放置时间为6~8 h。长时间、高压力的球囊压迫可引起子宫内膜，甚至子宫壁缺血坏死。6~8 h后，Foley球囊可一次取出，亦可分次抽液减压再取出。球囊压迫宫腔内仍有出血时出血可沿阴道或Foley导管流出。在球囊留置期间如出血量增多，可向球囊内加注液体，压迫止血。或用丝线缝合子宫颈外口止血；向外牵拉球囊压迫颈管内出血。球囊放置时间不宜过长，文献报道有因放置时间过长导致子宫肌壁坏死者。

3）少量出血阴道置纱布压迫即可充分止血。出血较多时应用Foley球囊宫腔压迫止血。宫腔大，出血严重时可放入2个球囊导尿管以增加宫腔压力，或分别压迫宫腔的上下段。

2．药物止血：在宫腔镜手术中也经常应用垂体后叶加压素、前列腺素等局部止血。

（1）垂体后叶加压素：为了预防及控制急性或大量出血，天然和合成的垂体加压素作为血管收缩剂在妇科手术中应用已经有近百年历史。药理剂量垂体加压素能够引起胃肠道、子宫平滑肌和所有血管床平滑肌成分主动收缩，尤其毛细血管、小动脉和小静脉，对大血管的平滑肌组织作用则较弱。

垂体后叶加压素注射液是水溶性合成加压素（8-L-arginine vasopressin）。半衰期为10~20 min。垂体后叶加压素稀释液宫颈注射可产生子宫收缩止血。但是许多学者认为外源性垂体加压素的应用可增加手术应激诱导的抗利尿激素异常分泌。这可增加稀释性低钠血症的发病率，并加重症状。

Philips等对106名接受宫腔镜手术的患者术前宫颈注射20 mL垂体加压素注射液（0.05 u/mL）或安慰剂。结果表明，宫颈注射垂体加压素注射液组较安慰剂组能够显著地减少术中出血，减少灌流液的吸收量，并缩短手术时间。两组患者在心脏收缩和舒张、血压、心率或节律上都无显著性差别。但是由于垂体加压素具有危及生命的心血管作用和一些严重并发症，所以对于内膜切除术和肌瘤直径小于3 cm的肌瘤切除，须严格掌握应用指征。Robert等报道宫旁注射肾上腺素可减少TCRE术中和术后出血，减少宫腔球囊填塞压迫的应用，但少数患者用药时有阵发性心动过速（>110次/min），故限制了其常规使用。

（2）前列腺素衍生物：有些学者还用米索前列醇（misoprostol，前列腺素E_1类似物）口服或塞肛以增强子宫收缩，减少术后出血。

3．宫腔镜检查并电凝止血：宫腔镜术后48~72 h之后至1周内，患者偶有突发大量出血。此时可行宫腔镜检查寻找宫颈和宫腔创面活动性出血点，宫腔镜下电凝出血点，可有效止血。

4．子宫血管阻断和子宫切除：宫腔镜手术后如各种止血方法无效，可行急诊子宫血管阻断或子宫切除术。子宫血管阻断主要有子宫动脉栓塞、经阴道或腹腔镜子宫血管阻断等方法。子宫动脉栓塞是用不同的物质选择性地阻塞动脉血管以阻断子宫血流，主要用于急性子宫出血。经阴道子宫血管阻断是经阴道结扎子宫动脉和卵巢动脉，从而使子宫血流减少达到止血的目的。腹腔镜子宫血管阻断用腹腔镜电凝阻断子宫动脉，子宫血流量迅速减少，从而有效控制子宫出血。

在各种止血方法皆无效时，可行开腹或腹腔镜下子宫切除术。随着医学技术的发展，各种保守方法可以有效地控制子宫出血，减少了创伤性操作的施行。首都医科大学附属复兴医院宫腔镜诊治中心曾遇4例宫腔镜术后出血，其治疗经过见表12-3-2。

表12-3-2　4例术后出血的发病及处理情况

序号	手术及术后经过	出血量（mL）	临床表现	处理
1	中隔子宫，TCRS术后8 h子宫出血多	800	失血性休克	球囊压迫8 h，输血600 mL，出血停止
2	内突壁间肌瘤，TCRM术后6 h出血多	300	—	输血200 mL，球囊压迫8 h，出血停止

续表

序号	手术及术后经过	出血量（mL）	临床表现	处理
3	心脏瓣膜置换术后，月经过多，停华法林 TCRE术后24 h出血不止	1 000	失血性休克、贫血	宫腔镜下电凝止血，出血停止
4	宫颈管后壁肌瘤5 cm，TCRM术后第4天瘤床突然大出血	600	失血性休克	输血、局部填塞压迫，出血停止

四、宫腔镜手术后远期出血

有患者于手术后1周发生大量出血，再度来院，除了需要宫腔置球囊导尿管外，并且需要缝合宫颈外口才能止血，同时给予雌激素及抗生素，以促进子宫内膜的修复，预防感染。上述情况临床比较少见。有的患者手术后初次月经来潮出血量较多，需阴道填塞纱布压迫止血，此类情况较多见。首都医科大学附属复兴医院宫腔镜诊治中心曾遇2例严重的术后晚期出血，其发病及处理情况见表12-3-3，例1出血的原因与医用透明质酸钠的应用有关，例2乃腺肌病所致。

表12-3-3　2例宫腔镜术后晚期出血的发病及处理情况

序号	手术及术后经过	出血量（mL）	临床表现	处理
1	TCRM，为预防宫腔粘连注透明质酸钠3 mL，术后11 d突然大出血，保守治疗无效	1 000	失血性休克、贫血	输血，开腹，子宫体切除，病理检查见瘤床有异物巨细胞
2	功血TCRE术中发现腺肌病，术后5个月，负重后反复大量出血，保守治疗无效	700	失血性休克、贫血	输血，子宫体切除，见子宫腺肌病重度，右角达浆膜面

五、宫腔镜手术后长期出血

个别患者宫腔镜术后可有持续少量出血，可能与宫腔镜术后宫腔创面的炎性反应、创面愈合不良、肉芽肿样异物反应等有关，行全面刮宫可能治愈。Colgan等研究了宫腔镜滚球子宫内膜去除术后子宫内膜修复过程，发现术后3个月内，子宫标本可见急性炎症、子宫肌层坏死、红色异物小体和肉芽肿样反应。术后3个月后，子宫标本可见持续的肉芽肿样异物反应和明显的子宫内膜瘢痕化。认为宫腔镜子宫内膜去除术后的反应为肉芽肿性子宫内膜炎。首都医科大学附属复兴医院宫腔镜诊治中心用刮宫治愈过1例术后肉芽肿性子宫内膜炎。

（于　丹）

参考文献

[1] Agostini A, Bretelle F, Cravello L, et al. Complications of operative hysteroscopy. Presse Med, 2003, 32: 826—829.

[2] Azar D, Thomford NR, Pace WG, et al. Intra—arterial vasopressin administration complicated by adverse cardiodynamic effects. Rev Surg, 1997, 34: 140—144.

[3] Baggish MS, Sze EHM. Endometrial ablation: A series of 568 patients treated over an 11—year period. Am J Obstet Gynecol, 1996, 174: 908—913.

[4] Birinyi L, Kalamasz N, Juhasz AG, et al. Follow—up study on the effectiveness of transcervical myoma resection (TCRM). Eur J Obstet Gynecol Reprod Biol, 2004, 113: 78—82.

[5] Colgan TJ, Shah R, Leyland N. Post—hysteroscopic ablation reaction: a histopathologic study of the effects of electrosurgical ablation. Int J Gynecol Pathol, 1999, 18: 325—331.

[6] Cooper JM, Brady RM. Intraoperative and early postoperative complications of operative hysteroscopy. Obstet Gynecol Clin North Am, 2000, 27: 347—366.

[7] Corson SL, Brooks PG, Serden SP, et al. Effects of vasopression administration during hysteroscopic surgery. J Reprod Med, 1994, 39: 419—423.

[8] Dan Yu, Tin—Chiu Li, Enlan Xia, et al. A prospective randomized controlled trial on the effectiveness of routine Foley balloon tamponade on the reduction of bleeding after hysteroscopic resection of myoma. Gynecol Surg, 2006, 3: 93—96.

[9] Galka E, Goldfarb HA. Disseminated intravascular coagulation as a complication of intrauterine balloon tamponade for posthysteroscopic acute uterine bleeding. J Am Assoc Gynecol Laparosc, 2000, 7: 573—576.

[10] Goldrath MH, Fuller TA, Segal S. Laser photovaporization of endometrium for the treatment of menorrhagia. Am J Obstet Gynecol, 1981, 104: 14.

[11] Goldrath MH. Uterine tamponade for the control of acute uterine bleeding. Am J Obstet Gynecol, 1983, 147: 869—872.

[12] Hulka JF, Peterson HA, Phillips JM, et al. Operative hysteroscopy: American Association of Gynecologic Laparoscopists 1993 membership survey. J Am Assoc Gynecol Laparosc, 1995, 2: 131—132.

[13] Isaacson KB. Complications of hysteroscopy. Gynecologic operative Endoscopy, 1999, 26: 39—51.

[14] Jansen FW, Vredevoogd CB, van Ulzen K, et al. Complications of hysteroscopy: a prospective, multicenter study. Obstet Gynecol, 2000, 96: 266—270.

[15] Loffer FD. Removing intrauterine lesions: myomectomy and polypectomy. In: Bieber EJ, Loffer FE (eds) The gynecologic resectoscope. Blackwell Scientific, Cambridge, 1994, pp 168—194.

[16] Martin JD, Shenk LG. Intraoperative myocardial infarction after paracervical vasopressin infiltration. Anesth Analg, 1994, 79: 1201—1202.

[17] Philips DR, Nathanson HG, Milim SJ, et al. The effect of dilute vasopressin solution on blood loss during operative hysteroscopy: a randomized controlled trial. Obstetrics Gynecology, 1996, 88: 761—766.

[18] Propst AM, Liberman RF, Harlow BL, et al. Complications of hysteroscopic surgery: predicting parents at risk. Obstet Gynecol, 2000, 96: 517—520.

[19] Roberts M, Walton SM. The effect of paracervical adrenaline on blood loss in patients undergoing

transcervical resection of the endometrium. Gynaecol Endos, 2000, 9: 153—156.

[20] Sowter MC, Singla AA, Lethaby A. Pre—operative endometrial thinning agents before hysteroscopic surgery for heavy menstrual bleeding. Cochrane Database Syst Rev, 2000, (2): CD001124.

[21] Townsend DE. Vasopressin pack for treatment of bleeding after myoma resection. Am J Obstet Gynecol, 1991, 165:1405—1407.

第四节　感　染

宫腔镜检查或手术术后感染的发病率均较低，文献报道为0.01%~2%，术后感染与操作器械的消毒、患者生殖系统有无感染性疾病、患者的机体抵抗力及预防性抗生素的应用等诸多因素有关。

一、女性生殖器官的特点

女性生殖器分为内生殖器和外生殖器，内生殖器通过阴道与外界相通。阴道内正常分泌物呈弱酸性，可防止致病菌在阴道内繁殖；而宫颈管黏膜层的腺体，能分泌少量碱性黏液，形成宫颈管黏液栓，具有防御功能。正常情况下，女性阴道内有多种微生物寄生，属内源性微生物，细菌群落由革兰氏染色阳性或阴性的需氧菌与厌氧菌组成。常见的需氧菌有乳酸杆菌、棒状杆菌、非溶血性链球菌、表皮葡萄球菌、肠球菌、大肠杆菌及阴道加德纳菌等。厌氧菌包括消化球菌、消化链球菌、脆弱类杆菌、梭杆菌等，此外还有念珠菌等。阴道与这些菌群形成一种平衡状态，当机体免疫力低下、内分泌水平变化或外来某种因素（如组织损伤）破坏了这种生态平衡时，这些常住的菌群才会成为致病菌而引起感染。因此，女性下生殖道内的内源性微生物常是生殖道感染中的病原菌。

二、引起宫腔镜术后感染的因素

（一）操作因素

宫腔镜手术时将宫颈管扩张至直径1 cm左右，可使颈管组织内的部分纤维断裂，颈口开放使宫腔与外界相通。同时操作过程中，宫腔镜反复移动和进入宫腔，可把阴道和宫颈的菌丛带入。膨宫液的使用可携带致病菌通过输卵管而进入盆腔，或通过宫腔内裸露的受创伤的内膜或肌肉组织进入局部或血液系统，引起盆腔感染。Boubli等研究发现阴道无病原菌的患者，有25%于术毕宫内可检出病原菌；而阴道有病原菌的患者，宫腔镜手术后，其中50%宫腔被污染。阴道带菌的患者在宫腔镜手术期间，宫内细菌污染的相对危险度为8.75。

（二）生殖道内环境的改变

宫腔镜检查或手术的干扰可导致阴道内菌丛的明显改变和转化，不但从阴道分离出的菌丛种类较术前为多，而且乳酸杆菌阳性率下降，毒力强的大肠杆菌和脆弱类杆菌阳性率可明显增加。乳酸杆菌代谢产生的乳酸，可使阴道pH值保持在3.8~4.2，有利于阴道内共生菌的生长，而不利于引起细菌性阴道病的细菌生长，以保持阴道的健康。手术创伤不但为细菌入侵机体提供了门户，还促进了阴道内毒力强的潜在病原菌优先生长繁殖，从而为术后感染创造了有利条件。若术后阴道持续流血或流液，则破坏了阴道的正常内环境；同时血液也是良好的细菌培养基，有利于细菌生长，导致盆腔感染。

（三）器械因素

由于宫腔镜器械结构精细，有许多阀门和狭窄的管道给清洁工作带来困难，存留在器械上的颗粒、蛋白物质为潜在的致病菌提供了避难所，消毒剂也不易渗入，同时宫腔镜导线等未用高压蒸汽消毒灭菌。宫腔镜手术器械直接与生殖器官接触，在进行检查、切割、分离等操作时，若器械消毒不合格，则极易造成感染。夏恩兰等报道了3例纤维宫腔镜检查术后发生的感染，当时消毒方法采用75%酒精擦拭镜体和冲洗注水孔。以后改为1∶2灭菌王溶液浸泡器械，未再发生感染。

三、宫腔镜术后感染微生物学特点

宫腔镜术后感染绝大多数为阴道内寄生的潜在病原菌所致的内源性感染。一般为多种细菌混合感染，且不同细菌间有协同致病作用，如需氧菌侵入创面并消耗氧气后所产生的低氧环境，有助于厌氧菌的迅速繁殖和继续破坏机体深部组织。主要致病菌为需氧的大肠杆菌和链球菌，以及厌氧的消化链球菌、消化球菌和脆弱类杆菌，厌氧菌常为盆腔深部感染的主要致病菌。

四、宫腔镜术后感染的诊治

宫腔镜术后感染一般为轻度盆腔炎，常为子宫内膜炎和子宫肌炎。

1．症状：患者术后体温升高，超过37.5 ℃，且持续不降。出现持续性或阵发性下腹隐痛或剧痛，严重者可出现腹膜刺激征。阴道排液增多，可为血性或脓性分泌物，多伴有腥臭等异味。

2．体征：因感染常为子宫内膜炎和子宫肌炎，故经阴道双合诊检查时可有宫颈举痛及子宫压痛。若有盆腔腹膜炎和（或）盆腔积脓，则下腹部压痛、反跳痛及肌紧张明显。

3．辅助检查：血常规检查常见白细胞增高表现，中性粒细胞升高明显。盆腔B超有助于发现盆腔积脓，必要时行CT或MRI检查。可疑菌血症或败血症者需行血培养及药敏检查。

4．治疗：由于宫腔镜术后感染的主要致病菌包括需氧菌及厌氧菌，且厌氧菌常为盆腔深部感染的主要致病菌。所以应选择广谱抗生素治疗，尤其杀灭厌氧菌作用明显的抗生素。由衣原体、支原体及真菌所引起的盆腔炎也值得注意。轻度盆腔感染口服抗生素治疗，重度盆腔感染需静脉点滴抗生素。对于盆腔脓肿患者，药物治疗无效时，可考虑手术治疗。

五、宫腔镜术后感染文献报道

宫腔镜术后感染的发病率文献报道不一。Aydeniz 等报道了德国92家妇科内镜中心21 676例宫腔镜手术患者，发现术后仅3例发生子宫内膜炎，感染发生率为0.01%。Perez-Medina等报道了6 123例宫腔镜检查或手术，仅有3例（0.05%）发生了盆腔炎，血培养阴性，阴道分泌物培养显示为非特异性菌丛。Bracco等报道253例诊断性宫腔镜，术前检测35例宫颈管带菌者，术后发生2例（0.79%）盆腔炎，均为带菌者，病原菌为沙眼衣原体。Maher和Hill报道了100例因AUB行子宫内膜切除术（TCRE）的患者中有2例（2%）发生继发感染，而未查出任何病原菌。Vilos 等报道800例子宫内膜去除术（EA），其中4例（0.5%）术后发生子宫肌炎。Cravello等报道195例宫腔息肉样病灶切除术（TCRP），术后仅1例（0.51%）感染。Propst等报道925例宫腔镜手术，有2例行子宫肌瘤切除术（TCRM）的患者术后发生子宫肌炎，感染率为0.22%。宫腔镜术后感染一般为轻度盆腔炎，但严重的感染也偶有发生。Mears等报道了2例因子宫不规则出血行宫腔镜检查后出现感染的患者，1例宫腔镜检查后6 d出现盆腔脓肿伴败血病，抗炎治疗6周后痊愈。另1例宫腔镜检查2周后出现右输卵管卵巢脓肿，予开腹切除。2例均证实有慢性输卵管炎病史，而检查术后均未给预防性抗生素治疗。Amin-Hanjani和Good报道1例47岁妇女因月经过多行TCRE+EA术，未予预防性抗生素，术后发生宫腔积脓和菌血症，宫颈分泌物与血培养均为大肠杆菌，行宫腔引流和静脉点滴抗生素而治愈。Parkin报道1例40岁妇女因功能性子宫出血合并子宫后壁小肌瘤而致贫血，行TCRE术后第2天出现腹泻、休克，开腹探查子宫、肠道无损伤，血培养和腹腔液培养为金黄色葡萄球菌，患者于术后第8天因多系统衰竭抢救无效而死亡。Li等报道1例患有6年肾衰竭需行肾透析的42岁妇女，因功血而行宫腔镜检查，术后腹痛，阴道上段和腹膜透析流出物培养出相同的白色念珠菌，诊断为真菌性腹膜炎，认为是膨宫液经阴道将真菌带入腹腔所致。McCausland等报道了3例宫腔镜手术后发生输卵管卵巢脓肿患者，3人均有盆腔炎病史，且均未给予预防性抗生素，其中2例行TCRP，1例行TCRM。Rullo报道1例宫腔镜手术时子宫穿孔，术后发生左侧宫旁及圆韧带脓肿。Jeanette等报道1例滚球电极去除子宫内膜，术后第4天出现盆腔脓肿和巴氏腺脓肿，第8天又发现肝脓肿。Phillips报道1例月经过多做诊断性宫腔镜患者，术后出现腹膜炎，腹腔镜检查子宫及附件均正常，腹腔液检查见白细胞，未发现微生物，行腹腔引流，并给予抗生素后治愈。Yap等报道了1例41岁红斑狼疮晚期肾透析患者，因月经过多行宫腔镜子宫内膜去除术，术后1 d腹腔液混浊，诊断腹膜炎，给予静脉及腹腔滴注抗生素治疗，继而出现败血症休克，予以肾透析后治愈。Lin等报道了1例子宫腺肌病患者行诊断性宫腔镜后发生输卵管卵巢脓肿和败血症休克。Golan等报道1例行宫腔镜残留胚物取出术后罹患败血症致DIC，抢救治愈。

六、感染预防措施

多数感染是可以预防的，即使感染不可避免，采取预防措施也可减轻感染程度。应尽量消除诱发感染的各种因素，同时增强患者自身抵抗力。

（一）严格器械消毒

由于宫腔镜手术器械直接与生殖器官接触，在进行检查或手术时，若器械消毒不合格，极易造成感染，所以宫腔镜检查和手术器械消毒均要求达到灭菌。器械消毒方法包括：①高压蒸汽灭菌法：121 ℃作用20~30 min，是消毒最彻底的方法，金属器械可采用，但经反复高压消毒后，有些器械的关节处可变得不灵活。②低温灭菌器灭菌法：灭菌器内液体为经过仪器处理的无菌水及灭菌剂，在45~55 ℃的低温下作用30~40 min，灭菌完成后经过2次无菌水冲洗，确保无菌清洁及无化学物残留，然后自动抽干液体。由于其对器械损害极小，是目前消毒宫腔镜器械较常用的方法。③环氧乙烷灭菌法：在环氧乙烷灭菌器内，用800 mg/L环氧乙烷，55~60 ℃，相对湿度60%~80%，作用6 h。优点是对器械损害相对较小，缺点为消毒时间较长。④化学消毒剂浸泡法：采用2%碱性戊二醛灭菌时，必须浸泡10 h。其对器械有腐蚀性，对皮肤黏膜及呼吸道有刺激，器械从消毒液取出时需用无菌液体冲洗。

（二）严格无菌操作

Dhaliwal等统计了4 032例住院行妇产科手术的患者，术后感染率为2.2%，其中妇科手术感染率为0.9%，常见致病菌为肠球菌、葡萄球菌、克雷伯杆菌属，认为阴道菌群是污染手术的主要来源，但可以通过局部消毒而降低发病率。阴道是进行宫腔镜操作的必经之路，术前严格消毒更显重要，尤其在连续进行宫腔镜检查或手术时，术者必须严格无菌操作。0.5%碘伏消毒液为广谱杀菌剂，可杀灭化脓性球菌、肠道致病菌及致病性酵母菌，对皮肤及黏膜无刺激，适宜外阴及阴道消毒，已成为宫腔镜检查及手术前常规消毒剂。

（三）改善患者状况

患有生殖器炎症、营养不良、贫血、糖尿病等疾病者，或抵抗力弱的老年人，均是导致感染的潜在因素，术前应及时发现并加以处理。

（四）预防性抗生素的使用

近年来，随着抗生素的发展，围手术期预防应用抗生素的概念与传统观念相比已有很大变化。研究结果表明，围手术期预防用药可以明显减少手术后感染性并发症的发生。Bhattacharys等在宫腔镜手术后菌血症发病率的研究中发现，未用抗生素组菌血症发病率为16%，而在麻醉诱导期给予静脉抗生素的患者，术毕菌血症的发病率为2%，二者有显著性差异。Marchino等也认为即使局限性的短时手术也会影响机体的免疫系统，降低防御功能，导致微生物菌群的变化，促使细菌增长，故预防性抗生素的应用非常重要。选用的抗生素应符合以下标准：抗菌谱广；高效杀菌力；高度的组织渗透性；维持组织内有效浓度时间长，单次用药即可达到预防目的；耐药菌株少；不良反应少；适当的价格效益比。抗生素的给药时间非常重要，若药物的有效浓度能在污染前达到，则可起到最大的作用。尽管大多数手术在理论上是在灭菌状况下进行的，但细菌污染的最高危险期仍是在手术过程中。抗生素预防用药的合理时间应是在可能的污染发生前，使患者相关组织内达到充分的药物浓度，以防止随后的细菌生长繁殖。一般认为，预防性抗生素应用在术前和术后各一次即可，若手术时间过长可于术中追加一次用药，以保持足够的组织浓度。然而，Hayashi等研究发现，妇科手术时，在麻醉诱导期给予静脉头孢类抗生素与术后3 d给予口服头孢类抗生素预防效果一样，二者无显著性差异，认为口服抗生素不失为一种安全、方便及廉价的术后预防措施。

引起盆腔炎的病原菌一般为链球菌、葡萄球菌、大肠杆菌及其他一些厌氧菌，但由于宫腔镜操作途径的特异性，由衣原体、支原体及真菌所引起的盆腔炎也值得注意。对有盆腔炎病史的患者，预防性抗生素的应用尤其重要，McCausland等进行的研究报道：第一组200例不用预防性抗生素患者中有4例（2%）有盆腔炎史，宫腔镜手术后，其中3例发生输卵管卵巢积脓。第二组500例给予预防性抗生素患者中有10例（2%）有盆腔炎史，宫腔镜手术后，无任何感染发生。

近年来对宫腔镜检查及手术是否必须使用预防性抗生素仍有争议，Isaacson认为宫腔镜检查术后可以不使用预防性抗生素。Thinkhamrop等分析了6个文献来评估抗生素预防宫腔镜检查术后感染的效果，未得出预防性使用抗生素能够防止宫腔镜检查术后宫内感染的结论。首都医科大学附属复兴医院宫腔镜诊治中心近年来严格控制预防性抗生素的使用，对无盆腔炎病史和无潜在易感染因素的患者，宫腔镜检查时不使用预防性抗生素，对于手术时间较短的简单宫腔镜手术（如TCRP），不使用预防性抗生素，极少发生术后感染。

总之，宫腔镜检查或手术有一定程度的感染风险，只要能充分的认识和有效的预防，感染，尤其是严重的感染就会极少发生或不发生，这将更有利于宫腔镜手术的开展，造福于千千万万身患疾病的女性。

（刘玉环）

参考文献

[1] 夏恩兰, 段惠兰, 冯力民. 纤维宫腔镜的临床应用. 实用妇产科杂志, 1998, 14(3): 155—156.

[2] Amin-Hanjani S, Good JM. Pyometra after endometrial resection and ablation. Obstet Gynecol, 1995, 85(5 Pt 2): 893—894.

[3] Aydeniz B, Gruber IV, Schauf B, et al. A multicenter survey of complications associated with 21 676 operative hysteroscopies. Eur J Obstet Gynecol Reprod Biol, 2002, 104(2):160—164.

[4] Bartlett JG, Moon NE, Goldstein PR, et al. Cervical and vaginal flora: Ecologic niches in the lower female genital tract. Am J Obstet Gynecol, 1978, 130:658—661.

[5] Bhattacharya S, Parkin DE, Reid TM, et al. A prospective randomised study of the effects of

prophylactic antibiotics on the incidence of bacteraemia following hysteroscopic surgery. Eur J Obstet Gynecol Reprod Biol, 1995, 63(1):37—40.

[6] Boubli L, Porcu G, Gandois JM, et al. Hysteroscopy infection risk. J Gynecol Obstet Biol Reprod, 1997, 26(3):250—255.

[7] Bracco PL, Vassallo AM, Armentano G. Infectious complication of diagnostic hysteroscopy. Minerva Ginecol, 1996 , 48(7—8):293—298.

[8] Cravello L, Stolla V, Bretelle F, et al. Hysteroscopic resection of endometrial polyps: a study of 195 cases. Eur J Obstet Gynecol Reprod Bio, 2000, 93(2):131—134.

[9] Dhaliwal JK, El—Shafei AM, Al—Sharqi MR, et al. Hospital morbidity due to post—operative infections in obstetrics & gynecology. Saudi Med J, 2000, 21(3):270—273.

[10] Golan A, Dishi M, Shalev A, et al. Operative hysteroscopy to remove retained products of conception: novel treatment of an old problem. J Minim Invasive Gynecol, 2011, 18 (1) : 100—103.

[11] Hayashi H, Yaginuma Y, Yamashita T, et al. Prospective randomized study of antibiotic prophylaxis for nonlaparotomy surgery in benign conditions. Chemotherapy, 2000, 46(3):213—218.

[12] Isaacson KB. Complications of Gynecologic Endoscopic Surgery [M] . Philadelphia, PA: Saunders Elsevier, 2006: 128, 194.

[13] Jeanette SC, Chen and Charles WFM. A case of pelvic and hepatic abscesses following rollerball endometrial ablation. Gynaecol Endosc, 1999, 8: 183—185.

[14] Li PK, Leung CB, Luk WK, et al. Post—hysteroscopy fungal peritonnitis in a patient on continuous ambulatory peritoneal dialysis. Am J Kindney Dis, 1993, 21(4):446—448.

[15] Lin YH, Hwang JL, Seow KM, et al. Tubo—ovarian abscesswith septic shock in a case of endometrioma following diagnostichysteroscopy. Taiwan J Obstet Gynecol, 2010, 49 (3) : 359—360.

[16] Maher PJ, Hill DJ. Transcervical endometrial resection for abnormal uterine bleeding—report of 100 cases and review of the literature. Aust NZ J Obstet Gynaecol, 1990, 30(4):357—360.

[17] Marchino GL, Mazza O, Baccarini G, et al. Antibiotic prophylaxis with cefotaxime in gynecological endoscopy. Minerva Ginecol, 1994, 46(6):337—341.

[18] McCausland VM, Fields GA, McCausland AM, et al. Tubo—ovarian abscesses after operative hysteroscoopy. J Reprod Med, 1993, 38(3):198—200.

[19] Mears J, Fox R. Severe pelvic infection following diagnostic hysteroscopy in women with pre—existing tubal disease. J Obstet Gynaecol. 2005,25(3):317.

[20] Parkin DE. Fatal toxic shock syndro.me following endometrial resection. Br J Obstet Gynaecol, 1995, 102(2):163—164.

[21] Perez—Medina T, Bajo JM, Martinez—Cortes L, et al. Six thousand office diagnostic—operative hysteroscopies. Int J Gynaecol Obstet, 2000, 71(1):33—38.

[22] Phillips AJ. Peritonitis from sorbitol distending medium afterhysteroscopy. Obstet Gynecol, 2003, 102(5 Pt 2) : 1148—1149.

[23] Propst AM, Liberman RF, Harlow BL, et al. Complications of hysteroscopic surgery: predicting patients at risk. Obstet Gynecol, 2000 , 96(4): 517—520.

[24] Redondo—Lopez V, Cook RL, Sobel JD. Emerging role of lactobacilli in the control and maintenance of the vaginal bacterial flora. Rev Infect Dis, 1990, 12:856—872.

[25] Rullo S, Boni T. Broad ligament abscess after operative hysteroscopy. Clin Exp Obstet Gynecol,

1995, 22(3): 240—242.

[26] Thinkhamrop J, Laopaiboon M, Lumbiganon P. Prophylactic antibiotics for transcervical intrauterine procedures. Cochrane Database Syst Rev, 2007, 18(3) : CD005637.

[27] Thomason JL, Gelbart SM, Scaglione WJ. Bacterial vaginosis: Current review indications for asymptomatic therapy. Am J Obstet Gynecol, 1991, 165:1210—1217.

[28] Vilos GA, Vilos EC, King JH. Experience with 800 hysteroscopic endometrial ablations. J Am Assoc Gynecol Laparosc , 1996, 4(1):33—38.

[29] Yap DYH, Tse KC, Lam MF, et al. Polymicrobial CAPD PeritonitisAfter Hysteroscopy. Perit Dial Int, 2009, 29: 237—238.

第五节　静脉空气栓塞

　　静脉空气栓塞（venous air embolism,VAE）或静脉气体栓塞（venous gas embolism,VGE）是空气进入了静脉系统，可以是创伤的后果、医源性并发症（尤其是中心静脉插管或加压静脉输液），也可发生在一些手术过程中，是手术中严重、罕见但致命的并发症。气体主要有三类：氧、二氧化碳和氮气。空气栓子是氮气的气泡。VAE可导致右心室功能紊乱和肺损伤，在神经外科，泌尿外科及剖宫产均有报道。VAE最早的文献记载见于1830年，虽然在一百多年以前，VAE还极为少见，但随着医疗技术和潜水高气压事业的迅速发展，尤其是海军潜艇部队脱险训练的日益频繁和心血管外科手术数量和难度的增加，已不再是一种罕见疾病。有人估计，全世界每年由于VAE得不到及时正确的治疗而遗留永久性后遗症的患者就有2万余人。有些VAE患者甚至在短时间内死亡。Gottlieb等报道如果VAE患者不经任何处理，病死率可高达93%。因此，对患者给予及时、正确的救治至关重要。近年来，随着宫腔镜手术的普遍应用，宫腔镜手术，包括CO_2宫腔镜检查和经宫颈切除宫腔内病变（transcervical resection，TCR）引起的空气栓塞见诸报道，复习近十余年文献，其发病情况见表12-5-1。

表12-5-1　宫腔镜手术空气栓塞

作者	年份	方法	气体栓塞例数	备注
Pierre等	1995	CO_2 DHS	3	HBO治疗,1例死亡
Brooks等	1997	宫腔镜手术	13 (全球)	9例死亡
Brandner等	1999	CO_2 DHS	1	0.51%未被发现
Fukuda	2000	TCRM	1	手术停止,救活
夏恩兰	2000	5%GS DHS	1	救活
Adducci等	2001	宫腔镜手术	1	救活
Imasogie等	2002	宫腔镜手术	1	电切产气致,救活
Croson	2004	宫腔镜手术	1	救活
Grove等	2005	宫腔镜手术	1	救活
Brugmann等	2007	宫腔镜手术	2	麻醉师发现,救活

　　注：HBO, 高压氧仓（Hyperbaric oxygen）；DHS, 宫腔镜检查（Diagnostic hysteroscopy）。

一、发生率

确切的发生率不定，亚临床的气栓在医院可能十分普遍。放置中心静脉（CV）导管经临床诊断的VAE <2%。Brandner等的研究说明，0.51%的VAE无临床症状，未被发现，剖宫产术无症状的VAE多达52%，多数无症状。近年来，随着宫腔镜手术的普遍应用，宫腔镜手术包括CO_2膨宫宫腔镜检查（CO_2宫腔镜检查）和经宫颈切除宫腔内病变（TCR）引起的VAE见诸报道。1995年Pierre等报道5 140例CO_2宫腔镜检查中发生气体栓塞3例，发生率为0.058%。1999年Brandner等报道3 932例CO_2宫腔镜检查中发生气体栓塞1例，发生率为0.03%。1997年Brooks收集全世界文献统计，有13例宫腔镜手术发生VAE。由于有些气体栓塞无症状，未诊断或未报道，故其确切发生率很难估计。Imasogic等报道宫腔镜VAE发生率为10%~50%，但出现灾难性后果者罕见，仅3/17 000。美国Bloomstone等为研究气泡形成的频率，11例患者行标准的宫腔镜单极电切术，3例对照。超声心动和血清学研究以探查下腔静脉、肝静脉环和右心的气泡形成。结果手术组10例肝静脉和右心有气泡，1例有临床症状，对照组无。两组均无凝血相变化，作者认为子宫电切手术时多数患者超声心动可探及气泡。是否出现临床症状与解剖变异、气泡的容量和体积有关。

二、发病原因

引起VAE的气体可能来源于膨宫的CO_2、注水管中空气和手术中组织汽化所产生的气泡，分别在手术刚刚开始时和手术进行期间发生。气体经子宫创面断裂的静脉血管进入血液循环，增大的宫腔内压力是促发因素。气体随血流进入右心后，由于心脏搏动，将空气和心腔内的血液搅拌形成大量泡沫，因"搅拌"析出纤维素，渗入肺动脉末端，使病情更趋复杂。肺小动脉血液被气泡取代，气体交换减少。肺内动静脉吻合支大量开放，动静脉短路加重缺氧症。泡沫堵塞肺动脉血流通道，阻碍血流，使肺动脉压上升，呼气末CO_2压力下降；由于右心压力升高程度高于左心，最后循环衰竭，心搏骤停。部分成年患者以前关闭的卵圆孔重新开放．进而导致大脑和其他器官的栓塞。

直接死亡原因：脑缺氧、右室过度扩张所致衰竭；或缺氧、心排量减少所致心肌缺血继发引起左室衰竭。气栓发生后，因肺动脉高压、动静脉分流、缺氧使血管通透性增加，导致肺水肿甚至呼吸窘迫综合征。气量大于300 mL即可致死。

三、发病机制

在神经外科手术中，空气栓塞的发生率为25%~50%，乃因神经外科手术时，为暴露头部损伤，患者取坐位，由于心脏水平低于大脑，每次心脏舒张时，静脉产生负压，可导致开放的颅骨及硬脑膜静脉窦空气吸入，一旦空气进入静脉循环，右心的泡沫阻碍血流，使肺动脉压上升。在空气栓塞发展的早期，呼气末CO_2压力下降，最后循环衰竭，心搏骤停。由于右心压力升高程度高于左心，成年患者中以前关闭的卵圆孔有15%重新开放，进而导致大脑和其他器官的栓塞。妇科手术也有相同的机制，只是坐位改为头部向下倾斜，使心脏低于子宫水平，致使静脉压降低，中心循环与宫腔间存在明显的压力差。压力差来自血管内的负压，也可以血管外正压，或两者均存在，见于创伤或正负压交替时。过度头低臀高位，子宫较心脏水平≥26 cm时，宫腔与体循环间的压力差即可使气体被吸入血液循环，加速气体进入的量和速度。如果子宫肌壁深层巨大静脉窦开放，并与外界相通，外界的空气可被吸入静脉循环，在有压力地向子宫注入膨宫液，则可更加重这一过程，宫腔内压超过静脉压时可出现无症状、有症状和致命的VAE。

肺气体栓塞会引起肺组织释放一些物质（如平滑肌活性物质、5-羟色胺、组胺、激肽、前列腺素等），使支气管平滑肌和肺血管收缩，肺毛细血管通透性增加，以致肺通气阻力增高，肺动脉压升高，血浆渗出增加，造成肺水肿，导致呼吸困难。肺内皮细胞损伤的发病机制可能是来自右心的血小板-纤维蛋白细胞浆释放，中性粒细胞，血小板和微血管气-血界面的激活，以及被过氧化脂和氧离子介导的损伤。肺气体栓塞时，肺泡无效腔扩大，终末呼出气中CO_2含量下降。目前，测定CO_2含量已被临床上作为诊断肺气体栓塞的指标。Drummond等的实验表明，CO_2含量的变化与进入静脉内的气泡数量之间有密切的关系。

四、病理生理

进入静脉系统的气体影响到右心室、肺循环或体循环（如果右心到左心有分流）而产生症状和体征。栓塞在静脉，血流越来越宽，因此小气泡或少量气体在未进入心脏-动脉前对循环无影响，不产生症状。大量的气体（3~5 mL/kg体重）可引起右心室排血受阻，导致心源性休克和循环停止。中等量的气体聚集在肺循环导致肺损伤，出现肺毛细血管收缩、肺高压、血管内皮损伤和渗透性肺水肿。栓子进入动脉，通道越来越细，最后阻塞了小动脉，阻断了这一区域的血流，后果严重，但其影响取决于栓塞动脉供血的部位，如果发生在脑，可引起永久性的脑损害。

脑是人体各器官中氧需求量最大的器官，脑的重量只占人体的2%~3%，脑的耗氧量占人体总耗氧量的20%~30%，心脏输出血量的15%都供给了脑，脑组织几乎没有一点点供能物质的储备。脑供血、供氧完全中断，8~15 s就会丧失知觉，6~10 min就会造成不可逆转的损伤。

2008年的两篇报道对气体栓塞的发生原因和猝死提出了新的见解。Chang等报道了1例钬激光输尿管取石导致气体栓塞死亡，手术进行到将近结束时，患者诉胸前紧，迅速意识丧失，继而循环衰竭，心跳骤停。手术立即停止，面罩100%氧吸入，气管插管，开放动脉，进行心肺复苏；颈内静脉插管，胸外按摩时惊现捻发音，从插管内吸出20~30 mL泡沫血，疑为静脉气体栓塞；经食管心脏超声心动检查见右心房、右心室有大量气体栓子；给予正肾上腺素、心脏按摩，心脏无收缩，40 min后抢救无效死亡。该例排除了镜体从鞘内进出将气体挤入膀胱、灌流液空虚和注水管折断、与管鞘连接不紧或更换注水管时气体乘隙而入等导致气体栓塞的原因，唯一的可能是组织汽化的气体进入右心。但气体栓塞时气体的进入隐匿，患者可无特殊症状，因此真正的气体来源并不明确。Rademaker等首次报道了宫腔镜手术时经超声心动发现心脏反向气体栓塞1例。在双极宫腔镜子宫内膜电切术进行至20 min时，呼气末CO_2分压下降至2.4 kPa（1 kPa=7.5 mmHg），脉搏血氧饱和度下降至90%以下，最低达49%，心脏听诊闻及高调碾磨音（a loud mill wheel murmur），诊断为静脉气体栓塞。立即停止手术，将患者转为头低臀高位，连续纯氧通气，颈内静脉插入中心静脉压导管，未吸出气体。CO_2分压下降15 min时，放入7.4 MHz经食管超声心动探头，见右心房和右心室并无气体存在，然而，点状密集回声提示反向栓子（paradoxical emboli）存在于左心房和左心室，而不在右心。此报道描述了反向栓子，即栓塞的气体经过房室间隔缺损、未闭的卵圆孔、肺动静脉畸形或动静脉瘘由右心进入左心，由此可见，静脉栓塞时会迅速出现心血管和神经系统并发症，甚至危及生命。

五、临床表现

VAE的临床表现与栓塞的气体量有关。早期突发症状均由麻醉医师发现，如呼气末CO_2压力突然下降，心动过缓，血氧饱和度下降，心前区听诊闻及大水轮音、咔嗒声和汩汩声，此为空气进入心脏的典型征象。当更多气体进入时，血流阻力增加，导致低氧、发绀、心输出量减少、低血压、呼吸急促，迅速发展为心肺衰竭，心搏骤停而死亡。文献报道CO_2宫腔镜检查致气体栓塞的发病经过见表12-5-2，9例中3例死亡，病死率为33.3%，1例遗留永久性脑损害。宫腔镜手术致空气栓塞的发病经过见表12-5-3，13例中死亡9例，病死率为69.23%，1例遗留永久性神经损害。由两表看出，宫腔镜手术VAE的病死率高于CO_2腔镜检查者，各种手术之间无区别。

表12-5-2　CO_2宫腔镜检查气体栓塞的发病经过及转归

作者	年份	膨宫介质	临床表现	转归
Nishiyama等	1999	CO_2	取出宫腔镜时出现抽搐,意识模糊,脉搏摸不到,心脏按压,气管插管,药物治疗	16 h后死亡
Sherlock等	1998	CO_2	监护显示突然和迅速呼气末CO_2压力和血氧饱和度下降,脉搏消失,发绀,吸氧,高压氧治疗	痊愈
Behnia等	1997	CO_2	在恢复室引起非心源性肺水肿	痊愈
Ghimouz等	1996	CO_2	全麻,CO_2灌注2 min,室性心动过速,突然循环骤停,心肺复苏2 min好转	失明3 min
Corson等	1996	CO_2	检查9 min突然心动过缓,经食道超声提示心脏4腔均有气体,卵圆孔开放	遗留永久性脑损害

作者	年份	膨宫介质	临床表现	转归
Vo Van等	1992	生理盐水	检查结束时呼吸窘迫,心跳骤停,心肺复苏	死亡
Crozie等	1991	CO_2	3例检查开始5~8 min循环衰竭心跳停止,复跳后听到水轮样音,约5 min消失	痊愈
Obenhaus等	1990	CO_2	心动过缓,血压下降,听到金属心音,高CO_2血症	痊愈
Gomar等	1985	CO_2	心血管衰竭,心跳骤停,有水轮音	不可逆神经损害,1周后死亡

表12-5-3　宫腔镜手术的空气栓塞发病及治疗情况

作者	年份	手术及膨宫介质	发病及治疗经过	转归
Fukuda等	2000	TCRM	手术进行至45 min,患者诉严重背痛,BP 40 mmHg,SpO_2 80%,心房纤颤	注麻黄碱5 mg,20 min好转
Corson等	1996	TCRA 生理盐水 中等头低臀高位	换手术镜鞘时,麻醉师发现心率、血氧饱和度、血压均下降,发绀	死亡
Corson等	1996	TCRS(剪刀法) CO_2 头低臀高位	取出镜体2 min,呼气末CO_2压力和血氧饱和度下降,心脏穿刺抽出气体,继而DIC,肾衰竭	10 d后放弃治疗,死亡
Corson等	1996	刮宫后腹腔镜检查,极度头低臀高位	用末端开放的举宫器举宫,术终血压下降,抽搐,心前区有水轮音,左侧卧,心脏穿刺抽出泡沫血,化验证实栓塞气体为室内空气,来自举宫	数分钟内死亡,尸解心脏四腔均充满气体
Corson等	1996	TCRE	先吸宫,置镜打开进水阀门前,呼气末CO_2压力下降,心跳骤停,中心静脉导管抽出约15 mL空气	死亡
Nachum等	1992	TCRE Hyskon液	换灌流液袋时,泵仍转动,患者不安,咳嗽,心率50次/min,发绀,呼吸停止.插动脉导管,抽出泡沫血,$PO_2$16 mmHg,HBO治疗,暂时改善	死亡

续表

作者	年份	手术及膨宫介质	发病及治疗经过	转归
Perry等	1992	HEAL 乳酸格林液	手术30 min时，换灌流液袋时管内有气体，呼气末CO_2压力由34 mmHg下降到22 mmHg，停手术吸纯氧，3~4 min CO_2终末压力正常，恢复手术，CO_2终末压力由35 mmHg下降到21 mmHg，心前区多普勒出现空气栓塞的特殊音调，再停手术，吸纯氧，情况稳定	痊愈
Perry等	1992	TCRM 1.5%甘氨酸	手术50 min时，用泌尿科冲洗球冲洗宫腔，多普勒音突然增强，血氧饱和度由99%下降到90%，CO_2终末压力由31 mmHg下降到17 mmHg，血压由120/80 mmHg下降到90/60 mmHg，停手术吸纯氧，情况稳定，手术150 min，出现低钠血症	开腹切除肌瘤
Wood等	1990	TCRE 10%葡萄糖	腹腔镜见气泡自小静脉进入盆侧壁，血氧饱和度由97%下降到84%，脉搏由72次/min上升至110次/min，恢复平卧位，正压通气吸纯氧，5 min后情况稳定	完全恢复
Baggish等	1989	HEAL,用空气或氮气冷却	5例，术中突然气体栓塞，心血管衰竭，4例心跳骤停	4例死亡,1例遗留永久性神经损害
Imasogie等	2001	TCRE+P	头低位，手术15 min SpO_2下降至87%。呼气末CO_2张力下降至27 mmHg	100%O_2吸入好转

　　首都医科大学附属复兴医院宫腔镜诊治中心曾遇1例，患者董某，42岁，因月经淋漓不净2个月于1998年8月17日上午行宫腔镜B超联合检查。患者既往体建，月经规律，末次月经为1998年6月18日，持续出血不止，量时多时少，未流出组织物。G4P2，末次分娩11年前。术中患者取截石位，先行B超扫描见子宫水平位，增大70 mm×66 mm×56 mm，宫腔内有20 mm×10 mm的无回声区，疑为胎囊，双附件未探及异常。11时40分置入ＨＹＦ-ＸＰ型纤维宫腔镜（尖端外径3.1 mm），用自动膨宫机，5%葡萄糖液膨宫，设定膨宫压力120 mmHg，膨宫液流速240 mL/min，宫腔长10 cm，开始见宫腔内血染，视线不清，旋即见气泡在宫腔内翻滚，核查膨宫液容器内已无液体，立即加入膨宫液，继续检查。4 min后患者突然憋气，呛咳不止，面色青紫。血压60/40

mmHg，心率40次/min，立即面罩正压吸氧，开放静脉，静脉注射地塞米松20 mg，患者大汗淋漓、四肢厥冷、意识清醒、肺部听诊呼吸音低，未闻及啰音。7～8 min后症状缓解，一般情况好转，血压90/50 mmHg，16 min测心率78次/min，心电图无异常，下午查尿HCG阳性。次日行电吸人工流产术，血压100/70 mmHg，经过顺利。此例系早期妊娠流产，子宫出血2个多月，子宫的血液循环丰富，宫腔内黏膜有破损，宫腔镜检查时未排空注水管中的空气，术时膨宫压力120 mmHg，在此高压下，注水管中的空气经过子宫静脉窦进入右心，因进入的空气量较多，出现了静脉空气栓塞的症状。

六、VAE的诊断

1. 症状和体征：VAE发病突然，发展快，在典型的临床表现中，发现VAE最敏感的方法是心前区多普勒超声监测。当更多气体进入血流时，呼气末CO_2压力下降，测定呼气末CO_2分压诊断VAE高度敏感和特异。目前对采用全身麻醉的患者进行CO_2水平监测，呼气末CO_2压力下降已成为VAE最重要的早期征象。如果在术前为高危患者，或在手术出现困难时放置中心静脉压导管，可检查和监测心内及肺动脉压上升，抽出气泡，有助于此并发症的处理。

2. 实验室检查：动脉血气提示低氧血症，高碳酸血症和代谢性酸中毒。轻症可表现为低氧血症和低碳酸血症。其他实验室检查无特殊。

3. 影像学检查：胸部X线片正常或非动脉系统出现气泡。其他X线片可见肺动脉扩张，局灶性血流减少（Westermark sign）和肺水肿。超声心动有助于确定右心血流中气体的存在，它可以探测到极小的气泡，但不能定位。心前区Doppler可迅速发现气泡，此法简便，能迅速查出小至 0.12～0.25 mL的小气泡；其音质呈特殊高调"沙沙""隆隆"音。

4. 心电图检查：心动过速，心电轴右偏，右心室劳损，ST段压低。

七、VAE的监测

静脉空气栓塞发病十分突然和严重，以至于处理极端困难，经常导致死亡与重度伤残。因此，术中应加强监护，包括连续心前区多普勒监护、呼气末CO_2压力监测及血氧饱和度测定等。超声心动图可能是检查心脏内小于0.5 mL气泡的最敏感技术，但因假阳性高，未被广泛应用。如今多数患者的手术是在全身麻醉下进行，二氧化碳图形监护。放置中心静脉压导管，可检查和监测心内及肺动脉压上升，并可抽出气泡，有助于此并发症的处理。图12-5-1显示各种方法监测气体进入心脏和大血管及其继发的生理变化，随着进入空气量的增多，心肺功能出现异常。Corson等认为此危险可因注意手术技术和监护呼气末CO_2水平而减少。

八、急救处理

疑为空气栓塞应立即停止使用任何注入气体的方法，阻止气体进入，倒转头低臀高位，并转为左侧卧位，给予100%氧气吸入，明显呼吸困难或难以控制的低氧血症应气管插管。放置中心静脉压导管，监测心内及肺动脉压力，导管

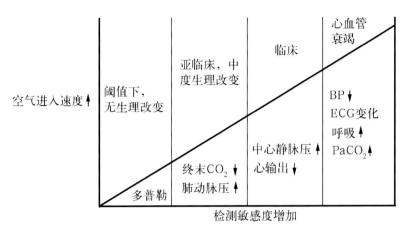

图12-5-1　VAE的监护

可放至空气池内，尽可能将气泡抽出。如有心肺衰竭，立即进行心肺复苏，胸外按摩可将气泡打碎，使气泡变小，迫使空气进入肺循环，分散到外周的肺静脉系统，恢复心室功能。注入大量生理盐水，促进血液循环，如一切措施失败（包括胸外心脏按压），可剖胸直接按压心脏及抽除气栓。如可以维持，及时送高压氧舱治疗。如抢救成功VAE后可能肺功能不全，进气途径阻断后30　min　VAE还可出现，故须送ICU进一步处理。

体位取头低臀高、左侧卧位，有助于限制气体集中于心室的尖部，防止气体进入肺动脉系统，同时维持右心室的输出量，使右室内气泡漂移避开流出道而恢复心脏正常动力学。但如气泡过大，充满大部室腔，即不易奏效。

九、VAE的防治

空气栓塞是宫腔镜手术时来自膨宫介质的并发症，宫腔镜检查时CO_2进入体循环，可导致气体栓塞，CO_2在血浆中溶解度高，吸收率68%，易于清除，因此，耐受量可达7.5　mL/kg，致命的剂量一般为3~5　mL/kg，或大约70　kg体重的患者300　mL。CO_2的安全界值很宽，使用CO_2经过很长时间或很高流量才会发生栓塞。Siegler和Valle提出压力<200 mmHg，在标准温度和压力下，流量<100　mL/min是安全的。Brandner等研究CO_2宫腔镜检查，手术前排出供气管中的空气约40　mL，共做1 261例，未再发生过气体栓塞，说明CO_2宫腔镜检查的气栓是空气，而不是CO_2，故可以预防。Brundin和Thomasson报道7例（10%）无心脏瓣膜病的患者，CO_2宫腔镜检查时，由于心脏内有游离二氧化碳气体，于心脏收缩时听到金属音，立即停止检查，取出宫腔镜，金属音消失，继续完成宫腔镜检查。提出用简单的听诊法监护，可避免严重的心血管并发症。

目前认为空气栓塞时的气体可来源于入水管和组织汽化所产生的气泡，入水管内存在的气体在宫内压力下，经子宫创面断裂的静脉血管进入体循环，一定体积的空气在膨宫前未排出管道，手术早期气体可能进入循环系统。小到20　mL的空气即可出现反应，故操作时应注意排空入水管内的气体。当宫腔内压超过静脉压时可出现无症状、有症状和致命的空气栓塞，空气栓塞的危险随宫内压力的增加而增加。

如今在预防空气栓塞方面，学者们的意见已趋于一致，有效的预防是针对病因，主要围绕阻断宫腔内空气来源，减少血管创面的暴露，尽量降低宫腔内压力及加强监护等。具体措施有：避免头低臀高位使心脏和腔静脉低于子宫水平；操作前应注意排出灌注管中的空气；小心扩张宫颈管，避免损伤或部分穿入肌壁，其血管网可将空气吸入；对未产妇或既往有宫颈手术史者，用渗透性扩张棒以减少创伤；宫颈扩张后应封闭阴道或用湿纱布堵住宫颈，避免将宫颈暴露在空气中；在术者准备置入宫腔镜前，最后一支扩宫器要一直放在宫颈管内。空气栓塞的危险随宫内压力的增加而增加。故术时应选择有效的最小膨宫压力。CO_2 流量控制在100 mL/min以下，宫腔内压力不能大于200 mmHg。Croson报道过一例空气栓塞为平卧位，因此，至少体位不是唯一的发病因素，如困难的扩宫和体位是致病因素，那么发病率会比现在高。若手术刚开始心肺功能即发生改变，说明空气栓塞可能为外界空气所致。

怀疑空气栓塞应立即做出反应，停止使用任何注入气体的方法，阻止气体进入，倒转头低臀高位，放置中心静脉压导管，如有心肺衰竭，立即进行心肺复苏，左侧卧位，心外按压可将气泡打碎，迫使空气进入肺循环，恢复心室功能，有时中心静脉导管可放至空气池内，尽可能将空气抽出。注入大量生理盐水，促进血液循环和送高压氧舱治疗。

为了及时发现VAE以及早抢救，除常规监测血压、心率和血氧饱和度外，监测呼气末 CO_2 压力也十分必要，对于是否常规应用中心静脉导管和超声学检查目前尚有争议。

（夏恩兰）

参考文献

[1] 夏恩兰,段华,冯力民,等.宫腔镜检查空气栓塞1例报告及文献复习.中华妇产科临床,2000,1:45—57.

[2] Adcock J,Martin DC.Air embolus associates with tubal insufflation.J Assoc Gynecol Laparosc,1999,6:505—507.

[3] Adducci E,De Cosmo G.Gas embolism during hysteroscopy:a case report.Minerva Anestesiol,2001,8(2):181—192.

[4] Albin MS,Ritter RR,Reinhart R,et al.Venous air embolism during radical retropubic prostatectomy.Anesth Analg,1992,74:151—153.

[5] Baggish MS,Daniell JF.Catastrophic injury secondary to the use of coaxial gas cooled fibers and artificial sapphire tips for intrauterine surgery:a report of five cases.Lasers Surg Med,1989,9:581—584.

[6] Behni R,Holley HS,Milad M.Successful early intervention in air embolism during hysteroscopy.J Clin

Anesth,1997,9:248—250.

[7] Bloomstone J, Chow CM. Isselbacher E, et al. A pilot study examining the frequency and quantity of gas embolization during operative hysteroscopy using a monopolar resectoscope. J Am Assoc Gynecol Laparosc, 2002, 9:9—14.

[8] Brandner P, Neis KJ, Ehmer C.The etiology, frequency, and prevention of gas embolism during CO_2 hysteroscopy.J Am Assoc Gynecol Laparosc,1999,6:421—428.

[9] Brooks PG.Venous air embolism during operative hysteroscopy.J Am Assoc Gynecol Laparosc,1997, 4:399—402.

[10] Brugmann AH,Kristoffersen SE,Hansen AK,et al.Gas embolization as a complication of hysteroscopic surgery.Ugeskr Laeger,2007,169(23):2226—2227.

[11] Brundin J,Thomasson K.Cardiac gas embolism during carbon dioxide hysteroscopy:risk and management.Eur J Obstet Gynecol Reprod Biol,1989,33:241—245.

[12] Chang CP, Liou CC, Yang YL, et al. Fatal gas embolism during ureteroscopic holmium:yttrium—aluminium—garnet laser lithotripsy under spinal anesthesia: a case report. Minim Invasive Ther Allied Technol, 2008,17:259—261.

[13] Corson SL,Brooks PG,Soderstrom RM.Gynecologicendoscopic gas embolism.Fertil Steril,1996,65: 529—533.

[14] Corson SL.Venous air and gas emboli in operative hysteroscopy.J Am Assoc Gynecol Laparosc, 2001,8(2):181—192.

[15] Crozier TA,Luger A,Dravecz M,et al.Gas embolism with cardiac arrest during hysteroscopy:a case report on 3 patients.Anasthesiol Intensiv med Notfallmed Schmerzther,1991,26:412—415.

[16] Edmonds C,Lowry C.Pennefather, Diving and Subaquatic Medicine.3rd ed.Oxford Butterworth-Helneman Ltd,1992,95:114.

[17] Fisher B.Handbook of Hyperbarlc Oxygen therapy.Berlin Heidelberg:Springer Verlag,1988,6: 976.

[18] Fukuda L,Fujji T,Saito S,et al.Complications of hysteroscopical myomectomy:a report of two cases.Masui,2000,49(9):1033—1035.

[19] Ghimouz A,Loisel B,Kheyar M,et al.Carbon dioxide embolism during hysteroscopy followed by transient blindness.Ann Fr Anesth Reanim,1996,15:192—195.

[20] Gomar C,Fernandez C,Villalonga A,et al.Carbondioxide embolism during laparoscopy and hysteroscopy. AnnFr Anesth Reanim,1985,4:380—382.

[21] Gottlieb JD, Eriession JA, Sweet RB, et al.Venous air embolism:review.Anesth Analg (Cleve), 1965,44:773.

[22] Grove JJ,Shinamam RC,Drover DR.Noncardiogenic pulmonary edema and venous air embolus as complications of operative hysteroscopy.J Clin Anesth,2004,16(1):48—50.

[23] Hart GB. Treatment of decompress on illness and air embolisrn with hyperbaric oxygen.Aerospace Med,1974,45:1190.

[24] Imasogic N,Crago R,Leyland NA,et al.Probable gas embolism during operative hysteroscopy caused by products of combustion.Can J Anaesth,2002,49(10):1044—1047.

[25] Levy B.Air embolism during gynecologic endoscopic surgery.J Am Assoc Gynecol Laparosc,1997,4: 291—292.

[26] Li YT,Ysui MS,Lin HM,et al.Transcervical resection of endometrium and submucous myomas. Zhonghua Yi Xue Za Zhi (Taipei),1992,50(5):434—438.

[27] Loffer FD.Complications of hysteroscopy——Their cause,prevention,and correction.J Am Assoc Gynecol Laparosc,1995,3.11—26.

[28] Lowenwirt IP,Chi DS,Handwerker SM.Nonfatal venous air embolism during cesarean section.a case report and review of the literature.Obstet Gynecol Surv,1994,49.72—76.

[29] Mader JT,Hulet WH Delay6d byperbarlc treatment of cerebral air embollsm Report of a case.Arch Veurol,1979,36.504.

[30] Nachum Z,Kol S,Adir Y,et al.Massive air embolism——a possible cause of death after operative hysteroscopy using a 32% dextran-70 pump.Fertil Steril,1992,58.836—838.

[31] Nishiyama T,Hanaoka K.Gas embolism during hysteroscopy.Can I Anaesth,1999,46(4).379—381.

[32] No authors listed.Diagnostic possibilities of the flexible hysteroscopy at irregular uterine bleeding. Akush Ginekol(Sofia),2006,45(1).36—40.

[33] Obenhaus T,Maurer W.CO_2 embolism during hysteroscopy.Anaesthesist,1990,39.243—246.

[34] Paddison K.Menorrhagia.endometrial ablation or hysterectomy? Nurs Stand,2003,18(1).33—37.

[35] Perry PM,Baughman VL.A complication of hysteroscopy.air embolism.Anesthesiology,1990,75. 546—547.

[36] Pierre F,Lansac J,Soutoul JH,et al.Air embolism and exploratory hysteroscopy.myths or realities? Preliminary results.J Gynecol Obstet Biol Reprod (Paris),1995,24.19—23.

[37] Rademaker BM, Groenman FA, van der Wouw PA, et al. Paradoxical gas embolism by transpulmonary passage of venous emboli during hysteroscopic surgery. a case report and discussion. Br J Anaesth, 2008, 101.230—233.

[38] Serden SP,Brooks PG.Treatment of abnormal uterine bleeding with the gynecologic resectoscope. J Reprod Med,1999,36(10).697—699.

[39] Sherlock S,Shearer WA,Buist M,et al.A Carbon dioxide embolism following diagnosti chysteroscopy. Anaesth Intensive Care,1998,26.674—676.

[40] Siegler AM,Valle RF.Therapeutic hysteroscopic procedures.Fertil Stetil,1988,50.685—701.

[41] Simo Moyo J,Adnet P,Wambo M.Detection of gas embolism in neurosurgery by capnography.Apropos of 32 patients surgically treated in seated position.Cah Anesthesiol,1995,43.77—79.

[42] Vo Van JM,Nguyen NQ,Le Bervet JY.A fatal gas embolism duringa hysteroscopy curettage.Cah Anesthesiol,1992,40.617—618.

[43] Wood SM,Roberts FL.Air embolism during transcervical resection of endometrium.BMJ,1990,300. 945.

第六节　宫腔粘连

宫腔粘连是宫腔镜手术的主要远期并发症，可发生在各种宫腔镜手术之后，且粘连的程度和可能性与术前宫内病变的程度、性质和手术切割范围密切相关。术后近期门诊宫腔镜二探是宫腔镜术后诊断和松解新生宫腔粘连经济有效的方法。

一、宫腔镜手术后宫腔粘连的发生率

（一）宫腔镜子宫内膜手术

宫腔镜子宫内膜切除或去除手术通常会导致不同程度的宫腔粘连。宫腔镜子宫内膜手术破坏了子宫内膜基底层和浅肌层，子宫内壁裸露的创面互相贴敷，易于黏着而形成粘连。宫腔镜应用早期，Montagna等应用宫腔镜二探检查了内膜去除术后的宫腔，发现全部病例宫腔缩小，并有不同程度肉眼可见的粘连。首都医科大学附属复兴医院宫腔镜诊治中心夏等对26例宫腔镜子宫内膜电切术病例术后宫腔镜二探检查，发现所有病例有不同程度的宫腔缩短和宫壁纤维化。

各类整体子宫内膜去除手术，即二代子宫内膜去除术也可破坏全层子宫内膜和部分浅表肌层，术后可导致宫腔粘连形成。Leung等报道，热球子宫内膜去除术后宫腔粘连的发生率为36.4%（8/22）。Luo等总结53例微波子宫内膜去除术病例，术后宫腔粘连的发生率为52.8%（28/53）。

（二）宫腔镜子宫肌瘤切除术

同子宫内膜去除术一样，宫腔镜子宫肌瘤切除术破坏了子宫内膜，术后也可发生宫腔粘连。很多学者报道了宫腔镜子宫肌瘤切除术后宫腔粘连的发生情况，见表12-6-1。

表12-6-1 宫腔镜子宫肌瘤切除术后宫腔粘连发生率

作者	年份	宫腔镜二探时间	手术例数	粘连例数	发生率
Taskin等	2000	2~4周	22（单发）	8	36.4%
			13（多发）	6	46.2%
Guida 等	2004	3个月	24	8	33.3%
Yang 等	2008	1~3个月	132	2	1.5%
Touboul 等	2009	2个月	53	4	7.5%
Yang 等	2013	1个月	65	26	40%

（三）宫腔镜子宫畸形手术

宫腔镜子宫中隔电切手术术后也可形成宫腔粘连，且粘连通常发生在宫底和宫腔前后壁创面。在Guida等报道的临床研究中，8例TCRS术术后宫腔粘连发生3例（37.5%）。Yang等报道TCRS术后宫腔粘连发生率为88%（14/16）。

近年随着宫腔镜手术技术的进步，除TCRS外，越来越多的先天性子宫发育异常如不全双角子宫、单角子宫或"T"型子宫等也应用宫腔镜手术治疗，术后也可发生宫腔粘连。

（四）宫腔镜宫腔粘连切除术

宫腔镜宫腔粘连切除术后极易复发宫腔粘连。宫腔粘连患者子宫内膜纤维化，再生能力差；宫腔镜手术分离粘连，宫腔创面裸露的肌层无上皮覆盖，易于黏着而形成粘连。文献报道，宫腔粘连宫腔镜术后复发率为3.1%~76%，重度粘连病例复发率较高，为20%~62.5%，见表12-6-2。

表12-6-2　宫腔镜宫腔粘连切除术后宫腔粘连发生率

作者	年份	术前宫腔粘连			术前重度宫腔粘连		
		病例数	术后复发	复发率	病例数	术后复发	复发率
Valle和Sciarra	1988	187	44	23.5%	47	23	48.9%
Pabuccu等	1997	40	8	20%	10	6	60%
Capella-Allouc等	1999	—	—	—	16	10	62.5%
Preutthipan和Linasmita	2000	65	2	3.1%	10	2	20%
Yu等	2008	61	17	27.9%	31	13	41.9%
Yang等	2013	45	34	76%	—	—	—

（五）其他宫腔镜手术

其他宫腔镜手术，如子宫内膜息肉切除术、宫内胚物切除术、宫内异物取出术等术后都可发生宫腔粘连。Guida等报道的临床研究中，33例TCRP术后宫腔粘连发生6例（18.2%）。Fuchs等报道，宫内妊娠物残留宫腔镜切除术后发生中、重度宫腔粘连的比率为14%。

二、宫腔镜手术后宫腔粘连发生机制

子宫是一个具有潜在腔隙的器官，正常情况下，前后壁紧贴但并不会发生粘连，这是因为子宫内膜在卵巢激素作用下，具有很强的再生能力，对于小范围的宫腔操作，只要内膜基底层不受损伤，或者即使部分内膜基底层受到损伤，而对侧内膜层完整，没有形成粗糙面，受损部位的内膜能够很快再生修复创面，不会形成粘连。

宫腔镜子宫内膜手术广泛破坏了子宫内膜基底层和浅肌层，基底层缺失导致子宫内膜再生障碍，部分宫腔创面由纤维瘢痕组织替代；子宫内壁裸露的创面在上皮组织增生覆盖创面之前互相贴敷，极易黏着而形成分隔宫腔的粘连带。

其他类型的宫腔镜手术同样破坏了子宫内膜基底层，暴露子宫肌层，裸露的肌层，尤其是宫腔对侧创面互相贴敷，则易形成粘连。当子宫腔内有裸露创面，同时合并宫腔感染时，更易继发宫腔粘连。

三、宫腔镜手术后宫腔粘连的症状

继发于宫腔镜手术后的宫腔粘连，其临床表现是多种多样的。轻度粘连患者多无症状，一般不易发现。内膜破坏较多时可出现月经异常。发生粘连的患者有生育要求者可出现不孕，妊娠后也可能发生流产、早产、胎盘粘连、产后出血等并发症。粘连阻塞宫腔出现宫腔积血，可出现周期性腹痛。

（一）月经异常

宫腔镜手术后根据子宫内膜破坏的程度不同可出现月经减少、淋漓不净、月经过少或闭经等。

（二）妊娠异常

宫腔镜子宫内膜去除手术有人为避孕作用，但是文献报道仍有术后妊娠者。因ＴＣＲＥ手术破坏全层子宫内膜，术后创面多为瘢痕愈合，因此妊娠后通常结局不良，人工终止妊娠时易致操作失败。首都医科大学附属复兴医院宫腔镜诊治中心夏等总结了1 621例ＴＣＲＥ手术术后39例妊娠的妊娠结局，发现有输卵管妊娠、宫角妊娠、宫颈妊娠、吸宫失败、吸宫后大出血、胎盘植入、子宫切除等妊娠异常及不良结局。

因宫腔粘连的存在，TCRM、TCRS、TCRA、TCRP等手术后发生粘连的患者有生育要求者可出现不孕，妊娠者同样可出现流产、早产或胎盘异常等。

（三）宫腔积血

当宫腔镜手术术后发生宫腔粘连，部分或全部阻塞宫颈内口或宫腔时，可发生宫腔积血。患者可表现为周期性下腹部痉挛性疼痛，可同时合并闭经，或少量月经。宫腔镜子宫内膜电切术后宫腔内瘢痕愈合，新生粘连将宫腔分隔为数个腔隙，瘢痕内残余的子宫内膜岛随周期性激素变化而增生剥脱，引起血液在宫腔聚积，无法排出。其他宫腔镜手术新生粘连封闭宫腔，宫腔内正常内膜组织周期性增生脱落，积聚于宫腔，发生宫腔积血。

曾行输卵管绝育术的妇女行ＴＣＲＥ术，发生宫腔粘连封闭宫腔，双侧宫角处的残余内膜产生的月经血无法经输卵管排出，积聚宫角处形成周期性腹痛，称为"子宫内膜去除－输卵管绝育术后综合征"（ Post－Ablation－Tubal Sterilization Syndrome，PASS）。

四、宫腔镜手术后宫腔粘连的诊断

宫腔镜手术后发生宫腔粘连，可根据患者病史、临床表现初步诊断，可疑宫腔积血者可行妇科超声检查，发现宫腔不规则形状的低回声。发生宫腔粘连的确切诊断依赖于宫腔镜二探检查。

（一）妇科超声检查

妇科超声检查可扫查子宫的纵切、横切图像，检查子宫轮廓、子宫肌壁回声、子宫内膜回声及宫腔形态，是初步筛查宫腔粘连的检查方法。

宫腔镜手术后发生宫腔粘连，其超声检查子宫内膜可表现为较薄或菲薄、厚薄不均、连续性中断、回声缺损、无周期性改变等（图12-6-1）。子宫内膜损伤比较严重的患者内膜回声显示困难，且与周围肌层分界不清。

当粘连阻塞宫腔形成宫腔积血时，宫腔内粘连组织可将宫腔分割成大小不同的腔隙，残留子宫内膜的区域经血局部聚集，超声扫查可发现多个无回声或低回声区（图12-6-2）。

（二）宫腔镜二探检查

宫腔镜手术后行宫腔镜检查，可直视宫腔形态，发现粘连组织，明确宫腔粘连的诊断。当宫腔粘连封闭宫腔时，宫腔镜检查只能看到粘连面水平以下的部分宫腔。

宫腔镜子宫内膜切除术后宫腔镜二探可见宫腔正常形态消失，宫腔缩短，宫底缩窄，子宫壁纤维化，形似"管筒状"，有时可见孔状狭窄环。子宫内膜菲薄

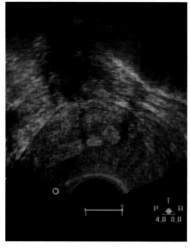

图12-6-1

宫腔镜宫腔粘连电切术后1个月妇科
B型超声检查。纵切扫查子宫，内膜
回声中等不均，厚度7 mm，可见内
膜连续性中断。中断处低回声结构
为新生粘连带

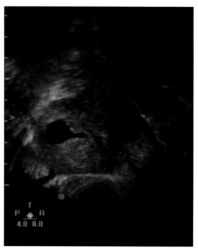

图12-6-2

宫腔镜宫腔粘连电切术后3个月妇科
B型超声检查。纵切扫查子宫，子宫
内膜回声中等不均，连续性中断，
宫底部可见液性暗区

色淡，或呈纤维条索状（图12-6-3）。

宫腔镜下子宫肌瘤切除术后宫腔粘连的表现取决于术前肌瘤的位置、大小和数量，多为黏着宫腔前后壁的纤维粘连带（图12-6-4A、B）。

宫腔镜下子宫中隔切除术后宫腔粘连通常位于宫底正中或者宫腔前、后壁，在原切割面上形成纵向粘连带（图12-6-5A、B，图12-6-6）。其他类型子宫畸形的宫腔镜手术后形成宫腔粘连者宫腔可呈窄筒状，顶端封闭，粘连组织可

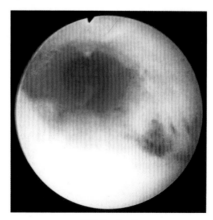

图12-6-3

宫腔镜子宫内膜切除术后宫腔镜检查：
宫腔呈窄筒状，子宫内膜薄，色苍白

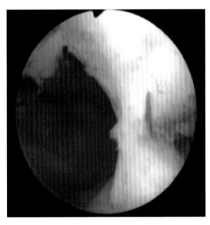

图12-6-4A

宫腔镜子宫多发黏膜下肌瘤电切术后9个月宫腔镜检查。宫腔形态失常，宫腔左侧可见纵向粘连带，为原有手术宫腔前、后壁创面术后粘连。近观图像

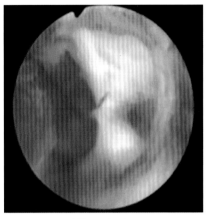

图12-6-4B

宫腔镜子宫多发黏膜下肌瘤电切术后9个月宫腔镜检查。宫腔形态失常，宫腔左侧可见纵向粘连带，为原有手术宫腔前、后壁创面术后粘连。远观图像

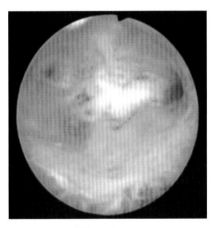

图12-6-5A

宫腔镜子宫中隔电切术后4年宫腔镜检查：宫腔形态大致正常，双侧输卵管开口可见

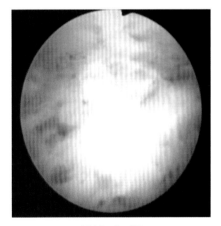

图12-6-5B

宫腔镜子宫中隔电切术后4年宫腔镜检查：近观宫底，宫底可见纵向瘢痕

封闭宫角处（图12-6-7A、B）。

宫腔镜下宫腔粘连切除术后宫腔粘连复发可有各种表现，可为原有粘连分离后再次复发，也可为其他创伤部位新生粘连（图12-6-8，图12-6-9）。

五、宫腔镜手术后宫腔粘连的预防

对于宫腔镜手术后易发生宫腔粘连的病例，手术中和手术后采取一定措施可预防宫腔粘连的形成。

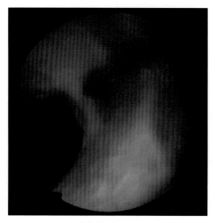

图12-6-6

宫腔镜子宫中隔电切术后2年半宫腔镜
检查。宫腔左侧壁内聚，宫腔前、后壁
纵向粘连带

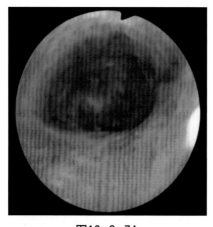

图12-6-7A

宫腔镜右侧单角子宫矫形术后2年宫腔
镜二探。宫腔呈窄筒状，顶端封闭，宫
腔偏右侧，子宫内膜薄

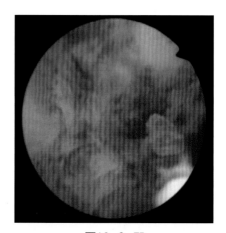

图12-6-7B

宫腔镜右侧单角子宫矫形术后2年宫腔
镜二探。近观宫角处，未见输卵管开
口，可见纵向膜样粘连带

（一）宫腔镜手术术中减少手术创伤

宫腔镜子宫内膜切除术切割应终止于宫颈内口以上水平，避免损伤宫颈
管。宫颈管的创伤可导致宫颈闭锁，宫腔积血。

其他类型的宫腔镜手术应尽量减少对子宫内膜损伤的范围和深度，避免宫腔
内创面过大。如宫腔内黏膜下肌瘤较多，宫腔镜一次性切净肌瘤将导致宫腔创面
过大，术后极易发生宫腔粘连。这时可行多次宫腔镜手术，一次手术时切除部分
宫腔内肌瘤，待术后创面愈合后再行宫腔镜手术切除肌瘤。

选择适宜的宫腔镜手术器械也可减少手术对子宫内膜的损伤。剪刀和活检钳

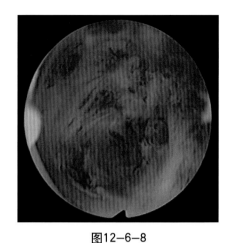

图12-6-8

宫腔镜宫腔粘连电切术后2年宫腔镜检
查。宫腔形态失常，呈桶状，宫腔上段
封闭，宫腔内可见粘连带

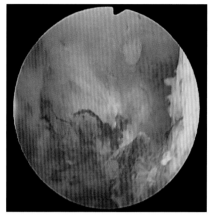

图12-6-9

宫腔镜宫腔粘连电切术后4个月宫腔镜
二探。宫腔形态失常，宫底可见纵向粘
连带，左侧壁可见纵向粘连带。子宫内
膜薄，色苍白

等非能源的手术可以达到精确切割，并且避免了能源对内膜的损伤。宫腔镜电能
手术可以精确切割病变组织，有效止血，但是能源操作所致热损伤可引起瘢痕形
成和邻近正常子宫内膜的损伤，最终导致粘连形成。

（二）宫腔镜术后人工周期激素治疗

宫腔镜手术后予一定剂量的女性激素治疗可刺激子宫内膜腺体和间质的增
生，加速子宫内膜的修复。故人工周期女性激素治疗刺激子宫内膜的再生已经成
为宫腔镜子宫中隔电切术、宫腔镜宫腔粘连电切术等术后常规的辅助治疗方法。
常用的方法为雌激素、孕激素续贯治疗，雌激素4 mg/d，共用4周，后2周联合
应用孕激素口服，连用2~3个周期。

（三）宫腔镜术后宫腔置入屏障物

子宫中隔电切术、宫腔粘连分离术等宫腔镜手术结束时宫腔放置宫内节育
器，1~3个月后取出，并与人工周期激素治疗联合应用是这些宫腔镜手术后比较
常用的促进子宫创面愈合，预防宫腔粘连形成的方法。

一些学者尝试宫腔镜手术后应用透明质酸钠凝胶宫腔注射来预防宫腔粘连
的形成。Guida等研究宫腔镜子宫肌瘤电切术、息肉电切术和中隔电切术术后宫
腔应用透明质酸钠凝胶，术后宫腔镜二探检查宫腔粘连形成情况，发现透明质
酸钠凝胶组宫腔粘连发生率为10.44%（7/67），对照组宫腔粘连发生率为26.2%
（17/65，$P<0.05$）。

（四）预防性抗生素

宫腔镜手术后通常不需常规应用抗生素预防感染。宫内放置节育器或透明质
酸钠凝胶者应常规使用广谱抗生素预防感染，一般应用3~7 d。

（五）宫腔镜术后宫腔镜二探

宫腔镜术后创面愈合的关键时期是术后1~2个月，术后1~3个月激素治疗撤退性出血停止后，行二次宫腔镜探查，新生的膜样粘连可用检查镜机械性分离，中、重度粘连需行宫腔镜手术分离。

六、宫腔镜手术后宫腔粘连的治疗

对宫腔镜子宫内膜电切术和没有生育要求的其他类型宫腔镜手术，术后形成宫腔粘连仅在有临床症状时进行治疗。治疗原则为分离闭锁宫腔的粘连，排出宫腔积血或积液，缓解周期性腹痛。

对于有生育要求的宫腔镜手术后宫腔粘连患者，需手术恢复宫腔正常形态，暴露双侧输卵管开口，同时避免破坏正常子宫内膜。

宫腔粘连分离后极易发生再次粘连，因此分离粘连后需行人工周期、宫内置节育器等辅助治疗，术后近期行宫腔镜二探分离再次形成的粘连。

（一）超声监护下宫腔镜二探分离粘连

对于宫腔内轻度疏松粘连，可在宫腔镜二探时用宫腔检查镜分离粘连。对宫腔镜术后宫颈内口粘连患者，可在腹部B超监护下探针探入宫腔，待有暗红色或咖啡样陈旧血流出后，再用Hegar扩张器逐号扩张宫颈至6~7号，然后行宫腔镜检查检视宫腔，术后应用抗生素预防感染。

（二）宫腔镜手术分离粘连

如粘连致密，宫腔检查镜无法分离粘连，可通过宫腔镜手术分离粘连。通常在直视下利用环形电极切割，或者用针状电极分离。宫腔镜子宫内膜切除术后的粘连多为纤维肌肉组织粘连，粘连面广，缺乏内膜标志，故分离过程需在B超监护下进行，避免盲目分离引起子宫肌壁的过度损伤，导致术中大出血或子宫穿孔。需要注意的是，TCRE术后宫腔粘连行宫腔镜手术分离粘连的目的不是为了重建宫腔，而只是为了解除宫腔积血或积液，缓解周期性腹痛，在分离过程中，不必暴露双侧输卵管的开口部位，能使残存的积血完全排出即可。

对于TCRM、TCRP、TCRS、TCRA等术后发生宫腔粘连者，若患者有生育要求，术中需注意恢复宫腔正常形态，暴露双侧输卵管开口，尽量避免破坏正常内膜。手术方法详见第九章第六节。

（三）子宫切除术

对于上述治疗方法无效或子宫体部粘连面致密广泛，输卵管开口区域有积血且患者痛经症状严重时，可考虑行子宫切除术。

（于　丹）

参考文献

[1] 夏恩兰，张玫，段惠兰，等．子宫内膜切除术治疗月经过多400例分析．中华妇产科杂志，1997，32：148-151．

[2] 张丹，孟炎，刘剑飞，等．超声监导：宫腔镜子宫成形术．中国医学影像学杂志，1998，6：197-198．

[3] Fuchs N, Smorgick N, Ben Ami I, et al. Intercoat (Oxiplex/AP gel) for preventing intrauterine adhesions following operative hysteroscopy for suspected retained products of conception——a double blind prospective randomized pilot study. J Minim Invasive Gynecol, 2013, 14: 427-425.

[4] Guida M, Acunzo G, Di Spiezio Sardo A, et al. Effectiveness of auto-crosslinked hyaluronic acid gel in the prevention of intrauterine adhesions after hysteroscopic surgery: a prospective, randomized, controlled study. Hum Reprod, 2004, 19:1461-1464.

[5] Leung PL, Tam WH, Yuen PM. Hysteroscopic appearance of the endometrial cavity following thermal balloon endometrial ablation. Fertil Steril, 2003, 79:1226-1228.

[6] Luo X, Lim CE, Li L, et al. Hysteroscopic appearance of endometrial cavity after microwave endometrial ablation. J Minim Invasive Gynecol, 2010, 17: 30-36.

[7] McCausland AM, McCausland VM. Partial rollerball endometrial ablation: a modification of total ablation to treat menorrhagia without causing complications from intrauterine adhesions. Am J Obstet Gynecol, 1999, 180: 1512-1521.

[8] Montagna S, Zacchè G. [Endometrial ablation with the resectoscope. The authors' experience]. Minerva Ginecol, 1995, 47: 17-21.

[9] Mukul LV, Linn JG. Pregnancy complicated by uterine synechiae after endometrial ablation. Obstet Gynecol, 2005, 105: 1179-1182.

[10] Robbins ML. Lysis of uterine adhesions with the four-channel hysteroscope. J Gynecol Surg, 1995, 11: 7-9.

[11] Stefanescu A, Marinescu B. Diagnostic hysteroscopy - a retrospective study of 1545 cases. Maedica (Buchar), 2012, 7: 309-314.

[12] Taskin O, Onoglu A, Inal M, et al. Long-term histopathologic and morphologic changes after thermal endometrial ablation. J Am Assoc Gynecol Laparosc, 2002, 9: 186-190.

[13] Taskin O, Sadik S, Onoglu A, et al. Role of endometrial suppression on the frequency of intrauterine dhesions after resectoscopic surgery. J Am Assoc Gynecol Laparosc, 2000, 7: 351-354.

[14] Touboul C, Fernandez H, Deffieux X, et al. Uterine synechiae after bipolar hysteroscopic resection of submucosal myomas in patients with infertility. Fertil Steril, 2009, 92: 1690-1693.

[15] Xia E, Li TC, Yu D, et al. The occurrence and outcome of 39 pregnancies after 1621 cases of transcervical resection of endometrium. Hum Reprod, 2006, 21: 3282-3286.

[16] Yang JH, Chen MJ, Chen CD, et al. Optimal waiting period for subsequent fertility treatment after various hysteroscopic surgeries. Fertil Steril, 2013, 99: 2092-2096.

[17] Yang JH, Chen MJ, Wu MY, et al. Office hysteroscopic early lysis of intrauterine adhesion after transcervical resection of multiple apposing submucous myomas. Fertil Steril, 2008, 89: 1254-1259.

第七节　妊　娠

在开展TCRE术的初期，认为TCRE术后的宫腔瘢痕化，孕卵难以着床，故将无生育要求列为手术适应证。1990年Skar和Nesheim报道TCRE术可用于避孕。但随着此术的广泛开展，TCRE术及EA术后妊娠的报道日益增多，其人工流产难度大，产科并发症多，应引起医患关注。

一、TCRE术后妊娠的可能性

EA术后妊娠虽然罕见，但有可能。Kir等报道其发生率为0.24%～0.68%。由于宫腔的瘢痕和狭窄，引起胎盘异常种植和胎儿死亡已有报道。理论上讲，子宫内膜切除后不能再生，应有长期避孕效果。DeCherney曾报道2例术后半年内死于内科疾患的病例，尸解显示子宫内膜完全被胶原瘢痕组织代替；Magos报道68例患者于术后3个月及12个月分别行宫腔镜检查，发现子宫腔缩短，内膜纤维化。但子宫内膜有惊人的再生能力，子宫角部的解剖学形态内陷，组织学结构肌壁薄，容易发生子宫穿孔，子宫底位于子宫的顶部，需用环形电极横行切割，技术难度大，此两处的内膜电切割或滚球电凝去除往往不够彻底，如有内膜残存或日后再生，则仍有宫内妊娠的可能。Turnbull等研究59例TCRE术后的子宫MRI图像，其中22例无月经，结果除3例外，均有残余黏膜，但并非有内膜残余的均有月经。因此，临床偶见术后妊娠者，宫内、宫外妊娠均有可能，发生率为0.7%～2%，首都医科大学附属复兴医院宫腔镜诊治中心夏等统计1990年5月至2001年11月共行TCRE术1 341例，随访3个月至11年6个月，术后妊娠者26人32例次，发生率2.39%。32例次妊娠中有宫颈妊娠1例，输卵管妊娠2例，右侧宫角妊娠1例；宫内妊娠22人28例次，其中2人妊娠3次，2人妊娠2次。其发生与患者年龄、子宫内膜再生能力及切除内膜的深度和范围有关，并随术后时间的延长，宫内妊娠的概率减少。其中TCRE术后妊娠例次的62.5%发生在术后第1年，第2年为21.88%，第3年为9.38%，第4年为3.11%，第5年为3.11%；其中7%发生在前100例，后1 241例术后妊娠的发生率降至1.69%，前100例的发生率高显然与开展手术初期切除内膜较浅有关。第2代子宫内膜去除术较TCRE术安全、操作容易，但近年亦有妊娠的报道，Ismail等报道热球子宫内膜去除手术后宫内妊娠1例。1992年Whitelaw和Sutton首报TCRE术后异位妊娠。Dicker等报道5例宫颈妊娠，认为其病因与人工流产和刮宫创伤对子宫内膜的破坏有关；其中2例有严重的宫腔粘连，造成了部分或全部的宫腔闭锁，这种粘连可能是宫颈妊娠的重要原因。首都医科大学附属复兴医院宫腔镜诊治中心夏等亦报道TCRE术后有发生输卵管妊娠、宫颈妊娠、宫角妊娠者。

总之，由于内膜切除/去除手术并不等于绝育，也不能保证绝育，而且无月经者仍有可能妊娠，因此，对内膜去除手术后的妊娠问题应有足够的认识，对患者术后应提倡避孕，医生对TCRE术后无月经、淋漓出血及腹痛者，应警惕宫内及宫外孕的可能性。

二、TCRE术后妊娠的危险

1．胎盘种植异常：子宫内膜切除后，孕卵缺乏蜕膜支持，易引起早期妊娠流产，Goldberg、McLucas、Mints等学者均有TCRE或EA术后妊娠自然流产的报道。到妊娠晚期由于胎盘供血障碍，可导致胎盘发育及植入异常，胎儿宫内发育迟缓和胎死宫内、第三产程异常等。Kucera等报道3例EA和TCRS术后妊娠的严重并发症。1例TCRS术后妊娠，在分娩第二产程子宫破裂。另2例分别为TCRS和EA术后，于妊娠中期大出血。Maouris报道1例妊娠30周因胎位异常及胎膜早破行剖宫产，胎盘与宫底部分粘连。首都医科大学附属复兴医院宫腔镜诊治中心曾有1例患者，35岁，原发不孕，TCRE术后2年无月经，继之月经稀发伴过少，约停经6个月腹部明显膨隆，B超提示宫内妊娠约孕6个月，于妊娠39周剖宫产，娩出一女活婴，体重2 500 g，胎盘全部植入于子宫肌层，行子宫次全切除术。病理检查报告胎盘植入。更为严重的是宫腔镜电切术后有产科子宫破裂的危险，近年文献已有9例报道，虽然其中尚无切除子宫内膜的病例，但电切术的创伤肯定是产科子宫破裂的危险因素。TCRE术后宫腔的瘢痕狭窄，极类似Asherman综合征。Friedman等报道Asherman综合征的严重产科并发症有早产（12%）、胎盘植入、囊状子宫、子宫裂开等。TCRE术后宫腔粘连，妨碍孕卵着床，可导致异位妊娠。异位妊娠破裂如不能及时发现和处理，腹腔内出血有可能危及生命。故TCRE术后妊娠应视为高危人群。

2．异位妊娠发生率高：Xia等回顾分析首都医科大学附属复兴医院宫腔镜诊治中心1990年5月至2005年1月因异常子宫出血，药物治疗无效，无生育要求，接受TCRE术者1 621例，随访1年至14年8个月。术后妊娠者32例39例次，其中异位妊娠5例，包括宫颈妊娠1例，输卵管妊娠2例，右侧宫角妊娠1例，左侧宫角妊娠1例，均手术治愈。TCRE术后异位妊娠占全部妊娠的12.82%（5/39），2例宫角妊娠和1例可疑宫角妊娠者均有严重的宫腔粘连，造成了部分宫腔闭锁，这种粘连可能是异位妊娠和宫角妊娠的重要原因。2007年英国Giarenis等报道，1例EA术后宫颈妊娠，用甲氨蝶呤保守治愈。

3．人工流产的高危人群：TCRE术后妊娠人工流产虽多数可顺利完成，但有可能遇到困难，首都医科大学附属复兴医院宫腔镜诊治中心随访的28例人工流产患者中，其中1例外院人工流产失败，诊断右侧宫角妊娠转至该院。28例均在B超介入下行电吸人工流产术。4例经过异常：例1，32岁，TCRE术后仅有周期性点滴状出血1年余，外院人工流产失败，诊断右侧宫角妊娠转来我院，妇科检查子宫8周妊娠大小，宫腔镜检查见距宫颈外口4 cm处宫腔粘连、狭窄，用7 mm电切镜和关闭型电极，在B超监导下沿子宫纵轴向前推进，切开粘连组织约2 cm深，胎囊移至宫腔内，吸宫人工流产。例2，38岁，于4年前行TCRE术，术后月经过少，于停经59 d行电吸人工流产术，内诊子宫8周妊娠大小，术前化验：Hb115 g/L，出血时间2 min，凝血时间4 min，血小板143×10⁹/L，血HBsAg(+)，抗HBc(+)。吸出完整孕囊，动脉性出血较多，宫颈注射缩宫素10 u及静脉滴注止血三联均无显效，出血达700 mL，血压下降，立即宫腔置入16Fr的Foley导尿管，球囊内注入无菌生理盐水13 mL，出血停止。例3，42岁，于1年零5个月前行TCRE＋TCRP术，术后月经过少，于停经40 d后B超检查提示宫内孕，行电吸人工流产术，仅吸出少量蜕膜及绒毛组织，病理报告：①蜕膜及高度分泌状态之子宫内膜。②胎盘绒毛。术中B超监护，见子宫近右后壁有一3.5 cm×2 cm大小的液性暗区，探针及吸管均不能触及。5 d后阴道彩超检查提示子宫7.7 cm×6.8 cm×4.8 cm，宫体右后壁可见胎囊，大小4.3 cm×1.6 cm，其内可见胎芽及胎心点状搏动，胎囊后壁外缘距浆膜层1.8 mm；2 d后行子宫体切除术，术时见子宫右角外突，"Y"形切开宫体前壁，见宫腔有纤维瘢痕，近宫底部有粘连，双侧宫角部可见内膜，右侧宫角处可见一3.5 cm直径的胎囊，其外缘距浆膜层厚5 mm。例4，40岁，系TCRE术后第3次妊娠合并多发子宫肌瘤，于停经62 d出现急腹痛及低热，子宫11周大小，诊断早孕合并子宫肌瘤红色变性，静脉麻醉下行电吸人工流产术，因宫腔内瘢痕及肌瘤阻挡，宫腔弯曲，深13 cm，B超监导下吸出孕囊，术后腹痛消失。

TCRE术后妊娠人工流产时可能大出血、宫腔粘连、宫角妊娠，甚至宫颈妊娠均有可能遇到；因宫腔瘢痕挛缩，导致宫腔扭曲变形，即使有B超介入，探针或吸管也难顺利进入宫腔。宫颈妊娠若术前未能诊断而贸然刮宫，引起的出血常难以控制。因此，TCRE术史应视为人工流产的高危因素。

三、 TCRE术后妊娠的诊断及处理

1．诊断：TCRE术后月经改善，可有无月经、点滴出血、月经过少、正常月经，还有月经稀发，可由有月经过渡到无月经，由无月经过渡到有月经等不同形式，在过渡时还常有淋漓出血的情况。首都医科大学附属复兴医院宫腔镜诊治中心统计该院TCRE术后至妊娠前月经情况为：宫颈妊娠1例、输卵管妊娠2例及右宫角妊娠1例术后均为月经过少。26人32次宫内孕中，妊娠3次的2人术后月经过少，妊娠2次的2人中，1人术后月经过少，1人第1次人流后半年无月经，再次妊娠。妊娠1次的24人中，14例术后月经过少，6例术后3～6个月无月经，以后有少量月经，3人术后7个月至2年无月经，以后月经不规律或有少量月经，1例术后3个月无月经即妊娠。这些月经的变化导致早孕期间很难及时确定妊娠诊断。因此，TCRE术后妊娠的早期诊断有赖于医患双方对妊娠的警惕性和定期随访。

2．处理：一般接受TCRE术者均不再有生育要求，故妊娠后多以人工流产告终，接诊的医院及术者应有各种应对困难人工流产的条件，术前B超检查，准确判断胎囊的位置，仔细观察宫腔线，以估计手术的难易度。对宫腔线欠清晰或胎囊位置偏移宫腔者最好术前宫颈插管，术中施以麻醉，在B超介入

下吸宫，探针或吸管置入不畅或遇阻时，可用宫腔镜检视宫颈管及宫腔情况，如有狭窄、粘连或扭曲，可在B超引导下切开，使宫腔贯通；术终不能确定胚物是否已完全吸净时，可用宫腔镜检视。本文例2人工流产术终出血迅猛，为避免切除子宫，球囊压迫是采取根治性治疗措施前可供选择的有效疗法。例4妊娠终止后腹痛消失。

　　Baumann等首报TCRE和双极电凝输卵管绝育后妊娠成功，结果良好，Pugh等报道EA术后成功宫内妊娠1例，Pinette等报道YAG激光治疗后成功妊娠1例。甚至有以TCRE治疗不孕者。Cravello等报道对孕酮治疗无效的AUB行EA术，出血治愈后妊娠者，并可能足月分娩。首都医科大学附属复兴医院宫腔镜诊治中心有1例TCRE术后足月妊娠，剖宫产一小婴儿，胎盘完全植入，同时子宫体切除。故如到妊娠中、晚期始发现妊娠，而且愿意生育者，可考虑继续妊娠，为获得良好的产科预后，应进行严密的孕期保健，监护胎儿发育情况及胎盘功能状态，阴道产者妥善处理第三产程，剖宫产者要有子宫切除的准备。

（夏恩兰）

参考文献

[1] 夏恩兰.妇科内镜学.北京:人民卫生出版社,2001:214-215.

[2] 夏恩兰.人工流产宫腔球囊压迫止血1例.中国临床医生,2000,28:42.

[3] Baumann R,Owerdieck W,Reck G.Pregnancy following sterilization and endometrium resection.Geburtshilfe Frauenheilkd,1994,54(4):246-249.

[4] Cravello L,Porcu G,Roger V,et al.Hysteroscopic surgery and fertility.Contracept Fertil Sex, 1998, 26(7-8):589-592.

[5] DeCherney AH,Diamond MP,Lavy G,et al.Endometrial ablation for intractable uterine bleeding: Hysteroscopic resection.Obstet Gynecol,1987,4:668-671.

[6] Dicker D,Feldberg D,Samuel N,et al.Etiology of cervical pregnancy.Association with abortion,pelvic pathology IUDs and Asherman syndrome.J Reprod Med,1985,30(1):25-27.

[7] Friedman A,DeFazio J,DeCherney A.Severe obstetric complications after aggressive treatment of Asherman syndrome.Obstet Gynecol,1986,67(6):864-867.

[8] Giarenis I,Shenoy J,Morris E.Cervical ectopic pregnancy after endometrial ablation: a case report. Arch Gynecol Obstet,2008,277(6):567-569.

[9] Goldberg JM.Intrauterine pregency following endometrial ablation.Obstet Gynecol,1994,83:836-837.

[10] Ismail MS,Torsten U,Serour GI,et al.Is endometrial ablation a safe contraceptive method? Pregnancy following endometrial ablation.Eur J Contracept Reprod Health care,1998,3(2):99.

[11] Kir M,Hanlon-Lundberg KM.Successful pregnancy after thermal balloon endometrial ablation.Obstet Gynecol,2004,103(5Pt2):1070-1073.

[12] Kucera E,Krepelka P, Krofta L,et al.Pregnancy complications after intrauterine hysteroscopic surgery.Ceska Gynekol,2005,70(4):312-316.

[13] Magos AI,Banmann R,Lockwood GM,et al.Experience with the first 250 endometrial resections for menrrhagia.Lancet,1991,337:1074-1078.

[14] Magos AL,Baumann R,Turnbull AC.Transcervical resection of endometrium in women with menorrhagia. Brit Med J,1989,298:1209—1212.

[15] Maouris P.Pregnancy after planned partial endometrial resection.Aust N Z J Obstet Gynaecol,1994, 34:122—123.

[16] McLucas B.Pregnancy after endometrial ablation:a case report.J Reprod Med,1995,40(3):237—239.

[17] Mints M,Radestad A,Rylander E.Follow up of hysteroscopic surgery for menorrhagia.Acta Obstet Gynecol Scand,1998,77(4):435—438.

[18] Pinette M,Katz W,Drouin M,et al.Successful planned pregnancy following endometrial ablation with the YAG laser.Am J Obstet Gynecol,2001,185(1):242—243.

[19] Pugh CP,Crane JM,Hogan TG.Successful intrauterine pregnancy after endometrial ablation.J Am Assoc Gynecol Laparosc,2000,7(3):391.

[20] Xia E,Li TC,Yu D,et al.The occurrence and outcome of 39 pregnancies after transcervical resection of endometrium(TCRE).Hum Reprod,2006,21(12):3282—3286.

[21] Skar O,Nesheim BI.Operative hysteroscopy in the treatment of intrauterine disorders.Acta Obstet Gynecol Scand,1990,69(7—8):565—566.

[22] Turnbull LW,Jumaa A,Bowsley SJ,et al.Magnetic resonance imaging of the uterus after endometrial resection.Br J Obstet Gynaecol,1997,104(8):934—938.

[23] Whitelaw NL,Sutton CJ.Ruptured ectopic pregnancy in an amenorrhoeic women after transcervical resection of the endometrium.Aust N Z J Obstet Gynaecol,1992,32(4):387.

第八节　子宫内膜去除-输卵管绝育术后综合征

子宫内膜去除-输卵管绝育术后综合征（PASS）是TCRE术的晚期并发症。1993年Townsend首报6例有绝育史的妇女，TCRE术后下腹痛伴阴道点滴出血，宫腔镜检查都有明显的内膜瘢痕，腹腔镜均显示一侧或双侧输卵管近端肿胀或积血，因患者均有输卵管绝育史，故命名为子宫内膜去除-输卵管绝育术后综合征。1996年Bae等报道6例，进一步描写子宫内膜去除-输卵管绝育术后综合征的特征为病理学所见输卵管积血和多种显微镜下变化，包括子宫内膜异位症、急慢性输卵管炎和急慢性子宫肌炎。同年，Webb又报道1例。该例术前有痛经史，用亮丙瑞林得到缓解。术后6个月出现周期性腹痛，继而阴道点滴出血，B超显示子宫底部有无回声区，行阴式全子宫双附件切除，术时确定为输卵管积血及近端输卵管扩张，同时发现右侧输卵管子宫内膜异位症，认为可能是术前痛经的原因，然而术后疼痛远较术前严重，以致需行子宫切除。1999年夏氏报道4例PASS，绝育1~8年，于TCRE术后3~11个月出现严重周期性或持续性下腹痛，伴输卵管积液。其病例特点见表12-8-1。

例1~3 TCRE术前均无痛经史，子宫稍大，例4痛经轻微，子宫正常大。B超检查仅例1显示肌壁回声不均，TCRE术时均未疑及子宫腺肌病。而例1~3术后病理检查均有子宫腺肌病，可能是导致剧烈腹痛的原因之一。

1. PASS的病因：发生此征的原因乃TCRE术后，宫腔内残存有功能的子宫内膜或日后再生的内膜仍有周期性出血，宫腔瘢痕形成或扭曲使经血排出受阻，在输卵管远端阻塞时，经血逆流导致输卵管积血所致。

表12-8-1　4例子宫内膜去除-输卵管绝育术后综合征情况

序号	姓名	TCRE时间	术后月经情况	症状出现时间	再次手术	病理检查结果
1	赵××	1992/8/21	无月经3个月，以后月经点滴状	术后5个月	1993/11/23全子宫双附件切除，阑尾切除	子宫腺肌症，内膜轻度增生过长，双侧慢性输卵管炎，慢性阑尾炎
2	赵××	1992/2/27	无月经	术后5个月	1994/1/19全子宫左输卵管右附件切除，阑尾切除	子宫腺肌症，增殖期子宫内膜，左侧慢性输卵管炎，慢性阑尾炎
3	赵××	1997/6/22	无月经3个月，以后月经点滴状	术后3个月	1997/11/22切除宫腔粘连及残留内膜	子宫腺肌症
4	龚××	1996/11/11	无月经9个月，以后月经点滴状	术后11个月	1997/12/4探扩宫腔排出积血	无

2．PASS的诊断：子宫内膜去除-输卵管绝育术后综合征是术后晚期引起腹痛的多种可能原因之一。发生在术后几个月，一侧或两侧周期性腹痛，疼痛因输卵管膨胀而日渐加重，疼痛可能合并或不合并阴道点滴出血。疼痛的严重程度与近端输卵管的长度、残存子宫内膜的面积，以及出血量有关。出现症状晚可用子宫内膜再生较慢解释。超声可能显示宫底部有透声区，诊断可由B超、开腹或腹腔镜看到输卵管扩张确定（图12-8-1）。

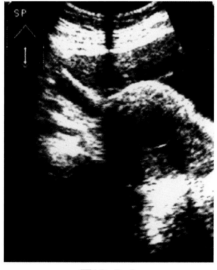

图12-8-1

PASS的宫腔及输卵管积血

3．PASS的治疗：PASS是输卵管结扎和子宫内膜去除术的晚期并发症，因此对它的认识和处理越早越好。Gannon的经验是对绝育后子宫内膜去除术患者，于术后4个月做超声检查，及时发现并排出宫腔积血和（或）切除残留内膜，为无效者切除子宫。Townsend首选腹腔镜手术，因为输卵管积血的病理变化可能为双侧，所以即使疼痛在一侧时，也必须考虑行双侧输卵管切除术。其报道6例中5例对腹腔镜输卵管切除或电灼累及的输卵管反应良好，1例因症状复发经阴道切除子宫。Bae处理6例的经验是腹腔镜手术切除输卵管，辅以选择性子宫切除，可成功地缓解症状。Webb认为当此症被广泛认识以后，可采取比阴式全子宫双附件切除更为保守一些的方法，包括腹腔镜切除输卵管和（或）再次切除残留的子宫内膜。夏氏治疗的4例中，例1曾两次探扩宫腔，排出积血后坚持服用内美通、达那唑均无显效，于术后15个月开腹，切除标本见子宫左角及宫底部有两个小积血腔，内有少许内膜，左侧输卵管积血。例2于术后5个月开始周期性下腹痉挛性疼痛，但时有时无，时轻时重，严重时肌注盐酸哌替啶（dolantin）不能缓解，于术后第23个月开腹，切除标本见子宫腔大部分粘连闭锁，仅左角处有3个小积血腔，左侧输卵管扩张积血。例3自月经复潮即出现经期左下腹剧痛，宫腔镜检查仅可进入4 cm，上段宫腔闭锁，用手术宫腔镜切开粘连带，打通宫腔，长7.8 cm，见右侧输卵管开口及少许积血，左侧输卵管开口不清晰，左下腹痛消失。例4月经复潮3个月出现周期性下腹剧痛，后因闭经40 d伴腹痛，子宫增大，B超宫腔及双输卵管积液，B超介入下探宫腔，在4 cm处遇阻，稍用力有突破感，流出陈旧及新鲜血液约200 mL，双输卵管膨大的声像消失，腹痛立即缓解。

4．PASS的预防：为了避免子宫穿孔，行TCRE术时，有可能对子宫底和子宫角等易穿孔部位的内膜切除不足，导致此区持续存在有活性的子宫内膜。其周期性出血被手术的瘢痕和粘连阻止在其余部分的宫腔内，并经输卵管开口进入阻塞的输卵管，使输卵管近端扩展，引起疼痛，症状的严重程度可能取决于近端输卵管的长度、有活性子宫内膜的范围及出血量的大小。因此，术时应尽可能切净子宫角和子宫底的内膜，无把握时可行电灼，此法比电切相对安全。Gannon资料提示滚球电凝去除子宫内膜（EA）术后，PASS的发生率远低于TCRE术（$P < 0.007$）。Bae提出电切与腹腔镜绝育同时进行时，行腹腔镜电凝近端输卵管，并破坏子宫角，可预防此综合征。

其他作者报道过相似的临床表现，Magos等回顾234例TCRE术后患者，16例因为各种原因切除子宫，2例即因严重腹痛分别于术后9个月和12个月行子宫切除术，其中1例左角有血肿，与PASS相似，此例曾用宫腔镜引流过，但又复发。Sorensen等报道1例EA术后输卵管膨大、积血，与PASS一样，术后8个月间周期性腹痛日趋恶化与严重。但这两位作者均未说明这些患者有无输卵管绝育史。如今随着TCRE术的普及应用，例数增多，随访时间延长，逐渐发现术后晚期腹痛的并发症。Steffensen和Schuster对其发生的原因有以下5种解释：①子宫粘连。②宫底残留内膜增殖导致宫腔积血。③子宫内膜基底层被瘢痕覆盖导致医源性腺肌病和进行性痛经。④术时宫内压将有活性的子宫内膜细胞挤入肌层，引起腺肌病。⑤子宫角部内膜未完全破坏。于是有人怀疑PASS是否能够成为一种独立的综合征，还有待探讨。Wortman认为预防此征的方法与预防TCRE/EA术后宫腔积血相同，即术时要小心切除所有子宫内膜成分，包括子宫角部，有的病例子宫角深陷，容易被忽略而未予切除，而患者曾有去除子宫内膜的历史，即PASS。

（夏恩兰）

参考文献

[1] 夏恩兰.子宫内膜去除术－输卵管绝育术后综合征.中国实用妇科与产科杂志,1999,15：759－760.

[2] Bae IK H,Pagedas AC,Perkins HE,et al.Postablation-tubal sterilization syndrome.J Am Assoc Gynecol Laparosc,1996,3：435－438.

[3] Gannon MJ,Johnson N,Watters LK,et al.Maematometra-endometrial resection sterilizstion syndrome.Gyaecol endosc,1997：45－46.

[4] Leung PL,Yuen PM.Postablation-tubal sterilization syndrome following thermal balloon endometrial ablation.Acta Obstet Gynecol Scand,2006,85(4)：504－505.

[5] Magos AL,Bauman R,Lockwood GM,et al.Experience with the first 250 endometrial resections for menorrhagia.Lancet,1991,337：1074－1078.

[6] Sorensen SS,Andersen LF,Lose G.Endometriosis by implantation：A complication of ablation.Lancet,1994,343：1226.

[7] Steffensen AJ,Schuster M.Endometrial resection and later reoperation in the treatment of menorrhagia.J Am Assoc Gynecol Laparosc,1997,4：325－329.

[8] Townsend DE,McCausland V,McCaulsand A,et al.Post-ablation-tubal sterilization syndrome.Obstet Gynecol,1993,82：422－424.

[9] Wortman M.Complications of Hysteroscopic Surgery.In Isaacson K (ed).Complications of Gynecologic Endoscopic Surgery.Saunders Elsevier,2006：198.

[10] Webb JC,Bush MR,Wood MD,et al.Hematosalpinx with pelvic pain after endometrial ablation confirms the postablation-tubal sterilization syndrome.J Am Assoc Gynecol Laparosc,1996,3：419－421.

第九节　电意外损伤

近年高频电装置不断改进，除了具有优良的性能之外，在安全方面也有了很大改进，电意外伤害明显减少，但在使用旧型高频电装置的医院内仍有发生电意外伤害的危险性。因此，使用高频电装置的医护人员必须了解高频电波可能引起的事故。

一、电灼伤事故

电灼伤事故主要是高频波电流密集的关系而引起的事故，可分以下两种。

（一）负极板周围的灼伤

一般为了避免回路中的高频波电流密集，需要使用大面积的负极板，这个负极板需与人体全面密集接触，并最好贴在血流丰富的肌肉上才能确保高频波的回路，否则会产生电灼伤。另外，贴负极板的部位距手术部位越近越好，使高频电流在人体内做最短的走行距离。

1. 负极板：因容易弯曲的关系，可用来固定在大腿等的弯曲部，但如果铅负极板多次弯曲以后，负极板的表面会变得凹凸不平，这样会减少与人体的接触面积。另外，因为金属疲劳之故，负极板上产生龟裂或折断，使负极板的有效面积减少，回路中的高频波电流密集而造成灼伤。

2. 小儿用负极板：因面积小，容易造成灼伤。

3. 不锈钢负极板：有不腐蚀及使用后容易清洗等优点，故较常使用。为了增加电传导性，常以生理盐水浸湿的纱布包起来使用，手术中如用干纱布包裹，或不使用生理盐水而使用常水浸湿的纱布包裹负极板时，会减少电传导性，使回路中的高频波电流密集于一处而造成局部灼伤。不锈钢负极板质地坚硬，如贴在骶骨、肩胛骨等突起部位时，接触面积减少，其他如手术中体位变换时，负极板移位，也会造成接触面积减少而引起灼伤。

4. 非电解质的消毒液流入贴好的负极板间，减少了负极板与人体的接触面积，引起灼伤。

5. 消毒液流入贴好的负极板间，腐蚀负极板，造成接触面积的减少，引起灼伤。

（二）负极板以外的灼伤

高频波容易发生分流，负极板以外的部位发生分流（stray current）通过时就会产生灼伤，比较多见的原因有：负极板异常时，患者与手术台的金属部接触时，手术台上的血液、生理盐水造成分流通过时，通过电切镜经窥器造成分流。此外，经由心电图、脑电波等的电极也可造成分流。Vilos等曾报道13例由电切镜经窥器造成分流引起的生殖道灼伤。

二、电击伤事故

电击伤事故是因漏电产生的电击伤事故，可分电流从体外经皮肤或人体后流出体外的大电击（macro-shock）和电流经人体组织直接流到心脏的微电击（micro-shock）两种，均可引起生命危险。

三、电磁干扰引起的事故

高频电装置是产生强电力高频波的器械，使用高频电装置时，其强力电磁波对各种电子仪器，如心电图、脑电波、计算机、人工起搏器等产生影响，引起杂波诱导障碍，而干扰电子仪器的正常功能。比较严重的是对人工起搏器的干扰会引起生命危险。

四、火花引起的事故

因为不使用易燃性麻醉气体的关系，已不发生爆炸的事故，但在高浓度氧气的条件下使用电刀也是一种危险的事。

（林保良）

参考文献

[1] Vilos GA,Brown S,Graham G,et al.Genital tract electrical burns during hysteroscopic endometrial ablation:report of 13 cases in the United States and Canada.J Am Assoc Gynecol Laparosc,2000,7:141—147.

第十节 其他并发症

一、宫腔积血

宫腔积血是TCRE、EA术的罕见并发症，子宫底部和两侧壁均为折叠部，术后容易形成粘连，导致宫腔狭窄或缩短。子宫前后壁于宫缩时互相黏附，久之亦可发生粘连。此类宫腔粘连多无症状，腹痛为促使患者就诊的主要症状，有的是在为其他指征做宫腔镜检查时被发现，故其发生率不明。宫腔下段粘连闭锁，其上段尚存对卵巢激素有反应的有活性子宫内膜时，月经血积存，可致宫腔积血。术后定期探扩宫腔和（或）宫腔镜检查，可防止或及时发现此症。理论上宫颈峡部狭窄可引起宫腔积血，因此Hamou建议行部分子宫内膜去除术，保留宫腔下极1 cm的内膜。事实上，甚至切除了宫颈上段内膜者，宫腔狭窄及继发宫腔积血亦极罕见。相反的，宫腔积血均见于子宫底部，只要在内膜切除后纤维化的宫腔内存在有活性的内膜，全部或部分子宫内膜切除发生宫腔积血的机会相等。该症发生在手术后2~16个月，有学者报道发生率为1.8%，Tapper报道86例TCRE术后近期有4例宫腔积血。TCRE术后用HRT亦可引起宫腔积血。其症状为周期性或持续性腹痛及断续阴道出血，子宫探针探不进去，B超可见到子宫内的积血，易于诊断。探扩宫腔、排出积血、保持宫腔引流通畅等治疗有效，在B超介入下切除宫腔粘连和残存的子宫内膜以预防复发。Romer报道1例TCRE术后13个月伴周期性腹痛，宫颈内口粘连引起宫腔积血，指出所有TCRE术后均应有定期的临床和超声随访。但是否有必要于术后数周内常规探查宫腔以减少此并发症的发生仍有待证实，而此举可能引起感染和子宫穿孔。术后子宫腔引流不畅，亦可引起宫腔积血及痉挛性下腹痛。林氏做149例TCRE术，均于术后1个月在门诊常规扩张宫颈，无宫腔积血发生。但在他所做的1 100例TCRM中，1例因切除宫颈附近的肌瘤而发生宫颈粘连和宫腔积血，经扩张宫颈，排出积血治愈。Hill报道24例，治疗包括穿刺、引流、宫腔镜灌流液冲洗，1例做了阴式子宫切除，指凡行ＴＣＲＥ、ＥＡ术者，均应告知有此并发症的可能。McCausland等报道部分EA治疗无深部腺肌病的月经过多有效，不引起宫腔粘连和积血。2002年美国McCausland等研究50例完全滚球ＥＡ术后有症状宫角积血和ＰＡＳＳ的频率、诊断、处理和预防。随访4～90个月，5例（10%）经超声或磁共振诊断，2例宫角积血，3例PASS。GnRH-a或宫腔镜解压，仅部分有效，因症状复发行子宫及输卵管切除。此症并非不常见（10%），部分EA术可预防。

二、腹痛

与宫腔积血发生相关的问题是严重的下腹痛，经常为周期性的，但宫腔内无积血，甚至无月经。仅发生于少数妇女，有些患者术后经血减少，腹痛增加，病因不明。腹腔镜检查可能发现子宫内膜异位症和其他盆腔痛的原因，但此术引起外在性子宫内膜异位症尚缺乏证据，最可能的是造成了内在性子宫内膜异位灶，小的异位灶埋藏于子宫肌层内。此征与Asherman描写的宫腔粘连伴腹痛相似，Asherman的宫腔粘连病例中25%有盆腔痛。治疗方面，单纯镇痛剂对严重腹痛无效，腹腔镜骶前神经切除缺乏疗效的报告，疗效尚不确切，一些患者需切除子宫。Mints等资料，97例平均随访29个月，11例（11%）出现术后痛经。以下是解释ＴＣＲＥ术后腹痛的几种理论：①子宫粘连。②宫底残留内膜增殖导致宫腔积血。③子宫内膜基底层被瘢痕覆盖导致医源性腺肌病和进行性痛经。④术时宫内压将有活性的子宫内膜细胞挤入肌层，引起腺肌病。⑤子宫角部内膜未完全破坏。Steffensen和Hahn的研究结果认为，TCRE术时切除黏膜下腺肌瘤有增加灌流液回吸收的危险，术时液体的回吸收量多，术后持续有月经与出现晚期周期性腹痛有关。

三、医源性子宫腺肌病

随着手术病例的增多，学者们逐渐发现术后腹痛这一难以解释的症状，以后的子宫切除证实了子宫腺肌病的存在。英国曾在全国健康委员会下属13所医院进行了一项大规模横向研究，通过问卷调查从1991年12月至1993年12月978例因月经紊乱而行宫腔镜手术者治疗后12个月的情况，以术后月经改善、不需要任何形式的治疗为满意，满意或非常满意者共占84%，不满意的主要原因是疼痛加重，满意率与术后无月经率无恒定关系。术前除有典型的三联征外，子宫腺肌病很难确定。Bae和Wortmann等认为术后腹痛加重是原有腺肌病加重还是手术所致仍有待探讨。有些学者认为子宫内膜异位症在做TCRE或EA术以前就已发生，而与手术并无关系。Mints报道术后29%出现腺肌病。有资料证明用电切环行TCRE术较用滚球或激光做EA术更容易发生，原因可能是TCRE术比EA术容易存留子宫内膜，日后被瘢痕组织覆盖，而形成医源性子宫内膜异位症；另一种说法是切除内膜时子宫内膜经血管或肌层的创伤，进入子宫肌层，并导致此症。Keckstein报道子宫腺肌病是子宫肌层的疾病，可用宫腔镜诊断，用经宫颈的打孔活检钳或环状电极切割可了解腺肌病的深度，浅表腺肌病可用经宫颈子宫内膜电凝或切除治疗，但可导致医源性子宫腺肌病，可经宫腔镜二探治疗。子宫腺肌病也可因不完全的EA或TCRE引起。对有选择的病例，宫腔镜治疗有症状的局灶性腺肌病成为可能。一些学者注意到TCRE术后因病切除子宫者，有时浅肌层可见紫蓝色小点，为异位的子宫内膜。目前对其存在有两种解释，开始是患者腹痛求治而发现，因此，认为手术时可能将子宫内膜压入肌壁，如存活下来，则形成子宫腺肌病，乃TCRE的并发症。但是随着病例增多，病理检查发现在术前未诊断子宫腺肌病切除的肌条中，有8%可找到子宫腺肌病病灶。近年来，尝试深切的医生们行子宫内膜切除术，将子宫肌层切除至内膜下4～5 mm，使子宫腺肌病的发现率提高到46%，故认为术前即已存在子宫腺肌病者逐渐增多，但不能解释为何术前无症状，而术后腹痛。

四、治疗失败和症状复发

在术后近期，临床上应明确区分治疗失败、症状无改善和症状复发。在多数术者手下，一次术后80%～90%月经满意，电切或激光成功的术后复发极少见。虽然这是一项新手术，随访资料有限，但大多数妇女因此术而受益。也有全部内膜切除术后无月经，2年后突然发生严重出血者，纯属例外。初次治疗失败和继发症状复发均可做第2次手术，子宫切除可留待最必要时。这项新手术切勿违反患者愿望而强制实行。术后异常子宫出血的发生率为5%～10%，多见于术后子宫内膜再生，但确有病例经宫腔镜检查或子宫切除证实并无内膜而出血者，法国宫腔镜之父Hamou认为是子宫血管结构不良所致。此类出血有突发性和一过性的特点，有时可不治自愈。对其防治迄今尚无良策。

五、子宫恶性病变

需要讨论的子宫恶性病变有二，即隐藏的子宫内膜癌和远期患癌的危险。电切术可提供组织病检，在此点上优于其他方法。被埋藏的子宫内膜岛日后癌变及宫腔粘连或宫颈狭窄匿藏内膜癌等，至今仍为纯理论问题，而最主要的是去除子宫内膜减少了子宫内膜癌的危险性，手术结束时内膜原位如留有少许组织，患子宫内膜癌的机会极少。发生子宫肉瘤、宫颈癌及卵巢肿瘤的概率不变。首都医科大学附属复兴医院宫腔镜诊治中心曾遇1例宫腔镜电切术后子宫内膜癌，患者69岁，1991年5月18日因绝经后出血，子宫内膜息肉行TCRP＋TCRE术，切除组织病理学检查：电切其子宫内膜及子宫内膜息肉，术后随访，一直无出血及排液，至1999年10月12日起阴道点滴出血，3 d后宫腔镜检查，宫腔深7 cm，子宫内膜厚，取材送病检，结果为子宫内膜不典型增生过长，不排除癌变可能。11月19日行扩大全子宫双附件切除术，探查盆腔无增大的淋巴结，术后病理：弥漫型高分化内膜腺癌，癌瘤侵肌层1/2，并累及双侧子宫角，双侧卵巢及输卵管未见异常。目前国际已有8例TCRE术后发生子宫内膜癌的病例报道，其共性是术前均有子宫内膜囊腺型或腺瘤型增生，故建议对此类患者，术后应给高效孕酮治疗。

六、子宫坏死

Rousseau报道过1例Nd-YAG激光子宫内膜去除术后子宫肌层凝固坏死，该例有子宫腺肌病，术前曾用LH-RH。

七、肺出血

2007年台湾Su等首次报道宫腔镜肺出血导致肺塌陷的罕见致命并发症。

八、一过性失明

泌尿外科都知道用1.5%甘氨酸灌流TURP术后可致一过性失明。1996年以色列医生Levin和Ben-David首次报道。1999年印度医生Motashaw和Dave报道宫腔镜术后一过性失明的病例，该妇女38岁，1.5%甘氨酸灌流，行TCRM和TCRE术。2003年土耳其Karci报道1例一过性失明。

九、神经损伤

神经损伤由腓骨神经受压或坐骨神经的过度伸展而引起，发生率为0.01%~0.04%。多因宫腔镜手术时采取截石位的姿势不正确，或者因脚架、器械等长时间压迫所产生。症状是疼痛或神经麻痹，可完全恢复，但有时需较长时间。为了避免此问题的发生，术者在手术开始前一定要亲自检查患者的姿势和体位。

十、死亡

TCRE术最大的危险不在于手术，而在于术者，有两个研究报道了27例因为体液超负荷导致严重的低钠血症所致术后死亡，以及子宫穿孔导致的致命的腹腔内出血死亡，其共性为术者无经验，缺乏基础知识和基本技能，故宫腔镜手术不适合初学者。Scottish报道978例宫腔镜手术中有1例中毒性休克死亡。Hulka总结17 298例宫腔镜手术中，发生了3例死亡。Bae指出用海藻棒和扩宫至10~11 mm，宫内压力始终不超过70~75 mmHg，提供良好的膨宫和视野，可减少发生子宫穿孔等主要潜在并发症的发生概率。避免发生死亡的先决条件是有自信的宫腔镜诊断技术，相反的，有腹腔镜专长不能代替宫腔镜，因为这两种技术如此不相同。TCRE和其他去除子宫内膜的技术被认为是"微创伤"，但在错误的术者手中会成为"最大创伤"。

十一、第2代子宫内膜去除术的并发症

第2代子宫内膜去除术的器械进入宫腔后一次性去除、消融或毁损子宫内膜，故又称整体子宫内膜去除术（global endometrial ablation）。相对第1代EA而言，整体EA无须膨宫，有热无电，计算机控制下显示压力、温度、时间，总体比较安全。但也有并发症发生。2003年美国Gurtcheff和Sharp报道第2代整体EA术的并发症在Medline和参考书目中有：2例出血，1例盆腔感染，20例子宫内膜炎，2例Ⅰ度皮肤烧伤，9例宫腔积血，16例阴道炎和（或）膀胱炎。FDA的资料有：62例患者，85种并发症，包括8例肠道热损伤；30例子宫穿孔，其中12例需立即剖腹探查；3例进ICU；1例发展成为坏死性筋膜炎，导致外阴切除、输尿管造口和双侧膝下截肢；1例因肠道热损伤死亡。以上并发症均不曾

在杂志上报道。文献中有关热球EA术的并发症报道较多，其术后宫腔积血的发生率<3%，其发病的危险因素尚不清楚。2001年美国Hubert等报道1例曾妊娠时宫颈机能不全患者，UBT后宫颈闭锁、宫腔积血。宫颈扩张和暂时放置导管治愈。宫颈内口的正常阻力可能是UBT时避免宫颈热损伤的重要因素。此例宫颈机能不全可能提示宫颈阻力降低。2007年澳大利亚Robson等报道2例热球EA术后子宫肌瘤坏死。2007年美国Schlumbrecht等报道1例热球EA术后宫腔积脓，导致败血症和宫颈坏死。2004年美国Roth报道1例热球EA术后50 d双侧输卵管卵巢脓肿，做了腹式全子宫及双附件切除。2006年香港Leung等报道1例热球子宫内膜去除术后PASS。2004年美国Kir等报道1例38岁妇女热球EA术后宫腔粘连使子宫呈现3腔，11个月后妊娠。妊娠至35周无异常，自娩一活婴，无并发症。2007年美国Foote等报道1例43岁患者，热球EA和子宫动脉栓塞术后妊娠，剖宫产一个2 466 g的婴儿。2003年英国EI-Toukhy和Hefni首报HTA术后4年，腹腔镜绝育术后妊娠过期流产。2006年Moukarram等报道1例MEA术后妊娠。2005年英国Gandhi等报道1例Cavaterm术后宫颈妊娠。可见第一代EA术的并发症在第2代几乎均有发生，至今尚未有第2代EA术发生气体栓塞的报道。

（夏恩兰）

参考文献

[1] 冯力民,夏恩兰.经官颈子宫内膜电切术后16例妊娠报道.中华妇产科杂志,1998,33:368.

[2] 夏恩兰,张玫,段惠兰.子宫内膜切除术治疗功能失调性子宫出血.中华妇产科杂志,1992,27:200-203.

[3] Bae Ik H,Pagedas AC,Barr CA,et al.Retrospective analysis of 305 consecutive csaes of endometrial ablation and partial endomyometrial resection.J Am Assoc Gynecol Laparosc,1996,3:549-554.

[4] Colgan TJ,Shah R,Leyland N.Post-hysteroscopic ablation reaction:a histopathologic study of the effects of electrosurgical ablation.Int J Gynecol Pathol,1999,18:325-331.

[5] Cooper JM,Brady RM.Late complications of operative hysteroscopy.Obstet Gynecol Clin North Am,2000,27:367-374.

[6] Dwyer N,Fox R,Mills M,et al.Haematometra caused by hormone replacement therapy after endometrial resection.Lancet,1991,338:1205.

[7] Edwards A,Tippett C,Lawrence M,et al.Pregnancy outcome following endometrial ablation.Gynaecol Endosc,1996,5:349-351.

[8] El-Toukhy T,Hefni M.Pregnancy after hydrothermal endometrial ablation and laparoscopic sterilisation.Eur J Obstet Gynecol Reprod Biol,2003,106(2):222-224.

[9] Foote M,Rouse A,Gil KM,et al.Successful pregnancy following both endometrial ablation and uterine artery embolization.Fertil Steril,2007,88(6):1676.

[10] Gandhi SV,Habiba MA.Ectopic pregnancy presenting as haematometra following Cavaterm balloon endometrial ablation.J Obstet Gynaecol,2005,25(6):614-615.

[11] Goldberg JM.Intrauterine pregency following endometrial ablation.Obstet Gynecol,1994,83:836-

837.

[12] Gurtcheff SE,Sharp HT.Complications associated with global endometrial ablation.the utility of the MAUDE database.Obstet Gynecol,2003,102(6):1 278—1 282.

[13] Hill DJ,Maher PJ,Wood CW,et al.Haematometra——a complication of endometrial resection.Aust NZ J Obstet Gynaecol,1992,32:285—286.

[14] Hill DJ,Maher PJ.Pregnancy following endometrial ablation.Gynaecol Endosc,1992,1:47.

[15] Hlka JF,Peterson HA,Phillips JK,et al.Operatiove hysteroscopy:American Association of Gynecologic Laparoscopists 1991 membership survey.J Reprod Med,1993,38:572—573.

[16] Hopkisson JF,Kennedy SH,Ellis JD.Caesarean hysterectomy for intrauterine death after failed endometrial resection.Br J Obstet Gynaecol,1994,101:810—811.

[17] Hubert SR,Marcus PS,Rothenberg JM,et al.Hematometra after thermal balloon endometrial ablation in a patient with cervical incompetence.J Laparoendosc Surg Tech A,2001,11(5):311—313.

[18] Indman PD,Brooks PC,Cooper JM,et al.Complications of fluid overload from resectoscopic surgery. J Am Assoc Gynecol Laparoc,1998,5:63—67.

[19] Istre O.Transcervical resection of endometrium and fibroids:The outcome of 412 operations performed over 5 years.Acta Obstet Gynecol Scand,1996,75:567—574.

[20] Karci A,Erkin Y.Transient blindness following hysteroscopy.J Int Med Res,2003,31(2):152—155.

[21] Keckstein J.Hysteroscopy and adenomyosis.Contrib Gynecol Obstet,2000,20:41—50.

[22] Kir M,Hanlon-Lundberg KM.Successful pregnancy after thermal balloon endometrial ablation.Obstet Gynecol,2004,103(5 Pt 2):1070—1073.

[23] Lam AM,Al-Jumally RY,Holt EM.Ruptured ectopic pregancy in an amenorrhoeic woman after transcervical resection of the endometrium.Aust N Z J Obstet Gynaecol,1992,32:81—82.

[24] Leung PL,Yuen PM.Postablation-tubal sterilization syndrome following thermal balloon endometrial ablation.Acta Obstet Gynecol Scand,2006,85(4):504—505.

[25] Levin H,Ben-David B.Transient blindness during hysteroscopy:a rare complication.Anesth Analg, 1995,81(4):880—881.

[26] Magos Al,Banmann R,Lockwood GM,et al.Experience with the first 250 endometrial resections for menrrhagia.Lancet,1991,337:1074—1078.

[27] Maouris P.Pregnancy after planned partial endometrial resection.Aust N Z J Obstet Gynaecol,1994, 34:122—123.

[28] McCausland AM,McCausland VM.Frequency of symptomatic cornual hematometra and postablation tubal sterilization syndrome after total rollerball endometrial ablation:a 10-year follow-up.Am J Obstet Gynecol,2002,186(6):1274—1280.

[29] McCausland AM,McCausland VM.Partial rollerball endometrial ablation:a modification of total ablation to treat menorrhagia without causing complications from intrauterine adhesions.Am J Obstet Gynecol, 1999,180(6 Pt 1):1512—1521.

[30] McLucas B,Perrella R.Does endometrial resection cause adenomyosis? Gynaecol Endosc,1995,4: 123—127.

[31] Mints M,Radestad A,Rylander E.Follow up of hysteroscopic surgery for menorrhagia.Acta Obstet Gynecol Scand,1998,77:435—438.

[32] Mongelli JM,Evans AJ.Pregnancy after transcervical endometrial resection.Lancet,1991,338: 578—579.

[33] Motashaw ND,Dave S.Vision disturbances after operative hysteroscopy.J Am Assoc Gynecol Laparosc,

1999,6：213—215．

[34] Moukarram H,Chia KV,Jilumudi J．Intrauterine pregnancy after microwave endometrial ablation．J Obstet Gynaecol,2006,26(8)：81．

[35] Parkin DE．Fatal toxic shock syndrome following endometrial resection．Br J Obstet Gynaecol,1995, 102：163—164．

[36] Robson S,Devine B．Two cases of leiomyoma necrosis after thermal balloon endometrial ablation． J Minim Invasive Gynecol,2007,14(2)：250—252．

[37] Romer T,Campo R,Hucke J．Hematometra after hysteroscopic endometrium ablation：a case report． Zentralbl Gynakol,1995,117：278—280．

[38] Roth TM,Rivlin ME．Tuboovarian abscess：a postoperative complication of endometrial ablation．Obstet Gynecol,2004,104(5 Pt 2)：1198—1199．

[39] Rousseau E,Jourdain O,abreau M,et al．Uterine necrosis after Nd-YAG laser ablation of the endometrium：a case report．J Gynecol Obstet Biol Reprod Paris,1996,25：264—266．

[40] Schenker JG,Margalioth EJ．Intauterine adhesions：an updated appraisal．Fertil Steril,1982,37： 593—610．

[41] Schlumbrecht M,Balgobin S,Word L．Pyometra after thermal endometrial ablation．Obstet Gynecol, 2007,110(2 Pt 2)：538—540．

[42] Scottish．Hysteroscopy Audit Group．A Scottish audit of hysteroscopic surgery for menorrhagia： complications and follow up．Br J Obstet Gynecol,1995,102：243—254．

[43] Sorensen SS,Andersen LF,Lose G．Endometriosis by implantation：a complication of endometrial ablation．Lancet,1994,343：1226．

[44] Steffensen AJ,Hahn RG．Fluid absorption and the long-term outcome after transcervical resection of the endometrium．Acta Obstet Gynecol Scand,1999,78(10)：919．

[45] Steffensen AJ,Schuster M．Endometrial resection and late reoperation in the treatment of menorrhagia． J Am Assoc Gynecol Laparosc,1997,4：325—329．

[46] Su HW,Wu CF,Chou SY,et al．Lung collapse induced by pulmonary hemorrhage：a rare complication of hysteroscopy．Gynecol Obstet Invest,2007,63(1)：11—14．

[47] Tapper AM,Heinonen PK．Hysteroscopic endomyometrial resection for the treatment of menorrhagia follow-up of 86 cases．Eur J Obstet Gynecol Reprod Biol,1995,62：75—79．

[48] Valle RF,Baggish MS．Endometrial carcinoma after endometrial ablation：High-risk factors predicting its occurrence．Am J Obstet Gynecol,1998,179：569—572．

[49] ven Herendael BJ．Hazard and dangers of operative hysteroscopy．In：Sutton C,Diamond MP．(eds)． Endoscopic surgery for gynecologists.2nd ed．London：WB Saunders,1998：641—648．

[50] Whitelaw,Nl,Garry R,Sutton CJG．Pregancy following endometrial ablation：two case reports．Gynaecol Endosc,1992,1：129—132．

[51] Wood C,Rogers P．A pregancy after planned partial endometrial resection．Aust N Z J Obstet Gynaecol,1993,33：316—318．

[52] Yin CS,Wei RY,Chiao TC．Hysteroscopic endometrial ablation without endometrial preparation．Int J Gynaecol Obstet,1998,62：167—172．

[53] Yuen-PM．Adenomyosis following endometrial rollerball ablation．Aust N Z J Obstet Gynaecol,1995, 3：335—336．

第十三章
宫腔镜的其他用途

一、阴道内镜

阴道内镜（Vaginoscopy）又名非接触宫腔镜（None-touch hysteroscopy），是用宫腔镜的器械和无创技术（不放窥器，不把持宫颈，不扩张宫颈管，不探宫腔深度，低压膨宫和微型器械）进行宫腔镜检查，以期减少传统宫腔镜检查放置阴道窥器和宫颈钳，镜体直径大，需要局部或全身麻醉等给患者带来的疼痛及不舒适感。随着诊室宫腔镜的广泛应用，阴道内镜日益受到医患双方的青睐。其应用不但可以替代传统宫腔镜，并且由于可能不损伤处女膜而惠及女性婴幼儿、少女及未婚育龄妇女。

阴道内镜检查和手术是用宫腔检查镜、治疗镜或手术镜，在不放置窥器的情况下置入阴道，借助生理盐水注入和膨胀阴道，清晰显示阴道壁和宫颈，并沿宫颈管进入宫腔，检查并治疗阴道、宫颈管和宫腔内病变。阴道内镜在操作时不放置窥器、不扩张宫颈、不探测宫腔长度，对幼女或未婚妇女可以保持处女膜的完整性，对幼女、未婚妇女和绝经后老年妇女可极大地减少阴道窥器对患者的损伤和疼痛，是近几年针对此类患者常用的检查和手术方法。

（一）阴道内镜检查和手术的适应证

具有阴道出血或异常分泌物的幼女、未婚妇女或绝经后的老年患者可行阴道镜检查及手术。阴道内镜可发现和处理的疾患有：

1. 发现并取出阴道异物：北京首都医科大学附属复兴医院宫腔镜诊治中心曾经取出过小玻璃球、避孕套、开心果壳、笔帽、纽扣、泥沙、棉团、小瓶盖、弹簧圈、塑料玩具碎片、火腿肠金属包装扣、小铁圈等。

2. 发现阴道炎症并行阴道冲洗治疗。

3. 发现阴道黏膜粘连、阴道肉芽、阴道息肉或宫颈息肉等良性病变并手术治疗。

4. 发现、取样活检，诊断阴道或宫颈新生物，随访治疗效果；北京首都医科大学附属复兴医院宫腔镜诊治中心曾经诊断过小儿的内胚窦瘤、横纹肌肉瘤、血管瘤、葡萄状肉瘤和苗勒管乳头状瘤等。

5. 阴道内镜可进入宫腔，发现、诊断并治疗宫腔内病变。

（二）阴道内镜检查和手术的禁忌证

1. 急性或亚急性生殖道感染者。

2. 阴道重度粘连，无法行阴道镜检查者。

（三）阴道内镜检查和手术操作

1. 阴道内镜检查选用宫腔检查镜，外鞘的直径可为3.1 mm、4.5 mm或5.5 mm，用0.9%的生理盐水作为膨胀阴道的介质，膨胀压力设定为60~80 mmHg。阴道内镜的治疗可应用6.5 mm宫腔治疗镜，8 mm或9 mm单极宫腔电切镜，或者8.5 mm等离子双极宫腔电切镜。

2. 阴道内镜检查和治疗：将宫腔检查镜自处女膜孔置入阴道，在直视下自阴道外口缓慢进入达子宫颈。逐步检查阴道四壁、阴道穹隆及宫颈阴道段（图13-1A、B）。检视完阴道和宫颈后，自阴道后穹隆向上，越过宫颈后唇，进入宫颈外口，观察宫颈管。然后经过宫颈管，进入宫颈内口，顺序检视宫腔全貌。缓慢退出宫腔镜，膨胀阴道，再次检查阴道全貌。根据阴道内镜检查结果，可行阴道冲洗、定位取材活检等处理。阴道内镜检查可发现的异常情况包括：

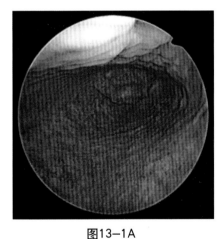

图13-1A

阴道内镜检查阴道全貌

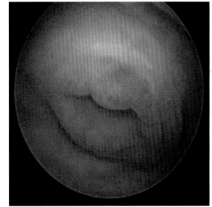

图13-1B

阴道内镜检查见宫颈形态正常

（1）阴道异物：阴道内镜检查可发现阴道内异物，如毛发、纽扣、棉球、笔帽、泥沙、饮料瓶盖、弹簧圈等，可位于阴道穹隆、阴道中段或阴道外口处（图13-2A~D）。因为阴道异物长期滞留，异物部位阴道壁通常表现为炎性改变。阴道异物可在宫腔镜直视下用宫腔镜异物钳钳夹取出。

（2）幼儿阴道炎：阴道内镜检查有时可见阴道内脓性分泌物，阴道壁被覆黄色膜样组织，阴道黏膜充血、点状出血、糜烂、肉芽增生，甚至形成炎性息肉（图13-3）。阴道炎症反复发作也可导致阴道黏膜粘连（图13-4）。阴道炎症根据严重程度不同，可用生理盐水、0.05%碘伏溶液或抗生素定期阴道

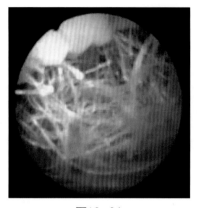

图13-2A

幼女阴道异物——棉球

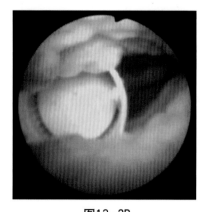

图13-2B

幼女阴道异物——金属鞘橡皮笔帽

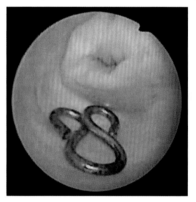

图13-2C

幼女阴道异物——弯曲金属环

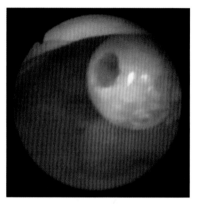

图13-2D

幼女阴道异物——塑料球

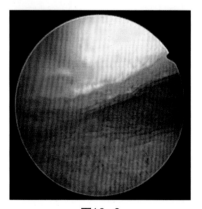

图13-3

阴道内镜检查见阴道黏膜充血，散在点状出血

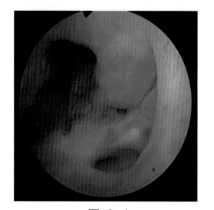

图13-4

阴道异物取出后炎症反复发作，阴道内镜检查宫颈后唇与阴道后穹隆粘连

冲洗。取样活检病理检查可提示炎性组织，甚至炎性息肉组织。

（3）阴道及宫颈赘生物：阴道内镜检查可见阴道或宫颈占位病变，可为息肉、肉芽增生、局灶增生、宫颈或阴道新生物等（图13-5，图13-6，图13-7A、B）。赘生物可用宫腔镜活检钳取样，送做组织病理学检查，也可全部切除送检。或用宫腔电切镜的环形电极切除。标本送组织病理学检查。

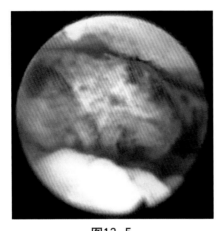

图13-5

阴道内镜检查见阴道息肉，直径约2.0 cm

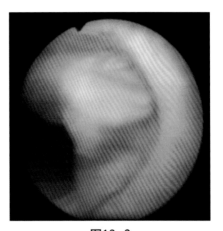

图13-6

阴道异物阴道内镜检查，阴道下段左侧壁见炎性息肉，直径约1.0 cm

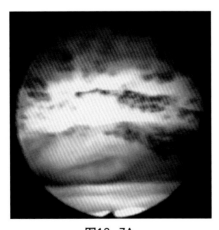

图13-7A

阴道壁血管瘤阴道内镜检查，阴道前壁占位病变，表面丰富点状血管，呈草莓样改变

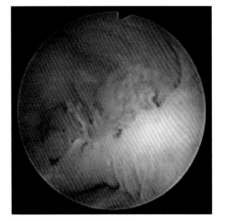

图13-7B

苗勒管乳头状瘤阴道内镜检查，阴道左后壁不规则簇状增生组织，表面糟脆，可见增粗的血管

3. 阴道内镜阴道异物取出术：阴道异物可在宫腔镜侧方操作通道置入异物钳或在宫腔镜侧方平行置入异物钳钳夹取出，也可在阴道内镜直视下将外科手术钳置入阴道钳夹异物取出（图13-8A、B）。取出异物后仍需检查阴道

壁，检查创面情况，有无出血和瘘管形成；如有出血可用滚球电极电凝止血。同时根据炎症情况决定是否需要阴道冲洗。

4．阴道内镜阴道壁活检术：可在宫腔镜侧方操作通道置入宫腔镜活检钳，或者在宫腔镜侧方平行置入活检钳，钳夹阴道壁或阴道/宫颈赘生物，取出少许组织送病理检查（图13-9A、B）。

5．阴道内镜宫腔镜电切或电凝术：阴道及宫颈赘生物可用宫腔电切镜电切切除。组织送病理检查。切除方法与宫腔镜电切术相同（图13-10A、B）。手术过程中阴道创面的活动性出血可用宫腔镜滚球电极电凝止血（图13-11）。阴道内的粘连可用宫腔镜针状电极分离（图13-12）。

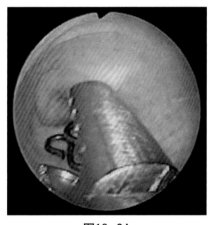

图13-8A

宫腔镜异物钳钳夹异物

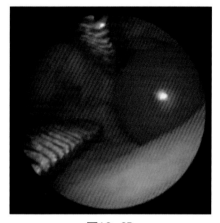

图13-8B

外科手术钳置入阴道，钳夹阴道内异物——粉色塑料球

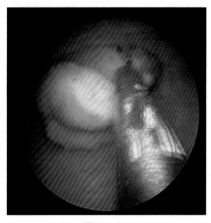

图13-9A

宫腔镜活检钳钳取少许前穹隆阴道壁组织送活组织检查

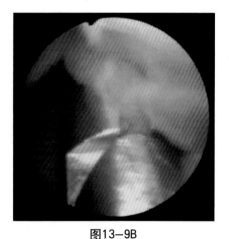

图13-9B

宫腔镜活检钳钳夹膜片样赘生物送病理检查

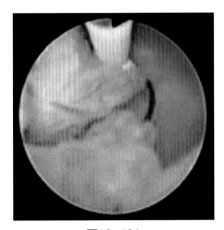

图13-10A

阴道内镜宫腔镜关闭型环形电极电切
阴道内占位病变

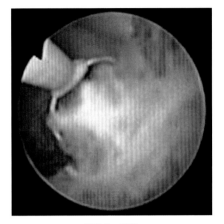

图13-10B

以7 mm单极宫腔电切镜关闭型环形电
极电切阴道赘生物

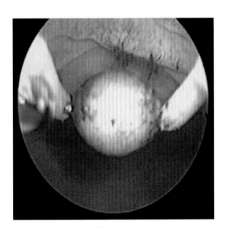

图13-11

宫腔镜滚球电极电凝阴道前壁活动性
出血点

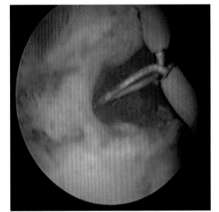

图13-12

阴道内镜下宫腔镜针状电极分离阴道
右侧壁粘连

（四）阴道内镜检查和手术的应用

早在1997年，Paschopoulos等报道324例患者行阴道内镜检查，211例
（65%）操作获得成功。此后，更多学者将这一技术应用于幼女、少女及未婚
妇女，并取得了很好的效果。2010年，Cooper总结了诸多文献数据，发现同
传统宫腔镜技术比较，应用阴道内镜技术可显著降低疼痛，应成为门诊宫腔镜
检查的标准方法。2012年，首都医科大学附属复兴医院宫腔镜诊治中心郑等报
道，对140例患者（幼女15例、未婚女性20例、其他55例）采用阴道内镜技术
进行阴道及宫腔检查和治疗，发现阴道内镜检查可以显著地减低宫腔镜检查
时的疼痛；避免对处女膜的损伤；发现由阴道疾患所致的出血；镜体位置移
动更加灵活，便于对子宫位置极度屈曲的患者进行检查。因此认为，阴道内

镜较常规宫腔镜检查更微创，尤其适合幼女及未婚患者的下生殖道病变的检查，具有推广应用价值。

二、宫腔镜代替生育镜（fertiloscopy）中的穹隆镜（culdoscopy）

腹腔镜是诊断不孕症盆腔因素的有效手段，对无明显盆腔病变的不孕妇女似乎创伤较大，于是学者们尝试对无盆腔疾病史或盆腔手术史、妇科检查和TVS正常的原因不明的不孕妇女行经阴道水腹腔镜（transvaginal hydrolaparoscopy，THL）检查，结果提示THL检查盆腔可重复性好，安全，40%可避免腹腔镜。生育镜问世于21世纪，此检查过程联合了经阴道注水腹腔镜（穹隆镜、染色通液试验和宫腔镜）、输卵管镜和显微输卵管镜，形成了一种新的微创诊断技术。这种用于诊断的检查方法与腹腔镜检查的功能没有根本区别。因其简便、安全、微创，被认为是诊断性腹腔镜的良好替代方法，其应用日益普及。

生育镜的基本操作为经阴道注水腹腔镜，是将内镜经阴道后穹隆置入盆腔，借助生理盐水膨胀介质，观察不孕妇女盆腔解剖和输卵管病变的微创诊断方法，其发展的历史要追溯到20世纪初，从后穹隆镜说起。1901年Von Ott通过后穹隆切开，在头镜反射光照明下，使用膀胱镜首次检查了孕妇的盆腔，由此他成为第一个后穹隆镜专家。以后的40年中，先后有德国、瑞典、南美、瑞士、英国、丹麦、美国、匈牙利等国家的内外科医生共同致力于腹腔镜的研制与探讨。正值腹腔镜技术方兴未艾、蓬勃发展之际，第二次世界大战的爆发制约了国际技术交流与合作，从20世纪40年代初期到60年代末期，在许多医疗中心曾经用后穹隆镜代替腹腔镜，1944年介绍的后穹隆镜是当时替代剖腹探查诊断和评估盆腔的微创方法，用以检查盆腔痛、不孕和盆腔包块。第二次世界大战结束后，在被誉为现代手术腹腔镜之父Raoul Palmer和Hans Frangenheim的影响下，腹腔镜技术又在欧洲重新开始繁荣。腹腔镜系统和手术器械也有了进一步发展和完善，自从20世纪70年代腹腔镜诊断趋于成熟，因为腹腔镜视野宽敞，是有效的内镜诊断方法，历史上已将后穹隆镜遗忘。大量不孕妇女的腹腔镜诊断提示49%～70%的盆腔并无异常，这一现象促使医生反思并寻找创伤小的盆腔检查方法代替标准腹腔镜。直到20世纪90年代末期，Circon公司生产了特制的Veress-扩张套管穿刺针，使THL成为可能。THL是一种新的后穹隆镜。后穹隆镜和THL两种内镜方法的不同之处为患者做后穹隆镜时取胸-膝卧位，用空气作为膨胀介质；THL时取截石位，用生理盐水作为膨胀介质。相同之处是均从直肠子宫陷凹进入盆腔。1998年比利时Gordts等首报THL，但其使用远不如腹腔镜和宫腔镜普遍，可能与适应证比较局限有关。目前对应用HSG和腹腔镜了解不孕原因有很大争议，THL可避免像腹腔镜一样的真正外科手术，以及HSG会引起不适合在X线下的暴露。宫腔镜和输卵管染色通液合并应用，可一期完成不孕妇女的盆腔探查，其标准操作无害，又能发现无症状不孕患者的盆腔后部病变，包括子宫后壁、卵巢、小肠、直肠等。在全身麻醉或局部麻醉下，患者耐受性很好，可在门诊进行。

THL的适应证为：①早期原因不明的原发和继发不孕，妇科和B超检查盆腔无明显异常者。②HSG或超声检查提示宫内异常，需要进行宫腔镜诊断和（或）手术的不孕患者。③正常HSG，经至少3个周期的治疗仍未受孕者。④开腹或腹腔镜子宫肌瘤剔除术后，输卵管手术后，或Ⅲ、Ⅳ级EMS术后内镜随访，替代HSG或标准腹腔镜二探。⑤替代标准腹腔镜为宫腔镜手术做简单的腹腔镜诊断，THL作为一线检查方法，将腹腔镜诊断留作第2步。

THL的禁忌证为：①明显的盆腔病变和下生殖道感染。②子宫后倾、固定，直肠子宫陷凹封闭。③有腹腔镜指征者，不宜再试行THL。Verhoeven指出，阴道上段狭窄及肥胖患者后穹隆穿刺可能不成功，子宫后倾但不固定，穿刺的失败率为50%，可视为相对禁忌证。THL除诊断外还可做些简单治疗，如分离粘连、卵巢打孔、电凝子宫内膜异位症病灶等。

试管婴儿技术的成熟和普遍应用，使得对输卵管疾病的治疗有了手术或IVF的选择，对输卵管病变的评估包括黏膜状态和输卵管腹膜环境。HSG和腹腔镜诊断方法显然是不足的。于是产生了THL与输卵管镜和显微输卵管镜组合的生育镜。

1997年法国Watrelot等提出了生育镜的概念，并定义为一次完成经阴道注水腹腔镜、染色输卵管通畅试验、选择性输卵管镜检查和最后做宫腔镜检查。可在门诊于局部麻醉或神经阻滞麻醉下进行。1999年Watrelot用英文发表了有关生育镜检查的经验，他们为160例无明显病变的不孕妇女实施此术，154例（96.2%）顺利完成，5例因技术原因或子宫直肠陷窝粘连穿刺失败，1例（0.6%）直肠穿孔，用2 d抗生素保守治愈；60例（37.5%）生育镜检查正常，21例（13.1%）发现子宫内膜异位症，58例（36.2%）盆腔后部有炎症，输卵管卵巢粘连27例（16.8%），15例（9.3%）有微小的异常。有盆腔后部炎症者行输卵管镜检查，因输卵管外部粘连，39%仅能看到部分输卵管，1/3可看到伞端。74例（46.2%）直接去做IVF，避免了再做腹腔镜。子宫穿孔的1例是160例中的第26例，该患者有严重的深部浸润型直肠阴道隔子宫内膜异位症，从此改为先用Veress针穿刺注水，然后进套管针，未再发生过直肠穿孔。生育镜的输卵管镜放置操作比腹腔镜容易得多，可以得到很多输卵管伞和壶腹部黏膜粘连的信息。生育镜最大的优点是安全和微创。与腹腔镜相比，不会伤及大血管，不取垂头仰卧位，不做CO_2气腹，不会有CO_2所致的酸中毒，因此引起学术界的关注。第2年，意大利Messin报道了他做生育镜的经验，认为生育镜是诊断不孕症的一线选择，其优点在于严格地限制了穹隆镜的适应证，而又保持了其诊断的高质量；费用低，节省人力，规避手术风险，患者顺从性好。2002年Watrelot报道500例无明显病变不孕妇女生育镜检查的结果，约85%做了输卵管镜，8.2%输卵管镜检查异常，37%显微输卵管镜检查异常，认为在评估女性不孕时应进行输卵管内情况的探查。2004年法国Fernandez等首创应用生育镜进行卵巢打孔术，他们前瞻研究舒经酚抵抗患者生育镜双极电PCO打孔的疗效。术后平均随访18.1个月±6.4个月，73例（91%）恢复周期排卵，累计妊娠率约为60%（44/73），平均妊娠时间3.9个月（1~11.8个月）。8例（18%）过期流产，无宫外孕或多胎妊娠，无并发症。认为此法是有效治疗舒经酚抵抗PCO的方法。

有关生育镜并发症的报道甚少，也没有引起严重并发症的报道。2001年比利时Gordts等回顾分析4个中心THL和生育镜的肠全层损伤并发症，3 667例中有24例（0.65%），在有经验后，发生率下降至0.25%。所有损伤均于手术时发现，22例（92%）处理后无不良后果。2004年Chiesa-Montadou等报道2例生育镜PCO打孔的并发症，该院于1999年5月到2002年4月期间，有43例患者接受了生育镜检查。其中15例患有多囊卵巢综合征（PCOS）。通过生育镜检查做了卵巢打孔。在这15例手术中发生了2例并发症。例1：30岁，于1999年5月在全麻情况下进行生育镜检查。骨盆检查正常。虽然手术极为细致小心，卵巢伤口只有0.5 cm左右，患者还是出现伤口大出血的情况，改做腹腔镜术。例2于1999年3月在全麻下接受生育镜检查。骨盆检查无发现特殊异常。在打孔过程中，小肠襻与卵巢缠绕在一起。但在发现此情况前已电凝几处肠壁。术后第1天患者恶心、呕吐、左肩放射性疼痛，腹腔镜检查发现肠穿孔，立即剖腹术，切除肠段。目前通过生育镜检查进行卵巢打孔还只是一个开始。此两例并发症说明没有一种技术是完全没有不良反应和危险的。因此，更多的、长期的研究和随访对于正确评定生育镜检查的危险与优势十分必要。

近年的研究进一步肯定了生育镜的作用。2007年Nohuz等回顾分析229例因原发或继发不孕接受生育镜检查者，203例（88.6%）手术成功。58例（28.6%）有需要做腹腔镜的病变，其中21例粘连、17例子宫内膜异位症、10例输卵管问题、6例附件完全或部分看不到、4例卵巢囊肿。并发症5例（2.5%）均无严重后果，2例直肠损伤，2例阴道穿刺口出血，1例术后输卵管炎。除5例因居所距离过远外，97.5%是在流动车上进行的。作者认为生育镜是一种安全和可信的替代腹腔镜常规评估无明显手术指征不孕妇女的处理方法。同年法国Watrelot指出对于输卵管疾病，选择输卵管手术还是IVF取决于输卵管的病变，包括输卵管黏膜情况和输卵管腹膜的外环境。因此，非侵入的诊断方法是不足的，需要做内镜检查。生育镜是一种有吸引力的替代内镜的方法。其创伤小，可重复，至少和腹腔镜亚甲蓝染色通液一样准确，而且可以常规做输卵管镜和显微输卵管镜术。生育镜应该是评价输卵管疾病的标准方法。此项诊断新技术需使用特殊的一次性的器械。

三、宫腔镜代替腹腔镜

宫腔镜的光学视管直径有1.9 mm、3 mm、4 mm三种，分柱状晶体光学视管、玻璃纤维光学视管两种。柱状晶体光学视管的镜体较细不抗折弯，作为宫腔镜使用，有与之结合紧密外鞘保护不易损坏，但作为腹腔镜使用时应小心保护。玻璃纤维光学视管有一定的抗折弯性能，较适合作为腹腔镜使用。目前戳卡有2 mm、3 mm、5 mm、10 mm，所以4 mm光学视管用于5 mm戳卡时会出现漏气现象。1.9 mm、3 mm光学视管因有专用的戳卡，被较多用于腹腔镜。宫腔镜用于腹腔镜场合多为腹腔镜监护或简单操作，这样一根光学视管既可用于宫腔镜也可用于腹腔镜，解决腹腔镜短缺问题，避免因购买大量腹腔镜造成闲置及资金浪费。

四、宫腔镜代替膀胱镜

现代宫腔镜与膀胱镜有着共同的起源，发展至今无论从器械结构与基本操作上都有着许多相似之处。比如，宫腔镜与膀胱镜的检查镜均由镜鞘和光学视管组成，输尿管插管镜与输卵管插管镜前端都有结构相同的转向器，可通过手柄上的控制器调节而升降，从而改变输尿管导管或输卵管导管的方向；手术镜的电极也多为环形电极、球形电极等。但两种器械也略有不同之处，比如有些膀胱镜镜鞘有一个特殊的前端结构，外形圆钝，状如鸟嘴，与镜杆成一钝角，有凹型与凸型两种，这样的结构便于导入窥镜，又不至于损伤尿道，宫腔镜则无此结构；输尿管插管镜手柄上有两个插管孔，而宫腔镜插管孔仅为一个。在镜体导入的过程中，膀胱镜会更多地使用闭孔器等。这些结构上的细微差异并不影响这两种操作的相似性，这就为应用宫腔镜进行膀胱镜操作提供了便利条件。

虽然膀胱与子宫都是中空的有弹性的肌性器官，但二者有许多不同之处。膀胱黏膜再生能力差，不能同子宫内膜一样进行周期性的脱落和修复；膀胱壁薄，与子宫壁相比更富有弹性，这就使膀胱的容积可达400 mL以上，甚至1 000 mL，而即便是宫腔较宽阔的子宫，宫腔容积也很少能超过20 mL；尿道黏膜较宫颈黏膜更加薄弱易损等。膀胱与子宫解剖结构上的不同之处要求在应用宫腔镜进行膀胱镜检查时，操作应轻柔、缓慢，以避免伤及膀胱尿道黏膜，器械及手术区域也应更加严格，以避免造成泌尿系感染。

由于使用宫腔镜进行膀胱镜检查与腔内操作多是在较为特殊的情况或紧急状况下，所以我们需要了解膀胱镜检查的适应证和禁忌证。

（一）宫腔镜代替膀胱镜检查的适应证

1.宫腹腔镜手术中排除膀胱及输尿管损伤：此时进行膀胱镜检查，一方面通过观察膀胱壁的完整性和有无膀胱壁的活动性出血以了解膀胱壁是否受到损伤，另一方面通过观察输尿管喷尿的颜色及量可以了解输尿管是否受损。

2.慢性盆腔痛的病因学检查：由于间质性膀胱炎和子宫内膜异位症是慢性盆腔痛的两大主因，间质性膀胱炎与慢性盆腔痛之间有很高的相关性（有报道称相关性高达96.6%），因此对于慢性盆腔痛的患者来说，在一次麻醉下同时进行膀胱镜与宫腔镜这两种内镜检查以避免在诊断与治疗上的不必要的延误是绝对必要的，使这类患者可以在首诊时及时得到确切的诊断依据。

3.输尿管插管：以往是泌尿外科医生的专利。在妇科腹腔镜手术中，妇科医生应用宫腔镜进行输尿管插管，第一，可以节省大量的宝贵时间，可以在松解盆腔粘连时为避免损伤输尿管而进行重要的提示；第二，当可疑输尿管损伤时，进行输尿管插管可以来鉴别；第三，当输尿管因受到钳夹和牵拉等一些错误操作而使患者出现血尿时，在输尿管内放置双曲猪尾管可以起到对输尿管壁的支持与疏导作用，防止日后发生输尿管狭窄。

4.张力性尿失禁治疗过程中的监护：目前越来越多的张力性尿失禁的患者选择无张力尿道中段悬吊术（tension-free vaginal tape，TVT）的手术方法或腹腔镜Burch手术等方法来对张力性尿失禁进行治疗。此两种手术术中都需进行膀胱镜检查与监护，以防止缝线穿入膀胱壁，并可以了解术后尿道紧张度与角度。

5.迷路IUD的膀胱镜检查与协助取出：部分迷路IUD可以穿出宫壁，部分穿入膀胱壁或完全穿入膀胱壁进入膀胱腔内。在一次麻醉下进行宫腔镜与膀胱镜联合检查可以对此类迷路IUD进行确切的定位，并且相互协助完成异物的取出（图13-13）。

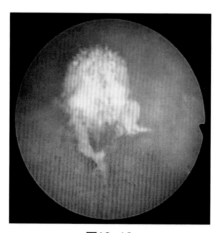

图13-13

宫腔镜代膀胱镜检查，膀胱内见"U"型爱母节育器一侧臂残端，表面有黏液包裹

6.其他：某些尿频尤其是夜尿频的女性患者在泌尿外科进行膀胱镜检查时发现膀胱腔严重变形，进而发现子宫肌瘤。今后对于这类患者的检查也应成为妇科内镜医生的职责。

（二）宫腔镜代替膀胱镜检查的禁忌证

1.尿道狭窄：是膀胱镜检查失败的主要原因，如尿道狭窄严重，检查前对尿道狭窄考虑不足，遇到阻力仍用力插入镜体，可造成尿道穿孔。

2.膀胱容量过小：膀胱容量如小于50 mL不适合进行膀胱镜检查，一方面膀胱内稍充液体，患者即感不适，使观察不满意；另一方面如果事先不了解膀胱容量即插入镜体可使膀胱穿孔。

3.急性炎症期：此时不仅不可行宫腔镜检查，也不宜行膀胱镜检查。

4.1周之内如已做过膀胱镜检查，应避免重复进行，因为前次检查对膀胱影响尚未消除，可能会影响观察效果。

5.全身病情严重或肾功能减退者。

6.其他：如骨关节病变、畸形，因体位问题无法进行膀胱镜检查者。

（三）宫腔镜代替膀胱镜检查的注意事项

进行膀胱镜检查时的一些基本技巧在相关专业书籍中有精辟描述，这里只对一些妇科内镜医生应特别注意的问题进行几点说明：

1.进行膀胱镜检查时应行黏膜表面麻醉。

2.使用直径较大的宫腔镜进行检查时应使用闭孔器。

3.无论使用何种直径的宫腔镜进行膀胱镜检查，均应在镜体前一部分涂布灭菌甘油或液状石蜡以起到润滑尿道的作用。

4.宫腔镜插放过程中应防止镜体滑入阴道，尤其对于老年女性或尿道口较窄且紧靠阴道口的患者更应注意，如镜体滑入阴道应拔出镜体后仔细再消毒镜体。这同时说明进行内镜检查时，认真对外阴、尿道口周围和阴道内进行仔细消毒十分重要。

5.膀胱基底部多被子宫顶起，特别是当子宫前壁有肌瘤生长时，如镜体进入尿道后继续水平置入会造成膀胱基底部损伤，所以进行膀胱内操作时动作宜柔宜缓，进入尿道后镜端应稍上翘，以避免造成不必要的损伤。

6.膀胱有良好的弹性，进行检查时无需使用膨宫机，只要将输液瓶悬挂于手术台面上1 m左右高度即可。灌流液可选用生理盐水、5%葡萄糖液、3%～5%甘露醇、山梨醇、1.2%～1.5%甘氨酸等。但如果膀胱内有电外科操作则不应使用生理盐水等含电解质的液体。由于膀胱容量较大，所以操作者如一味进行灌液而忘记排水可造成膀胱过度充盈而引起患者不适，因此入水与排水必须配合使用，看到膀胱黏膜皱褶变平即可停止注水。

7.进行输尿管插管操作时要确保插管镜镜体在放入尿道时，控制器（转向器）为关闭或复位状态，以免划伤尿道，要移动镜体使输尿管导管尖端贴近输尿管开口再开始插管，不要轻易使用转向器，以免损伤膀胱黏膜，且一定要看清输尿管开口后再进行插管，以防止在未看清楚输尿管开口的情况下强行插管引起黏膜水肿。

8.因为普通宫腔镜检查硬镜角度较小且固定，所以如要对膀胱进行全方位检查则应选择纤维宫腔镜进行。以奥林巴斯宫腔检查镜为例，HYF-XP型纤维宫腔镜不仅镜体直径为3.1 mm，且视野角度可达100°，而HYF-IT型纤维宫腔镜视角更达120°，且可进行活检，镜体直径为4.9 mm，非常适合于进行膀胱腔内的全方位检查。

9.观察输尿管喷尿的色及量可以了解输尿管是否受损，患者静脉滴注1～2

支亚甲蓝液可以使尿液的颜色变蓝，更易于观察输尿管的通畅情况。此时膀胱灌注液体更宜选用5%的葡萄糖液，因为生理盐水易与含有蓝颜色的尿液瞬时混合，使视野内均呈蓝色不易于观察，而5%葡萄糖液短时间内不易与尿液混合更便于观察。

随着现代医学的发展，各个独立的科室间有了越来越多且越来越密切的联系。相信随着女性泌尿外科这一新兴学科的出现与兴起，越来越多的妇科内镜医生也将成为膀胱镜检查与手术的行家，会总结出更多的经验与技巧。

（郑　杰　　夏恩兰）

参考文献

[1] 冯缵冲，邵敬於. 实用宫腔镜学. 上海：上海医科大学出版社，1999:120.

[2] 郭红宇，蓝建发，赵淑英，等. 非接触式宫腔镜与传统宫腔镜检查的比较. 中华妇产科杂志，2011,46(4):281-282.

[3] 郭应禄. 腔内泌尿外科学. 北京：人民军医出版社，1992:105-126.

[4] 马俊莲，夏恩兰. 阴道内镜诊治幼女阴道异常分泌物的临床应用价值. 中国内镜杂志，2009，15：730-732.

[5] 夏恩兰，Felix Wong，李自新. 妇科内镜学. 北京：人民卫生出版社，2001:10-15.

[6] 夏恩兰. 内镜在小儿妇科疾病诊治中的应用. 中国实用妇科与产科杂志，2004，20：529-531.

[7] 夏恩兰. 宫腔镜技术、宫腔病变的门诊诊断和治疗. 北京. 北京大学出版社.2013.

[8] 郑杰，夏恩兰. 阴道内镜的临床应用评价. 中国内镜杂志，2012，18：350-353.

[9] Almeida ZM, Pontes R, Costa Hde L. Evaluation of pain in diagnostic hysteroscopy by vaginoscopy using normal saline at body temperature as distension medium: a randomized controlled trial. Rev Bras Ginecol Obstet, 2008, 30：25-30.

[10] Chiesa-Montadou S, Rongières C, Garbin O, et al. About two complications of ovarian drilling by fertiloscopy. Gynecol Obstet Fertil, 2004, 32(3):265-626.

[11] Cooper NA, Smith P, Khan KS, et al. Vaginoscopic approach to outpatient hysteroscopy: a systematic review of the effect on pain. BJOG, 2010, 117：532-539.

[12] Dechaud H, Ali Ahmed SA, Aligier N, et al. Does transvaginal hydrolaparoscopy render standard diagnostic laparoscopy obsolete for unexplained infertility investigation? Eur J Obstet Gynecol Reprod Biol, 2001,94(1):97-102.

[13] Di Spiezio Sardo A, Di Carlo C, Spinelli M, et al. An earring incidentally diagnosed and removed through two-step vaginoscopy in a pubertal virgin girl with miliary tuberculosis. J Minim Invasive Gynecol, 2014, 21：176-177.

[14] Fernandez H, Watrelot A, Alby JD, et al. Fertility after ovarian drilling by transvaginal fertiloscopy for treatment of polycystic ovary syndrome. J Am Assoc Gynecol Laparosc, 2004,11(3):374-378.

[15] Garbin O, Kutnahorsky R, G llner JL, et al. Vaginoscopic versus conventional approaches to outpatient diagnostic hysteroscopy: a two-centre randomized prospective study. Hum Reprod, 2006, 21：2996-3000.

[16] Gordts S, Watrelot A, Campo R, et al. Risk and outcome of bowel injury during transvaginal pelvic endoscopy. Fertil Steril, 2001,76(6):1238-1241.

[17] Gorts S, Campo R, Brosens I. Office Transvaginal Hydrolaparoscopy for Early diagosis of pelvic Endometriosis and Adhesions. J Am Assoc Gynecol Laparosc, 2000,7(1):45—49.

[18] Guida M, Di Spiezio Sardo A, Acunzo G, et al. Vaginoscopic versus traditional office hysteroscopy: a randomized controlled study. Hum Reprod, 2006, 21:3253—3257.

[19] Messini S. Fertiloscopy. Minerva Gineco, 2000,52(9):363—366.

[20] Nohuz E, Pouly JL, Bolandard F,et al. Fertiloscopy: Clermont—Ferrand's experiment. Gynecol Obstet Fertil, 2007, 35(3):281—282.

[21] Paschopoulos M, Paraskevaidis E, Stefanidis K, et al. Vaginoscopic approach to outpatient hysteroscopy. J Am Assoc Gynecol Laparosc, 1997, 4: 465—467.

[22] Verhoeven HC, Brosens I.Transvaginal hydrolaparoscopy, its history and present indication. Minim Invasive Ther Allied Technol, 2005,4(3):175—180.

[23] Watrelot A, Dreyfus JM, Andine J. Evaluation of the performance of fertiloscopy in 160 consecutive infertile patients with no obvious pathology. Human Reprod, 1999, 14(3): 707—711.

[24] Watrelot A, Dreyfus JM, Cohen M. Systematic salpingoscopy and microsalpingoscopy during fertiloscopy. J Am Assoc Gynecol Laparosc, 2002,9(4):453—459.

[25] Watrelot A, Gordts S, Andine JP et al. Une nouvelle approche diagnostique: la Fertiloscopie. Endomag, 1997, 21, 7—8.

[26] Watrelot A, Turner DJ, Dreyfus JM, et al. Fertiloscopy, a thorough evaluation of the female genital tract. J Am Assoc Gynecol Laparosc, 1999,6(3 Suppl):61.

[27] Watrelot A. Place of transvaginal fertiloscopy in the management of tubal factor disease. Reprod Biomed Online, 2007,15(4):389—395.

第十四章
宫腔镜手术的培训

任何一种诊疗操作技术在临床普及应用之前，都必须有一套系统的学习方法，指导操作者从易到难、由浅入深逐渐地了解和掌握其操作规程，通过临床实践不断总结和完善其使用方法、操作技巧和安全性能。因此，系统的培训方法是完成实施内镜学习规划的重要工作，必须使所有从事这项规划的妇科医师都经过符合这一规划的正规的培训，才能达到预期的目的。

一、培训步骤

宫腔镜操作系统的培训步骤应首先着眼于对不同仪器设备及其组成部分的全面了解，然后在模型、动物标本、离体子宫或其他模拟环境中练习以达到手眼协调，学会通过内镜图像完成手术和操作过程。在此基础上，必须从理论上认识宫腔镜操作的适应证、禁忌证和可能发生的并发症。通过参加学习班、研讨会、个别指导和查阅相关书籍及配套图谱的学习，结合模拟训练，达到理论与实践的统一。其培训步骤如下：

1. 阅读和复习有关宫腔镜操作方面的辅助教材，如图谱、示教录像、幻灯和光盘等，从中获取这一领域各个方面的相关知识。了解子宫解剖学和病理学知识，区分正常与病变组织，做出明确诊断。

2. 熟悉仪器设备、掌握适应证、禁忌证及并发症。

3. 通过相关资料、照片和录像带学习基础知识，参加学习班、研讨会和个别辅导掌握操作技巧。

4. 在子宫模型和切除的子宫标本上模拟练习宫腔镜检查，然后在诊断性刮宫之前或阴式子宫切除之前在体练习宫腔镜检查。在宫腔镜检查操作完全熟练后可进行宫腔镜输卵管插管通液治疗。

5. 待宫腔镜诊断和治疗熟练后学习宫腔镜手术。

二、对操作者的要求

宫腔镜手术是妇科领域中的一项专门技术，其安全和效果与手术者的操作水平有密切关系，手术需用特殊仪器，术时医师仅能用单眼检视或凭借电视屏幕的二维图像进行操作，不能进行三维空间观察，故手术有其难度，医师必须经过严格的技术训练才能安全进行。宫腔镜手术对医生的要求如下：

1.具有良好的外科操作训练基础，熟知子宫的解剖学标志，有丰富的开腹手术经验，能处理手术并发症和术中意外。

2.具有丰富的宫腔镜诊断能力。

3.具有灵巧的双手操作技能，手、脚、眼、脑协调并用，熟练驾驭切割器，把握切割深度。

4.头脑清醒，应变迅速，能根据瞬间出现的各种情况酌情处理。

5.具有所使用能源的知识，能及时排除故障。

三、如何带教初学者

因宫腔手术的难度高，且是在极为狭小的视野里进行的，因而造成学习上的困难，初学者应注意以下几点：

1.首先在实物上，如肉块、苹果、肥皂或尸体上进行一定时间的切除练习，以熟练应用电切镜及切割组织的操作方法。

2.借助教学镜或电视录像，在教师电切时观察学习。

3.初学者可在教师指导下，利用教学镜或电视的监视，做短时间的电凝和（或）少量宫颈组织电切操作。

4.掌握基本操作后可在教师用教学镜或电视监视下，选择稍大些的子宫进行电切，若30 min仅切除一小部分，则应与教师对调位置，以便争取在以后的30 min内完成手术。

5.初学者开始单独进行电切时，应于手术完成后，由教师进行检查和整修。

四、如何切割组织

1.将电切环置于需切除组织的远侧和切除组织的表面，当移动电切环开始切割时，第一步先启动踏脚，并在手中感觉到有切割作用时，再移动切割的手柄或弹簧，电切环按切除要求而切入组织，并顺势将组织按需要切除的深度切下，移动速度一般是1 cm/s。

2.在每刀切除结束时，应见到有组织从创面上切下，但只有在电切环移入镜鞘内，再放开踏脚，才有可能将组织完全切割下来。

3.切下的组织一般呈条状，两头略薄，中央较厚，状如小舟。组织片的厚度与电切环放置的深度成正比，其长度则取决于电切环及镜鞘移动的距离。

4.以宫颈内口为支点，调整切割组织的厚度。

5.待切的组织较厚时，应使电切镜鞘的头部略向前倾，使电切环能切入组织，然后即将电切环略向深处做弧形移动，至切割结束，再将镜鞘略抬高，使组织顺利切下。

宫腔镜手术操作必须从简单到复杂，简单手术包括取出宫内节育器，摘除息肉、异物等；复杂手术包括宫腔粘连分离，中隔、肌瘤切除及子宫内膜息肉及子宫内膜切除等。

（夏恩兰　黄晓武）

参考文献

[1] 夏恩兰. 妇科内镜操作规范. 中华妇产科杂志, 1997, 32: 267-275.

第十五章
宫腔镜手术的未来

　　过去的30年，宫腔镜技术快速发展，设备器械有着长足进步，使得宫腔镜检查和手术已成为妇科医师诊断和治疗宫腔内病变的有效手段。可以预见，宫腔镜的未来充满希望，不仅现在宫腔镜诊断和治疗的指征是肯定的，今后还会扩展到替代妇科医师所做的一些其他操作，如刮宫、切开子宫取出黏膜下肌瘤和盲目分离宫腔粘连等。今后研究的主要方向将是新的第2代的子宫内膜去除技术，现在理想的第2代技术应是较易完成，技巧性较少，所需培训较少，可以在局部麻醉下完成，而且疗效可与经典的宫腔镜手术相媲美，能适应所有宫腔内操作，包括肌瘤，较TCRE和ELA的并发症少。目前还更需要对各种去除子宫内膜的方法进行多中心的随机对照试验分析，以正确评价其有效性和安全性，若没有坚实可信的评价，新方法、新设备不能常规应用于临床、销售于市场。在妇产科疾病治疗中由于经济原因等，使费钱的子宫内膜药物预处理有逐渐让位给机械性预处理的趋势。

　　未来始足于现在。所有一切都会随着时间向前迈进。未来的器械更简单化，未来的能源一定更安全。术中使用微粉碎机既不妨碍膨宫，又使视野更清晰，扩大宫腔治疗的适应证。各种各样的辅助操作器械和电极也将应运而生。宫腔镜检查和手术将更适于门诊进行，随着手术的简化，这一手术会更实用、更安全，手术时间也将缩短，其准确性也将提高。这种趋势必将导致许多手术简化。随着声控技术的问世与使用、现代化手术室设备的完善和实用，将极大地减轻医生的劳动强度，并更进一步扩大诊断和手术宫腔镜的范围。

　　2001年在美国旧金山召开的第十届国际妇科内镜协会年会指出："到2025年妇科大部分手术将被内镜手术所替代。"

　　我们必须向历史学习，继续革新和创造，使医学技术更简单、更安全、更有益于患者。因为最初的目的还没有完全达到，宫腔镜的革新和创造应该永不停步。

（夏恩兰）

参考文献

[1] Baggish MS,Valle RF. Future of hysteroscopy.In：Baggish MS, Barbot J,Valle RF.(eds).Diagnostic and operative hysteroscopy.2nd ed.St Louis：Mosby Inc,1999.391—401.

[2] Parkin DE.Endometrial resection and ablation：past,present and future.Gynaecol Endosc,2000, 9：1—7.

第十六章
内窥镜影像的数字化存储与应用

内镜影像资料的保存和利用在计算机技术没有介入以前一直是难以妥善解决的问题。为了将监视器上有价值的画面保存为静态图像，直接面对监视器拍摄是难以想象的。有的内镜厂家开发了利用光学相机拍摄内镜图像的专用设备，经过拍摄和冲印后可以形成照片保存；而对于动态影像只能利用录像机将其保存于录像带、光盘或DV（digital video cassette）中。这些方法的缺点，一是在长期保存或多次复制后会有影像质量的损失；二是除非借助专业设备，否则无法或很难有效地对其进行随意的编辑和修改。例如，我们要制作一个关于内镜手术的教学短片，需要对原始视频资料进行剪接、加字幕、配制解说和音乐等操作，这必须要在电视台或出版社等价值数十万元的专业设备上进行，同时还必须要有专业技术人员协助。

自从计算机多媒体技术迅速发展以来，这种状况得到了根本改变。尤其是当今台式计算机的性能已经直逼原来小型视频工作站的性能，我们已经完全有条件在医院内利用较简单的设备进行内镜静、动态影像的数字化采集，并在后期进行无损的编辑和修改，从而形成具有自己风格的手术图谱和教学短片。掌握这一技术也成为当今内镜医生所必备的技能之一。

一、基本概念

静止图像是由数量众多的像素排列成矩阵构成的，在单位面积内像素越小、数量越多，图像的分辨率就越高，我们看上去就越真实。动态影像是利用人眼视觉暂留的原理由一系列快速连续播放的静态图像构成的，通常电影每秒由24帧静态画面构成，电视每秒由25帧静态画面构成，这样快速的画面转换人眼并不能察觉，反而却可以产生平滑的真实感。彩色图像的每一个像素都是由色彩信息和亮度信息构成的，模拟信号是用电压值的高低来模拟每一个像素的色彩和亮度，而数字信号是用二进制的数字来表示每一个像素的色彩和亮度。无论是模拟信号还是数字信号，只要遵守各自公认的编码规则，就可以将任何静、动态影像编码并通过传输介质转移到目的地并还原为影像。模拟信号在编码、传输、转录、还原的过程中会受到外界干扰，导致电压值的轻度偏移，从而形成还原影像的失真。数字信号因为只有0和1两个值，且在上述过程的每一个环节都有校验机制，所以无论经过多少次转录或多远的传输都不会失真。从理论上讲，只要原始采样频率足够大，同时在后期对数据没有舍弃（有损压缩），就可以在任何时间、场合，以任何形式还原为与原始影像完全一样的影像。这正是数字影像技术较模拟技术优越并将最终取而代之的原因。

目前内镜成像主机基本都可以提供复合视频（Video）、Y/C、RGB三种模拟视频信号输出，信号质量依次提高，在部分高端机型中还可提供YPbPr输出。要将这些模拟视频信号进行数字化存储并利用，必须经过模拟-数字的转换过程，这一过程在视频信号采集卡（连接在计算机PCI扩展槽上的板卡）中完成。所形成的数字化影像的质量依赖于原始模拟视频信号的种类和质量，以及模/数转换设备（即视频信号采集卡）的质量。随着技术的进步我们已经可以很方便地从内镜设备得到通用的数字视频信号，使内镜影像从产生至最终应用变成一个纯数字化的过程。现在我们已经可以通过广泛的记录媒介进行多种格式的数字化图像记录。例如，数字视频信号主机的先驱者奥林巴斯公司继推出了能满足多种内镜外科手术需要的VISERA摄像系统后，又开发出了更新的符合1080i高清晰电视标准的ExeraⅡ系统，它们都可以提供通用的数字视频信号输出，IEEE1394。

二、静态图像的存储与应用

静态图像的存储与应用是将内镜成像主机在某一瞬间形成的静止图像保存为计算机通用图像格式的文件并用于交流。这样的图像文件可以被直接添加到PowerPoint幻灯片中用于学术交流，可以直接用于出版印刷成书，可以冲印成照片，还可以在PhotoShop等软件中进行编辑、修改，如添加注释文字等。

奥林巴斯公司生产的OTV—S7数字摄像系统（图16－1）可以直接将图像以JPEG或TIFF格式保存在3.7 mm×4.5 mm×0.1 mm大小的SmartMedia卡（闪存卡，图16－2）中，256MB的闪存卡可以存储低质量图像约2 400张，或高质量图像约960张。这些图像文件可以被转存到硬盘或光盘中以备各种应用。

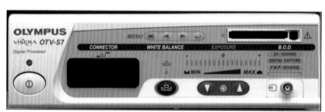

图16－1

OTV—S7

三、动态影像的存储与应用

动态影像的数字化处理较为复杂。当我们从内镜成像主机获得Video或Y/C的模拟视频信号以后，将其输入到视频信号采集卡中，对视频信号进行采样和编码，从而形成计算机硬盘中的视频文件。后期可以使用相应的播放软件在计

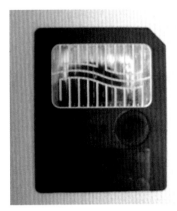

图16—2

闪存卡

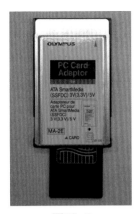

图16—3

笔记本电脑用适配器

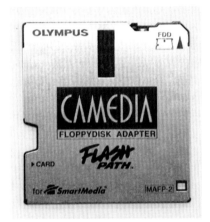

图16—4

台式机用适配器

算机屏幕或投影仪上播放，也可以使用软件和（或）硬件方法对其进行编辑。

在数字视频文件不能被有效和高质量地压缩以前，庞大的数据量使计算机系统不堪重负，数据量高达216 MB/s（分量视频）或142 MB/s（复合视频）的数字视频信号只有在高档的数字视频工作站上才能被处理。当今数字视频压缩算法日臻成熟，PC机的性能不断提高，为在台式计算机或笔记本电脑上处理数字视频文件提供了可能。常见的压缩格式有Motion-JPEG、MPEG1、MPEG2、 MPEG4，以及作为MPEG1特殊格式的VCD、作为MPEG2特殊格式的DVD等。

不同的视频卡提供采集、压缩、编辑这三项功能的不同组合（因而有不同的名称），提供不同数量和类型（复合、Y/C、分量、IEEE1394）的接口，提供不同的压缩算法，生成不同类型的视频文件，可以根据实际需要进行选择。一般适合于医院使用的是提供一路或两路复合或Y/C信号输入，提供

MPEG1、VCD、MPEG2、Motion-JPEG、AVI文件格式中的一种或多种，基本不需要硬件特技功能的视频采编卡。MPEG1和VCD格式用于直接刻录VCD光盘，使用VideoPack等刻录软件进行简单的操作即可完成，缺点是在计算机上播放的效果一般；MPEG2是DVD质量的数字视频格式，PC机大多具有DVD刻录功能的光驱，使用合适的软件可以很方便地制作DVD光盘；Motion-JPEG和AVI是视频编辑常用的格式，图像质量很高，可以实现精确到帧的后期编辑，但文件较大，对计算机系统的要求较高，操作也相对稍微复杂。因此若希望用最简便的方法得到VCD光盘可以采用第一种方案；若希望以较高的质量在计算机屏幕或投影仪上播放，可以采用第2种方案；第3种方案则适用于相对较专业一点的用户，是可以编辑出令人羡慕的个性化教学短片的方法。另外在选择视频卡时，要注意最好不要有录制时间的限制，否则会给录制和后期处理带来麻烦。不管采用哪种文件压缩格式，最经常的需求都是对手术内容进行剪接，以删除不必要的部分，另外还有增加字幕、录制伴音等要求。这些操作都可以通过Adobe公司的Premiere或Ulead公司的Media Studio、"绘声绘影"等软件来完成，还有很多国产软件使用非常方便，都可以选择。

如果内镜成像主机提供IEEE1394数字视频输出（如奥林巴斯的Visera 或ExeraⅡ系统），可以将其与笔记本电脑的IEEE1394（Firewire，火线）接口直接相连，使用Windows系统自带的MovieMaker软件进行数字视频采集和简单编辑，这是最为便捷的解决方案。

四、非线性编辑系统的概念和组成

通俗来讲，上述对视频信号进行数字化处理的软硬件系统的集合就是非线性编辑系统。传统的影像编辑是将模拟视频信号录制于录像带，再利用编辑机、字幕机、调音台等价值数十万元的设备进行剪辑、合成、加配字幕或伴音等操作，所有工序必须严格按照时序进行，不可随意跳跃。非线性编辑系统是利用高性能的计算机将视频源进行数字化编码后存储于高速硬盘中，当对其进行剪辑、特技、字幕、伴音等操作时，实际上就是对数字化的编码进行计算和改写，完成后可以再由这些编码生成动态的图像，在电脑、电视、投影仪等设备上进行播放。由于数字化的影像资料不会随着频繁的转录和时间的推移而失真，而且进行处理时也不必拘泥于视频资料时序的先后，故这种非线性编辑系统较传统的线性编辑系统有不可比拟的优越性，更重要的是非常少的投入就可以高质量地完成原来10倍于此价的设备才能完成的工作。当今在专业的机构内都已普遍采用非线性编辑系统，在个人应用领域也成为非常普通的工作。

基本的非线性影像编辑系统由高性能的计算机(含高速视频存储系统)、模拟（数字）视频（音频）采集、编辑、回放器、光盘刻录机、扫描仪和相应的工具软件包组成，视具体用途可以再增加其他设备。进行计算机视频处理对系统性能的要求较高，除了需要很好的整体性能以外，尚需要较大的内存空间、高速大容量硬盘及较强的多媒体处理能力，在配置计算机系统时应予注意。

五、数字化影像资料的临床应用

1.未经编辑的原始手术资料可以刻录成光盘用于长期保存或随时在VCD、DVD机上播放。

2.经过编辑的内镜影像、透视影像、B超影像、手术现场或讲解影像，用于学术交流、教学、演示及制作成光盘资料永久保存。

3.通过宽带网络将现场影像或资料影像进行传送以实现视频会议、远程医疗、网上教学等。

（何百江）

附录

附一　宫腔镜中心病房医嘱常规

一、入院患者医嘱

1.长期医嘱：

（1）妇科常规护理。

（2）二级护理。

（3）普食。

（4）根据患者情况及需要开相应的药物。

2.临时医嘱：

（1）血常规+ABO+Rh血型鉴定。

（2）尿常规。

（3）肝肾生化血脂系列。

（4）乙肝五项。

（5）凝血四项。

（6）宫颈刮片（有近期TCT者可不做）。

（7）阴道清洁度+念珠菌+细菌性阴道病检查。

（8）胸部正侧位片。

（9）心电图。

（10）腹盆腔超声检查（酌情，要求一个月内本院B超）。

（11）阴道内诊一次。

（12）肿瘤相关抗原（酌情，如：附件肿物者）。

　　　AFP、CEA、CA125、CA199

　　　另：血HCG。

（13）丙型肝炎病毒抗体+梅毒血清特异性抗体(TPHA)＋艾滋病毒抗体。

　　　另：血HCG、AKP、LDH。

二、宫腔镜手术

（一）术前一日医嘱

1.手术时间及术式。

2.术晨禁食水。

3．插宫颈扩张棒（医嘱开"宫颈扩创术"）。

4．消炎痛栓100 mg插管前30分钟塞肛。（注意使用禁忌证）

5．根据病情开所需药物，酌情使用抗生素。

备注：3、4两条宫颈扩创术可被下述方法替代：

1）米索前列醇400 μg术前2小时放置于阴道后穹隆。

2）间苯三酚（平滑肌松弛药）40～80 mg术前15分钟静脉滴注，5分钟滴完。

（二）术后医嘱

1．＿＿＿麻醉下TCR＿ 术后护理。

2．一级护理一天改二级护理。

3．禁食6小时后改普食。

4．酌情开药（包括抗生素）。

5．特殊情况及处理应写医嘱。

6．术后1～3日：查血常规+白细胞分类。

注：请将所施手术，按英文缩写填入1项内。

（三）TCRS、TCRA手术特殊处理

1．如保留宫腔内球囊引流管，需每日外阴擦洗1～2次。

2．人工周期（参考用法）：

1）戊酸雌二醇（补佳乐）口服，2 mg，每日2次，于月经第5天开始，连服21天。

2）安宫黄体酮（Provera，醋酸甲孕酮）4 mg，口服，每日2次，或地屈孕酮10 mg，每日2次，于月经周期第19天开始，连服7天。

3）两药同时停用，停药后3～7日月经来潮，下次周期与上一周期服药相同，共行两个人工周期。

3．术后4周做宫腔镜检查二探。

（四）出院条件

1．有关病理结果：

（1）原则上尽量等病理结果回报。

（2）由主管医生告知患者并且给予解释。

2．血常规正常。

3．体温正常。病情稳定，出血不多。

4．若需提前出院者经过讨论方可出院；提前出院者病理结果回报有问题，应及时通知患者返诊进一步治疗。

（五）TCR术后注意事项

1．术后2个月内有少量出血，排液均为正常现象，若过多可随访，此期间禁房事。

2．子宫内膜切除的患者术后第三个月如有出血则为月经。

3．术后第一、三个月到门诊复查，以后每半年复查一次。

4．子宫内膜切除术有一定避孕效果，但和所有节育措施一样，有很少的失败率，故有异常情况请速来诊。不属于计划生育范围。

5．中隔切除患者术后1～2个月取出IUD后可妊娠。

6．黏膜下肌瘤切除患者术后2～6个月以后可妊娠。

7．切除内膜息肉、宫腔粘连及取出异物的患者术后1个月左右月经可以恢复。

8．其他遵医嘱。

三、开腹手术

（一）术前一日医嘱

1．明日所施手术方式、麻醉方法及手术时间。

2．备皮。

3．酌情配血200～400 mL。

4．当晚半流食，明晨禁食水。

5．术前晚、术晨各药物（甘油灌肠剂）灌肠1次。

6．3PM、术晨0.5%碘伏擦洗阴道各1次。

7．酌情使用抗生素：术前30分钟静脉滴注（见临床用药）。

8．术晨插尿管。

9．酌情开抗生素及液体（术后用药）。

（二）术后医嘱

1．所施手术及+麻醉后护理。

2．一级护理3天改二级。

3．禁食 6小时改半流食，二天后改普食。

4．陪住3天。

5．保留尿管24～48小时后拔除（根据病情）。

6．外阴擦洗1次／日（子宫全切术后，一般擦洗3天）。

7．酌情开抗生素及液体（见临床用药）。

8．根据病情及时停药及更改用药。

9．腹部伤口压沙袋6小时撤出。

10．有腹腔引流者，引流管保留时间根据病情及引流物决定。

11．术后1～3日。

（1）查：血常规+白细胞分类。

（2）查尿十项。

（3）腹部伤口换药（换药一次、大敷贴___块）。

（三）术后注意事项

1．出院后1个月到门诊复查。

2．全子宫切除术后1～2个月禁房事，或遵门诊复查医生的医嘱。其他手术术后1个月禁房事。

3．全子宫切除术后2～4周阴道可有少量出血，如出血量同月经量或阴道排液请速返诊。

4．子宫切除术后3个月内体力较差，术后6个月恢复术前健康水平，术后1年健康情况明显好转。

5．子宫肌瘤剔除术后1个月左右月经恢复正常。遵医嘱避孕1～2年方可怀孕。

6．附件手术术后1个月左右月经恢复正常。

7．其他遵医嘱。

（四）出院条件

1．切口愈合良好。

2．体温正常2日以上。

3．血、尿常规正常。

4．有出院盆腔检查记录。

5．病理结果已回报，若有特殊情况出院，需经过讨论同意方可出院，病理结果由主管医生告知患者并给予解释。

四、腹腔镜诊断或手术常规

（一）术前医嘱

1．术前一日医嘱：

（1）今晨、午全流，晚禁食，术晨禁食水。

（2）明日在全麻下行腹腔镜＿＿＿＿术及手术时间。

（3）液体石蜡30　mL或复方聚乙二醇电解质散2～3盒4：30PM口服；也可用肥皂水或甘油灌肠剂今晚明晨各洗肠一次。

（4）清洁脐孔。术前30分钟静脉滴注（见临床用药）。

（5）术后用药（静脉液体1 000～1 500 mL）、

（6）根据病情所需开药。

（二）肠道准备

1．可能与肠道有关的手术，需行肠道准备。

2．需行肠道准备的手术：

（1）LAVH，大卵巢囊肿。

（2）有开腹手术史。

（3）疑有粘连的巧克力囊肿。

（4）术中有肠损伤可能者。

（三）肠道准备方法（三日法）：

1．术前三日：

（1）半流食。

（2）口服药：①甲硝唑：0.4 g，3次／日。

②庆大霉素：8万单位，2次/日。

2．术前二日：

（1）全流食。

（2）番泻叶10 g代茶饮，1次/日，共2日。

3．术前一日：

（1）禁食水。

（2）补液2 500～3 000 mL。

（3）石蜡油30 mL/复方聚乙二醇电解质散2～3盒4:30PM口服；也可代以3:30PM，术晨6:30AM肥皂水/甘油灌肠剂灌肠各1～3次。

表附录-1　腹腔镜术前肠道准备

	1.腹腔镜检查或监护		2.腹腔镜简单手术：单纯附件手术、单纯囊肿、浆膜下小肌瘤、估计无粘连等
术前一日	午半流食，晚禁食，术晨禁食水 液状石蜡30 mL 4PM po		午半流，晚禁食，术晨禁食水 番泻叶10 g 冲水服 液状石蜡30 mL 4PM po
	3.腹腔镜比较复杂手术：LAVH、TLM、大卵巢囊肿、有开腹手术史、疑有粘连的巧克力囊肿、术中有肠损伤可疑者		4.严重盆腔粘连、估计有肠道损伤可能的
	一般手术	复杂、有肠损伤可能的手术	
术前三日	普食 甲硝唑 0.4 g Tid 庆大霉素 8万u Bid×3 d		无渣流食 庆大霉素 8万u Bid 甲硝唑 0.4 g Bid 维生素K_1 10 mg im qd或 小壶×3 d
术前二日	半流食 番泻叶10 g冲水服×2 d	半流食	无渣流食 $MgSO_4$ 50% 30 mL
术前一日	晨、午全流食，晚禁食 术晨禁食水 液状石蜡30 mL 4Pm po 补液1 500 mL（MG_3 1 000 mL +复方乳酸林格500 mL）	晨、午全流，晚禁食 术晨禁食水 3Pm、术晨6Am清洁灌肠各一次 补液2 000 mL（MG_3 1 000 mL +复方乳酸林格1 000 mL）	禁食 术前晚、术晨清洁灌肠 补液3 000 mL 补钾：15%KCl 10 mL 注：营养差者安素1听po

注：基本饮食：

1.半流食：粥、面条、馄饨、蒸鸡蛋、豆腐等，每日进餐4～5次。

2.流食：米汤、无糖稀藕粉、肉汁、菜汁等，每日进餐5～6次。

（四）术后医嘱

1．全麻下行腹腔镜下＿＿＿＿＿＿术后护理常规。

2．Ⅰ级护理一天改Ⅱ级护理。

3．禁食6小时改半流，2天后改普食。

（腹腔镜监护者禁食6小时改普食）。

4．陪住一天。

5．保留尿管输液完毕拔。

6．根据病情应用抗生素（见临床用药），必要时留置尿管，有外缝线者5～7日拆线。

7．孕期腹腔镜宫颈环扎月份大者用多普勒听胎心音。酌情用药如下：5%葡萄糖液250 mL＋25%硫酸镁5 g，静脉滴注，1 h输完。之后5%葡萄糖液500 mL＋25%硫酸镁7.5 g静脉滴注，4～6 h输完。注意呼吸及膝腱反射。次日酌情。

8．有腹腔引流者，引流管保留时间根据病情及引流物决定。

9．术后1～3日：

（1）查血常规＋白细胞分类。

（2）查尿十项。

（3）腹部伤口换药（换药一次、小敷贴＿＿块）。

（五）出院条件

1．切口愈合良好。

2．体温正常2日以上。

3．血、尿常规正常。

4．有出院盆腔检查记录。

5．病理结果已回报，若有特殊情况出院，需经过讨论同意方可出院，病理结果由主管医生告知患者并给予解释。

五、阴式手术常规

（一）阴式手术术前准备

1．1/5 000高锰酸钾液坐浴，2次/日（医嘱开高锰酸钾4 g）。

2．坐浴前特殊备皮（剃净阴毛）。

3．术前3日阴道擦洗，2次/日（长期医嘱）。

注：如为老年人备行阴道修补手术，应在无禁忌下使用雌激素阴道黏膜准备一段时间。

（二）阴式手术前一天医嘱

1．明晨施术方式、麻醉方法及手术时间。

2．备皮。

3．酌情配血200～400 mL（根据病情）。

4．今晚半流、明晨禁食水。

5．今晚明晨各肥皂水灌肠一次。

6．酌情使用抗生素（见临床用药）及液体。术前30分钟静脉滴注。

（三）阴式手术后长期医嘱

1．所施手术+麻醉护理。

2．一级护理3天改二级护理。

3．陪住3天。

4．保留尿管24～48小时（根据病情）。

5．外阴擦洗1～2次／日（根据病情）。

6．禁食6小时改半流食2天改普食。

7．酌情使用抗生素（见临床用药）及其他药物。

六、应交给出院患者的医疗文件

1．疾病诊断证明书。写明入院、出院日期，施行的手术，诊断及休息时间。

2．门诊病历本写明术后注意事项、用药及复诊时间。

3．出院志等医疗文件。

七、临床用药

1．常用抗生素：

0.9% N.S 100 mL   ivgtt Bid

头孢西丁钠   2.0 g

如青霉素、头孢过敏，改为使用克林霉素0.6 g ivgtt Bid

2．补液用药：

MG3   500 mL

5%G.S   500 mL

10%G.S   500 mL   qd ivgtt

维生素C   1.0

八、附录

（一）宫腔镜手术预处理

（或不做预处理，术中吸宫——机械性薄化内膜）

1、孕三烯酮   2.5 mg   口服   2次／周   （开临时医嘱）

2、GnRH-a药物每28天一次

（二）子宫内膜癌孕激素疗法（供参考）

安宫黄体酮	100 mg	po	Bid	×3个月
己酸孕酮	250 mg	im	Qd	×3个月
醋酸甲羟孕酮	250 mg	po	Qd	×3个月
醋酸甲羟孕酮	500 mg	po	Qod	×3个月
安宫黄体酮	100 mg	im	Qod	×3个月

体重指数=体重／身高^2，正常值22～24。

（三）非典型增生子宫内膜切除术后用药常规（供参考）

1．轻度 安宫黄体酮 30 mg qd ×半年。

2．中度 安宫黄体酮 100 mg qd ×3个月 量减半再3个月。

3．重度 安宫黄体酮 250 mg qd ×3个月 量减半再3个月。

4．每3个月复查 H/S+定位活检。

注：子宫内膜癌保守治疗需充分交代病情，患者知情同意签字后方可选择，可联合GnRH-a及左炔诺孕酮宫内缓释系统综合治疗。每2~3个月宫腔镜检查+诊刮送病理。

（四）止血三联

5% G.S 500 mL

止血敏 3.0 g

维生素C 3.0 g ivgtt qd

止血芳酸 0.3 g

巴曲亭 1u im or iv

捷凝 100 mL /ivgtt

（五）人工换瓣患者抗凝药的应用

1．机械瓣终身抗凝（华法林）。

2．根据病情调整抗凝药的应用。

3．服抗凝药其凝血酶原时间（INR）可为正常的1.5~2倍，如低于1.5倍，就应适当增加数量，如高于2.5倍就应适当减量。

4．用药期间注意出血倾向，如皮肤瘀点、鼻衄、牙龈出血、血尿等症状出现，应酌情减量，必要时停用（INR>5或超过正常人2.5倍）。无特殊紧急情况切不可随便注射维生素K_1拮抗。

5．外伤出血可局部压迫止血，不必停用抗凝药，如急需手术，可静脉注射维生素K_1。

6．择期手术应停2~3天，凝血酶原时间正常，然后手术，术后36~72小时重新使用，初量2.5 mg，停用1天，第3天2.5~5 mg，据凝血酶原时间调整用药剂量。

7．如阴道出血较多，可予肌注缩宫素或清宫等对症处理，不必停用抗凝药。若急诊手术，INR值较高，必要时注射维生素K_1对抗。

8．择期手术应术前5日停用华法林，改用低分子肝素注射，如速避凝（灵）1 mg/kg， Q12h，皮下注射至手术日停（用法：体重小于70 kg，每次注射0.4 mL；体重大于70 kg，每次注射0.6 mL）。手术时INR的比值最好小于2。

9．术后若创面出血不多，术后1日始用低分子肝素（用法同上），3日后加用华法林（2.5mg，qd），二者连用3日后停用低分子肝素，每3~5日复查凝血四项，根据INR的值调整抗凝药的用量，其值稳定后改为每月复查一次，维持INR的值在2~3之间。

（六）卵巢癌CAP一日治疗方案

1. 头天晚上5%G.N.S.1000 mL维持到晨。

2. 5%G.N.S. 250 mL ＋ 速尿20 mg 小壶进。

3. 20%甘露醇 125 mL （30分钟完）。

4. 5%G.N.S.750 mL ＋ 阿霉素 50 mg （50 mLN.S.溶）小壶进。

5. 5%G.N.S.500 mL ＋ D.D.P 50 mg （50 mLN.S.溶）小壶进。

6. 5%G.N.S.500 mL ＋ CTX 500 mL （50 mLN.S.溶）小壶进。

7. 15%KCL 10 mL

   5%G.S. 500 mL

   维生素B$_6$ 100 mg、维生素C 2 g 、灭吐灵10 mg

   每日补充液体在3000 mL以上。

（七）卵巢癌VAC方案

V：长春新碱 5%G.S. 500 mL

   1～1.5 mg长春新碱 1／周×12周

A：更生霉素 5%G.S. 500 mL

   400 mg 更生霉素 静点×5天

C：环磷酰胺 5～7 mg／（kg.日）

   或500 mg／日 入壶 静点×5天

每月一次，连续两年。

若无A可用阿霉素500 mg，每月一次，连续两年。

枢更宁，8 mg进小壶，每日输液前给。

（八）子宫输卵管碘油造影

76% 泛影葡胺20 mL×1。

76% 泛影葡胺2 mL试敏用（静脉注射）。

（九）复方聚乙二醇电解质散肠道准备法

1. 妇科普通肠道准备：

（1）饮食准备：

1）手术前一天中午吃软食，晚餐吃流质饮食（如藕粉、各种汤类等，但避免吃豆类、奶类、糖水等易胀气食物），术前一天下午4时左右开始服用复方聚乙二醇电解质散2盒。手术当天禁食早餐。

2）如果出现头晕、心悸、饥饿等低血糖反应，请告诉医生护士（可适当补液）。

（2）口服全肠道灌洗液的方法：

1）全肠道灌洗液配制方法：将1盒复方聚乙二醇电解质散内药粉倒入大壶中（大壶由护理部提供），加温开水至1 000 mL，搅拌使其完全溶解。

2）服用方法：服用2盒复方聚乙二醇电解质散，共2 000 mL。每小时口服1 000 mL，直至服完或直至排出水样清便，服药期间保持上半身直立，也可边喝边走结合顺时针轻轻按摩腹部，大约2小时内喝完。

（3）注意事项：

1）少部分人在服用复方聚乙二醇电解质散中可能会出现腹胀、腹痛、恶心、呕吐等反应，症状轻微者适当减慢饮服速度即可缓解；必要时或有过敏，症状重者，请告诉责任医生、护士。

2）若患者平时大便干燥，请提前服用缓泻药通便后再服用复方聚乙二醇电解质散。

3）一般情况下服药后1小时开始排便，开始服药算起3个小时仍未排大便者，请告诉责任护士，需加用其他方法清洁肠道。

4）大便次数及最后一次大便性状告知护士（成形、糊状、稀便、粪水样便、清水样便）。

5）服用复方聚乙二醇电解质散或经肛门灌肠以后，请尽可能排空肠道内所有液体。

2．妇科清洁肠道准备：

（1）饮食准备：

1）手术前一天中午吃无渣流质饮食(如稀粥、面条等，但要避免豆类、奶类、糖水等易胀气的食物)，晚餐禁食。术前一天上午11时左右空腹服用复方聚乙二醇电解质散2盒，下午4时左右再服用复方聚乙二醇电解质散2盒。手术当天早餐禁食。

2）如果出现头晕、心悸、饥饿等低血糖反应，请告诉护士（可酌情补液）。尤其要注意糖尿病患者，床边要有人陪护，注意防止低血糖。

（2）口服全肠道灌洗液的方法，如上所述。

附二　实用宫腔镜电切术操作手册

一、手术室设施及患者体位

1．手术室：应较宽敞，手术台摆放在中央，手术台的头端供麻醉师活动及放置麻醉机、监护仪用。患者的一侧摆置有监视器、摄像机、录放机、液体膨宫泵等设备的一个多层台车或吊臂、器械台及B超仪，另一侧放电源发生器及冷光源。墙壁插座至少3个以上，并有足够的功率，满足手术用电的需要。

2．妇科手术台：应具备以下功能。

（1）能随操作需要快速地改变患者体位，以适应电切时间受到限制的客观需要。

（2）操作部位有足够的活动空间，以利电切术的顺利进行。

（3）有齐全的引流收集灌流液系统，以适应电切术中大量应用液体的需要。

（4）适应多种用途，可做任何妇科手术，以便发生意外时，可立即改行开腹手术。

3．体位：取改良截石位，即腿由休息状态的膝盖支持，大腿与水平线成45°角，两腿尽量外展，以加大其间可利用空间，此体位较完全截石位腹腔内压力小，不影响呼吸，容易接近输卵管开口。若同时做腹腔镜，则大腿与水平线成30°角，以免影响腹腔镜操作。一般取头略低位。

4．灌流液的高度与患者耻骨联合之间的距离在100～120 cm，以保持一定的膨宫压力。若用自动膨宫机，可将压力调至平均动脉压水平。手术开始时，如肥厚内膜或较大的黏膜下肌瘤占据了宫腔，中隔子宫的宫腔狭小或宫腔粘连，限制了灌流液进入宫腔，视野不清，可提高瞬间的宫内压力，但只能是一过性。

5．切记打开进、出水开关，排净膨宫液注水管中的气体。术时先启动连续灌流系统，使液体灌注并冲洗宫腔内的组织碎屑及血液，有时较大的凝血块阻塞镜鞘，妨碍灌流液循环时，必须取出手件和镜体或内鞘进行清理。待宫腔视野清晰后，连接电缆线即可开始手术。

6．如所使用的宫腔内电手术是单极电路循环，开启电源进行手术以前，切记检查连接在患者身上的回路电极以保证电流有完整的循环通路。只能使用非电解质液体做膨宫介质，每次手术前都要准备一些备用的作用电极，以便组织碎屑黏附电极时及时更换，避免影响电极作用效果。更换下来的电极经清理后仍可继续使用。一般功率设置电切为ＵＲＯ80 W，电凝为ＮＯＲＭＡＬ60 W。术中根据情况可适当调整。如所使用的宫腔内电手术是等离子双极电路循环，一般功率设置电切为ＵＲＯ250～310 W，电凝为ＮＯＲＭＡＬ90 W。

二、术前准备

1．手术前一日的准备：

（1）镜器消毒。

（2）手术前晚患者宫颈插扩张棒或海藻棒，以使术时宫颈软化和扩张。插管困难时，可用消炎痛栓100 mg塞肛，或用米索前列醇400 μg当日或术前2小时放置于阴道后穹隆。亦可用间苯三酚（平滑肌松弛药）40～80 mg术前15分钟静脉滴注，5分钟滴完。

2．手术日的准备：早晨禁食，不排尿，以便于术中B超监视。

3．检查物镜及目镜的透明度，操作架的活动度，电源发生器、电缆和电极板的接头是否松动等。发现故障在术前及时检修，切割环应有一定数量的备份。

三、宫腔镜子宫内膜切除术（TCRE）

（一）适应证

1．久治无效的异常子宫出血，排除恶性疾患。

2．子宫8～9周妊娠大小，宫腔10～12 cm。

3．黏膜下肌瘤4～5 cm。

4．无生育要求。

（二）禁忌证

1．宫颈瘢痕，不能充分扩张者。

2．子宫屈度过大，宫腔镜不能进入宫底者。

3．生殖道感染的急性期。

4．心、肝、肾衰竭的急性期。

5．对本术旨在解除症状，而非根治措施无良好心理承受力者。

（三）手术时期的选择

1．月经后，子宫内膜处于增生期，为手术的理想时期。

2．已做子宫内膜预处理者，非经期亦可施术。

3．如有不可控制的出血，可急诊施术。

（四）麻醉

一般采用静脉全身麻醉或连续硬膜外麻醉。

（五）手术步骤

1．患者取截石位，常规0.25%～0.5%碘伏消毒外阴、阴道，对放宫颈扩张棒者，此时助手戴消毒手套，进入阴道取出之，可避免其他方法取出时宫颈扩张棒断裂，部分存留于宫腔内的弊端。铺巾后，消毒尿道外口，插尿管，向膀胱内注入灌流液（5%葡萄糖或5%甘露醇）适量充盈膀胱，使遮盖在子宫表面的肠管推向两侧。声束通过膀胱形成的透声窗，将子宫清晰地显示出来。膀胱充盈的量因人而异，未施行过盆腔手术的患者，只需显示子宫体的上半部。行宫腔镜手术时，宫颈钳将子宫向下牵拉即可暴露出子宫底，不至因膀胱充盈过度而影响术者操作。施行过盆腔手术的患者，如有盆腔粘连，宫颈钳向下牵拉时子宫移动的幅度小。因此，膀胱充盈的量要较未施行过盆腔手术的患者稍多，以暴露出子宫底为宜。

2．继而阴道和宫颈消毒，置入阴道窥器并用宫颈钳钳夹宫颈前唇，超声监导下探宫腔深度，随后逐号扩张宫颈内口至手术宫腔镜能够置入，通常为10～11 mm，然后分别安装光源、灌流液导管、电缆导线（表面经75%酒精擦拭）及操作手件。若宫口紧，扩张困难，仅扩至9 mm，闭孔器应首先与鞘管一同插入宫颈，以便其前端进一步扩张宫颈内口，一经进入宫腔即可取出闭孔器，然后置入镜体与手件部分进行操作。

3．子宫内膜过厚者可先吸宫。

4．切除子宫内膜按一定的程序进行，首先用垂直电切环切割宫底部，此处最难切，又易穿孔，因此必须小心从事，宫底又易很快被切下的碎片所遮盖，妨碍视线，有人宁愿用滚球电极电凝宫底部内膜，然后换切割环做其余部分。用前斜10°角的切割环切宫底，后斜的切割环切剩余宫腔。术中应准备一两支适合处理宫底和宫角的电切环，在两角之间切除的子宫内膜呈碎片状，注意不要将切割环向肌层推得过深，尤其在切过肌层最薄的两角时，切宫角时每次浅些削刮，直至切净所有内膜，比一次深切穿孔的危险少。

5．处理完宫底，即用90°切割环，先将电切环推出镜鞘伸至远处，然后按切除深浅或长短距离要求，由远及近地做平行方向切割，先行带鞘回拉顺行切除，然后缓慢放松手柄弹簧，电切环移入镜鞘内，再放开踏脚，将组织完全切割下来。对于初学者，切割环的移动限制在2.5 cm以内，自9点开始反时针方向系统切割子宫内膜，首先切净上1/3，之后中1/3，如做全部子宫内膜切除，则切除下1/3直至宫颈管。技术十分娴熟时，亦可通过移动电切镜增加切割的长度，自宫底部开始到子宫峡部，每次将切除的组织条立即带出。

6．切除子宫壁的内膜，最好先处理后壁，因为切除的碎屑易聚集于此而渐被覆盖，虽然碎屑可自腔内一片片取出，但灌流液要从宫颈口流出，每次宫腔的膨胀和塌陷都会引起子宫出血，妨碍宫腔镜的视线，不如将碎屑留在宫腔，推向宫底部，直至手术终了。

7．切除的深度取决于子宫内膜的厚度，目的是切至内膜下2~3 mm的浅肌层，此深度足以切净除扩展极深者外的全层子宫内膜，又不致切到较大的血管，如子宫内膜曾经过预处理，一般很少需要一次以上的切割，即可达到预期的深度。如子宫内膜较厚，可在电切后再用滚球电凝一遍，可以提高疗效。同时切除<3 cm的黏膜下肌瘤一般无困难，备有必要的设备也可切除较大肌瘤。切割完成后退出电切镜，卵圆钳或刮匙取出内膜碎屑，少量残留内膜碎片于术后数日可自行排出。将内膜碎屑送做组织学检查。

8．宫腔排空后，放回电切镜，检查有无残留内膜或大的出血点，前者需切除，后者用切割环或滚球电极电凝。灌流系统使宫内压增高，术中出血不常见，膨宫压力降低后出血点明显，除非出血量大，不必耗费时间进行电凝。

9．全部切除包括全部宫腔和上端宫颈管。部分切除是宫腔上2/3全层厚度内膜的切除，留下未处理的内膜边缘，宽度近1 cm，位于子宫峡部。常规行部分切除者怕全部切除引起宫颈狭窄，如宫腔内还有功能性内膜，则可继发宫腔积血，临床所见积血多在底部，而非峡部，因此，除希望术后仍有月经外，无必要行部分切除。

（六）术中超声监导

1．观察探针进入子宫腔，明确探针到达宫底的方向。观察宫腔镜置入宫颈口内，注入宫腔内的灌流液与充盈的膀胱形成双项对比的透声窗。

2．自手术开始至结束，持续用二维超声双项对比法监视手术过程。观察内容包括：①监视子宫壁厚度的变化及切割镜的位置，以防止子宫穿孔。②提示子宫内壁及肌壁在电热作用下的回声变化，确定电切深度、范围及肌壁内病变。③确定子宫腔内病变的位置、大小及子宫肌壁病变与宫腔的关系，并监视子宫腔及子宫肌壁内病变的切除。④探查有无术前不易诊断的子宫畸形及子宫肌壁的陈旧性损伤，以完善诊断。⑤观察子宫周围，监视是否有灌流液经输卵管开口进入腹腔及灌流液进入腹腔的量。

3．ＴＣＲＥ手术时，由于切割环的高频电热作用，切割后的子宫内壁受热脱水、皱缩，子宫内壁由线状强回声变为3～4 mm宽的强回声光带，当切割深度达肌层时，在切割后15～40 min强回声光带逐渐消失。功能失调性子宫出血的患者，当切割深度仅限于黏膜层时，形成的强回声光带迅速消失。术中观察强回声光带是否完整是防止漏切的重要指征。观察强回声光带的持续时间是提示切割深度的超声指征。密切监视切割器的位置，防止电切环紧顶或穿出宫壁。当强回声光带的外缘达肌层深部时，提示术者停止局部切割，可有效地预防子宫穿孔。

（七）术后注意事项

1．术后2个月有少量出血和排液，均为正常现象，若过多可随诊。

2．术后第3个月如有出血则为月经。

3．术后第1、3个月到门诊复查，以后每半年复查一次。

4．本术有一定避孕效果，但和所有节育措施一样，有很少的失败率，故有异常情况请速就诊。不属于计划生育范围。

5．术后禁房事2个月。

6．术后诊断腺肌病者需用药物治疗，如内美通、丹那唑、GnRH-a类药物3个月，用丹那唑、内美通者用药1个月后需化验肝功能，若有异常停服。

（黄晓武）

四、宫腔镜子宫肌瘤切除术（TCRM）

（一）适应证

适用于有症状的黏膜下肌瘤、内突壁间肌瘤和宫颈肌瘤。

1．月经过多或异常出血。

2．子宫限于10周妊娠大小，宫腔限于12 cm。

3．黏膜下或内突壁间肌瘤的大小，一般限于5 cm以内。

4．子宫无癌变。

深埋于肌层内的黏膜下肌瘤和内突壁间肌瘤有时需做2次以上手术始能完成。脱垂于阴道的黏膜下肌瘤，其大小或蒂的粗细不限。

（二）禁忌证

1．宫颈瘢痕，不能充分扩张者。

2．子宫屈度过大，宫腔镜不能进入宫底者。

3．生殖道感染的急性期。

4．心、肝、肾衰竭的急性期。

5．对术后出血症状缓解，但肌瘤可以再发无良好心理承受力者。

（三）术前准备

1．术前药物预处理（肌瘤较大，手术困难者）GnRH-a类制剂1次/28 d，连用3～6个月。最后一次用药后3～6周手术。

2．肌瘤未脱出于宫颈管者，手术前晚行宫颈扩创术。消炎痛栓100 mg

塞肛，30 min后置宫颈扩张棒或海藻棒。

3．术晨禁食，不排尿，以便于术中B超监护。

（四）手术时期的选择

月经周期的前半期是手术的理想时期。如出血过多，即使在分泌期亦必须施术。如有不可控制的出血，可急诊施术。

（五）麻醉

一般用静脉全身麻醉或连续硬膜外麻醉。

（六）手术步骤

1．患者取截石位，助手戴消毒手套取出宫颈扩张棒，常规0.25%～5%碘伏消毒外阴、阴道，铺巾。在患者臀部或大腿部（肌肉丰富的地方）贴好电刀负极板，打开电箱开关，将电切调至80 W，电凝调至60 W。

2．术者刷手后戴消毒手套，置入阴道窥器，再次消毒阴道，用宫颈钳钳夹宫颈前唇，消毒宫颈管，逐号扩张宫颈内口，通常扩至11～12 mm。

3．安装灌流液导管、电缆导线、光源、适配器并用75%乙醇消毒2遍，排净灌流液导管中的气体，并依次安装在操作手柄上。在插入宫腔以前调节摄像机的焦距、色彩及清晰度。检查负极板。打开进、出水开关，置镜。

4．首先进行宫腔镜检查，在B超介入下仔细检查宫腔内肌瘤的部位和根蒂部状态。再根据肌瘤类别进行手术。先用环形电极或滚球电极电凝肌瘤表面的大血管和瘤蒂的血管，可减少术中出血，再伸出电切环置于需切除组织的远侧，启动踏脚，在手中感觉到有切割作用时移动切割的手柄或弹簧，切割组织，电切环移入镜鞘内，再放开踏脚，取出组织。重复此操作，分次片状切割瘤体，使肌瘤体积缩小，将肌瘤完全切除。或用肌瘤钳子钳夹肌瘤，边拧转边取出，重复切割或钳夹操作，使肌瘤全部取出。或切断瘤蒂钳夹取出。术中给缩宫素静脉点滴，以及手术操作可增加黏膜下肌瘤的突出程度，甚至使一些壁间肌瘤向宫腔内突出，变成黏膜下肌瘤而有可能切除。

5．对于有蒂黏膜下肌瘤，首先切割缩小甚至切断瘤蒂部，然后钳夹取出。如肌瘤较大或因表面光滑无法钳夹取出，需切割瘤体，缩小体积。注意最好于瘤体上切割成凹槽，以便于钳夹。

6．对于无蒂黏膜下肌瘤，需在超声波的严密监视下，用9 mm的环形电极沿着肌瘤底部的被膜逐步切开。可利用镜体的先端，一边压迫肌瘤一边钝性剥离肌层。切除到一定程度时，即可用肌瘤钳抓住肌瘤，一边观看超声波图像，一边拧转，牵拉使肌瘤脱离子宫壁，重复钳夹和切割操作，全部切除肌瘤。对于突出度<20%的肌瘤，开始切割后，肌瘤可向子宫腔内突出而能完全切除。如果不能完全切除时，可用9 mm电切镜将已突出于腔内的肌瘤及肌层内残留的肌瘤切除5 mm以上。手术后2～3个月宫腔镜复查，可再次行TCRM术，将又突出于子宫腔内的肌瘤完全切除。

7．对于多发黏膜下及壁间肌瘤，一次尽可能多地切除肌瘤，术终放置宫内节育器，2个月后取出。

8．宫颈肌瘤均有包膜，从宫颈管脱出者，可用环形电极切断瘤蒂完整取出或切开包膜完整拧出。埋入宫颈组织间的肌瘤，只要能扪清其轮廓，用环形电极从包埋组织最薄处进刀，切抵肌瘤后，适当延长切口，自包膜内将肌瘤完整剥出。肌瘤取出后瘤床一般不出血，如瘤床较大或宫颈外形不整，可用可吸收肠线缝合。宫颈管内的无蒂性黏膜下肌瘤，因宫颈管壁已经变得很薄，极易造成穿孔。

9．直径6 cm以上的大肌瘤，术前需用GnRH-a预处理。

10．注意手术时间应限制在1 h内，灌流液吸收量在2 000 mL内，避免TURP综合征的发生。

11．术后检视宫腔，电凝出血点止血，出血较多可于宫腔内放置气囊导尿管压迫止血，注生理盐水15～40 mL，4～6 h取出。同时用宫缩剂、止血剂等。

12．测量标本重量，固定，送检。

（七）术后处理

1．术日静脉滴注抗生素预防感染。

2．观察生命体征。

3．观察出血。出血多时可给缩宫素和（或）止血三联：5%葡萄糖液500 mL＋维生素C 3 g＋止血敏 3 g＋止血芳酸 0.3 g静脉滴注，有急性活动性出血者，必要时再次宫腔镜下电凝止血。

4．禁食6 h后给普食。

5．注意电解质及酸碱平衡。

（八）术后注意事项

1．术后2个月内有少量出血、排液均属正常现象。

2．禁房事2个月。

3．定期门诊复查。

（于　丹）

五、宫腔镜子宫内膜息肉摘除术（TCRP）

（一）适应证

本手术适用于切除有症状的子宫内膜息肉，除外息肉恶性变。

（二）禁忌证

1．宫颈瘢痕，不能充分扩张者。

2．子宫屈度过大，宫腔镜不能进入宫底者。

3．生殖道感染的急性期。

4．心、肝、肾衰竭的急性期。

（三）术前准备

1．手术前晚行宫颈扩创术。消炎痛栓100 mg塞肛，30 min后置宫颈扩张棒或海藻棒。

2．术晨禁食，不排尿，以便于术中B超监视。

（四）手术时期的选择

1．月经后，子宫内膜处于增生期，为手术的理想时期。

2．已做子宫内膜预处理者，非经期亦可施术。

3．如有不可控制的出血，可急诊施术。

（五）麻醉

TCRP手术时间短，可静脉麻醉。若预计手术时间较长，可连续硬膜外麻醉。

（六）手术步骤

1．患者取截石位，助手戴消毒手套取出宫颈扩张棒，常规0.25%～0.5%碘伏消毒外阴、阴道，铺巾。在患者臀部或大腿部（肌肉丰富的地方）贴好电刀负极板，打开电箱开关，将电切调至80 W，电凝调至60 W。

2．术者刷手后戴消毒手套，置入阴道窥器，再次消毒阴道，用宫颈钳钳夹宫颈前唇，消毒宫颈管，逐号扩张宫颈内口至手术宫腔镜能够置入，通常为9～10 mm。

3．安装灌流液导管、电缆导线、光源、适配器并用75%乙醇消毒2遍，排净灌流液导管中的气体，并依次安装在操作手柄上。在插入宫腔以前调节摄像机的焦距、色彩及清晰度。检查负极板。打开进、出水开关，置镜。

4．首先进行宫腔镜检查，明确息肉数目、大小、根蒂部位。

5．然后伸出电切环置于需切除息肉根蒂部的远侧，启动踏脚，在手中感觉到有切割作用时移动切割的手柄或弹簧，切割组织，电切环移入镜鞘内，再放开踏脚，取出组织。必须确保完整切除根蒂，以免日后复发。

6．对于多发息肉也可切割部分息肉后用负压吸引器吸取内膜及息肉，被覆在息肉表面的内膜被吸去，只剩下息肉的间质组织，体积及横径明显缩小，根蒂显露，便于切割。

7．切除组织表面有粗大血管时，应先电凝血管，再切割组织。

8．术后检视宫腔，电凝出血点止血，出血较多可于宫腔内放置气囊导尿管压迫止血，给抗生素，排空宫腔残留物，同时用宫缩剂、止血剂等。放置气囊导尿管4～6 h应取出。

9．测量标本重量，固定，送检。

（七）术后处理

1．术日静脉滴注抗生素预防感染。

2．观察生命体征。

3．观察出血：出血多时可给缩宫素和（或）止血三联：5%葡萄糖液500 mL＋维生素C 3 g＋止血敏 3 g＋止血芳酸 0.3 g静脉滴注，有急性活动性出血者，必要时再次宫腔镜下电凝止血。

4．禁食6 h后给普食。

5．注意电解质及酸碱平衡。

（八）术后注意事项

1．术后2个月内有少量出血、排液均属正常现象。

2．禁房事2个月。

3．定期门诊复查。

（于　丹）

六、宫腔镜子宫中隔切除术（TCRS）

（一）适应证

本手术适用于有症状的子宫完全中隔和不完全中隔。

（二）术前准备

手术应在月经干净后3~7 d施术，手术一般在腹腔镜明确诊断和监护下进行。术前一日下午4时口服液体石蜡30 mL，术前晚餐进半流食，晚7时放置宫颈扩张棒，术晨禁食水。手术当日应用抗生素预防感染。

（三）手术步骤

1．全身麻醉成功后，患者取截石位，常规消毒腹腔镜手术野，取出阴道内所置宫颈扩张棒，并以0.25%~0.5%碘伏消毒外阴、阴道。

2．在患者臀部或大腿部（肌肉丰富的地方）贴好电刀负极板，打开电刀开关，将腹腔镜电切和电凝功率均调至30 W，宫腔镜电切功率调至80 W，电凝调至60 W。

3．铺手术巾、手术单后，先行腹腔镜检查，了解患者子宫位置、大小、宫底凹陷情况，并排除双子宫、双角子宫、单角子宫和残角子宫，如为双子宫、双角子宫、单角子宫和残角子宫则不再继续进行宫腔镜手术。

4．术者在B超监护下向膀胱内注入适量的液体以便获得清晰的子宫B超图像，助手将灌流液导管、摄像头、电缆线表面用75%乙醇擦拭2遍后，安装在宫腔电切镜的手柄上。

5．切除子宫不完全中隔时，先观察中隔形状、位置；子宫内膜较厚视野不清时，可先吸宫薄化子宫内膜。应用环形电极切割中隔，切割时先将电切环放到中隔的一侧，在B超监护下横行切向对侧，下一刀再由对侧切回。应注意穿透深度及电极的方向，左右对等进行切割，注意观察宫腔的对称性，避免一侧切除过深，导致子宫腔变形。切至中隔基底部时，必须十分注意，切勿切割过深，伤及子宫底。必要时以针状电极划开中隔与前后宫壁交界处，以最大限度恢复宫腔正常形状，如有出血，可进行选择性的电凝止血。

6．切除子宫完全中隔。完全性子宫中隔只需切除宫体部分的中隔，术时可在一侧宫腔内放置一根4 mm的Hegar扩宫器，或用球囊放入一侧宫腔，由对侧宫腔的内口上方对向Hegar扩宫器或球囊，切通中隔，然后取出扩宫器或球囊继续手术，后续步骤与切除子宫不完全中隔相同。

7．切除双宫颈并子宫完全中隔。手术方法与宫腔电切镜切除子宫完全中隔基本相同，手术不破坏子宫的双宫颈结构，注意保留宫颈内口上方0.5～1.0 cm的组织。

8．进行宫腔镜下剪刀机械切除术。灌流液可含电解质，宫腔镜剪刀可分为软剪、半硬剪、硬剪；软剪不易操作，半硬剪最为常用，可对组织直接分离，应准确地在中隔的中线、纤维化无血管处剪切。子宫肌层血管由子宫前后壁进入中隔组织，应避开子宫前后壁，以避免不必要的出血。切割应从一侧开始，逐渐向对侧剪切，每次剪切下一小块中隔组织，一旦看到子宫输卵管开口，切割应变浅，并仔细观察来自子宫肌层的小血管，避免穿透子宫肌层。中隔切除后，在器械退出之前，应在宫腔镜下观察宫底部，降低宫内压力来观察有无明显出血。如有出血，可进行选择性的电凝止血。宽大中隔影响宫腔电切镜操作，使切除中隔发生困难，可改用剪刀行机械性分离切除。

9．术终将物镜退至子宫颈内口处，观察子宫腔的对称性，放置IUD。

（四）术后注意事项

1．术后1～3 d可能有些下腹痛，术后休息2周，预防性使用抗生素。

2．宫腔内放置的ＩＵＤ于手术2个月后取出，同时行宫腔镜检查以了解宫腔内情况，必要时再次补切残存中隔（>1 cm者）。

3．术后8周禁房事。

4．术后应用人工周期治疗3个月。

（郑　杰）

七、宫腔镜宫腔粘连切除术（TCRA）

（一）适应证

本手术适用于有症状的宫腔粘连患者。

（二）术前准备

手术应在月经干净后3～7 d施术，粘连严重者在腹腔镜监护下进行。术前一日下午4时口服液体石蜡30 mL，术前晚餐进半流食，晚7时放置宫颈扩张棒，如插入宫颈扩张棒有困难，可插细导尿管或海藻棒以软化宫颈。术晨禁食水。手术当日应预防应用抗生素。

（三）手术步骤

1．有腹腔镜监护者全身麻醉成功后，患者取截石位，常规消毒腹腔镜手术术野，取出阴道内所置宫颈扩张棒，并以0.25%～0.5%碘伏消毒外阴、阴道。

2．在患者臀部或大腿部（肌肉丰富的地方）贴好电刀负极板，打开电刀开关，将腹腔镜电切和电凝功率均调至30 W，宫腔镜电切功率调至80 W，电凝调至60 W。

3．铺手术巾、手术单后，先行腹腔镜检查，了解患者子宫位置、大小，如发现盆腔粘连情况，则一并行腹腔镜盆腔粘连松解术。

4．术者在B超监护下向膀胱内注入适量的液体以便获得清晰的子宫B超图像，助手将膨宫液管、摄像头、电缆线表面用75%乙醇擦拭2遍后，安装在宫腔电切镜手柄上。

5．宫腔电切镜切除。先观察粘连形状、位置，对膜样粘连只需用诊断性宫腔镜的尖端推压进行分离，不一定需要扩张宫颈，此法适用于新鲜粘连或陈旧的宫颈内口粘连。对波及宫底和宫腔两侧壁的陈旧、复杂粘连，则需要在宫腔镜下用微型剪、电切环切除之。对于宫腔形状基本正常的横向或纵向粘连带，可在B超监护下以电切环直接切除之，必要时可逆行切除粘连带，从而恢复子宫腔正常的形状。当宫腔全部闭锁或宫腔形状严重失常时，应自宫颈内口处进行分离，直至打开一个新的宫腔。手术的目的在于最大限度恢复宫腔正常形状，可先用针状电极做子宫腔切开术，再在B超监护下以适宜置入的7 mm或8 mm电切镜顺行或逆行切除粘连组织，逐步扩大宫腔，直至宫底，并游离出宫角部；也可用前倾式环形电极直接分离或切除粘连。如有出血，可进行选择性的电凝止血。若存在广泛粘连，要警惕子宫穿孔。术终将镜体退至子宫内口处，观察子宫腔的对称性。

6．对于宫腔粘连致宫壁瘢痕化，使宫腔狭小，无月经者，可用针状电极沿子宫长轴划开4～5条，使宫腔扩大，在术后激素治疗下，恢复月经周期。

7．在腹腔镜监护下，宫腔注入亚甲蓝溶液，做输卵管染色通畅试验。

8．宫腔镜剪刀分离法　用可弯曲的半硬剪或硬剪自宫腔中央分离粘连，使宫腔扩大。当宫腔全部闭锁时，应自宫颈内口处进行分离，直至打开一个新的宫腔，游离出宫角部。较厚的连续粘连组织不易分离，也不易切除，可用锐利活检钳逐步打开宫腔，使宫腔对称，若存在广泛粘连，要警惕子宫穿孔。手术结束时，经宫颈注入稀释的亚甲蓝液，检测输卵管通畅度。

9．术后宫腔放置IUD。

（四）术后注意事项

1．术后1～3 d可能有些下腹痛，术后休息2周，预防性使用抗生素。

2．宫腔内放置的IUD于手术2个月后取出，同时行宫腔镜检查以了解宫腔内情况，必要时再次手术治疗。

3．术后8周禁房事。

4．术后应用人工周期治疗3个月。

（郑　杰）

八、宫腔镜宫腔内异物取出术（TCRF）

宫腔内常见异物包括IUD、胚物、胎骨、存留的缝线等。

（一）IUD取出

1．适应证：以下情况均需借助宫腔镜取出或B超介入下宫腔镜取出。

（1）IUD尾丝拉断，宫颈、宫腔狭窄或粘连。

（2）盲视取出困难疑IUD嵌顿，仅取出部分IUD而部分IUD断片宫内残留。

（3）可逆性输卵管节育器深嵌于宫角或残留时。

（4）绝经期妇女，绝经时间越长，生殖器官萎缩越严重，取IUD的困难程度越大，也易致感染。

2．方法：

（1）宫腔治疗镜配有鳄鱼嘴钳、异物钳等，可在直视下夹取异物，如力度不够，或有嵌顿，则需换手术宫腔镜，用开放式半环形电切环套入不锈钢圈丝之间钩出。

（2）如IUD嵌顿入宫壁内，穿过肌瘤或套于肌瘤上，则用电切环切开嵌顿环周围的肌壁或切除肌瘤后取出之，或在B超定位下夹出。

（3）嵌顿深者同时进行腹腔镜检查，以确定IUD是否已经穿出子宫浆膜层。

（4）可逆性输卵管节育器的弹簧及尾丝常深嵌于输卵管开口及子宫角内，一旦尾丝拉断，取出极为困难，需用21Fr手术宫腔镜，配关闭型电极，伸入宫角取出，或在其侧方放入取环钩或长弯血管钳，在电切镜的直视下钩出或夹出之。

（二）胚物残留取出

过期流产、不全流产、粘连胎盘、植入胎盘等胚物存留在宫腔内可引起宫腔粘连、闭经或不规则出血，诊刮可能刮不净残留的胚物或因粘连探不到胚物；宫腔镜诊断并定位活检证实为胚物残留后，可在B超介导下用电切环将胚物刮出或切除，取出的组织送病理学检查。此法处理胚物残留操作容易，手术时间短，定位准确，可完全取出残留胚物，明显优于常规诊刮。

（三）残留胎骨取出

流产后胎骨残留是罕见的并发症，做大月份人工流产时，有时会发生胎骨残留，常造成出血或继发不孕，有时可占据宫腔的大部分，HSG无异常发现，B超可见宫腔内有强回声光点，宫腔镜可以直接观察到残留的胎骨。在腹部超声介导下，用宫腔镜的活检钳或环形电极将胎骨取出。新鲜的胎骨残留较易用宫腔镜取出。嵌顿于肌层的胎骨残片不能完全取出，因未取净嵌顿胎骨的患者术后有可能妊娠，不必强求取净嵌入肌壁的胎骨，以免夹取时致子宫穿孔。

（四）存留的缝合线取出

剖宫产或子宫体切除手术中用不吸收丝线缝合时，有时宫腔镜检查可于宫颈内口处看到残留的丝线头或丝线结，此异物可能引起子宫内膜出血或炎症，宫腔镜下可用鳄鱼嘴钳钳抓取出，或用环形电极将残留的丝线头或丝线结带入镜鞘内夹出。

（五）TCRF术的监护

取宫腔异物时均需精确定位，取出时注意防止子宫穿孔，故手术应在B超和(或)腹腔镜的监护下进行。

1．经腹B超监护：采用经腹超声二项或三项对比法监护，对子宫探针、扩宫器和宫腔镜的置入均有导向作用，避免子宫穿孔。B超介入可提示宫内异物的位置、大小及数目，尤其对嵌入宫壁的异物，可定位并了解异物嵌入的深度，决定取出异物的方法是切除、划开、夹带还是钳取；发现埋藏在内膜层或肌层的胎骨或小IUD断片及断钩；均为宫腔镜或腹腔镜所不能替代。术时B超可引导宫腔镜电切环在宫腔内的操作，电刀切除组织后，其基底受热脱水，形成强回声，可引导切除宫颈、宫腔粘连的方向，提示和监导切割深度；判断是否取净嵌入的异物。在取出残留胎骨或金属残片IUD术中，因胎骨和金属残片均为强回声，受分辨力的影响，B超不易区别电切形成的强回声与残留胎骨和金属残片，是为其不足。B超介入监护宫腔镜手术无创、费用低、简便，是最常用和有效的监视方法。

2. 腹腔镜监护：腹腔镜监视可直接观察子宫表面的变化，如子宫壁透亮或浆膜面起水疱，均预示子宫即将穿孔。一旦子宫穿孔，腹腔镜可发现创口，及时电凝止血和缝合修复子宫创面，以上各点均为B超所不及。与B超相比，腹腔镜监护不能提示宫腔情况，不能引导宫腔内的操作，不能显示术时子宫壁厚度的变化，故必须与宫腔镜同时联合应用。腹腔镜属有创操作，费用高，TCRF术发生子宫穿孔者毕竟甚少，因此，对有子宫穿孔高危因素者可选择腹腔镜监护。

3. 腹腔镜超声监护：腹腔镜超声的分辨率高于B超，操作方法是先建立气腹，置入腹腔镜，盆腔注入生理盐水200～300 mL，在腹腔镜直视下将腹腔镜超声探头（Sharplan 探头扇扫范围180°、频率8 mHz、直径10 mm、探测深度达6 cm）经脐部或下腹侧方的套管插入腹腔，游离扫查子宫，腹腔镜和超声图像经混合器同时在监视器上显示，有助于精确了解子宫的形态、大小、辨认病变及切割范围，对TCRF患者可准确定位微小病灶，发现或排除侵入宫壁的病变和嵌入宫壁的异物，又能避免肠气的影响。既可经腹腔镜观察子宫的外观，又可经腹腔镜超声监导宫腔内的操作。腹腔镜超声所具有的高频探头提高了对组织的穿透力，可观察到粘连组织，粘连后形成的死腔，区别钙化灶和残留胎骨，区别电切肌壁后形成的强回声和宫内残环或胎骨。有助于明确诊断，又可准确监导手术过程。因腹腔镜超声为有创操作，只能在需要的同时做腹腔镜检查或经腹和经阴道超声均难以确诊时应用。

（黄晓武）

九、宫腔镜宫颈电切术（TCRC）

（一）术前准备

（1）TCRC在月经干净3～7 d施术，术晨禁食。

（2）宫颈炎急性炎症期，一般局部应用药物（如爱宝疗栓、康复特栓剂）治疗2～4周，控制急性炎症后施术。

（二）手术步骤

1. 患者取截石位，常规0.25%～0.5%碘伏消毒外阴、阴道，铺巾。在患者臀部或大腿部（肌肉丰富的地方）贴好电刀负极板，打开电箱开关，将电切调至60 W，电凝调至40 W。

2．将膨宫液管、摄像头、电缆线表面用75%乙醇擦拭2遍后，安装在电刀手柄上。

3．碘伏棉棒消毒宫颈管，检查宫颈病变，结合术前CCT或TCT结果，以及宫颈活检结果，决定切除范围，对于CIN患者，宫颈涂2.5%碘酊，判断宫颈病变的危险部位，切割下的组织与其他组织分开送病理学检查，必要时分点送检。

4．一般切割范围超过正常组织1 mm，切割理想深度为7 mm，若同时存在颈管息肉样增生或息肉，应在宫腔镜直视下切割。对于CIN2、CIN3病变直径≥2.5 cm，应采用冷刀锥切。*

5．将电切环全部推出，切割前唇时，以阴道窥器后叶为支点，切割后唇时，常无确切支点。

6．切割通常自6点的位置开始，顺时针方向进行（若自前唇开始切割，遇多量出血时将影响后唇切割），先启动踏脚，并在手中感觉到有切割作用时，再移动切割的手柄或弹簧，顺势将组织按需要切除的深度切下，电切环移入镜鞘内，再放开踏脚，将组织完全切割下来。由内向外，"弧形切割"，切割速度不应过快，否则所使用的凝切混合电流中的电凝作用不能很好地发挥功能，引起出血。原则上尽量在直视下用环形电极电凝出血点止血，创面渗血可用滚球电极电凝止血。遇糜烂重、充血的宫颈，可先用滚球电极电凝宫颈后，换环形电极切割，以减少出血。有时表面光滑的上皮下存在多发那囊，切割可适当外延，破坏那囊，使治疗更彻底。

7．切割后宫颈呈"浅坛状"或"蘑菇头"状。

（三）术后注意事项

1．术后1～3 d可能有些下腹痛，建议术后休息2周，少活动。

2．术后2～3周阴道分泌物为血性，为痂皮脱落出血。

3．术后创面渗出，阴道分泌物增多，持续4周左右。

4．一般术后8周创面完全愈合，此前禁房事。

5．出血多于月经量时，应做阴道检查，如创面有活动性出血，可在创面局部放置碘伏纱条压迫止血，最长可放置1周后取出。若仍不能止血，宫腔镜直视下电凝止血。同时给予止血药，并予抗生素预防感染。

（黄晓武）

---

*参照《子宫颈疾病的诊治》，卞美璐、刘树范主编，2001年5月科学技术文献出版社出版。

附三　宫腔镜手术知情同意书

姓名：　　　　　　　年龄：　　　　　　　　住院号：

一、术前诊断：月经过多　功血　子宫肌瘤　宫颈息肉样增生　其他

二、诊断根据：病史　　体检　　B超　　实验室检查　　宫腔镜检查

三、拟行手术：TCR-

四、手术适应证：月经过多　　贫血或白带多影响健康

五、麻醉方法：静脉　　　　连硬外

六、术中术后并发症及采取措施：

1．出血——严格止血，配血备用。

2．感染——严格无菌操作，术前、术后使用抗生素。

3．副损伤——分清解剖结构，仔细操作尽量避免，一旦发生及时修补或延期修补，或行子宫切除术。

4．TURP综合征。

5．术中若出血多，采取措施不能控制，必要时中转开腹。

6．空气栓塞——及时抢救。

7．已绝育患者行TCRE，术后PASS综合征的可能，术后连续探扩宫腔2个月来预防。

8．麻醉意外——及时抢救。

七、术后效果：

1．无月经。

2．月经明显减少。

3．月经无明显改变或复发者需要进一步治疗。

4．卵巢功能不受影响。

5．不能切除或未能切净的肌瘤需要继续观察或治疗。

八、术前准备：

备皮　　　　　配血　　　　　　术前宫颈插管

九、患者机关及家属意见：

　　　　　　　　　　　　　　　　医师：

　　　　　　　　　　　　　　　　年　　月　　日

---

*参照卞美璐、刘树范主编的《子宫颈疾病的诊治》。

附四　宫腔镜检查术知情同意书

姓名　　　　　年龄　　　　　诊断

　　宫腔镜检查术是对宫腔内病变及宫颈病变进行诊断的微创检查手段，它可以直视观察宫颈、宫腔病变，对可疑病变进行定位活检。但是宫腔空间狭小，宫壁血运丰富，子宫病变造成子宫正常解剖改变，检查过程中可能出现下列情况：

1．出血
2．穿孔及其他脏器损伤
3．人流综合征
4．空气栓塞

术后可能出现以下情况：

1．出血
2．感染

　　了解此项内容是医患双方共同的责任。医生在操作过程中，严格遵守治疗规则，最大限度避免上述意外情况发生，由于患者健康状况、个体差异及一些不可预测的因素，宫腔镜检查术仍有发生意外的可能，医生将及时处理，必要时修补损伤。希望患者及其家属能够理解及接受。

　　患者签字证明：(1)我已经看过本协议所述；(2)我要求进行宫腔镜检查术；(3)我理解并同意协议书对我解释的宫腔镜检查术过程，包括宫腔镜检查术的危险性；(4)因此我签字如下：

患者签字：　　　　　　　　　医师：
签字日期：　　　　　　　　　日期：

附五　宫腔镜B超联合检查手术报告单

编号：

姓名：　　　年龄：　　　　病历号：　　　　日期：

指征：

月经婚育史：

妇科检查：

临床诊断：

镜下所见：

手术操作：诊刮：重　　g　　　内膜厚：　　　　mm　　　取环：

联合诊断：

术后处理：

检查医师：　　　　　　　　　　　记录医生：

术后注意事项：

索引

二、手术方式

三、器械